生物医学工程学

（第二版）

许海燕　主编

U0252407

科 学 出 版 社

北 京

内 容 简 介

生物医学工程学正在源源不断地将其他学科的先进科研成果快速引入到生物医学领域，并转化为先进的医学研究手段，更为精准和有效的临床诊疗方法，以及更为呵护周到的康复技术，有力推动着现代生物医学的发展。

本书在生物医学工程学科的知识体系框架下，扼要讲解生物医学工程学科若干分支学科的基本概念，结合研究和应用实例介绍其医学应用原理，主要包括生物材料的分类与医学应用概述、生物材料的力学特性、生物材料的宿主反应、植入物与假体、人工器官、组织工程与再生医学、药物递送系统、生物医学传感和纳米生物医学检测、电子医学、力学生物学和生物医学光学、医学图像及分子影像、生物医学信息学、医学大数据与智慧医学等内容。

本书主要面向医学和生命科学专业背景的本科生和研究生，也可作为科普类书籍供科研爱好者了解生物医学工程学科的知识体系、总体框架和医学应用。

图书在版编目（CIP）数据

生物医学工程学 / 许海燕主编. -- 2版. -- 北京：科学出版社, 2025. 2.
ISBN 978-7-03-081076-2

Ⅰ. R318

中国国家版本馆CIP数据核字第2025047V7G号

责任编辑：刘　冉 / 责任校对：杜子昂
责任印制：徐晓晨 / 封面设计：北京图阅盛世

科学出版社 出版
北京东黄城根北街 16 号
邮政编码：100717
http://www.sciencep.com
三河市春园印刷有限公司印刷
科学出版社发行　各地新华书店经销

*

2021 年 6 月第 一 版　开本：720×1000　1/16
2025 年 2 月第 二 版　印张：23 3/4　插页：4
2025 年 2 月第三次印刷　字数：480 000
定价：150.00 元
（如有印装质量问题，我社负责调换）

本书编写者

第 1 章　绪论　　　　　　　　　　　　许海燕

第 2 章　生物材料　　　　　　　　　　许海燕

第 3 章　生物材料的力学特性　　　　　许海燕

第 4 章　宿主对生物材料的反应　　　　许海燕　王　涛

第 5 章　植入性医疗器械　　　　　　　许海燕

第 6 章　人工器官　　　　　　　　　　许海燕　解　倩

第 7 章　组织工程与再生医学　　　　　许海燕

第 8 章　药物递送系统　　　　　　　　刘　健

第 9 章　生物医学传感与检测　　　　　温　涛

第 10 章　生物电子技术及电子医学　　刘　健　加福民

第 11 章　生物医学光学　　　　　　　张卫奇

第 12 章　力学生物学　　　　　　　　张卫奇

第 13 章　生物医学成像　　　　　　　张唯唯　许海燕

第 14 章　分子影像学基础与应用　　　孟　洁

第 15 章　生物信息学　　　　　　　　杨啸林　王志刚

第 16 章　医学大数据与智慧医疗　　　龙尔平

第二版前言

生物医学工程学是基础研究与临床应用之间的桥梁，是医学研究的重要组成和综合实力的体现。生物医学工程学正在源源不断地将其他学科的先进科研成果快速引入到生物医学领域，并转化为先进的医学研究手段、更为精准和有效的临床诊疗方法以及更为呵护周到的康复技术，有力推动着现代生物医学的发展。各学科的快速发展与高度交叉融合亟须大量具有交叉型学科背景的人才，尤其是现代医学的进步离不开新技术的应用。未来，生物医学工程技术将会越来越多与医学融合，在提升疾病诊疗水平方面发挥重要作用和产生深远影响。

北京协和医学院为八年制临床医学专业本科阶段的学生开设"生物医学工程学"课始于 20 世纪 80 年代，其间曾邀请国内外知名专家学者做专题讲座；2016 年开始为北京协和医学院各学科专业研究生开设了"生物医学工程概论"课。选课的学生来自生命科学、基础和临床医学、药学等本科专业，有少部分研究生有材料学、化学、电子科学和计算科学等本科专业基础，大部分无工程学专业背景。在生命科学和医学与工程学高度交叉并深度融合的时代背景下，学习和掌握生物医学工程学的基本知识，对于未来从事生物医学相关工作的学生，其重要性和必要性毋庸赘言。国内外已有的概论类或专论类生物医学工程专著大多面向工科专业，适合生命科学和医学专业背景人员阅读的综合性和框架性教材相对匮乏。将来自不同专业的非工科学生们引进生物医学工程学的大门，是我们编写本书的目的。

本书的第一版于 2021 年 6 月由科学出版社出版，2022 年被评为北京市优质本科教材。在近些年的教学与科研实践中，我们深感书中存在瑕疵和粗陋之处；此外，随着新技术的涌现，书中内容也需要做更新与补充。在北京协和医学院基础学院领导班子和学院教学工作委员会的支持下，我们在第一版的基础上将全书分为三个板块，对章节进行了拆解和重组，重新编写了若干章节的内容，对保留的章节进行了补充与更新。

本书将在生物医学工程学科的知识体系框架下，扼要讲解若干分支学科的科学原理和基础知识，并介绍其在生物医学领域的应用现状和发展前景。考虑到本书主要读者群的专业特点，我们尽可能避免过于专业的数学和物理公式及化学和材料学内容，以期为生命科学和医学与药学专业的本科生或研究生提供一本可以快速了解生物医学工程这门学科的简明讲义，同时，也为其他专业对生物医学工程感兴趣的研究生和研究人员提供一本参考书。

　　本书由北京协和医学院基础学院生物医学工程系的教师合作完成(详见编写者名单);北京大学第三医院解倩副主任医师和复旦大学类脑人工智能科学与技术研究院加福民副研究员参与了第6章和第10章中部分内容的编写工作。博士生胡雪纯、吴航、姜川梅和蒙艺灵分别承担了本书1~14章的插图绘制、格式编辑和文献整理工作,硕士生黄子耕和唐文珺参与了第16章的编写工作。胡雪纯对全书进行了通稿排版与编辑,许海燕对全书各章内容做了审读和必要的文字编辑与修订。

　　由于学识和能力有限,书中不可避免有错漏与瑕疵,恳请同行专家不吝赐教,帮助我们不断提高专业知识水平和教学水平。

　　本书第一版得到北京协和医学院校级教育教学改革立项项目(2015zlgc0130)的资助,并于2022年获评北京市优质本科教材;第二版是在第一版基础上的更新,编写工作得到了北京协和医学院基础学院的宝贵资助,基础学院教育处也给予了多方支持与帮助。在此一并表示衷心感谢!

许海燕

2024 年 8 月 31 日

于北京协和医学院基础学院

第一版前言

生物医学工程的兴起和发展是不断将其他学科的科研成果引入到卫生健康领域的过程，对现代医学的进步具有重要的推动作用。生物医学工程也是基础医学研究与临床应用之间的桥梁，是医学研究的重要组成部分和综合实力的体现。未来，生物医学工程将会越来越多地融入现代医学当中，在提升疾病诊疗水平方面发挥重要作用和产生深远影响。

医学与其他学科的高度融合需要复合型临床专业人才。北京协和医学院自20世纪80年代以来为八年制临床医学专业的学生开设生物医学工程课，希望学生们通过课程的学习而获得更加开放的头脑和更加宽阔的视野，并拥有与理工学科研究人员交流的共同语言。在医学与工程学高度交叉和深度融合的时代背景下，学习和掌握生物医学工程学的基本知识，对于临床医学专业学生的重要性和必要性毋庸赘言。

目前国内外已有的概论类或专论类生物医学工程专著大多面向工科专业；适合生命科学和医学专业背景人员阅读的综合性和框架性教材相对匮乏。编写本书的初衷是为医学和生命科学专业的本科生或研究生提供一本可以快速了解生物医学工程这门学科的简明讲义，同时兼顾生物技术及药学等专业背景的研究生的需求，在生物医学工程学科的知识体系框架下，扼要讲解若干分支学科的原理和基础知识，并介绍其在生物医学领域的应用和发展前景，并尽可能避免高深的数学和物理公式及化学和材料学内容。

北京协和医学院基础学院生物医学工程系的教师共同编写了这本讲义，其中许海燕负责撰写第1~5章，彭屹负责撰写第9、11、12和15章，刘健负责撰写第6章，张唯唯负责撰写第7章，孟洁负责撰写第8章，温涛负责撰写第10章，张卫奇负责撰写第13章，杨啸林和王志刚负责撰写第14章。博士后王涛为书中第1~5章、第11、12和15章绘制了插图，并为第1~5章整理了相关参考文献。许海燕对全书各章做了通读和必要的编辑与修改。

本书出版得到北京协和医学院年度校级教育教学改革立项项目(2015zlgc0130)的宝贵资助，也得到基础学院教育处给予的多方支持和帮助。在此表示衷心感谢！此外，特别感谢基础学院教学督导组方福德教授对本书初稿提出的宝贵意见。

本书的撰写历经几轮修改，这也是我们学系教师集体学习的过程。在编著过程中，深感学识和能力有限，虽尽力翻阅参考大量书籍和文献，但仍不可避免有各种瑕疵和粗陋之处。谨以此书抛砖引玉，恳请同行专家不吝赐教，使我们能够不断提高专业知识水平和教学水平。

许海燕

2021 年 2 月 1 日

于北京协和医学院基础学院

目　　录

第1章 绪 论

1.1 什么是生物医学工程

生物医学工程学是将工程技术应用于人类健康的科学。人类健康是全方位多面性的，因此，生物医学工程是集成了物理学、化学、数学和计算科学以及工程原理来研究生物、医学、行为以及健康的学科，是生命科学与信息、材料、精密机械等学科交叉与高度综合的产物。换言之，生物医学工程是综合应用生命科学与工程科学的原理和方法，从工程学角度在分子、细胞、组织、器官乃至整个人体系统多层次认识人体的结构、功能和其他生命现象，研究用于防病、治病、人体功能辅助及卫生保健的人工材料、制品、装置和系统技术的总称。生物医学工程学不仅是基础医学研究与临床医学应用中间的桥梁，也是医学研究的重要组成和综合实力的体现。

生物医学工程的兴起和发展历程是不断将其他学科的科研成果融合并引入到医学领域的过程。例如，随着临床上对治疗和监测技术需求的增加，电气工程和物理学的原理与技术被引入医学领域，基于先进的光、电、磁技术发展出一系列仪器设备(例如心电图、脑电图、血氧检测、磁共振成像、CT 成像、电刺激技术等)；材料学和力学的发展为人工器官和植入材料提供了重要的物质和理论基础；新药的研发对化学、材料学、应用数学提出了更高的要求，而这些学科的发展又反过来加速了新药的研发；细胞和分子生物学的发展与生物材料和力学相结合，为实现体外构建活组织和器官，或原位引导缺损组织的再生和修复提供了强有力的技术支撑。

1.2 生物医学工程学对现代医学的推动作用

现代医学实际上开始于 20 世纪，在 20 世纪中期，基础科学(化学、物理、药学等)的进步对现代医学的发展产生了深远的影响，使健康医疗体系得到了飞跃式的发展。毋庸置疑，在过去的 70 年多年里，生物医学工程学科的兴起与快速发展在延长人类寿命和改善人类健康状况方面发挥了不可替代的重要作用。

工欲善其事，必先利其器。当人类通过新工具对自身的结构和功能获得更深入的了解后，就能够应用所获得的知识去创造和改进工具，修复和改善自身的功能。从这个角度来看，生物医学工程的发展历程就是连续和循环往复的发现与创造的过程。直至今日，生物医学工程仍然是保持着两个方面，一方面是分析和研究机体系统的运行规律，另一方面是发展新技术和新方法来研究和修复机体。

下面所列举的几个简要示例可大致勾勒出生物医学工程在以上两个方面的作用。

1903 年，Willem Einthoven 设计出第一台心电图仪，能够检测心脏跳动中的电位变化，开启了心血管医学和电测量科技的新时代。X 射线的发现和临床应用使医学开始面向检测和诊断。到了 20 世纪 30 年代，通过使用钡盐或各种各样的射线不透过材料，X 射线几乎能使所有器官可视化。与此同时，制冷技术的出现使血库能够建立和完全发展起来。德林氏人工呼吸器在 1927 年制成，在 1939 年第一次出色地完成了心肺搭桥。20 世纪 40 年代，心导管插入术和血管造影术发展起来，用一个螺纹套管穿过手臂血管静脉插到心脏并注射不透 X 射线的染料，通过 X 射线造影实现了肺和心脏的血管瓣膜可视化，使精确诊断先天性和获得性心脏疾病成为可能，从此开启了一个新的心血管手术领域。

在 21 世纪的第一个十年，机器人手术的发展使得现代手术有了更大的可能性。神经外科手术，包括周围神经和中心神经及血管手术，以及骨科手术中高难度区域的操作在新技术的帮助下有了显著的提高。20 世纪 50 年代进入医学领域的电子显微镜为观察细胞的精细结构提供了强有力的手段；而利用正电子发射断层造影术(PET)来检测和监测肿瘤的发展，把医学带入了原子时代。第二次世界大战之后，为军事目的而发展的先进科技使现代医学受益匪浅。例如，为追踪敌军舰艇和飞机的电子科技，以及给飞行员提供关于高度、飞行速度以及其他一些类似信息的技术已广泛应用于医学，用于跟踪中枢神经系统的电生理行为或监控患者的心跳。第二次世界大战造成的伤残对康复工程和假肢产生了大量的需求。20 世纪 70 年代以来，计算机断层扫描成像(CT)、磁共振成像(MRI)等新的医学成像科技的发展使医生能够对脑部的血流和氧消耗进行测量，从而研究神经元活跃区域。随着 1954 年人工肾的成功研发，"人工器官"的概念被接受并且逐渐进入主流医学，植入性假体如人工心脏瓣膜和人工血管也随之快速发展起来，人工心脏的研发也随之开始。近年来，纳米科技和人工智能等新兴学科的快速发展为医学领域带来了更加多样和前沿的新技术，极大地推动了现代医学的发展。

1.3　生物医学工程的主要分支学科

CRC 出版社 2015 年出版的《生物医学工程：基础篇》第 4 版的目录列出了以下内容[1]，可以从中对生物医学工程的主要分支学科有大致的了解。

● 生物材料(biomaterials)
● 分子、细胞和组织工程(molecular, cell, and tissue engineering)

- 药物设计和递送系统(drug design and delivery system)
- 再生医学和细胞治疗(regenerative medicine and cell therapy)
- 个体化医疗、基因组和蛋白质组学(personalized medicine, genomics, and proteomics)
- 仿生学(biomimics)
- 微纳米技术及生物微流控技术(micro and nanotechnology and bioMEMs)
- 植入假体和人工器官(prosthetic devices and artificial organs)
- 远程医疗和电子健康(telimedicine and e-health)
- 临床工程(clinical engineering)
- 医学和生物信息学(medical and bioinformatics)
- 生物技术(biotechnology)
- 医学和生物分析(medical and biological analysis)
- 医疗机器人(medical robotics)
- 医学和红外成像(medical and infrared imaging)
- 神经工程(neural engineering)
- 医学仪器和器件(biomedical instrumentation and devices)
- 生物信号与生物传感(biosignals and biosensors)
- 生物电子和生理系统仿真(bioelectric and physiologic systems modeling)
- 生物力学(biomechanics)
- 康复工程(rehabilitation engineering)
- 人体行为工程(human performance engineering)

这些分支学科构成了生机勃勃的生物医学工程"世界",其蓬勃发展为现代医学提供着源源不断的新的治疗技术与方法。

1.4　生物医学工程的临床应用案例

生物医学工程与医学的融合已经为疾病的诊断和治疗带来了全新的方法和手段,为现代医学带来了革命性的变化。国际知名奖项之一拉斯克医学奖中生物医学工程相关的重要成就从一个侧面反映了生物医学工程对医学进步的巨大推动作用。以下举例说明。

1. 电子显微镜(1960 年)

现代电子显微镜使人看到了光学显微镜无法看到的物体,把人类的视觉范围扩大了几百倍,揭示了以前肉眼看不到和认为根本不存在的结构,极大地激发了人们解析生物材料精细结构的兴趣,证明了在以往不可见的尺度下存在着有序结构。柏林工业大学的 Ernst Ruska 博士和 David Sarnoff 研究中心(RCA 实验室)的 James Hillier 博士因其对电子显微镜的设计、制造、发展和完善所作出的重大贡献获 1960 年拉斯克基础医学研究奖。

2. 聚酯人工动脉血管(1963 年)

贝尔大学医学院的 Michael E. DeBakey 博士获得了 1963 年的拉斯克临床医学研究奖。DeBakey 博士被公认为现代心血管外科之父。他早期的成就之一是设计了一种对血液成分产生最小损伤的滚筒式泵,这项发明十年后被应用于人工心肺设备。DeBakey 博士还开发了通过植入物来修复血管的方法,即使用由聚酯或其他合成高分子材料制成的人造血管,通过外科手术完成了身体许多部位的血管置换。作为一名医生,他的开创性贡献还包括第一次成功地实现了用手术方法治疗主动脉不同部位的动脉瘤。DeBakey 博士在科学研究的基础上,运用近乎大胆的外科手术为治疗甚至预防包括中风在内的血管疾病开辟了新的途径。人工血管技术挽救了大量的生命,并使患者的器官重新获得了正常功能。他的贡献激励了全世界的外科医生追求更高的标准和更大的成就。

3. 细胞器电子显微术(1966 年)

洛克菲勒大学的 George E. Palade 博士因其在细胞器电子显微术方面的突出成就获得了 1966 年拉斯克基础医学研究奖。Palade 博士和他的同事自 20 世纪 50 年代初开始探索各种类型细胞的超微结构,并开发了一系列方法在分子水平上将细胞结构与其生物化学活性联系起来,在超微结构水平上整合了结构与功能的关系。Palade 博士应用电子显微技术在分子水平上研究细胞过程的本质,其主要贡献包括开发了固定细胞的技术,首先描述并命名了线粒体的精细结构,展示了微粒体的组织和结构,并从中区分出核糖体及核糖体构成的胞浆颗粒,他还分析了毛细血管的复杂结构,包括肾小球及其他超微解剖结构。

4. 体外循环手术用心肺机(1968 年)

杰弗逊医学院的 John H. Gibbon Jr.博士毕生致力于心脏和血管外科的改进,因其在体外循环手术用心肺机方面的贡献获 1968 年拉斯克临床医学研究奖。Gibbon 博士在 1935 年通过动物实验首次证明了生命可以由体外的机器维持,该机器执行心脏和肺的所有功能,且不会对实验动物造成损害。经过 18 年漫长的工程试验和动物实验,Gibbon 博士对初始设备做了进一步完善,1953 年 5 月使用心肺机进行了世界上第一次成功的体外循环手术,纠正了心室间隔膜的闭合缺陷。此后,心肺机在全世界获得了广泛应用,无数原本会因为以前无法治愈的心脏病而丧失能力或死亡的患者获得了更长的寿命。如果没有 Gibbon 博士的专注研究,就不可能进行心脏移植手术。Gibbon 博士的故事表明，从一个研究项目中获得的新知识和新技术可以引发连锁反应，最终使疾病得以预防或有效治疗。

5. 心脏除颤器和起搏器（1973 年）

约翰·霍普金斯大学的 William B. Kouwenhoven 博士和哈佛大学医学院贝斯以色列医院的 Paul M. Zoll 因在心脏除颤器和起搏器方面的成就共同获得了 1973 年拉斯克临床医学研究奖。

Kouwenhoven 博士在心脏病救护方面作出了三个里程碑式的贡献：证实了电击可以逆转心脏的心室颤动，开发了开胸和闭胸除颤器，发明了胸外心脏按压技术。Kouwenhoven 博士对心血管生理学的兴趣始于 1928 年，当时他专注于电流对心脏影响的实验研究。1933 年，他和同事一起证实了电击可以使颤动的心脏恢复正常跳动的原理。1958 年，在从电气工程领域退休 4 年之后，他对自己独立开发的胸腔闭式除颤器进行了完善，并设计了一种简单的胸外心脏按压技术。Zoll 博士在 1952 年首次证明，当人类心脏停止跳动时，可以通过外部施加的电刺激来诱导其恢复跳动。Zoll 博士后来的研究表明，外部施加的交变电流反冲击在停止心室颤动方面也同样有效，而且还能纠正许多其他严重的、潜在致命的节律异常。此外，Zoll 博士发展了心律连续监测的理论和技术，并首次将这种方法应用于临床。现在设备完善的医院都有的冠心病监护病房（CCU）就是在这一救生理念基础上发展起来的。Zoll 博士发明的心脏起搏器拯救了成千上万的人，使他们免于意外死亡。

6. 全关节置换（1974 年）

Wrightington 医院的 John Charnley 博士因其在全关节置换方面的成就获得 1974 年拉斯克临床医学研究奖。Charnley 博士将其作为骨科医生的才华和作为工程师的才能结合起来，对关节润滑和关节位置的生物医学特征进行了原创性的实验和临床研究。20 世纪 50 年代，这项研究开启了革命性的全髋关节置换，并通过引发甲基丙烯酸甲酯的聚合制作骨水泥，将假体部件牢固地固定在骨骼上。这项技术和概念为患者带来了无痛关节，使世界各地成千上万的患者恢复了正常生活。Charnley 博士将工程技术和临床结合在一起，在世界范围内为疼痛和致残性关节疾病的研究、治疗和康复打开了新的视野。

7. 计算机断层成像（1975 年）

EMI 公司中心实验室的 Godfrey N. Hounsfield 博士和 Brentwood VA 医院的 William Oldendorf 博士因所发明的计算机断层扫描技术与医学应用获得 1975 年拉斯克临床医学研究奖。计算机断层成像仪也称为 CT 扫描机，于 1972 年 4 月开始临床应用，在放射诊断领域产生了革命性变化，被认为是自 X 射线发现以来该领域中最重要的贡献之一。

Hounsfield 博士是工程师和数据分析专家，他研制了用光束扫描大脑的仪器系统，使用晶体检测器从不同方向测量穿过大脑的光束，记录光束随频率的变化。这些数据可以反映肿瘤或者非其他病变在组织密度上的微小区别，据此可为挽救患者的生命做出精准的诊断，避免了既往的探查性手术，使患者免受痛苦、昂贵而高风险的手术。此外，CT 扫描可以多次重复，以确定肿瘤的进展，评估治疗效果，或为手术提供更为精准的信息，目前已可进行全身扫描。计算机断层成像技术的发明为神经疾病诊断领域带来了革命性的改变。

8. 超声诊断技术(1977 年)

1977 年的拉斯克临床医学研究奖授予了瑞典隆德大学医院的 Inge G. Edler 博士和隆德理工学院的 C. Hellmuth Hertz 博士，以表彰他们在超声诊断方面的成就。Hertz 博士是生物物理学家，他将超声回声方法的技术应用于心脏、神经以及妇产科。Edler 博士与 Hertz 博士合作，根据超声的概念和回声原理，发展了超声心动仪，这个技术使医生不必采用侵入方式而获得心脏的重要信息。例如，今天的超声心动可以区分血流的差异和心肌增大，诊断二尖瓣疾病和心脏肿瘤，以及诊断出非对称性间隔肥厚，这种疾病很容易与主动脉瓣狭窄混淆。此外还可以诊断儿童先天性心脏畸形。超声心动还可以确定心肌运动、输出和肌肉厚度等信息。这种非侵入性超声技术不仅适用于心血管系统，而且在其他系统也有应用，包括盆底、腹腔、脑、眼、血管以及母体内的胚胎。Hertz 博士将物理领域的技术知识和想象力应用于诊断医学，为超声医学奠定了基础。

9. 冠状动脉血管造影(1983 年)

克利夫兰临床基金会的 F. Mason Sones Jr.博士因其在冠状动脉造影方面的成就获得了 1983 年的拉斯克临床医学研究奖。1959 年，Sones 博士发现通过使用导管，造影剂可以安全地注射到冠状动脉中。他和他的同事很快将这种描绘血管特定部分的方法与造影技术结合起来，使内科医生和外科医生第一次可以看到了向心脏供血的血管中障碍物的确切位置。Sones 博士的研究工作价值是不可估量的，他发明的 Sones 方法和 Sones 介入导管为合理规划手术以纠正冠状动脉阻塞和评估治疗结果开辟了道路。冠状动脉造影术也使评估血管舒缩痉挛、研发治疗心脏病的药物以及拓宽对心脏动力学和生理学的理解成为可能，从而开创了冠状动脉疾病诊断和治疗的新时代。

10. 磁共振成像(1984 年)

拉斯克临床医学研究奖 1984 年的获奖者为纽约大学石溪分校的 Paul C.

Lauterbur 博士。2003 年，Paul C. Lauterbur 教授与英国诺丁汉大学教授 Peter Mansfield 分享了诺贝尔生理学或医学奖，获奖原因是：他们在磁共振成像（MRI）技术领域取得的突破促成了在临床诊断和医学研究上具有重大价值的磁共振成像仪的出现。

在 20 世纪 60 年代初，Lauterbur 博士使用标准核磁共振设备开发了 ^{13}C 核磁共振谱。当将这种分析技术应用于生物样本时，他意识到如果能将核磁共振谱的大量精确信息转化为图片，将是医学上的巨大进步。核磁共振的原理是，在强磁场中的某些原子受到特定波长的脉冲时，它们的原子核会发生共振而发出自己的特征信号。然后，计算机分析可以揭示每个原子处于液态还是固态、相邻原子的磁学性质以及样品中每种元素有多少个原子。1972 年，Lauterbur 博士引入了投影重建方法，建立了将谱学信息转换成有意义的图像的理论基础。如今的磁共振成像可以显示软组织之间的差异，区分运动和静止的液体，测量心脏病和中风的损伤程度，身体几乎每个部位的正常和病变组织都实现了可视化。Lauterbur 博士使非侵入性医学成像技术发生了革命性改变，他利用磁共振成像技术揭示了之前所未见的生物结构与功能。

11. 血液透析治疗末期肾脏疾病（2002 年）

2007 年拉斯克临床医学研究奖授予了两位将肾衰竭从致命疾病转变为可治疗疾病的科学家，犹他大学医学院的 Willem J. Kolff 博士和华盛顿大学的 Belding H. Scribner 博士，他们发明了人工肾和重复血液透析的系统，延长了数百万人的寿命。肾脏从血液中过滤代谢副产物，当肾脏衰竭时，患者会出现各种症状，包括体重减轻、恶心和呕吐、胃肠出血、瘙痒、嗜睡、抽搐和昏迷。如果没有治疗方法，死亡会随之而来。在过去的半个世纪里，肾病患者的命运经历了一场革命性改变，在很大程度上是由于 Kolff 博士和 Scribner 博士的开创性贡献。在 20 世纪 30 年代末，Kolff 博士开发了第一个临床上有用的血液透析器，使急性肾衰竭的死亡率急剧下降。15 年后，Scribner 博士设计了一种仪器，并发明了一种插入一条动脉和一条静脉的 U 形装置以解决以往存在的血管损伤问题，将 Kolff 博士发明的技术扩展应用到了慢性肾病患者身上。

12. 人工主动脉瓣膜和二尖瓣瓣膜（2007 年）

2007 年拉斯克临床医学研究奖授予了两位外科医生兼科学家，法国巴黎乔治·蓬皮杜医学院的外科医生阿兰·卡庞蒂埃博士和美国波特兰市普罗维登斯卫生系统的外科医生阿尔伯特·史特尔博士，前者通过动物源手段获得人工心脏瓣膜，后者完成了世界上首例人工心脏植入手术，开创了瓣膜置换领域，彻底改变了心脏病的治疗，使数百万心脏病患者恢复了健康。阿尔伯特·史特尔博士和他的工程师搭档 Lowell Edwards 共同发明了世界上第一个成功的人工心脏瓣膜，提供了一种以往从未有的治疗方法，改变了严重瓣膜病患者的生活。阿尔伯特·史特尔博士还在 FDA 对此类医疗设备开始监管之前就建立了对瓣膜进行临床试验的基本准则，包括知情同意程序和长期患者跟踪。这种实践使他能够评估瓣膜置换的结果，并寻求临床问题的解决方案。此外，瓣膜植入患者需要全新的术后护理。为了满足这一需求，他组建了一个多学科医疗团队，创建了与今天的心脏重症监护室相对应的机构。

13. 现代人工耳蜗（2013 年）

2013 年拉斯克临床医学研究奖表彰了三位科学家，他们是墨尔本大学的 Graeme M. Clark 博士、MED-EL 的 Ingeborg Hochmair 博士以及杜克大学的 Blake S. Wilson 博士，他们发明了现代人工耳蜗，这是一种为重度耳聋患者恢复听力的设备。由于他们的远见卓识、坚持不懈和创新，他们创造了一种改变了成千上万人生活的设备。他们的工作第一次通过医学干预，实质性地恢复了人类的感觉，使患者能与外界沟通和交流。

14. 深部脑刺激治疗帕金森病（2014 年）

2014 年的拉斯克临床医学研究奖授予了 Joseph Fourier 大学的 Alim Louis Benabid 博士和埃莫瑞大学医学院的 E. Mahlon R. DeLong 博士，以表彰他们开发了丘脑底核深度脑刺激技术。这种外科技术可减少晚期帕金森病患者的震颤并恢复其运动功能。DeLong 博士构建了新的大脑回路模型，并找到了这种疾病的一个新靶标。Benabid 博士设计了一种有效且可逆的介入方法来纠正神经元的非正常放电。他们的工作最终为全世界十万多患有严重帕金森病的患者提供了有效的治疗方法，这些患者因左旋多巴治疗而导致严重并发症。

15. 用于视网膜病变快速检测的光学相干断层扫描技术（2023 年）

光学相干断层扫描技术使导致失明的眼底病变得以快速检测，为眼科学带来了革命性的变化。2023 拉斯克临床医学研究奖授予 James G. Fujimoto（麻省理工学院）、David Huang（俄勒冈健康与科学大学 Casey 眼科研究所）和 Eric A. Swanson（麻省理工学院），以表彰他们发明光学相干断层扫描（OCT）这一眼科检查新技术。该技术利用光束使眼底组织的微观结构可视化，可以在实时、无痛、无接触的条件下从断层来观察眼底，就像切开蛋糕一样，看到它内部的不同层次，获得高分辨影像。这项技术是史无前例的，使医生可以快速检测可能导致失明的眼底病变并给与即使治疗，挽救了数百万人的视力。OCT 的医学应用还在不断拓展，该技术已被集成到可以进入循环系统的探头、手术显微镜以及其他医疗仪器中，眼科之外的其他很多领域都会从 OCT 技术中获益。

1.5　生物医学工程教育

生物医学工程学科在很大程度上反映了一个大学的综合科研实力。国内外很多综合性大学或医学院设立了生物医学工程专业，并有自己的特色研究。这些信息可以从各大学的官方网页上获得。

生物医学工程在 PUMC

北京协和医学院(Peking Union Medical College，PUMC)生物医学工程系的前身是 1978 年由时任中国医学科学院院长的黄家驷教授发起并建立的生物医学工程研究室，是中国大陆地区建立的第一个生物医学工程专业，1996 年生物医学工程学系获得教育部博士学位授权点资格。

生物医学工程学科在中国医学科学院&北京协和医学院有悠久的发展历史。1979 年 11 月，国家科委成立了生物医学工程学科组，黄家驷院长任组长；1981 年，黄家驷院长发起并成立了中国生物医学工程学会，担任首届理事长。此后，顾方舟(1985.1～1994.11)、巴德年(1994.11～1999.10)、刘德培(1999.10～2008.4)和曹雪涛(2015.12～2023.12)等多位院校长担任过中国生物医学工程学会理事长；学会现任理事长为中国医学科学院阜外医院院长胡盛寿院士。

北京协和医学院生物医学工程学系成立以来，围绕临床需求开展应用基础研究，发展面向重大疾病检测、诊断和治疗的新技术与新方法；同时，将科研与教学相结合，建立并不断完善面向八年制本科和研究生的生物医学工程学科教学体系，培养具有生物医学和工程学综合素养的高层次科研人才和工程技术人才。在中国医学科学院&北京协和医学院中，基础学院/基础医学研究所和临床学院/北京协和医院，以及生物医学工程所、放射医学研究所、病原生物学研究所、阜外医院、肿瘤医院等单位均有生物医学工程学科专业，研究方向主要包括生物材料/医疗器械(件)、组织工程与再生医学、纳米生物医学、药物递送系统、电子医学技术、康复工程、医学图像与成像技术、计算生物学与生物信息学、医学大数据、医学仪器与装备、移动数字医疗等。

1.6　本书的框架结构和主要内容

生物医学工程学正在把不断涌现的工程技术与现代医学相融合，形成新的诊疗方法，将对人类健康产生重要而深远的影响。编写本教材的目的是为来自医学、生命科学和药学等专业背景的本科生/研究生提供一本入门级简明讲义，也为生物医学工程、材料学、物理学和化学专业的研究生提供参考资料。书中选择了生物医学工程的若干分支学科进行介绍，做简明扼要的讲解，帮助大家了解生物医学工程学的概貌。

　　本书在生物医学工程学科的知识体系框架下分为三个板块(篇)，其中第一篇为生物材料、医疗器械与再生医学，第二篇为传感及物理技术的医学应用，第三篇包括医学成像、生物医学信息与人工智能(图 1-1)。在以上体系中，结合科学研究和临床应用场景，扼要讲解相关分支学科的基本概念和原理。全书内容主要包括生物材料分类与医学应用概述、生物材料的力学特性、生物材料的宿主反应、植入物与假体、人工器官、组织工程与再生医学、药物递送系统、生物医学传感和纳米生物医学检测、电子医学、力学生物学和生物医学光学、医学图像及分子影像、生物医学信息学、医学大数据与智慧医学等内容，旨在为读者推开生物医学工程学这一领域的大门，其中无尽的繁花与硕果有待读者去发现和采撷。

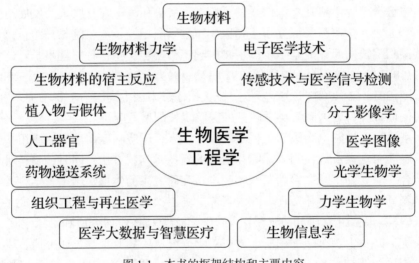

图 1-1　本书的框架结构和主要内容

参 考 文 献

[1] Bronzino J D, Peterson D R. Biomedical Engineering Fundamentals. 4ed. Taylor and Francis Group, LLC, 2015.

第2章 生物材料

材料是人类赖以生存和发展的物质基础,是用于制造物品、器件、构件、机器或其他产品的物质,通常分为结构材料与功能材料。除了具有重要性和普遍性,材料还具有多样性。如果从用途来分类,材料可分为电子材料、航空航天材料、核材料、建筑材料、能源材料、生物材料等。生物材料在医学领域发挥着不可或缺的重要作用。

2.1 生物材料的定义与演进

生物材料(biomaterials)也称为生物医学材料(biomedical materials)。生物材料的定义来自领域专家共识,并随着时代的发展而演进。

生物材料出现的早期主要用于组织修复植入物和人工器官的制造。1986年,在欧洲生物材料学会的主持下,召开了生物材料主题的国际专家共识会议。在此次会议上,生物材料的定义被确定为:一类用于医学装置或器件的非活性材料,与生物系统之间具有相互作用[①]。这里所说的医学装置或器件主要涉及人工器官及用于组织和器官修复的植入物。此外,该定义强调了所谓"生物材料"指的是与生物系统有直接接触的材料,在生物系统与生物材料两者之间存在着界面,两者之间存在相互作用。因此,那些与生物系统没有直接接触的医疗设备或仪器所使用的材料不属于"生物材料"的范畴,比如,检测仪器设备的外壳、导线等,它们不会与生物系统如体液、血液、组织、器官等直接接触和发生相互作用,因此不属于"生物材料"。

随着新材料和新技术的不断涌现及其与医学领域的深度融合,生物材料的应用范围也不断扩大,生物材料已不再仅用于植入物和人工器官,其应用已渗透到组织工程与再生医学、药物/疫苗/基因的递送和功能提升以及医学检测与诊断等诸多方面。2018年,在中国成都召开了生物材料主题国际专家共识会议。此次会议对"生物材料"定义形成了新的专家共识:生物材料是一种经过设计的、通过与生命系统的相互作用可引导治疗或诊断过程的材料[②]。

---

① A nonviable materials used in a medical device, intended to interact with biological systems

② A material designed to take a form that can direct through interactions with living systems, the course of any therapeutic or diagnostic procedure

新的定义强调了生物材料是经过人工设计的，可以通过与生命系统的相互作用而发挥引导生命过程的作用，包括引导和促进组织的再生、实现药物定向递送等，而不再仅局限于作为植入的"异物"，被动地与生命系统发生作用。

生物材料的研究内容主要包括以下方面：

(1)生物材料的合成、改性、加工成型；

(2)材料的功能与结构关系；

(3)材料与生命系统的相互作用；

(4)减少毒副作用和促进其功能；

(5)材料灭菌、消毒、医用安全性评价方法及标准。

以上五个方面是相互关联和相辅相成的。对于基础医学和临床医学专业的学生来说，尤其需要对(3)、(4)和(5)三个方面的知识有深入的理解。

2.2　生物材料应用概述

生物材料的应用范围十分广泛。首先，生物材料是制造人工器官、植入医学装置/器件和引导组织再生支架的重要物质基础；同时，也是药物递送与控制释放的载体；其次，还可以作为检测和诊断试剂或者作为其载体，也可作为免疫佐剂在免疫治疗和疾病预防中发挥重要作用。生物材料的应用还包括普通医用耗材(导管、包、袋)、缝线、黏合剂、创伤敷料，介入治疗用导管、气囊和导丝等。近年来，生物材料作为药物靶向递送和控制释放载体、多功能或多模态的医学成像用造影剂和探针以及高通量或高灵敏的体内检测与诊断器件等方面的研究都在快速发展之中，其应用种类难以穷举。表 2-1 列举了常见生物材料及其若干临床应用。

表 2-1　常见生物材料及其若干临床应用

材料分类	应用场景举例
金属	
不锈钢	关节置换、骨折固定、人工心瓣、电极
钛与钛合金	关节置换、齿科植入物、冠状动脉支架
钴合金	关节置换、骨折固定
金	齿科填充材料、牙冠、电极
银	起搏器导线、缝合材料、齿科填充材料
铂	电极、神经刺激器件

续表

材料分类	应用场景举例
陶瓷	
氧化铝	髋关节植入物、齿科植入物、耳蜗置换
氧化锆	髋关节植入物
磷酸钙	骨替代材料、全关节置换的表面涂层、细胞支架
硫酸钙	骨替代材料
碳	心瓣膜涂层、矫形植入物
生物玻璃	骨替代材料、齿科填充材料
高分子材料	
尼龙	缝线、人工胃肠道、人工气管
硅橡胶	手指关节、人工皮肤、乳房假体、人工晶体、介入导管
聚酯	可吸收缝线、骨折固定、细胞支架、皮肤创伤敷料、药物递送装置
聚乙烯	髋关节和膝关节植入物、人工肌腱和韧带、人工血管、假牙、面部植入假体
聚甲基丙烯酸甲酯	骨水泥、人工晶体
天然生物材料	
胶原和明胶	美容手术、创伤敷料、细胞支架
纤维素	药物递送系统
甲壳素和壳聚糖	创伤敷料、细胞支架、药物递送系统
陶瓷和脱矿质陶瓷	骨替代材料
海藻酸	药物递送、细胞包封
透明质酸	术后防粘连材料、眼科和矫形用润滑材料、药物递送系统、细胞支架

生物材料的主要应用之一是组织或器官修复与替代。当组织或器官由于损伤或者病变失去功能后，在某些情况下置换这些器官比设法治愈它们更加有效。同种异体器官移植(例如接受捐献的肾脏移植、心脏移植、肝脏移植)是一个理想的途径，但供体来源非常有限，患者难以得到及时的治疗，很多人会在排队等待中去世；同时，也存在产生免疫排斥和传播疾病的风险。自体移植属于"拆东墙补西墙"的策略，例如，取自体血管做冠状动脉搭桥，取自体皮肤移植，取自体骨修复骨缺损等，虽然避免了免疫排斥和疾病传播问题，但是会给患者自身带来痛苦；此外，有些患者由于自身的其他疾病而无法为自己提供可移植用的组织。例

如，患有血管疾病的患者就可能无法为自己提供用于动脉搭桥的血管组织。

生物材料为病变组织或器官的置换替代提供了新的途径，可以归纳为以下三个方面：

(1)植入永久性的人造装置，例如全人工关节置换、心脏瓣膜置换、心脏起搏器植入。

(2)在体外构建活的组织或器官，例如在体外培养出皮肤、血管、神经组织，再植入体内。

(3)在体内缺损组织的原位植入生物材料支架，引导组织再生和重建，例如引导皮肤、血管、神经、骨、软骨的再生。生物材料支架上可以在植入前先种植细胞，也可以不种植细胞。

永久植入物是指用不可降解的生物材料制造的植入假体或人工器官；在体外构建活体组织或器官则是将种子细胞种植在生物材料支架上，在生物反应器中培育，以形成活的组织或器官；在体内缺损原位构建新组织或引导组织再生则是将生物材料制作成具有合适的形状和内部微观结构的细胞生长支架，植入缺损部位，利用人体内环境(包括各种生长因子、激素、生理条件等)来招募再生相关的各类细胞进入支架，利用支架的化学组成和物理特征来引导细胞增殖、定向分化、重建细胞外基质，最终形成新的组织。在上述三个途径中，生物材料是不可或缺的组成部分，是保证这三个途径实现其目标的重要物质基础(图 2-1)。以上三个途径获得的植入物、细胞生长支架和药物/基因递送系统可以在更广泛的领域获得拓展应用，比如杂化人工器官、组合式医疗器械、类器官和微流控芯片等。

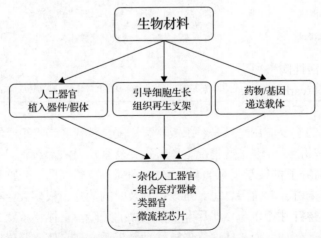

图 2-1　生物材料是制造植入物和假体、人工器官及组织工程支架的物质基础

2.3 生物材料的分类

随着材料科学的快速发展，生物材料的来源和种类在不断增加，不仅有合成材料，也有天然来源的材料，如脱细胞的生物组织、细胞膜、蛋白质、多肽、核酸、特殊的细菌、病毒外壳等，以及各种材料的复合物等。由于种类、来源和应用非常广泛，因此难以对生物材料进行十分精确的分类。最简单的方式是根据材料的属性来划分，可以大致分为：金属材料、陶瓷材料、高分子材料、复合材料，表 2-2 总结了各属性材料的基本特点。

表 2-2 按照材料属性分类的植入材料的特点和应用举例

材料	优点	缺点	举例
高分子材料(尼龙、硅橡胶、聚酯、聚四氟乙烯等)	有弹性、易于制造	不结实、随时间变形、会降解	手术缝合线、血管、介入导管、气囊、髋臼、耳、鼻，其他软组织、手术缝合线、药物缓释或定向递送载体
金属(钛及其合金、钴铬合金、不锈钢、金、银、铂等)	结实、牢固、柔韧	可被腐蚀、致密、不易制造	关节置换、接骨板和螺丝、牙根植入物、起搏器和缝合线
陶瓷(氧化铝、羟基磷灰石、磷酸钙、碳)	生物相容性好、化学惰性、抗压	脆、无弹性、不易制造	齿科、股骨头置换、齿科及骨科植入物的涂层
复合材料(碳-碳、金属丝或纤维增强骨水泥)	结实、可定制	不易制造	关节植入物、心脏瓣膜

以上四大类中每一类还可以进一步细分：

(1)金属材料(metal)：一般金属、贵金属、记忆合金。

(2)陶瓷材料(bioceramic)：作为生物材料的陶瓷、玻璃或玻璃-陶瓷复合物，主要包括生物活性陶瓷、生物可吸收陶瓷、惰性陶瓷、生物活性玻璃。

(3)碳材料(carbon)：主要包括低温热解碳、石墨、金刚石、类金刚石、富勒烯、碳纳米管、石墨烯。

(4)合成高分子材料(synthetic polymer)：包括生物可降解高分子材料、不可降解高分子材料。

(5)生物高分子材料(biopolymer)：由生命体合成的高分子，主要包括纤维素和多糖、天然蛋白、核酸等。

(6)复合材料：指两种或两种以上材料通过物理作用结合在一起形成的材料，在性能上有利于实现优势互补。其中，由生物活性材料与非活性材料形成的复合材料被称为杂化生物材料。杂化类型包括与活性物质杂化(如肝素、胰岛素、酶等)、与细胞杂化(如血管内皮细胞、肝细胞、肾细胞)等。

此外，也可以按照材料的力学特性分为软组织用生物材料、硬组织用生物材料和齿科材料；其中，软组织用材料进一步分为血液接触材料和非血液接触材料；硬组织用材料则可进一步分为骨修复材料和关节用材料等。

按照生物材料在体内的应用部位来划分也是一种分类方法，例如血液系统用生物材料、骨骼肌系统用生物材料等。对于医学专业的学生来说，以材料属性的划分为基础，结合其临床应用的分类可能有助于理解和记忆。

2.4　各属性生物材料的特性

2.4.1　金属与合金类材料

金属是传统的生物材料之一，具有其他材料不可比拟的高机械强度、优良的耐疲劳性能，是临床上应用最广泛的承力植入材料，主要用于骨、关节、牙齿等硬组织的修复和替换。

金属作为生物材料的应用历史很长，近代可追溯到 20 世纪 30 年代。1936 年，钴基合金首先被用于齿科，随后应用于骨科；在同时代，不锈钢被应用于临床的各种手术器械以及硬组织的修复。50 年代末，钛和钛合金开始进入临床应用；70 年代末镍钛形状记忆合金的出现为临床治疗技术带来了突破性的发展。

不锈钢是铁基合金，具有耐腐蚀的特性；钴基合金(包括 Co、Cr、Mo 等合金)不仅具有优异的耐腐蚀和耐磨性，还有优秀的综合力学性能，可以进行精密铸造，制作形状复杂的修复体，如髋、肩、膝关节等。钛基合金具有相对质量轻和比强度高的特点；与其他金属相比，其力学性质最接近人骨，因此具备相对更好的力学相容性(表 2-3)[1]。

表 2-3　金属植入材料与天然骨组织的机械性能比较

材料	物理性质			
	密度 /(g/cm^3)	弹性模量 /GPa	压缩屈服强度 /MPa	断裂韧度 /(MPa·m$^{1/2}$)
天然骨	1.8~2.1	3~20	130~180	3~6
镁	1.74~2.0	41~45	65~100	15~40
钛合金	4.4~4.5	110~117	758~1117	55~115
钴铬合金	8.3~9.2	230	450~1000	N/A
不锈钢	7.9~8.1	189~205	170~310	50~200
合成羟基磷灰石	3.1	73~117	600	0.7

金属材料也存在着一些自身性质所带来的固有问题：①对于金属来说，生理

环境是非常具有挑战性的，长时间的潮湿、酸性或碱性、各种生物酶的作用等都会导致金属发生不同程度的腐蚀；②由于腐蚀不可避免，因此总会有金属离子扩散到周围组织中，导致一定的毒副作用；③金属表面不具有生物活性，很难与机体组织形成牢固结合；④金属与人体硬组织的力学性能差异很大，例如：不锈钢的纵向弹性模量为 200 GPa，人骨的纵向弹性模量为 13.8 GPa，两者相差甚远；即使是形状记忆合金，其纵向弹性模量为 110 GPa，也仍然与人骨有较大差距。当力学性能相差较大时，其连接区域会积聚残余应力，容易发生断裂。

　　在金属生物材料的发展中，镍-钛(Ni-Ti)形状记忆合金是值得专门强调的一类合金材料。1932 年，瑞典人奥兰德在金-镉合金中首次观察到材料的"记忆"效应，即合金的形状被改变之后，一旦加热到一定的跃变温度时，它又可以变回到原来的形状，具有这种特殊功能的合金被称为形状记忆合金。1963 年美国海军武器实验室 Buehler 发现 Ni-Ti 合金具有记忆效应，简单来说，该合金能够记忆其高温相的形状。因此，可以在需要记忆的高温下预制成特定的形状；当处于低温时，合金会变得十分柔软，可以拉伸或处理成任意易于导入管腔的形状；当回到其所记忆的高温时，合金立即恢复到所记忆的形状，而且，在形状恢复的过程中会产生很大的回复力(图 2-2)，可以将塌陷的管腔撑开。这种特性使记忆合金在临床上得到了广泛应用，特别是在介入治疗中发挥了重要的作用，涉及血管内支架、心房心室补片、封堵器、气管扩张支架、人工关节、脊椎矫正器械、止血夹等。合金材料的形状记忆功能赋予了这些医疗器械输送方法简单、安全、微创等优点。

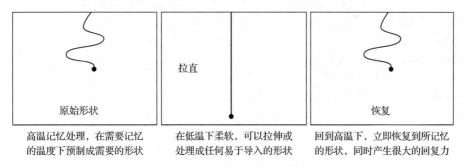

原始形状	拉直	恢复
高温记忆处理，在需要记忆的温度下预制成需要的形状	在低温下柔软，可以拉伸或处理成任何易于导入的形状	回到高温下，立即恢复到所记忆的形状，同时产生很大的回复力

图 2-2　记忆合金的性能示意图

2.4.2　高分子材料

　　高分子是由成千上万相同或不同的小分子(也称单体分子)通过聚合反应而形成的大分子，分子量可从几万到几百万。高分子材料通常指利用聚合方法制备的合成高分子材料。通过选择单体分子的化学结构，以及改变单体间聚合方式，可以获得多种多样的具有不同分子结构和化学组成的高分子，使高分子材料获得丰富的物理和化学性质。此外，高分子材料可以有多种加工成型方法，比如挤出成型、浇铸成型、牵拉成膜、纺丝、发泡等。因此，高分子材料在医学领域获得了非常广泛的应用，是制造各种植入物和假体、人工器官、创伤敷料、医用黏合剂、缝合线、药物控制释放载体、引导组织再生支架等医用制品的重要生物医学材料。

在各类生物医用材料中，高分子材料是临床上应用种类最多、用量最大的一类生物材料(表 2-4)。

表 2-4 临床中用到的主要高分子材料及其应用举例

高分子材料	医学应用
聚醚氨酯(PEU)	人工心脏和心室辅助装置、起搏器、人工心脏心室隔膜、人工瓣膜、人工血管、各种介入导管和气囊、密封剂
聚四氟乙烯(PTFE)	人造血管、面部假体、脑积水分流器、膜氧合器、各种医用导管和手术缝合线、髋关节假体
聚乙烯(PE)	各种医用包、袋、导管，心脏瓣膜、阴茎假体
聚砜(PSu)	人造血管、植入物和缝合线
聚(对苯二甲酸乙二醇酯)(PET)	骨折固定、人工晶体
聚甲基丙烯酸甲酯(PMMA)	假牙、接触式镜片、人工晶体
聚甲基丙烯酸羟乙酯(PHEMA)	隐形眼镜、人工晶体、医用导管、透析膜
聚丙烯腈(PAN)	透析膜
聚酰胺	手术缝合线
聚丙烯(PP)	血浆分离膜、盆底修复用网片、手术缝合线
聚氯乙烯(PVC)	血浆分离膜、血液袋
聚乙烯醋酸乙烯酯(EVAc)	大输液袋、医用管和包
聚乳酸、聚羟基乙酸和聚(丙交酯-乙交酯共聚物)(PLA、PGA 和 PLGA)	可吸收手术缝合线、各种可吸收植入物、引导组织再生支架
聚苯乙烯(PS)	组织培养瓶
聚乙烯吡咯烷酮(PVP)	血液代用品
聚二甲硅氧烷，硅橡胶(PDMS)	导尿管、心脏瓣膜、脑积水分流器、膜氧合器，乳房、阴茎和睾丸假体

聚丙烯酸酯类高分子材料指以丙烯酸酯为单体合成的均聚物或共聚物，具有良好的生物相容性，但是合成用的单体分子有毒副作用。这类高分子材料的共性是透明性好和强度高，因此主要用于眼科、口腔科；此外，也可用于软、硬组织修复、组织黏合剂、血液透析、角膜接触镜、人工角膜、颅骨缺损的替代骨片等。

2.4.3 陶瓷和碳素材料

根据在生理环境中的化学活性，陶瓷材料可以分为近似于惰性的生物陶瓷、生物活性陶瓷和生物可吸收陶瓷。

刚玉属于近似于惰性的生物陶瓷，主要成分为三氧化二铝(Al_2O_3)和氧化锆(ZrO)，长期暴露在生理环境下能够保持稳定；强度高、硬度大、摩擦系数小、磨损率低。摩擦系数和磨损率随水蒸气压的升高而降低。适合做人工骨、人工关节，对摩擦性有较高要求的修复体。

生物活性陶瓷的主要成分是羟基磷灰石 $Ca_{10}(PO_4)_6(OH)_2$，是构成骨和牙齿的主要无机质，在天然骨中的比例约 60%，在齿骨中可达到 97%。因此，这类材料与骨组织相容性良好，可以与新骨形成骨键合，也称为骨传导材料，在骨组织工程、骨缺损的移植修复以及药物控制释放载体方面都有广泛的应用价值。羟基磷灰石的特点是在高温下稳定，难溶于水，易溶于酸。

生物活性玻璃的成分包括 SiO_2（一般含量小于 60%）、Na_2O、CaO、P_2O_5 等多种成分。在生理环境下，生物活性玻璃与生理体液/血液的界面上会发生一系列的反应，可与组织间发生复杂的离子交换，在生物玻璃表面形成富硅凝胶层，还可以在表面上形成羟基磷灰石层，这也是"生物活性玻璃"名称的由来。生物活性玻璃的主要特点是多元组成，化学性能稳定；其中的成分可以调整，以获得所需的性能。由于含有玻璃相，还有可以切削加工成型的特点；还可以经过微晶处理，提高母体玻璃的强度。在应用方面，可作为牙冠修复材料、人工脊椎、多孔球型义眼座、表面活性涂层种植牙、药物缓释载体等。

在医学上应用的碳材料主要包括低温热解碳和类金刚石碳(diamond like carbon)。碳材料的基本特点是在生理环境中化学性质稳定，不发生疲劳破坏，生物相容性好，特别是具有优良的血液相容性。由于上述特点，碳材料几乎是目前唯一可以选用的机械瓣膜材料，其表面的热解炭通过化学蒸气沉积方法制备。心脏瓣膜对材料的要求是在血液环境中不断运动，有高度的抗血栓性、耐磨性、低比重以及长期使用性能不劣化。既往研究指出，碳材料表面对血浆蛋白分子具有强烈且几乎完全不可逆的吸附作用，如此强的吸附力使血浆蛋白分子失去了进一步引起血小板识别和活化的能力，在瓣膜表面形成了一层惰性的蛋白吸附层。尽管动物实验的研究结果表明，与其他合成材料相比，热解炭表面的血小板黏附和活化程度显著降低，但接受人工心瓣膜移植的患者仍然需要终生服用抗凝药和维生素 K 拮抗剂，以防止血栓导致的并发症。

2.4.4 复合材料

复合材料指不同属性的材料之间相互结合，在保留原有材料特色的基础上，获得其他的性能，因此，设计复合材料的核心思想就是取长补短。在复合材料中，将活体材料与非活体材料相互结合称为杂化(hybrid)，国际上也有将杂化材料制作的植入性器械称为组合型(combination)植入器械。复合材料的组分及组合方式种类繁多，本节主要介绍复合材料的基本概念和主要复合方式，具体的医学应用研究将在后面各章介绍。

(1)共混复合材料，包括高分子材料与无机材料的复合、高分子材料与金属材料复合、不同种类合成高分子的复合、合成材料与天然生物材料之间的复合、两种高分子形成互穿网络等。

(2)多层复合材料，将不同性质的高分子材料在熔融下层层相叠，形成复合薄膜材料。例如，临床上使用的输液袋即为多层复合薄膜。在 20 世纪 70～90 年代，聚氯乙烯材料被广泛用于制作血袋和大输液袋。聚氯乙烯材料在加工中需要加入大量的增塑剂才能变得柔软而透明，但是小分子会随着时间逐渐由薄膜内部向表面迁移，导致表面污染和小分子进入液体中；此外，这种一次性输液袋在焚烧处理时会产生有毒气体，对环境有不利影响。如果换用聚烯烃类材料，虽然不再需要使用增塑剂，但是，除了聚丙烯，大多数聚烯烃难以耐受高压灭菌的温度(1 个大气压、110℃)，而聚丙烯又不具备柔软性。多层复合方式是通过多个挤出机同时挤出不同的物料，在挤出口融合，再牵拉制备成膜材或管材。一般中间内层可以使用一层很薄的聚丙烯材料来耐受高温，外层再使用其他聚烯烃材料。如果有的药物需要隔绝氧气，则可以设计一个尼龙层。各层的厚度和组成可以根据需求灵活调节。这样就可以在不使用小分子增塑剂的情况下，获得透明、阻隔氧气、强度高、耐高温消毒的多层复合膜。

(3)梯度复合材料，主要用于物理性质差异很大的金属与无机材料之间的复合。金属与生物陶瓷的热膨胀系数差异很大，用传统的方法难以相互混合形成复合材料。通过特定工艺，可以制备成两端为性质不同的材料，在材料内部两种材料成分比例逐渐变化，物理化学性质也逐渐过渡。当用于齿科种植体时，与齿骨结合的部分最好具有生物活性，比如羟基磷灰石，可以与齿骨形成键合；而暴露在齿骨外的牙体应具有较高的强度。

(4)生物活性材料与人工合成材料的杂化，主要包括蛋白与陶瓷材料复合，比如胶原蛋白与羟基磷灰石复合用于制备骨修复材料；生物大分子与合成材料的杂化，例如将胰岛素包覆在 pH 响应性聚电解质中制备成人工胰腺；细胞与合成材料的杂化，例如将血管内皮细胞种植在人工血管内壁等。

人工胰脏即应用了杂化材料方法，其设计概念是将胰岛素包覆在聚电解质构成的微囊中，利用聚电解质分子在酸、碱环境中分子的伸展程度不同来控制胰岛素的释放。在血液中，当葡萄糖浓度升高时，葡萄糖酸的浓度也会相应增加，此时血液的 pH 降低；聚电解质分子随 pH 的降低而发生蜷缩，分子间空隙增加，微囊中的胰岛素被释放出来。当葡萄糖浓度降低回到正常值时，聚电解质分子链伸展，分子间空隙减小，胰岛素释放量降低。

随着材料科学的快速发展，复合材料的种类将更加多样，不胜枚举，只要掌握好复合材料的概念，根据医疗器械所需要的性质来进行材料组合设计，就可以获得新型医疗器械。

2.5　纳米生物材料

2.5.1　基础术语

1. 纳米尺度 (Nanoscale)

"纳米"是一个长度单位，它是 1 米的十亿分之一 $(1 \text{ nm} = 10^{-9} \text{ m})$。物理学上所定义的纳米尺度为 $1 \sim 100 \text{ nm}$。此处需要强调一点，随着纳米生物材料的研究与应用，人们发现很多大于 100 nm 的颗粒也表现出纳米效应，特别是由有机高分子组成的颗粒，它们的尺寸通常在几十纳米到几百纳米范围，但是在药物递送和控制释放方面表现出许多纳米尺寸效应。因此，在生物医学领域，纳米尺度不再严格限定于 100 nm 以内。

2. 纳米科技 (Nanoscience and Technology)

纳米科技是指在纳米尺度上研究物质(包括原子、分子的操纵)的特性和相互作用，以及利用这些特性的多学科交叉的科学和技术。它使人类认识和改造物质世界的手段和能力延伸到原子和分子。纳米科技的最终目标是以原子、分子及物质在纳米尺度上表现出来的新颖的物理、化学和生物学特性制造出具有特定功能的产品。

3. 纳米科学 (Nanoscience)

对纳米尺度物质的研究、发现和理解，该尺度上出现与单个原子、分子或体相材料显著不同的与尺寸和结构相关的性质和现象。

4. 纳米技术 (Nanotechnology)

应用科学知识在纳米尺度对物质进行操纵和控制，目的是利用其与尺寸和结构相关的性质和现象，这些性质与单个原子、分子或体相材料的性质显著不同。

5. 纳米材料 (Nanomaterials)

以"纳米"来命名材料是在 20 世纪 80 年代。纳米材料指在三维空间中至少有一个维度处于纳米尺度范围，或由它们作为基本单元构成的材料，通常是指纳米颗粒和由它们构成的纳米薄膜和固体。如果按照维数来分类，纳米材料的基本单元可以分为三类：零维纳米材料，指该材料在空间三个维度的尺寸均处于纳米尺度范围，比如纳米颗粒、原子团簇等；一维纳米材料，指该材料在空间有两个维度尺寸处于纳米尺度范围，比如纳米管、纳米线、纳米棒等；二维纳米材料，指在空间有一个维度尺寸处于纳米尺度范围，比如超薄膜、多层膜等。

6. 纳米生物材料(Nanobiomaterials)

纳米生物材料的萌芽或许可以回溯到 1959 年 12 月 29 日，在加州理工学院举行的美国物理学会年会上，理查德·费曼(Richard Feynman)教授做了著名的演讲"There's plenty of room at the bottom"。费曼在演讲中阐述了他关于在纳米尺度上制造和控制分子机器的设想。在谈到超微型机器可能对医学产生的作用时，说起假如一个人能够吞下一个微型外科医生，那该是很有趣的事情。这个机器人医生可以到血管中和心脏内去到处巡视，然后把看到的信息反馈回去，如果发现心瓣有病变，就可以拿微型手术刀把病变的部分切除。还有一些微小机器可以永久性植入到机体内，辅助或替代那些丧失了功能的器官。在费曼做出上述预言的 50 年后，研究人员获得了在一定程度上控制和操纵原子排列的能力，将分子组装成纳米颗粒(或纳米结构)，在分子、细胞和整体水平上发掘它们在生物医学领域的应用潜能，发展更加有效和精准的诊疗方法。在纳米生物材料的研究中，没有 100 nm 以下的尺寸限制，那些具有独特的尺寸效应，表现完全不同于微米尺度结构特征的材料，均被认为是"纳米生物材料"。可以期望，随着纳米技术的发展，人们对纳米生物材料的控制和操纵能力将不断增加，使它们的结构越来越精细，功能越来越强大。

2.5.2　为什么需要纳米生物材料

首先，纳米尺度上细胞与分子的活动是构成宏观生命体的基础。生物体的基本单元是细胞，细胞由无数的细胞器组成，细胞器中的生物分子相互作用，带来了纳米尺度上的力学和生物化学功能，这些分子构成的纳米机器是所有生物体的基础。可以说，"纳米"本身并非现代科技发明，而是自然生命的基础特性，纳米科学从这个角度为我们打开了眼界。因此，人造纳米结构与天然生物结构在尺度上的相似性是纳米科技与生物医学研究交叉和结合的重要驱动力。表 2-5 给出了人造纳米材料与天然生物材料的尺寸对比。

表 2-5　人造纳米材料与天然生物材料的尺寸对比

人造纳米材料		天然生物材料	
材料	尺寸	材料	尺寸
纳米颗粒	1~100 nm	原子	0.1 nm
富勒烯(C_{60})	1 nm	DNA(宽度)	2 nm
量子点	8 nm	蛋白	5~50 nm
树枝状聚合物	10 nm	胶原纤维	50~300 nm

续表

人造纳米材料		天然生物材料	
材料	尺寸	材料	尺寸
纳米管	1~20 nm	病毒	75~100 nm
纳米纤维	30~800 nm	细菌	1~10 μm
		血小板	2~3 μm
		红细胞	6~9 μm
		白细胞	10 μm

疾病的起因经常是在纳米尺度上，很多疾病过程始于某些特定细胞的细胞器和纳米机器的功能异常，与此相反，当前的很多治疗方法却是宏观尺度的，例如放射治疗、心脏介入导管，或带来严重毒副作用的非靶向药物。研究和应用纳米生物材料有望发展出更为有效和精准的诊疗方法。

2.5.3 纳米颗粒的若干物理效应

纳米颗粒的物理效应是其独特生物学效应的基础，这些物理效应理论都是在金属纳米颗粒基础上发展起来的。纳米颗粒的基本物理效应主要包括：量子效应、小尺寸效应、表面效应、宏观量子隧道效应、库仑堵塞与量子隧穿效应以及介电限域效应。本节简要介绍与纳米生物材料相关性较高的前三个效应。

1. 表面效应

在宏观尺度上，一个块体材料或者微粒都具有无限多的原子，由于材料或者粒子的尺寸相当大，其表面原子数与内部原子数之比可以看作是无限小的。而当粒子的尺寸进入到纳米尺度后，由于粒子体积的迅速减小，其表面原子数与内部原子数之比会迅速增加。我们可以从表 2-6 中清楚地看出这种变化。表面原子数随颗粒尺寸的变化也可以用葡萄串的方式更加形象地看出(图 2-3)，对于一大串葡萄来说，很多葡萄处于内部(内部原子较多)，而对于很小串的葡萄，葡萄就几乎

表 2-6 表面原子数随纳米颗粒尺寸的变化[2]

粒径/nm	Cu 的比表面积/(m²/g)	表面原子/全部原子	一个粒子中的原子数	比表面能/(J/mol)
100	6.6		8.46×10^7	5.9×10^2
20		10%		
10	66	20%	8.46×10^4	5.9×10^3
5		40%	1.06×10^4	
2		80%		
1	660	99%		5.9×10^4

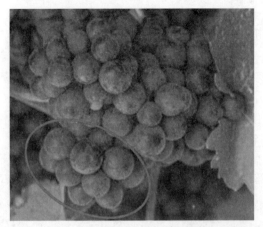

图 2-3　以葡萄串来比拟纳米颗粒的表面原子与内部原子

对于图中间位置的大串葡萄，很多葡萄处于串的内部；对于左下角的小串葡萄(圈内)，
大部分葡萄都在表面(图片来自网络)

都暴露在外部了(外部原子增加)。

　　表面原子与内部原子的化学性质并不相同，处于粒子内部的原子，由于四周被其他原子包围，处于一种"饱和"的状态，也因此表现出稳定的性质；而粒子表面的原子只有部分与内部原子产生配位键合，另一部分则由于原子配位不足而以"悬键"形式存在而具有高表面能，从而使这些表面原子具有高活性，极不稳定，这就是纳米颗粒的表面效应。宏观颗粒的表面原子数相对于内部原子数非常之少，所以很难观察到它们的表面效应。

　　纳米颗粒的表面效应主要体现在以下方面：首先，粒子的表面能显著增加，很容易与其他原子结合；例如，进入生物系统的无机纳米颗粒会强烈吸附蛋白质分子，甚至改变蛋白分子的构象等。其次，粒子表面的反应活性中心显著增加，使其具有很强的催化能力。由于纳米颗粒的表面效应提高了材料与生物分子之间的结合能力和结合数量，因而纳米颗粒在高灵敏检测方面可以发挥重要作用。但是，这种高表面能也带来一种不利反应，纳米颗粒的团聚性质也源于此，团聚作用使纳米颗粒难以在介质中分散成单个的粒子并稳定存在，而经常以聚集态的形式存在，这是纳米颗粒获得实际应用必须克服的难题之一。

　　2. 小尺寸效应

　　当无限多的原子相互聚集时，可以形成固体。固体包括晶态和非晶态。当粒子的尺寸与光波的波长、德布罗意波长(电子波长)等物理特征尺寸相当或更小时，对于晶体粒子来说，其周期性的边界条件将被破坏；而对于非晶态的粒子来说，其表面层附近的原子密度减小。这些变化会导致粒子的声、光、电、磁、热、力学等特性发生巨大的改变，呈现出全新的特性，这就是所谓的小尺寸效应。

小尺寸效应的一个典型例子是颗粒尺寸与熔点的关系。例如，金属纳米颗粒的熔点显著低于块状材料，2 nm 的金纳米颗粒的熔点为 600 K，块状金的熔点则高达 1337 K；与此相似，银纳米颗粒的熔点会降低到 373 K。小尺寸效应的另外一个典型的例子是铁氧化物的磁性。我们知道铁氧化物具有磁性，在一般情况下，铁磁性物质具有一个易磁化方向，它们可以被磁场磁化。当铁氧化物颗粒的尺寸小于一定的临界值后就会具进入超顺磁状态。例如 α-Fe、Fe_3O_4、α-Fe_2O_3 分别在粒径为 5 nm、16 nm 和 20 nm 时变成超顺磁体。需要指出的是，不同种类的磁性纳米颗粒显现超顺磁性的临界尺寸是不同的。在超顺磁状态下，这些粒子带有很强的磁矩，而矫顽力趋于零。在组织中，带有很强磁矩的超顺磁性氧化铁粒子能够局部扩增外加磁场，使磁场不均匀。当水分子弥散穿过不均匀磁场时，这些超顺磁性纳米颗粒加速了质子的失相位。超顺磁性纳米颗粒的这一特性是其成为磁共振成像中对比剂的物理基础；当其表面连接了针对特定靶点的探针分子后，则可以在分子成像方面发挥重要作用。

3. 量子效应

众所周知，原子由原子核和核外电子构成，电子在核外的轨道上高速运动，轨道也称为电子能级，每一个原子的电子能级是离散的。例如，对于单个钠原子来说，钠原子的核外电子结构为 $1s^2 2s^2 2p^6 3s^1$，其最外层有一个 3s 电子；如果增加一个钠原子，由于两个原子之间的相互作用，对应的两个原子轨道组合就可以得到双原子分子轨道，一个是成键轨道，其能级比原子轨道的能级低，一个是反键轨道，其能级比原子轨道的能级高。如果继续逐个加入原子，则每增加一个新的原子，就会形成新的能级；随着原子数的增多，所形成的能级之间的距离随之减小。当原子数目很大时，比如 n 达到 10^{23} 个原子时，各能级之间的间隙会变得非常小，实际上是一个连续的能带，此时单个钠原子也变成了固体钠(图 2-4 左)。由此可知，对于块体材料或者宏观尺度的颗粒来说，由于拥有巨大数量的原子，它们的能级是连续分布的。现在反过来，假如分别在宏观材料的三个维度上减小微粒的尺寸，一直减小到每个颗粒中只有有限的原子数时，比如逐个减少固体钠中的原子数目，此时，原来连续分布的能级就会变成离散的能级，能级之间的间隙变大(图 2-4 右)。由于颗粒通常是球形，因此，简单来说就是随着颗粒直径的减小，能级间隔增大。

纳米颗粒的量子效应指的就是当颗粒尺寸下降到某一值时，金属的电子能级由准连续变为离散的现象和半导体存在不连续的最高被占据分子轨道和最低未被占据的分子轨道能级，能隙变宽的现象。

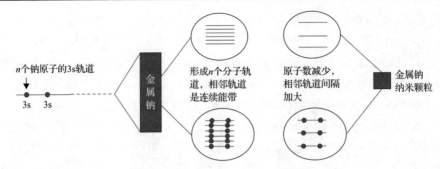

图 2-4　金属钠原子的能级示意图

　　量子点的形成可以想象成块体材料三个维度依次减小的结果(图 2-5)[3]。随着尺寸的减小，电子在各维度的运动受限，导致能级发生离散。当电子在一个维度受限时，形成的是量子薄膜，当在两个维度受限时，形成的是量子线，以此类推，当电子在三个维度上都受限时，就形成了量子点。

　　对于量子点来说，当受到激发时，高能级轨道上的电子跃迁到低能级轨道时会随着能隙的不同而释放出不同能量，因此很多原本不会发光的金属或者半导体

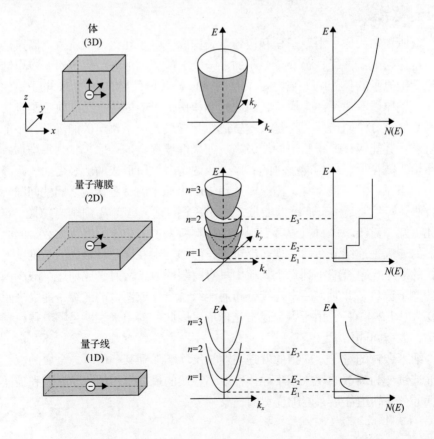

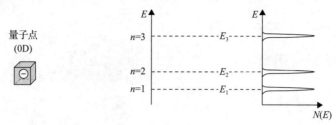

图 2-5　量子点与三维情况(第一排)的比较[3]
基本低维结构(左列)、相应的电子能量图 $E(k)$ (中列)与电子态密度 $N(E)$ (右列)

材料以纳米颗粒形式存在时，可以在激光的照射下发出不同颜色的光，这种多彩
的纳米颗粒就是已经得到广泛研究和应用的量子点(图 2-6)。具有相同化学组成的
量子点可以依据其粒径的不同而发射不同波长的光，波长范围覆盖了从紫外到红
外 II 区范围(图 2-7)为我们提供了医学检测与诊断用的新纳米生物材料。

(a)　　　　　　　　　　　　　　　　　　(b)

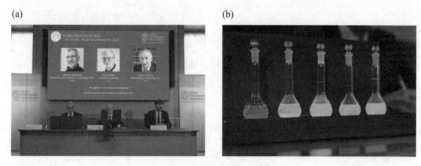

图 2-6　彩色量子点[4]

(a) 2023 年诺贝尔化学奖授予了蒙吉·巴文迪(Moungi Bawendi)，路易斯·布鲁斯(Louis Brus)
和阿列克谢·叶基莫夫(Alexei Ekimov)，以表彰他们"发现合成量子点"的贡献；(b)诺贝尔
委员会在紫外光下演示不同粒径量子点的光学特性
另见书末彩图

(a)

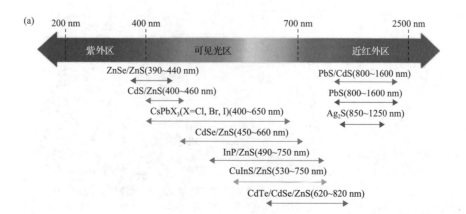

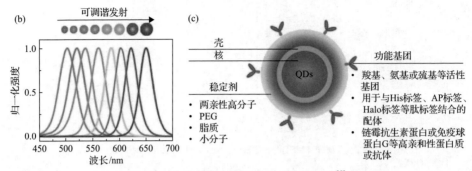

图 2-7　生物领域用量子点的光物理特性[5]

(a)发射波长在可见光和近红外区域,由不同元素构成的商用量子点;(b)CdSe/ZnS 量子点的发射波长受尺寸调节;
(c)量子点探针的结构示意图,其典型结构是以无机纳米晶为核的具壳结构,并可使用有机化合物(两亲性高分子、
PEG、脂质、小分子等)和功能基团(活性基团、配体、链霉亲和素、抗体等)对其表面进行修饰,以提高量子点在
生物缓冲体系中的稳定性或为其提供靶向性

另见书末彩图

　　此外,量子点可以被用于示踪生物物质的细胞内过程或体内过程。例如,蛋白纳米笼(protein nanocages,PNC)具有良好的生物相容性和与肽、蛋白药物直接融合的优点,被大量研究用于疫苗开发和药物递送。PNC 的功能实现取决于其在体内的运输、分布和与宿主蛋白质的相互作用,而 PNC 表面修饰会影响这些因素。使用量子点实时追踪不同表面修饰对 PNC 体内行为的影响,有利于基于 PNC 的生物医学技术向临床转化。Ag_2S 作为一种近红外 II 区的量子点探针,具有灵敏度高、信号反馈速度快、组织穿透深且时空分辨率高的优点。将 Ag_2S 包裹在 PNC 中,可以实时追踪 PNC 在体内的分布变化。通过量子点的荧光信号可以清晰地观察到,PEG 修饰延长了 PNC 在血液中循环时间,在网状内皮系统中累积减少(图2-8),这为 PNC 的临床应用和按需选择提供了有力的研究证据。

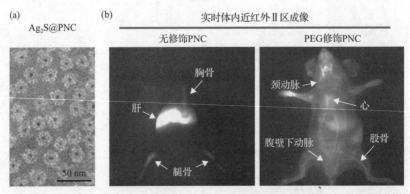

图 2-8　使用量子点实时监控不同表面修饰对纳米笼在小鼠体内行为的影响[6]

(a)包载量子点(Ag_2S)纳米笼(PNC)的透射电镜负染图像;(b)PEG 修饰与无修饰 PNC 的体内分布不同

2.5.4　纳米材料构建策略和常见种类

　　纳米材料的制备主要有两种策略：从顶层向下（top-down），即从大块材料到纳米粉体材料，这需要朝更小尺度方向发展机械制造和加工技术。第二种策略是从底层向上（bottom-up），开拓分子和生物体系的能力，通过原子或分子的自组装，构建纳米材料。1995 年诺贝尔化学奖获得者莱恩（Jean-Marie Lehn）指出，在顶层有更大的空间（There's even more room at the top）。研究人员越来越多地关注如何通过共价键和静电相互作用将分子或已有的纳米颗粒进一步组装成功能性纳米颗粒或纳米结构。

　　经过近二十年的发展，纳米颗粒的研究已形成了成熟的领域，有大量的专著和综述性文章出版，可供读者做全面深入的了解。由于种类繁多，很难用一种分类方法全面而系统地罗列出已知的纳米材料。从物质结构方面看，纳米颗粒可以分为晶态和非晶态。按照材料的属性，纳米颗粒可以分为金属纳米颗粒、无机纳米颗粒、有机纳米颗粒。无机纳米颗粒主要包括金属氧化物纳米颗粒（如二氧化钛、氧化锌、氧化铁、二氧化硅等）、半导体纳米颗粒（如硒化镉、硫化锌等）。有机纳米颗粒的种类更加多样，几乎所有合成高分子以及很多天然高分子都可以制备成纳米颗粒或者纳米胶束，代表性高分子材料包括磷脂大分子和脂质体、聚乳酸及其衍生物、壳聚糖、明胶、树枝状大分子等。

　　大多数金属和无机纳米颗粒具有晶体结构，从而形成多种形状的粒子（图2-9），包括球形、立方体、四面体、八面体、十面体、二十面体、棱锥体等。此外，金属和无机纳米颗粒还可以形成纳米线和纳米管。无机纳米材料中还包括富勒烯、碳纳米管、石墨烯和碳点等；有机纳米颗粒的结构主要包括纳米空心球（纳

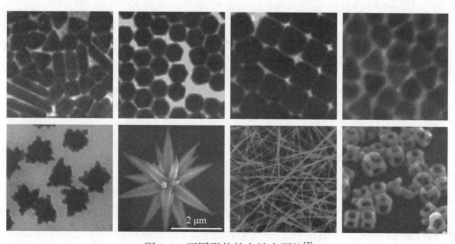

图 2-9　不同形状的金纳米颗粒[7]

米囊)、树枝状纳米球、多层纳米球、纳米颗粒、纳米纤维和纳米管等(图 2-10)。此外，复合结构的纳米颗粒包括核壳型和介孔型，也可以在一个纳米颗粒表面沉积第二种超小纳米颗粒(图 2-11)。

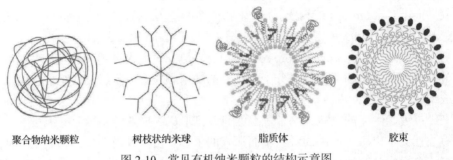

聚合物纳米颗粒　　　　树枝状纳米球　　　　脂质体　　　　胶束

图 2-10　常见有机纳米颗粒的结构示意图

另见书末彩图

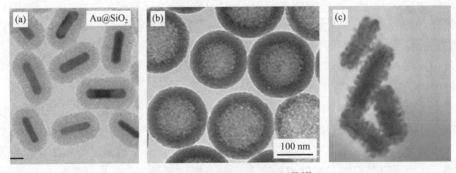

图 2-11　复合结构纳米颗粒[8-10]

(a)SiO$_2$ 为壳 Au 为核的纳米颗粒；(b)中空硅纳米颗粒；(c)金纳米棒外沉积铂纳米颗粒

　　纳米材料可以作为填充成分与其他材料混合，形成纳米复合材料，由此赋予复合材料更好的性能。比如，改善基体材料的亲疏水性、生物相容性等；改变材料的物理学性能，例如将金纳米颗粒与高分子材料复合，使高分子材料的导电性得到提高；将超顺磁性纳米颗粒与高分子材料复合，赋予后者超顺磁响应性。

2.6　本章总结

　　生物材料是制造植入物和假体、人工器官及组织工程支架的物质基础，也是构建药物递送系统的核心元素。本章介绍了生物材料的定义和主要类别，从材料属性和性能的角度，举例介绍了不同生物材料的医学应用。此外，讲解了纳米生物材料的理化特性及其在纳米生物学效应方面的共性特征，简明介绍了当前的生物医学应用研究，为后续几章的内容提供生物材料的基础知识。

参 考 文 献

[1] Staiger M P, Pietak A M, Huadmai J, et al. Magnesium and its alloys as orthopedic biomaterials: A review. Biomaterials, 2006, 27(9): 1728-1734.

[2] 张立德, 牟季美. 纳米材料和纳米结构. 北京: 科学出版社, 2001.

[3] V. E. 鲍里先科, 等. 认知纳米世界: 纳米科学技术手册(原书第二版). 董星龙, 李斌, 译. 北京: 科学出版社, 2010.

[4] Sanderson K, Castelvecchi D. Tiny "quantum dot" particles win chemistry Nobel. Nature, 2023, 622(7982): 227-228.

[5] Wang Z G, Liu S L, Pang D W. Quantum dots: A promising fluorescent label for probing virus trafficking. Acc Chem Res, 2021, 54(14): 2991-3002.

[6] Li C, Li F, Zhang Y, et al. Real-time monitoring surface chemistry-dependent *in vivo* behaviors of protein nanocages *via* encapsulating an NIR-II Ag_2S quantum dot. ACS Nano, 2015, 9(12): 12255-12263.

[7] Sajanlal P R, Sreeprasad T S, Samal A K, et al. Anisotropic nanomaterials: Structure, growth, assembly, and functions. Nano Rev, 2011, 2.

[8] Li Y, Wen T, Zhao R, et al. Localized electric field of plasmonic nanoplatform enhanced photodynamic tumor therapy. ACS Nano, 2014, 8(11): 11529-11542.

[9] Tang F, Li L, Chen D. Mesoporous silica nanoparticles: Synthesis, biocompatibility and drug delivery. Adv Mater, 2012, 24(12): 1504-1534.

[10] Hou S, Hu X, Wen T, et al. Core-shell noble metal nanostructures templated by gold nanorods. Adv Mater, 2013, 25(28): 3857-3862.

第 3 章　生物材料的力学特性

　　生物材料包括合成生物材料与天然生物材料，前者指人工合成的材料，后者是由生物体自身合成且具有生物学功能的材料，可以再进一步划分为来自人体组织的生物材料，如骨、肌肉、皮肤、血管等，以及来自其他生物体的生物材料，如来自虾和螃蟹的甲壳素、来自蚕丝的丝素蛋白等。天然生物材料大多是复合材料，由多种成分组成，包括蛋白分子、多糖分子、矿物质等；同时，天然来源的复合材料具有多尺度的微观结构特征，包括分子层级、纳米尺度和微米尺度的多层级结构，这些特征不仅赋予了天然生物材料优越的生物学功能，而且使其力学性质得到最大的优化，以保障生物体各方面的功能高效运作。

　　本章首先讲解材料力学行为的定量描述方法，接下来从生物材料临床应用的角度，讲解人体组织的微观结构及其典型力学性质；结合医学应用场景，将人体或哺乳动物组织的力学性质与合成材料的力学性质做比较。这些知识有助于临床医学生了解人体组织的力学特性及其与合成生物材料之间的差异，认识到可能的异物反应(见第 4 章)来源与机制，从克服或最大限度减小异物反应的角度，理解植入式医疗器械和组织修复材料的设计思路；在材料制备、结构优化和力学性能改进方面，也可为生物医学工程领域的研发人员提供仿生和创新的源泉。

3.1　高分子材料的力学特性和重要指标

　　无论是合成高分子材料还是天然高分子材料，其力学特性与相对低分子量的材料均不相同。高分子材料最具特征性的力学行为是高弹性和黏弹性。高弹性来自高分子链柔性的贡献，例如橡胶在室温下所呈现的就是高弹性。黏弹性(viscoelasticity)是指高分子材料不仅具有弹性材料的一般特性，同时还具有黏性流体的一些特性，即同时具有黏性和弹性的性质。

　　以下将在高分子材料的背景下，简要讲解力学的基本概念和若干重要定律。

1. 力(force)和载荷(load)

　　力是一个物体对另一个物体的作用，是使物体运动状态发生改变的原因，常用 F 表示。经典物理学最重要的概念之一是力与运动的关系，或者更进一步地，是力与加速度之间的关系。力分析或力平衡来自于牛顿三大定律(可参考物理学教材)。载荷用来描述施加到物体上的重量或力,载荷的形式具有多样性,包括拉伸、压缩、扭转、剪切等。力与载荷两者的区别:力强调的是相互作用,载荷描述的是相互作用的方式。

2. 应力(stress)和应变(strain)

想象一个一端固定的物体,例如一个橡胶条、一个纤维带、一段生物组织,或者一个合成材料,当在其上施加一个恒定的载荷时,该物体就会响应载荷而发生形变。我们将施加于物体单位面积上的载荷称为应力(stress),其定义为单位面积上的力,通常用 σ 表示,等于施加在材料上的力除以材料的初始横截面积。材料响应该应力而发生的形变称为应变(strain),通常用 ε 表示。对于沿某一方向施加的应力,应变等于材料增加的长度除以初始长度,通常用 $\Delta L/L$ 表示。

当应力引起了不可逆的形变时,该应力称为屈服应力。不可逆的形变称为塑性形变,注意:这不是弹性形变,而是一种不可逆的改变,当载荷移除之后,材料也无法再恢复到初始的状态,即材料发生了"屈服(yield)"。材料发生塑性形变前能够耐受的最大应力称为失效应力或最大应力。在发生塑性形变前的形变称为临界屈服应变,也称为弹性极限。在弹性极限区间内,很多材料服从胡克定律。

对于某个材料,可以很容易地画出应力-应变曲线(图 3-1),然后分析其应变行为:如果在给定的载荷下,材料产生的应变小于屈服应变,那么当载荷移除之后,材料能够恢复其初始形状;如果材料的形变超出了弹性极限,那么材料的形状就无法完全恢复,或者说,材料发生了松弛。

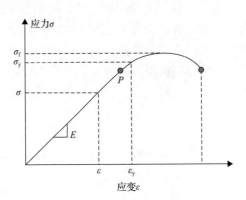

图 3-1　材料的应力-应变曲线

3. 弹性模量(elastic modulus)

表征材料抵抗弹性变形的能力,计算方法是应力-应变曲线上直线段的斜率。弹性模量也称为杨氏模量。

4. 刚度(stiffness)

材料在外力作用下抵抗变形的能力，计算方法是材料受力与变形的比值。与弹性模量不同的是，刚度对变形的类型没有限制。

5. 强度(strength)

材料被破坏前所承受的最大应力，计算方法是用材料所承受的最大力除以初始横截面积。

6. 形变能

当材料产生应力的时候，能量就储存到了材料中，这个机械能称为应变能。对于弹性材料来说，应变能可用以下公式计算：

$$U_0 = \frac{1}{2}\sigma\varepsilon$$

式中，U_0 是单位体积形变材料中储存的势能，该能量可以从应力-应变曲线下面积来确定。

弹性伸长和松弛不消耗能量，在材料伸长过程中储存于材料中的全部能量都在松弛过程中恢复。但是当形变超过弹性极限时，能量就损失了，能量净损失的计算：伸长所需的应变能与移除载荷后恢复的能量之差。

储存能量的能力是生物材料的一个重要性能。例如，主动脉是弹性体，当左心室收缩时，血液被推进主动脉，主动脉被拉伸。由于血管是弹性的，储存于主动脉中的能量会随着心室的舒张而恢复，主动脉恢复到初始的尺寸。由于其弹性，即在膨胀时储存能量的能力，主动脉在血液泵出过程中具有重要作用。

材料的能量储存极限可以用材料失效时的应变能来计算。脆性材料的失效 U_0 较低，而能够快速形变的顺应性材料则可以储存更多的能量。

7. 黏弹性

弹性固体和黏性液体的特性兼而有之的响应模式就称为黏弹性，表现在它具有突出的力学松弛现象——蠕变和应力松弛。

8. 蠕变

在恒定应力作用下，材料形变随时间发生变化。

9. 应力松弛

应力松弛与蠕变相对应，指的是当材料应变恒定时，应力随时间衰减的现象。

需要注意的是，高分子材料的力学行为强烈依赖于外力作用时间，这是因为高分子对外力的响应是一个速率过程；另外，高分子材料的力学行为有温度依赖性，比如在室温下是塑料的高分子材料在更高温度下也会表现出高弹性。因此，描述高分子材料的力学行为必须同时考虑应力、应变、时间和温度四个参数。

3.2　人体组织的力学性质

人类骨骼系统由 206 块骨头组成，通过软组织(软骨、韧带、肌腱和肌肉)连接在一起，为人体提供了一个力学支持系统。人类能够垂直于地球站立，这是因为骨骼系统能够支撑人的体重。人体各处都承受物理力，有些力很大，例如，对于一个 90 kg 体重的人，其股骨头通常要承受身体 2~3 倍重量的力，约 1800~2700 N。非常小的力也有十分重要的生物效应，例如，当人体运动时，连接在骨骼上的肌肉就会收缩而产生力，能够使全身各部位运动起来的肌肉通常会产生大约 1 N 的力；每个贴附在固相基底上的非肌肉细胞可以产生 100~800 nN 的力。

可以想见，当材料处于一个力的作用下时，材料会以某种方式响应力的作用，其中一种响应类型是移动/运动(motion)。例如，桌球被击打时会滚动，由于桌球是硬物体，所以即使用很大的力击打，桌球本身也不会发生可识别的形变；但是，如果击打一个用柔软材料制作的桌球，它很可能在发生移动的同时发生形变。篮球的硬度与桌球完全不同，当篮球被拍打时会发生形变，而形变能帮助篮球从地板上弹起来。人体组织(即生物来源的材料)可以与此类比，例如骨和肌肉都处于周围环境力的作用之下。当一个人站立的时候，身体的质量通过重力加速度而产生力作用于骨、肌肉和腿的其他结构上。当一个跳高运动员跳离地面时，一定会有力作用于其腿部，导致腿部材料发生形变，形变量依赖于材料的力学性质。与肌肉相比，骨的强度更高，意味着在高强度力的作用下，骨的形变相对较小。因此，通过受力和运动分析可以研究人体组织和各部件的力学性质，这方面知识的学习可参阅生物力学专业教材。

骨骼肌系统由骨和肌肉、韧带、肌腱及软骨组成，骨形成了人体的整体结构；软组织不仅使器官结构保持完整，也保护器官免受损伤，例如关节软骨、肌腱、韧带、血管及皮肤。与骨组织相反，软组织是柔韧和可以发生较大形变的，细胞零星分布于细胞外基质中，后者提供了组织的力学性质。由于其结构的异质性，软组织一般具有黏弹性，其中细胞外基质蛋白纤维包埋于流体相中。纤维相的结构和取向(通常是胶原和弹性纤维)决定了复合材料的力学行为，如图 3-2 所示。

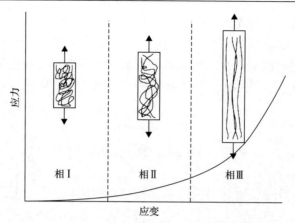

图 3-2　软组织的应力-应变曲线

3.2.1　骨组织

　　骨组织由矿物相(60%)、有机基质(30%)和水(10%)组成。矿物相决定骨的硬度，有机质决定骨的弹性和韧性。矿物相以钙、磷的化合物为主。磷酸钙主要包括无定形的磷酸氢钙($CaHPO_4$)和羟基磷灰石[$Ca_{10}(PO_4)_6 \cdot (OH)_2$]结晶，后者是一种不溶性的中性盐，沿胶原纤维的长轴排列，而磷酸氢钙也可以进一步钙化形成羟基磷灰石而分布于有机基质中。有机基质由骨细胞分泌产生，主要由胶原、脂类及黏蛋白等构成，其中90%以上为胶原蛋白，其余是中性或弱酸性的糖胺多糖。骨的力学性质与其微观结构密切相关，微观上骨是由柔软的蛋白基质和坚硬的矿物相构成的复合材料，因此它既有弹性，也有强度，是坚硬、强韧且致密的材料。

　　骨有两个典型的微结构，密质骨和海绵质骨，前者也被称为皮质骨，后者为松质骨，两种结构的微观形貌和力学性质均不同。皮质骨靠近表面，松质骨则在内部。致密且坚硬的皮质结构在长骨(如股骨、肱骨)中是最重要的；松质结构有更多的孔隙和取向性，在胸廓和脊柱中最为重要。由于其高度取向且复杂的微观结构，骨在不同方向上的力学性质不同，这种依赖于施加载荷方向的力学性质称为各向异性，这是骨及其他生物来源的材料不同于金属或塑料等工程材料的重要力学特征，后者是各向同性的，即它们在不同方向上的力学性质相同。图 3-3 展示的是骨组织的微观结构示意图。

　　骨可以随着受力情况而改变性质和外形，实现外表的再造，具有结构功能适应性。例如，应力大的部位骨组织密度大，应力小的部位骨密度小，能用最少的骨量来满足运动所需的骨强度。此外，创伤后形成的原始骨痂可以按其承受的压应力或张应力方向逐渐被重建为永久骨痂，形成与其所处功能位置匹配的骨小梁、皮质骨和骨髓腔。

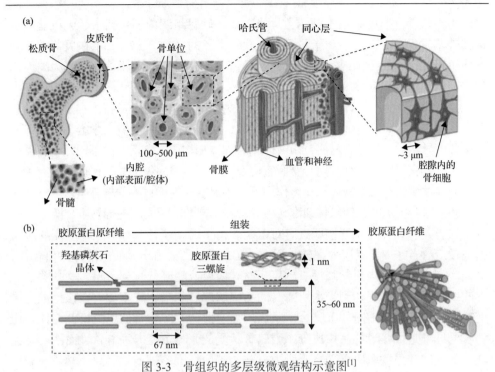

图 3-3　骨组织的多层级微观结构示意图[1]

(a)松质骨与皮质骨的微观结构图。骨髓位于松质骨内腔中，紧邻骨内膜；皮质骨由覆盖着骨外膜的致密的骨单位构成。骨单位由厚度约 3 μm 的同心骨片构成，骨片中央有血管和包含神经组织的哈氏管。骨细胞位于骨单位的腔隙中。(b)骨组织的有机相在纳米尺度上由胶原蛋白纤维构成，胶原蛋白纤维由具有三螺旋结构的胶原蛋白平行排列构成，其特征是具有长度为 67 nm 的周期横纹，骨矿物相在胶原蛋白纤维上间隔 40 nm 分布

另见书末彩图

3.2.2　软骨组织

　　软骨分为透明软骨、纤维软骨(含较多胶原纤维)和弹性软骨(含较多弹性纤维)。软骨组织由软骨细胞、基质和纤维组成，具有明确的纤维组织排列结构，软骨细胞镶嵌在基质中。

　　在关节软骨中，软骨细胞约占组织容积的 10%，软骨细胞分泌细胞外基质的成分主要是 II 型胶原纤维和蛋白多糖；软骨中胶原含量占软骨组织净重的 10%～30%，原胶原纤维平均直径 25～40 nm。关节软骨中胶原依其所在分区而有不同的排列特征，在浅表区的胶原纤维呈致密而不规则的交织排列，中间区则排列紊乱，分布于深区的胶原纤维约占总厚度的 30%，纤维密集排列，形成辐射状纤维束，并穿越关节软骨与其下的钙化软骨。软骨组织的另一重要成分蛋白多糖主要集中于中间区，蛋白多糖中的多糖链为杂多糖，通常称为糖胺聚糖(GAG)，主要包括硫酸软骨素、硫酸角质素、肝素和透明质酸等。蛋白多糖的聚集体可使蛋白多糖在胶原网内稳定，并增加了细胞外基质的结构硬度，因此，关节软骨的抗压

缩能力与软骨基质中蛋白多糖的数量成正比。软骨组织内还包括水、无机盐和少量其他基质蛋白、糖蛋白和脂肪，占到软骨组织的 60%～87%。水在关节内分布不均。当软骨组织受力时，约 70%的水会流动，这种流动对软骨力学行为的控制和关节的润滑有重要意义。

关节软骨中原胶原纤维和蛋白多糖属于关节的结构成分，支持施加于关节软骨上内在的应力负荷。这些结构成分和水一起，决定了软骨的生物力学行为。关节软骨是各向异性的双相复合材料，由液体相和固体相构成。负荷方向不同，材料性能各异。这与胶原纤维排列方向、交联密度及胶原与蛋白多糖的相互作用方式有关；软骨的这种结构有利于液体在应力作用下产生流动，使无血管的软骨组织内气体、营养和废物产生扩散，使软骨细胞与周围营养丰富的滑液之间进行物质交换。

软骨具有黏弹性特征，即具有对恒定载荷下的蠕变行为和对恒定应变的应力松弛效应。当施加恒定应力在软骨面上，在初期阶段，由于基质内液体渗出较快，早期应变增加快，当流动减慢直到停止时，应变改变降低直到恒定，这是关节软骨的蠕变特征，蠕变达到平衡所需时间与组织厚度的平方成正比。在保持恒定应变时，软骨的应力随时间下降直至平衡应力，此为关节软骨的应力松弛特征。由于胶原纤维是抗张力的主要成分，当软骨承受的张力负荷与关节软骨面平行时，软骨的硬度和强度取决于平行于张力方向的胶原纤维的排列。因此，软骨浅表区张力强度最大，此为软骨组织的张力特性。这种特性使胶原蛋白密集的软骨浅表层对软骨组织起到一种坚韧耐磨、保护软骨表面的作用。

3.2.3　骨骼肌

骨骼肌具有一般软组织材料的力学特性，即抵抗拉伸、变形、松弛和蠕变，还具有主动收缩产生张力的特性。骨骼肌在神经、电学、化学信号刺激下产生主动收缩。

骨骼肌由平行排列的许多肌束组成，肌束中包含许多平行排列的肌纤维。肌纤维是构成肌肉的基本单位，每条肌纤维本身就是一个细胞，含有多个细胞核。直径为 10～60 μm，长度从数毫米到数厘米不等。肌细胞核在细胞膜下方，肌细胞质内有许多成束排列的肌原纤维，直径约 1 μm。肌原纤维是肌细胞特有的重要组成部分，它是肌肉细胞的收缩单位。肌原纤维由两种粗、细肌丝交错对插排列组成，较粗的称为肌浆球蛋白，也称肌球蛋白，直径约 1.2×10^{-6} cm。较细的称为肌动蛋白，直径约为 5×10^{-7} cm。每一根粗肌丝上有许多细小的桥样突起，称为横桥，在粗肌丝上作螺旋状成对排列。细肌丝由肌纤蛋白、原肌球蛋白、肌钙蛋白组成(图 3-4)。

肌肉收缩力是人体主动运动的唯一原动力。在神经脉冲、电脉冲或化学信号刺激下，骨骼肌收缩产生张力，每次激发可持续数十至数百毫秒。对骨骼肌而言，刺激频率越高，产生的张力越大。当频率高于 100 Hz 时，张力达到最大值，之后

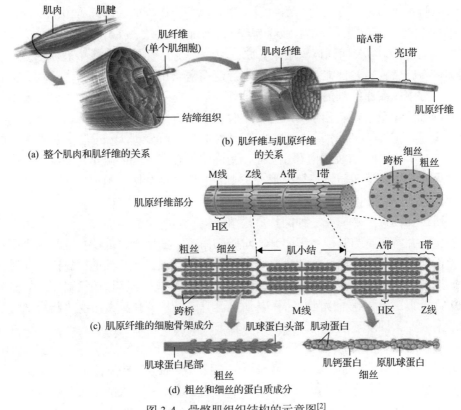

(a) 整个肌肉和肌纤维的关系

(b) 肌纤维与肌原纤维的关系

(c) 肌原纤维的细胞骨架成分

(d) 粗丝和细丝的蛋白质成分

图 3-4　骨骼肌组织结构的示意图[2]

不再随时间而改变，这种状态称为挛缩或强直。骨骼肌的另一个特点是松弛状态下(不受载荷)应力很小，可以忽略不计。肌肉组织也具有张力特性：肌节处于松弛状态时存在一个静息长度，这时粗细肌丝相互重叠得最充分，横桥的数量最多，此时肌肉能产生最大的张力。如果肌肉被拉伸超过了静息长度，肌节被拉长，肌丝间的接触减少，张力也逐渐下降。此外，肌肉产生的张力与收缩时间成正比，收缩的时间越长，产生的张力越大，直到达到最大张力。

3.2.4　肌腱与韧带

肌腱、韧带和关节囊是连接、制动和覆盖关节的三个主要结构组织。韧带和关节囊提供骨与骨的连接，从而增强关节的稳定性、引导关节运动和防止关节过度屈伸，给关节提供了静态限制。肌腱连接肌肉与骨骼，把肌肉的收缩力传到骨骼上，从而使关节运动或保证身体的姿势。肌腱与肌肉组合成肌腱-肌肉单位，构成关节的动态限制。肌腱另一个作用是确保肌肉在其两端的附着点之间能够维持最佳的收缩长度，以免过度伸展。

　　肌腱和韧带都是致密的结缔组织，主要由平行排列的胶原纤维组成。纤维母细胞占 20%，其功能之一是合成Ⅰ型胶原。细胞外基质占 80%(其中水占 70%，固体物质占 30%)，而固体物质中胶原占 75%以上，肌腱比韧带中胶原更多。肌腱和韧带的生物力学性能与胶原的力学稳定性密切相关。

　　肌腱中的胶原纤维为有序的平行排列，使其能承受高度的单向拉张负荷；韧带的纤维不完全平行，相互交织紧密结合，主要方向承受拉张负荷，其他方向也可承受负荷。肌腱和韧带内含有的基质主要有蛋白多糖大分子(占固体物质的20%)、结构蛋白、血浆蛋白和小分子。蛋白多糖含有不同的硫化多糖链和核心蛋白结合，与长的透明质酸连接，形成一个大的多糖结合体，类似软骨中的基质。此外，肌腱和韧带内含有弹性蛋白。

　　肌腱和韧带的外周有一种网状疏松结缔组织，将肌腱与周围的骨膜等组织牢固连接，并将肌腱与其他组织隔开。对肌腱而言，连接于骨上的止点有四个区：肌腱端区、胶原纤维与纤维软骨交织区、纤维软骨到矿化纤维的过渡区、皮质骨区。这种由肌腱逐渐转变为骨质的结构变化使组织的力学特性逐渐改变，故能减少应力聚集在肌腱-骨骼附着点上。从肌腱至骨的结构变化导致组织生物力学特性的逐渐改变，硬度逐渐增加，使肌腱附着于较硬的骨结构上。

　　肌腱能承受很大的张力，将肌肉收缩产生的张力传至关节，并带动关节运动。同时肌腱也是柔软的组织，能绕着骨骼的外缘改变肌肉拉力的方向。韧带更为柔软和可屈曲，可容许骨与骨之间活动，但它们也能承受很大的张力，并对抗外力以免过度伸展。

　　在负荷作用下，韧带和肌腱具有黏弹性特征。肌腱和韧带的蠕变和应力松弛特性具体表现如下：应变保持恒定时应力随时间而下降，开始时应力下降快，以后放慢。应力保持恒定时应变随时间增大，开始时应变增加快，然后逐渐放慢。应变率增大时，应力-应变曲线的线性部分更陡，组织的弹性模量(刚度)增大。在较高的应变率下，韧带和肌腱可贮存更多的能量，这就需要更大的力才能使之破坏，产生更大的延伸。肌腱和韧带反复加载和卸载时，应力-应变曲线存在滞后环；如果反复加载持续作用于受损的刚性减弱的组织，承受正常生理负荷的组织也会发生微断裂。

3.2.5　血管

　　血管壁分为内膜、中膜和外膜(图 3-5)。内膜是血管壁的最内层，包括管腔面分布的内皮细胞以及细胞附着的基底膜。内皮细胞形成的光滑表面便于血液流动，基底膜主要由胶原纤维与弹性纤维构成，形成通透性屏障。中膜位于内膜和外膜中间，主要由血管平滑肌细胞和弹性蛋白构成，其成分含量依血管种类和部位而有所不同，例如，大动脉以弹性蛋白为主，间有少量平滑肌细胞，而中动脉则主要由平滑肌细胞构成。在中间层，弹性蛋白排列形成片层结构，片层结构之间填充胶原纤维、富含蛋白多糖的细胞外基质和平滑肌细胞，同时较细的弹性蛋白纤维连接不同片层形成三维网络结构，这种结构在血管壁的应力传递中起重要作用。外膜是由螺旋状或纵向分布的弹性纤维和胶原纤维构成的疏松结缔组织，是重要的"感应组织"，在血管响应环境中炎症、氧含量和激素变化中起重要作用。

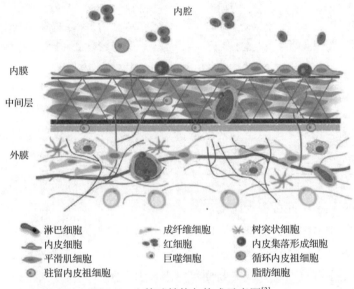

图 3-5 血管壁结构与构成示意图[3]

另见书末彩图

血管壁的力学性质主要取决于中膜，而中膜又取决于其中的胶原纤维、弹性纤维和平滑肌的性质、含量和空间结构。所有血管壁内都含有丰富的弹性纤维。弹性纤维的应力和应变呈线性关系，满足胡克定律，其杨氏模量为 $E=0.3$ MPa。胶原纤维比弹性纤维坚韧很多，在整个血管壁的中膜和外膜内，胶原纤维形成网状结构(图 3-6)。胶原纤维的弹性模量约为 100 MPa，比弹性纤维大得多。通常胶原纤维在血管壁内呈折叠状态，并成疏松的束状排列。因此，血管在一般膨胀水平下，胶原纤维并不伸张，当血管继续抵拒伸张时胶原才逐步伸展到原有长度，然而，如果再膨胀，则胶原纤维将产生很大的张力，以对抗血管的进一步抗张。平滑肌的杨氏模量与弹性纤维较接近。

当血管内的压力增大时，由于血管壁具有弹性，血管会扩张，其容积会增大。血管的容积一般可表达为压力的函数。血管的顺应性是指在压力作用下，使容积增大而不破裂的特性，通常以压力改变一个单位时所对应的血管容积改变量来衡量血管的顺应性。顺应性越大，说明血管的可扩张能力越强。

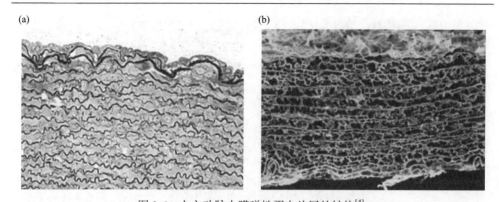

图 3-6　人主动脉中膜弹性蛋白片层的结构[4]

(a)透射电镜图片中染成深色的为弹性蛋白形成的片层结构，片层间填充着平滑肌细胞；(b)通过高压去除中膜中
细胞和其他细胞外基质后，弹性蛋白形成的三维网络结构

血管壁的黏弹性：动脉血管的应力松弛过程与初始应力的大小有关。在纵向和周向试样切片上进行应力松弛实验时，可以观察到周向的应力松弛比纵向的大很多。当载荷施加在血管上时，它的长度开始迅速伸长，随后是缓慢延伸过程，最后达到平衡状态，此过程为蠕变。

血管壁的张力特征：血管壁内的张力可分为周向张力和轴向张力两种。周向张力指单位管长上血管壁纵断面所引起的张力，其方向和圆周切向方向一致；轴向张力指作用于垂直血管轴线的断面单位周长上的张力，其方向平行于管轴。在体血管的周向张力一般由两种不同的力所组成。一种是由于血管壁的被动变形而产生的弹性张力，它是血管壁应变的函数；另一种是由于平滑肌在血管壁内收缩而产生的主动张力，它与组织的生理活性有关。

3.2.6　皮肤

皮肤是最具代表性的软组织之一，主要由位于皮肤表皮下面的结缔组织构成。在较小的拉伸应力下，皮肤的行为像一个弹性体，组织内的胶原纤维可以发生形变，但是不会发生结构上的显著改变；当应变增加时，胶原纤维发生形变，沿应变方向被拉伸，使皮肤的刚度增加；当增加载荷至接近最大拉伸强度时，每根胶原纤维都沿载荷施加的方向排列和拉伸。

3.3　生物组织与合成材料的力学性质对比

表 3-1 和表 3-2 分别给出了生物组织和合成材料的力学性质，从中可以看出不同材料与生物组织力学性质之间的差别，而两者力学性质的差异越大，合成材

料所制备的植入医疗器械引起的异物反应越强烈，这一点在生物材料研发中应时刻注意，发展新技术和新方法来制备与天然生物组织力学性质相近的合成材料是生物材料领域的持久课题。

表 3-1 生物组织的力学性质

生物组织	弹性模量/MPa	密度/(g/cm³)
长骨	15000~30000	
人致密骨(纵向)	17000	1.8
松质骨	90~500	
椎骨	100~300	
牙本质	13000~18000	
牙釉质	50000~84000	
关节软骨	1~10	
人膝半月板	70~150	
脑灰质	0.005	
脑白质	0.014	
脊髓	0.020~0.6	
肌腱	1000~2000	
跟腱	375	
人小动脉	0.1~4	
弹性蛋白	0.6	
分离胶原纤维	1000	
福尔马林固定心肌	101	
皮肤	0.1~2	
胶原海绵	0.017~0.028	

表 3-2 合成材料的力学性质

材料	弹性模量/MPa	密度/(g/cm³)
聚合物		
聚乙烯(高密度)	500~1000	0.95
聚甲基丙烯酸甲酯	2000~3000	1.18
聚酰亚胺	3000~5000	
聚酯纤维	1000~5000	

续表

材料	弹性模量/MPa	密度/(g/cm³)
聚苯乙烯	2300~3300	1.05
聚四氟乙烯	400~600	
聚乳酸	1000~3000	
橡胶(平均)	2.8	多样
钢(结构)	200000	7.86
铝	70000	2.71
钛	107000	4.51
混凝土	25000	2.32
木材(松树)	11000	0.61

3.4　本章总结

本章讲解了材料力学行为的定量描述方法，并从生物材料临床应用的角度，简明介绍了人体组织的微观结构及其典型的力学性质，比较了人体或哺乳动物组织与合成材料的力学性质。人体处于复杂多样的力学环境之中，各个系统包括循环系统、呼吸系统、消化系统、泌尿系统和运动系统等都受到各种力的作用，因此，将生物材料或医疗器械植入到人体不同部位时，应充分考虑其所处位置和周围组织对其产生的力学作用，从而将生物材料的宿主反应降到最小，以获得最佳治疗效果。

参 考 文 献

[1] Lopes D, Martins-Cruz C, Oliveira M B, et al. Bone physiology as inspiration for tissue regenerative therapies. Biomaterials, 2018, 185: 240-275.

[2] Frontera W R, Ochala J. Skeletal muscle: A brief review of structure and function. Calcif Tissue Int, 2015, 96(3): 183-195.

[3] Stenmark K R, Yeager M E, El Kasmi K C, et al. The adventitia: Essential regulator of vascular wall structure and function. Annu Rev Physiol, 2013, 75: 23-47.

[4] Wagenseil J E, Mecham R P. Vascular extracellular matrix and arterial mechanics. Physiol Rev, 2009, 89(3): 957-989.

第4章 宿主对生物材料的反应

4.1 概　　述

当生物材料与生命系统接触时，如通过注射、介入或手术等方式植入到特定的组织或器官中，会对相应的组织或器官造成不同程度的损伤，由此启动组织、器官或机体对损伤的应激反应，而与应激反应相应的稳态维持机制也随之启动。这一系列应激和稳态维持的过程即为宿主对生物材料的反应(host response to biomaterials)，简称宿主反应。

宿主反应来自两个方面，一方面是外科手术过程中不可避免的医源性组织损伤所导致的固有免疫系统的活化，另一方面则来自宿主对植入材料所产生的一系列反应。一般情况下，医源性组织损伤引起的宿主反应会随着创伤的愈合而很快消失，但是，由材料引起的宿主反应则可能持续存在。

医疗器械植入后宿主反应的时序如下：创伤、血液与材料相互作用、临时基质形成、急性炎症反应、慢性炎症反应、肉芽组织形成、异物反应、纤维化瘢痕或纤维囊形成。炎症、凝血、愈合与异物反应(foreign body reaction，FBR)是材料植入后最早发生的宿主反应，也是判断宿主与植入物是否相容的基础。对于进入血液的材料，宿主反应主要表现为凝血(blood coagulation)，对于植入组织的材料，宿主反应主要表现为异物反应。

需要注意以下几点：

(1)血液与材料之间的相互作用和炎症反应是紧密联系在一起的，两者很难绝对分割开。无论生物材料植入到组织的哪个部位，创伤都会激活初始的炎症反应，而组织中的血液会接触植入物并参与到初始的炎症反应中，此时凝血或血栓自然也会发生。

(2)没有任何生物材料是"惰性"的，换句话说，任何生物材料都引起不同程度的宿主反应。因此，应在生物材料的设计、制造以及医疗器械的研发中充分考虑材料与宿主的相互作用，因为宿主反应最终决定了临床植入的成败和治疗成效。

(3)宿主对植入物的反应不仅与材料本身的理化性质有关，也与宿主自身因素相关。材料相关的因素多年来一直是生物材料研究的重点，这些因素包括材料的化学组成、表面纹理、表面配体、材料降解性质以及材料的物理参数(如孔径、纤维直径)等等。但是，对于宿主相关参数的研究和认知相对较少，这些因素包括年龄、营养状况、体重指标和基础病，如糖尿病、既往介入治疗和正在接受的治疗等。

4.2　血液与材料的相互作用

越来越多的医疗器械应用于心血管系统疾病的治疗，常见的如人工血管、血管内支架、封堵器、下腔静脉滤器、介入导管和气囊、血液透析装置的管路以及人工心脏瓣膜等，这些医疗器械均与循环血液直接接触。此外，也包括治疗实体肿瘤和血液恶性肿瘤用的静脉内留置导管等。血栓形成是导致这些器械治疗失败的共同原因。在血液与医疗器械界面上形成的血栓其主要成分是聚集的血小板和纤维蛋白，因此，抗血栓或抗血小板药物经常用于防止或治疗植入材料引起的凝血。了解医疗器械与血液接触时如何触发或启动凝血的过程将有助于医生处置和管理这方面的临床问题。

4.2.1　蛋白分子在材料表面的非特异性吸附

血液是由血浆和细胞组成的十分复杂的混合物，蛋白分子是血浆的主要成分，血浆中包含有 300 种以上的蛋白分子，各种蛋白分子的浓度变化巨大，其范围可以从 35～50 mg/mL(如血清白蛋白)到低于 5 pg/mL(如白介素-6)。生物材料对蛋白质分子的吸附是宿主反应的启动步骤，当生物材料与宿主组织接触时，两者之间形成了一个界面，发生在这个界面上的第一个反应就是蛋白分子的非特异性吸附，吸附过程非常迅速，在几十秒或数分钟内就基本完成了。蛋白分子吸附的动力学与材料表面的理化性质及蛋白分子本身的性质有关。吸附到材料表面的蛋白会形成厚度约为 2～10 nm 的吸附层，其中的蛋白浓度可达到血浆中的 1000 倍。蛋白分子在材料表面的吸附是一个不可逆过程，吸附层中蛋白的成分会随时间而动态改变。可想而知，在与血液直接接触的环境中，生物材料首先会非特异性地吸附大量血浆蛋白，在细胞对材料发生反应之前，蛋白分子的吸附就已经发生了，因此，细胞并不是与"裸露"的材料直接作用，换句话说，与生物系统直接接触的材料表面都有蛋白分子吸附层，吸附在材料表面的蛋白分子通过复杂的相互关联过程引起凝血的发生，主要包括血小板及白细胞和红细胞黏附、凝血酶和补体的活化。

图 4-1 是蛋白质分子吸附的动态过程示意图。当一个蛋白分子接触到材料表面时，它的停留时间取决于其表面微区和材料的表面性质。如果它与材料的亲和力比较低，触碰后瞬间内迅速回到液相，那么就不会发生构象改变；但是，如果这个分子与材料的亲和力强，被吸附在材料表面上的时间长一些，就可能发生构象的变化，它重新回到液相的概率就会降低。实际上，随着停留时间的延长，蛋白分子的构象变化程度越来越大，从材料表面回到液相的概率也越来越低，最终

在材料的表面上形成蛋白吸附层。

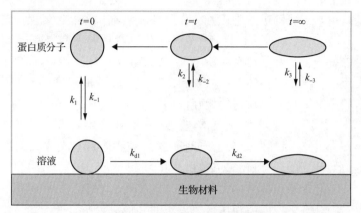

图 4-1　发生在液-固界面上的蛋白质分子吸附的动力学模型

　　材料的化学性质(元素组成、功能基团)、物理性质(硬度、弹性、电性能、磁性)、拓扑结构(微观形貌)都会影响材料对蛋白分子的吸附。材料表面的亲疏水性是影响蛋白分子吸附的一个关键因素，一般情况下，疏水性表面吸附的蛋白会比亲水性表面多；蛋白分子和材料表面的电荷在静电驱动的蛋白吸附过程中发挥关键作用；在没有疏水作用和静电作用的情况下，蛋白质可以发生构象变化，展开的、柔性的蛋白分子能够迅速与表面形成非共价键，从而在许多不利于蛋白质吸附的表面形成蛋白质层。除此之外，蛋白质分子是各向异性的，优先以哪个"表面"或者"微区"去接触材料的表面也取决于材料的电荷状态、化学组成、硬度与弹性、微观形貌、亲水-疏水等因素。图 4-2 给出的蛋白分子模型高度抽象地代

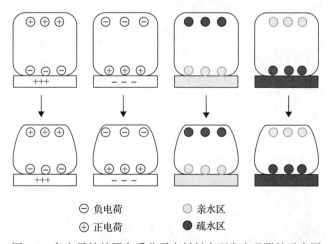

⊖ 负电荷　　　　　◉ 亲水区
⊕ 正电荷　　　　　● 疏水区

图 4-2　各向异性的蛋白质分子在材料表面发生吸附的示意图

表了蛋白分子的不同表面或微区。当蛋白分子以"最适"的表面或微区被吸附到植入材料表面上时，其构象可能会发生变化，原先处于构象内部的微区或活性片段有可能暴露出来，更易被细胞识别，而之前暴露在构象表面的微区或活性片段则有可能被隐藏起来。这就可以理解，为什么生物材料的类型和表面形貌不同时，所吸附的蛋白分子种类和数量会有所不同，而蛋白吸附层中的各种分子的类别和比例在很大程度上决定了机体对植入材料产生宿主反应的程度，可以说，蛋白吸附层介导了宿主组织与生物材料的相互作用。

表面吸附引起的构象变化同样会改变蛋白的生物功能。纤维蛋白原(fibrinogen)是最重要的凝血因子，同时是容易被吸附到材料表面的蛋白分子之一，其他蛋白如纤连蛋白(fibronectin)和 von Willebrand 因子(vWF)也会被吸附到材料表面上，与纤维蛋白原共同介导血小板的黏附。在电负性和亲水性表面上，材料表面吸附的纤维蛋白原会很快被血液中的其他成分所置换，如 XII 因子、高分子量激肽原(high molecular weight kininogen，HK)、前体血浆前激肽释放酶(prekallikrein，PK)和 XI 因子；这个现象称为"Vroman 效应"，即植入生物材料早期吸附的蛋白质在随后会被亲和力更强的蛋白取代。此效应在电负性的亲水性表面尤其明显，而且与血流无关。

蛋白分子的非特异性吸附现象在纳米材料上的表现更加突出，这是因为纳米材料具有巨大的比表面积，而且表面原子数与内部原子数之比很高，与块体材料相比，纳米材料的表面性质更加活跃。据文献报道[1]，将三种纳米颗粒与血浆共孵育 30 秒后，在纳米颗粒表面可以检测到至少 160 种血浆蛋白分子，表 4-1 列出了丰度最高的前 20 种蛋白分子。可以看到，在前 20 种蛋白中，各种补体蛋白和免疫球蛋白的吸附较为突出，意味着免疫系统有可能被激活，从而对纳米材料在生物体内的效应产生深远影响。

表 4-1　三种纳米颗粒表面吸附的蛋白质分子(丰度前 20 的蛋白分子)

序号	无定形二氧化硅纳米颗粒	带负电荷的聚苯乙烯纳米颗粒	带正电荷的聚苯乙烯纳米颗粒
1	血清白蛋白	血清白蛋白	血清白蛋白
2	载脂蛋白 A-I	补体 C3	载脂蛋白 A-I
3	补体 C3	补体因子 H	Ig γ-1 链 C 区
4	Ig γ-1 链 C 区	β2-糖蛋白 1	间-α-胰蛋白酶抑制剂重链 H4
5	补体因子 H	激肽原-1	Ig μ 链 C 区
6	激肽原-1	间-α-胰蛋白酶抑制剂重链 H4	Ig γ-3 链 C 区

续表

序号	无定形二氧化硅 纳米颗粒	带负电荷的 聚苯乙烯纳米颗粒	带正电荷的 聚苯乙烯纳米颗粒
7	补体 C4-A	Ig γ-1 链 C 区	Ig κ 链 C 区
8	Ig κ 链 C 区	玻连蛋白	玻连蛋白
9	血清转铁蛋白	补体 C1r 亚基	补体 C3
10	凝溶胶蛋白	Ig γ-3 链 C 区	补体 C1r 亚基
11	铜蓝蛋白	脂多糖结合蛋白	补体 C4-A
12	Ig γ-3 链 C 区	凝溶胶蛋白	补体 C1s 亚基
13	α-2-巨球蛋白	补体 C5	α-2-巨球蛋白
14	血红素结合蛋白	补体 C1s 亚基	血清转铁蛋白
15	Ig γ-4 链 C 区	载脂蛋白 A- I	载脂蛋白 A-IV
16	β2-糖蛋白 1	Ig μ 链 C 区	α-1-抗胰蛋白酶
17	补体 C1r 亚基	补体 C4-B	角蛋白 II 型表皮细胞骨架 1
18	Ig α-1 链 C 区	Ig κ 链 C 区	激肽原-1
19	间-α-胰蛋白酶抑制剂 重链 H4	C4b 结合蛋白 α 链	凝聚素
20	结合珠蛋白	富组氨酸糖蛋白	Ig α-1 链 C 区

对于生物材料表面的蛋白吸附现象，需要强调两点：

(1)生物系统中蛋白质分子几乎无处不在，有些分子的结构和功能已十分清楚，但也还有很多蛋白分子的三维结构和生物功能尚不清晰。由于材料理化性质的复杂性，蛋白分子被吸附到材料表面后，其生物学功能的变化难以预测，使得蛋白吸附所引起的生物效应更加复杂。

(2)蛋白分子与小分子不同，在固相材料表面的吸附并不是简单的物理吸附，这是因为蛋白分子是各向异性的，其三维结构中存在不同的微区(domain)，这些特定的空间结构决定了蛋白分子的活性和功能。研究已证明，被吸附的血浆蛋白质分子受材料表面物理化学性质的影响而发生构象重排(rearrangement)，而重排不仅会影响蛋白质分子与材料表面结合的紧密程度，也会改变蛋白分子生物活性。

4.2.2　材料表面吸附的蛋白分子介导血液细胞的黏附和血栓形成

材料表面的蛋白吸附层介导了血小板、白细胞和红细胞在材料表面的黏附和血栓的形成。例如，吸附到表面的 XII 因子会发生主动活化，所生成的 XIIa 将激肽释放酶前体转化为激肽释放酶，通过内源性途径触发凝血酶的产生，与此同时，活化的 XII 因子还会引起补体系统活化，补体吸附到材料表面后也会激活内源性凝血途径，触发凝血酶的产生。此外，活化的 XI 因子会启动一系列的蛋白水解反应，促进凝血酶的产生。凝血酶不仅具有血小板激动剂的作用，促进血小板的聚集和活化，还将纤维蛋白原转化为纤维蛋白，导致纤维蛋白在材料表面的沉积，所形成的纤维蛋白束可以稳定血小板聚集体，最终导致血小板-纤维蛋白血栓的形成。

血浆蛋白中最主要的凝血蛋白是纤维蛋白原，主要负责介导血小板的黏附。当材料表面吸附的纤维蛋白原达到 7 ng/cm^2 时，血小板的黏附就发生了。静息血小板的形态是直径 2～3 μm 的圆盘状，被黏附到蛋白吸附层上以后，通过与蛋白分子相互作用而发生活化，此时，原本在细胞膜上低表达的某些蛋白会上调其表达水平，如整合素 αIIbβ3、P-selectin（P 选择素）、GPIV 等，而 GPIb/IX/V 则会发生下调（图 4-3）。纤维蛋白原与血小板的相互作用主要由整合素 αIIbβ3 所介导，αIIbβ3 是血小板膜表面最丰富的整合素蛋白，血小板活化后整合素 αIIbβ3 的表达水平显著升高，介导血小板与纤维蛋白原的结合，这是一种高亲和力相互作用。虽然吸附在材料表面的纤连蛋白（fibronectin）和 vWF 因子也能够与血小板结合，但是比纤维蛋白原的作用弱。纤维蛋白原更容易吸附在疏水表面，这也就解释了为什么血小板更容易黏附在疏水表面。活化的血小板的形貌也会发生变化，随着活化程度的增加而伸出更多的伪足，直至达到完全伸展状态，因此，通过观察血小板形貌也可以对其活化与否及活化程度做出判断。活化状态的血小板会释放血栓素 A2、二磷酸腺苷（ADP）和其他激动剂，进一步促进血小板在材料表面的黏附、活化和聚集，导致血小板血栓的形成。随着材料暴露时间的延长，循环血液中的血小板数量减少。

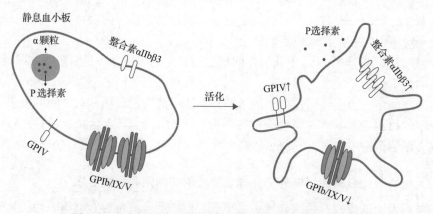

图 4-3 血小板活化过程中表面蛋白表达水平变化示意图

白细胞,特别是中性粒细胞会通过 CD11b/CD18 的介导与纤维蛋白原结合。黏附到材料上的血小板其表面的 P 选择素会与白细胞表面的 P 选择素糖蛋白配体-1 相互作用,从而促进白细胞的黏附,活化的补体成分也有这样的作用。黏附在材料表面的白细胞会产生过氧化物和其他自由基,还可能脱颗粒并释放血小板活化因子、白介素、肿瘤坏死因子等物质,促进其周围血小板的活化,通过单核细胞引起组织因子的表达。与血小板和白细胞通过受体介导的黏附不同,红细胞的黏附是被动的。黏附到材料表面的红细胞会释放 ADP,使血小板活化,同时,在高剪切条件下,红细胞会破裂(即发生溶血)。因此,材料表面的蛋白吸附会促进血小板和白细胞的黏附,随后红细胞也发生黏附。图 4-4 给出了从材料表面发生蛋白吸附,到血小板黏附与活化的过程示意图,图 4-5 总结了材料表面引起凝血的主要途径。

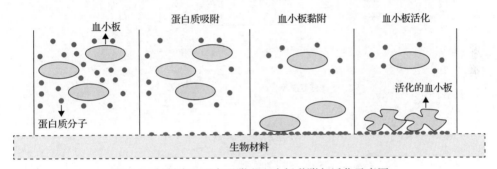

图 4-4 材料表面蛋白吸附和血小板黏附与活化示意图

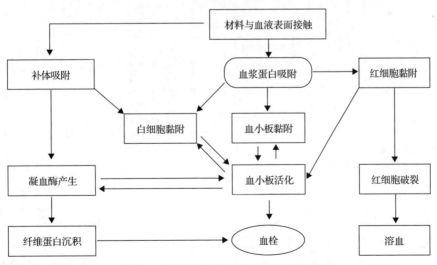

图 4-5 材料表面引起凝血的主要途径

4.3　植入结缔组织的材料引发的宿主反应

4.3.1　概述

通常情况下，炎症、伤口愈合和异物反应是生物材料植入后最早发生的宿主反应；它们有时依序发生，有时交叠或同时发生。例如，用不可降解材料制造的永久性植入物，其表面发生的异物反应可能早于急性或慢性炎症反应；但最终结果是在植入物外形成纤维包囊。图 4-6 总结了生物材料植入所引起宿主反应的基本过程和可能的结果。

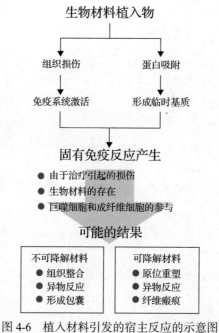

图 4-6　植入材料引发的宿主反应的示意图

针对植入材料的宿主反应与许多因素有关，但所有材料引发宿主反应的起始步骤是一样的，均包括移植过程中发生的组织损伤和材料表面发生的蛋白质吸附，随后会根据植入材料类型的不同及其他因素而转入多种复杂的阶段；这些过程包括固有免疫系统的细胞和分子的参与、伤口愈合反应，并且最终决定了临床的结果，即形成包囊或是或瘢痕或是结构重塑

在大多数情况下，植入手术引发的医源性宿主反应在正常的伤口愈合过程中会迅速消失，而宿主对植入材料的反应则会持续相当长的时间，甚至会一直存在，其反应程度与生物材料的多种因素有关，包括材料的组成、表面化学基团分布、表面物理特征、材料的降解性以及其他各种参数，如纤维的直径、器械的形状等。此外，材料的自然属性和力学性质也非常重要。生物材料的抗感染能力甚至植入

和放置的手法等因素也会影响宿主反应。

　　在生物材料植入组织的最初几分钟内，宿主和材料之间界面上发生的最主要的反应来自中性粒细胞；材料植入部位中性粒细胞的出现是急性固有免疫反应发生的标志，在材料植入后的 48～72 小时内达到峰值。出现在植入部位的中性粒细胞除了可以清除手术部位的病原体，还发挥着其他重要作用，包括激活固有免疫系统中的级联反应，启动肉芽组织的形成，以及分泌各类分子，主要包括丝氨酸蛋白酶和胶原酶等，以促进生物可降解的材料的降解和再生组织的重塑。与此同时，中性粒细胞所建立的级联信号会招募循环血液中的单核细胞进入植入部位周围组织并分化为巨噬细胞。组织中的静息巨噬细胞和血液来源的单核-巨噬细胞会逐渐取代宿主与材料相互作用界面上的中性粒细胞，启动异物反应。

4.3.2　异物反应

　　异物反应(foreign body reaction)是宿主反应中一个极为关键的阶段，其参与主体是巨噬细胞(macrophages)和异物巨大细胞(foreign body giant cells，FBGC)。

　　巨噬细胞诱导炎症反应的程度、持续时间以及纤维囊的厚度与植入材料的性质密切相关。对于无法降解的永久性植入材料，如金属板或螺钉，单个巨噬细胞无法吞噬消化掉植入物，此时就会有多个巨噬细胞参与行动，形成多核异物巨大细胞来包围植入物(图 4-7)；与此同时，巨噬细胞还分泌多种促炎因子，促进植入

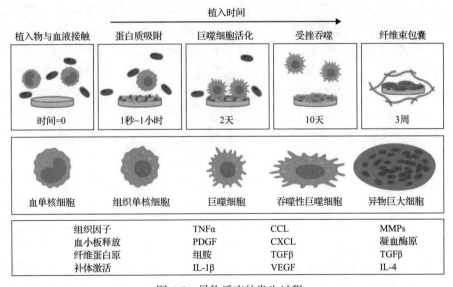

图 4-7　异物反应的发生过程

植入物与血液接触后，血液中的单核细胞被招募到植入物周围组织中，极化为单核-巨噬细胞，黏附于生物材料表面，发生受挫吞噬，在组织与生物材料界面上形成异物巨大细胞，最终生物材料表面形成纤维包囊

另见书末彩图

部位的炎症反应和血清肿形成，并招募成纤维细胞来到植入物部位，这些成纤维细胞通过分泌大量的胶原蛋白等基质分子而导致大量纤维结缔组织的形成。上述过程的最终结果是在植入物外形成纤维囊，把植入物包裹起来。如果植入材料引起强烈而持续的异物反应，就有可能形成较厚和较硬的纤维囊，导致局部血液供应不足，引发疼痛，甚至有可能导致植入的失败。

对于生物可降解的材料来说，巨噬细胞则随时间而表现出不同的功能(即表型)。当材料植入组织中之后，如果引起的炎症反应较为轻微，材料会在几周内被彻底降解，在此过程中，巨噬细胞由促炎性表型转变为促进组织修复的表型，从而实现组织重塑，形成较小的瘢痕。如果植入材料引起巨噬细胞较强的炎症反应，或使其不能适时转变为促进组织修复的表型，初期的炎症反应就会转为慢性炎症反应，可能导致修复的失败。

4.3.3　组织植入物宿主反应的各个阶段

本节将按宿主反应的时序进一步展开讲述各个阶段发生的主要事件。

生物材料植入组织后引起的宿主反应主要包括以下阶段:血液与植入材料相互作用、临时基质形成、急性炎症反应、慢性炎症反应、肉芽组织形成以及纤维囊形成。

1. 临时基质形成

损伤发生之后，组织中血管的走向、口径和通透性迅速发生变化，液体、蛋白和血液细胞由循环血液进入损伤部位，这一过程称为渗出。在生物材料植入的初始阶段(通常是几分钟或几小时内)，受到损伤的植入部位会有临时基质迅速形成，这可以看作是一种自然形成的、可生物降解的、持续性的缓释系统，其中的多种生物活性分子可参与调节伤口愈合过程。

与临时基质形成同时发生的还有与急性炎症相关的血液学变化，随之发生的是细胞免疫反应。因此，临时基质的成分主要包括来自血液凝块和血栓的纤维蛋白和补体蛋白、活化的血小板、炎症细胞和内皮细胞以及免疫分子。

血液与生物材料的相互作用与炎症反应有密切的关联。损伤发生早期产生应激反应的主要是血液和血管。不论生物材料植入何处，损伤导致的初始炎症反应都会发生在血管外周组织。从异物反应的角度来看，机体发生炎症反应的最终目的是包裹、中和、减轻或清除损伤的细胞和组织。免疫应答会启动一系列反应，通过将损伤组织替换为机体自身的薄壁组织细胞、纤维化瘢痕组织或者二者兼有，实现植入生物材料周围组织的愈合或重建。血液会参与初始的炎症反应，发生凝血和形成血栓。血液与材料相互作用和组织与材料相互作用的复杂性及相关性如图 4-8 所示，图中描述了血管植入物与动脉接合处的反应。

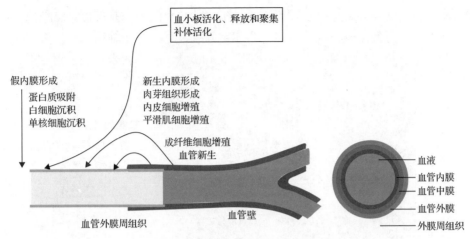

图 4-8 血管植入物引起的血液和组织反应

临时基质的形成启动了宿主应激反应以及组织的重组和修复过程，也为伤口愈合提供了结构支撑和必要的生物活性物质，例如，纤维蛋白网络与黏附蛋白共同形成了复杂三维结构，为细胞的黏附和迁移提供支撑，临时基质中的细胞因子、趋化因子和生长因子则为细胞提供了生化信号。

尽管对临时基质及其功能的认识在逐渐深入，但迄今为止，对于调控临时基质形成和伤口愈合过程的关键分子尚知之甚少。造成这种认识不足的原因之一是大部分实验研究是在体外进行的，缺乏体内实验的多方面视角。

2. 炎症发生

临时基质形成之后，炎症反应随之发生。图 4-9 所示是在不同炎症反应阶段出现的主要细胞，描述了生物材料植入体内后细胞发生的时序性事件。植入物形状、尺寸和理化性质的不同会导致炎症的强度或伤口愈合时长不同，这就是宿主对生物材料的反应。

如图 4-9 所示，在生物材料植入或损伤发生后的几天内，首先是短时间内中性粒细胞占主导地位，随后是单核细胞的浸润，此过程会持续较长时间。发生上述细胞种类变化的原因有以下三个方面：

（1）中性粒细胞迁移所需的趋化因子在炎症反应早期就被激活，中性粒细胞由血管中迁移到组织仅需很短的时间。但是中性粒细胞的生命周期很短，在 24～48 小时内会死亡和消失。

（2）单核细胞穿过血管壁进入组织之后会分化为巨噬细胞，这些细胞的生命周期可长达到数月。

（3）单核细胞向组织的迁移会持续几天甚至几周，取决于损伤的程度和植入的生物材料的种类。除此之外,作用于单核细胞的趋化因子会在很长一段时间内持续产生,也是导致单核细胞长时间持续迁移的原因之一。

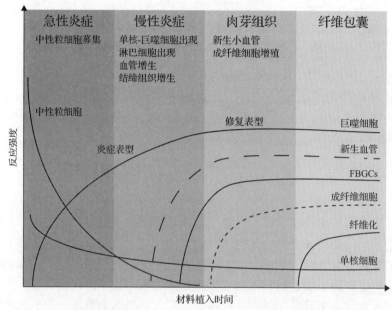

图 4-9 急性炎症、慢性炎症、肉芽组织形成和异物反应过程中的时序性变化
炎症强度和持续时间与植入过程中造成的损伤程度及生物材料的大小、形状、形貌、理化性质有关

1)急性炎症

植入手术造成的损伤引发了炎症反应的发生,而血浆、细胞和损伤组织中释放的化学物质介导了炎症反应过程。急性炎症一般持续几分钟或几小时或几天,发生时长取决于损伤发生的程度和植入生物材料的种类,视植入部位的损伤程度,通常一周以内即可恢复。在组织/移植物接触界面上超过一周的急性炎症意味着感染。

为了理解炎症反应及其与生物材料之间的关系,以下几点值得注意:

(1)尽管以结构或功能对化学介质进行分类,但是它们之间具有复杂的相互作用,形成了彼此呼应和平衡的系统。

(2)化学介质会很快失活或被破坏,因此它们应主要在局部原位发挥作用(如在植入部位)。

(3)溶酶体中的蛋白酶和活性氧(reactive oxygen species, ROS)通常造成最显著的损伤或破坏;这类化学介质对于植入材料的降解也至关重要。

急性炎症的主要特征是液体和血浆蛋白的渗出、中性粒细胞(多形核白细胞)和其他具有运动能力的白细胞从血液中迁移到临近血管的组织或损伤部位(材料植入部位)。单核细胞和淋巴细胞向损伤部位的趋化主要受到来自中性粒细胞的招募。趋化性是指细胞顺着化学梯度运动的一种现象，这一现象是控制白细胞迁移的一个因素。淋巴细胞迁移需要与内皮细胞表面的黏附分子相互作用。黏附分子在细胞表面的表达可以被炎症或化学介质诱导、增强或改变。细胞膜或淋巴细胞表面趋化分子的特异性受体对淋巴细胞的迁移十分重要。这些受体以及其他受体在白细胞跨越血管内皮细胞层和淋巴细胞的活化过程中起到重要作用。随着中性粒细胞和巨噬细胞的活化，吞噬作用和蛋白水解酶的释放开始发生。中性粒细胞的主要作用是吞噬微生物和植入的材料。吞噬是一个三步的过程：①中性粒细胞识别刺激物(损伤的组织、感染性的载体或生物材料)；②黏附、吞噬；③杀死或降解刺激物；而吞噬和降解是否成功则取决于生物材料的性质。

植入材料的尺寸通常远远大于单个吞噬性细胞，因而不能被细胞吞噬；一般来说，粒径小于 5 μm 的材料可以被免疫细胞吞噬，而粒径大于 5 μm 的材料不能被吞噬，但是，细胞对材料进行吞噬的动作仍然会发生。当材料表面吸附了血浆蛋白中的血清因子调理素时，更易被细胞识别和黏附。血液中两种主要的调理素是免疫球蛋白 G(IgG)和补体活化片段 C3b。如前所述，这两种血浆来源的蛋白会吸附于生物材料表面，而中性粒细胞和巨噬细胞膜上均有这两种调理素的结合受体；因此，这些受体也参与中性粒细胞和巨噬细胞的活化。其他血液蛋白如纤维蛋白原、纤连蛋白、玻连蛋白等也会帮助细胞黏附于植入材料的表面。研究已经证实，当植入材料表面吸附了补体和免疫球蛋白后，黏附到材料表面的中性粒细胞会通过直接挤压或胞吐作用释放酶类，所释放的酶的数量与植入材料的尺寸相关；材料越大，细胞释放的酶越多，说明细胞的活化模式在一定程度上取决于移植物的大小以及材料是否可以被吞噬。例如，粉末、颗粒和纳米尺度的材料与相同成分的片状材料所引发的炎症反应不同。

2) 慢性炎症

与急性炎症相比，慢性炎症是一种异质化程度更高的病理学现象。一般来说，慢性炎症的特征是巨噬细胞、单核细胞和淋巴细胞出现，以及血管和结缔组织的增生。许多因素可以调控慢性炎症的进行及其病理表现。应该注意，慢性炎症一词并不适合来描述异物反应。慢性炎症主要包括单核细胞、巨噬细胞和淋巴细胞，通常与毒性和感染相关，而异物反应通常由巨噬细胞和异物巨大细胞主导。

生物材料本身的理化性质可能导致炎症反应，移植和感染也有可能导致炎症；而持续的炎性刺激则导致慢性炎症。生物材料引发的慢性炎症不应长时间持续，而且应仅发生在移植部位。单核细胞的出现，包括随异物反应而形成的肉芽组织是最常见的针对植入物的伤口愈合反应。长时间的、淋巴细胞和单核细胞持续出现的慢性炎症往往预示着发生了长期的感染。慢性炎症的持续出现也有可能由生物材料的毒性溶出物导致。

单核细胞和巨噬细胞属于单核-巨噬细胞系统(MPS)，也被称为网状内皮系统

(RES)。这一系统中的细胞来自骨髓、外周血和某些组织。表 4-2 列出了包含 MPS 或 RES 系统细胞的组织。材料植入后与机体组织的各种相互作用可能会产生腐蚀性产物、磨损的碎屑、材料降解的产物，这些都会引起上述细胞的反应；同时，这些细胞也会识别植入物，在材料或器械的界面上发生一系列反应。因此，RES 系统与植入材料所引起的组织或器官的全身性反应密切相关。

表 4-2　单核-巨噬细胞系统和网状内皮系统的细胞和组织

组织	细胞
植入部位	炎症巨噬细胞(inflammatory macrophages)
肝	库普弗细胞(Kupffer cells)
肺	肺泡巨噬细胞(alveolar macrophages)
结缔组织	组织细胞(histiocytes)
骨髓	巨噬细胞(macrophages)
脾和淋巴结	固定的和自由的巨噬细胞(fixed and free macrophages)
浆膜腔	胸腔和腹腔巨噬细胞(pleural and peritoneal macrophage)
神经系统	小胶质细胞(microglial cells)
骨	破骨细胞(osteoclasts)
皮肤	朗格汉斯细胞(Langerhans' cells)
淋巴组织	DC 细胞

巨噬细胞可根据其所处环境而表现出不同的表型，目前已经有多种分类方法，其中一种是参考 T 细胞分类的方法，将巨噬细胞分为 M1 型和 M2 型，前者 M1 型是经典活化的巨噬细胞，发挥促炎作用，后者 M2 型则是修复表型，发挥抗炎或促进伤口愈合的作用。也有观点认为，可以将巨噬细胞分为三种不同的类型：经典活化的巨噬细胞、修复性的巨噬细胞以及调节性的巨噬细胞。在这种分类下，调节性巨噬细胞具有抗炎作用，而修复性巨噬细胞负责组织的修复。但是，这些分类都是人为的，实际上巨噬细胞的表型很难以某一种活化类型来概括，在多数情况下，巨噬细胞具有混合表型，在某种特定环境中，可能某一表型较为突出。

巨噬细胞可以合成和分泌大量的生物活性物质，如中性蛋白酶、趋化因子、花生四烯酸代谢物、活性氧代谢物、补体成分、凝血因子、促成长因子、细胞因子和酸类物质等，是慢性炎症过程中最重要的细胞。巨噬细胞溶酶体可以形成极酸的环境；用微电极直接检测溶酶体时，测得的 pH 低至 3.5。有研究表明，巨噬细胞黏附到植入物表面后仅几个小时，其溶酶体内就可以达到如此低的 pH。

3. 肉芽组织

在生物材料植入一天后，单核细胞和巨噬细胞就会启动创伤愈合过程。成纤维细胞和血管内皮细胞在植入部位增殖，开始形成肉芽组织。肉芽组织是创伤愈合的特征性组织，得名于其增生于正在愈合的伤口表面，外形具有粉红、柔软的肉芽状特征，其组织学特征包括新生小血管和成纤维细胞的增殖。视损伤程度，肉芽组织可能在生物材料植入后 3～5 天出现。

新生小血管是由组织中原本存在的血管萌生的，英文称为"neovascularization"或"angiogenesis"。这个过程包括血管内皮细胞的增殖、成熟和形成毛细血管。成纤维细胞也会在肉芽组织中增殖，并且大量合成胶原和蛋白多糖；在肉芽组织形成的早期，主要成分是蛋白多糖，之后是胶原蛋白，尤其是Ⅲ型胶原蛋白。胶原蛋白是最终形成的纤维囊的主要成分。正在形成中的肉芽组织中有一些成纤维细胞具有平滑肌细胞的特征，被称为肌成纤维母细胞（myofibroblast），它们具有收缩功能，可以在肉芽组织形成过程中使伤口收缩。除了收缩伤口，肌成纤维母细胞还可以侵入受伤组织，通过释放细胞外基质来修复损伤。研究表明，肌成纤维母细胞可以来自不同的祖细胞，最主要的来源是植入部位毗邻组织中募集的成纤维细胞；同时，植入部位的间充质干细胞、骨髓来源的间充质干细胞以及发生上皮间充质转化的上皮细胞都可能是肌成纤维母细胞的来源。在大块组织缺损处植入生物材料后周围组织的创伤愈合过程中，机体会形成大量的肉芽组织，由此造成植入伤口周围的纤维化和瘢痕。在这种情况下，不同区域的组织可能逐渐表现出不同的伤口愈合过程。需要强调的是，肉芽组织与"肉芽肿"截然不同，肉芽肿是由巨噬细胞而来的上皮样细胞形成的小团簇。在肉芽肿中，单个巨噬细胞无法吞噬的颗粒材料被朗格汉斯细胞或异物巨大细胞包围。

4. 异物反应和纤维囊形成

在植入物存在的全部时间内，异物反应都会在组织与植入物的界面上发生。生物材料的异物反应（FBR）成分主要有异物巨大细胞（foreign body giant cell，FBGC）和肉芽组织（其中包括巨噬细胞、成纤维细胞和毛细血管等）。植入部位的异物反应由生物材料的表面性质、材料组成、植入物的比表面积等决定。例如，相较于表面光滑的植入材料，具有高比表面积的植入物如纺织物、多孔材料、颗粒或微球等，会募集更多的巨噬细胞和 FBGC；而在光滑材料的植入部位，异物反应的最主要结果是形成纤维化组织。通过对材料的表面化学进行设计有可能调控巨噬细胞的凋亡（例如程序性细胞死亡），使可能有害的巨噬细胞失能，由此使植入物周围的环境免受影响。材料表面黏附的巨噬细胞的凋亡水平与其表面促进巨噬细胞融合为 FBGC的能力呈负相关，提示形成 FBGC 是巨噬细胞逃避凋亡命运的一种选择。

植入材料引起的异物反应的最后阶段是纤维化或形成纤维囊包裹。材料性能稳定的器械不会被机体降解和代谢，胶原纤维会形成纤维囊把器械与周围组织隔离开。如果纤维囊变厚，就会影响局部血供，甚至可能引起肿瘤。如果纤维囊钙化变硬，则导致机械性能不匹配，发生疼痛。纤维囊也可能使组织缺乏正常血液供应，导致持续感染；或由于引起血液循环不畅而使组织发生肿胀。

需要指出的是，尽管异物反应的最终结果是形成纤维囊把植入物包裹起来，将植入物与周围组织隔离开来，达到相对稳定的状态，但是，纤维囊中的巨噬细胞是否真正进入静息状态并不明确。在生物材料表面黏附的FBGC在植入物存在的全部时段里都会存在，目前尚不清楚它们是保持着活化状态继续缓慢释放溶酶体的组分，还是变为静息细胞；而这关系到植入物的长期使用问题，值得关注和进一步研究。

图4-10描述了医疗器械(如生物材料)植入后，炎症和创伤愈合相关过程发生的顺序。一般来说，根据植入物类型和位置的不同，多形核白细胞(PMN)主导急性炎症反应，淋巴细胞/单核细胞主导快速缓解的慢性炎症反应(例如两周内)。使用IL-4和IL-13进行的研究揭示了Th2辅助型淋巴细胞和肥大细胞在组织/材料界面的异物反应进展过程中的作用。异物巨大细胞(FBGC)受到IL-4作用时，其整合素受体首先表达αVβ1，随后表达α5β1和αXβ2，后者表示细胞可能与材料表面吸附的补体

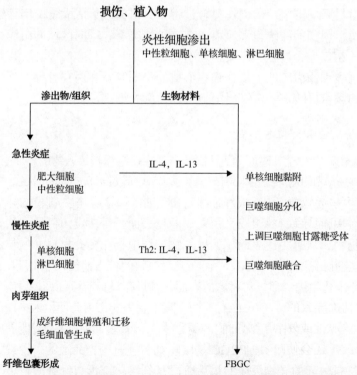

图4-10 医疗器械(如生物材料)植入后，炎症和创伤愈合相关过程发生的顺序

图中表明，肥大细胞在急性炎症过程中发挥重要作用，而Th2型淋巴细胞释放的IL-4和IL-13可以诱导单核巨噬细胞融合为异物巨大细胞(FBGC)，在向慢性炎症阶段转变过程中起重要作用

成分 C3、纤维蛋白(纤维蛋白原)、纤连蛋白、X 因子、玻连蛋白等相互作用。

4.4　影响宿主反应的宿主自身因素

　　针对植入材料的宿主反应不仅取决于生物材料的理化性质，还与宿主本身的因素相关，主要包括衰老、营养不良、肥胖、糖尿病、肿瘤以及植入部位的解剖结构和微环境、患者的医疗条件等等。这些因素在以往的生物材料研究中并没有得到应有的认识和重视。但是在某些情况下，这些因素在宿主反应中具有决定性的作用。

　　衰老的过程影响着每一个器官系统及其相关的功能，特别是免疫功能。免疫功能衰退是老年人接受植入物手术后感染概率高的主要因素之一。尽管衰老不会影响中性粒细胞和巨噬细胞的绝对数量，但是免疫细胞的功能往往随年龄增长而发生变化，如吞噬能力降低、趋化性降低、信号分子表达水平降低等，这些变化会负向调节植入生物材料的宿主反应，从而影响到植入部位的材料降解、细胞迁移与增殖、新生血管形成、新基质形成和组织重塑等一系列生物材料相关的组织修复过程。除了影响免疫系统，衰老过程还有可能使成体干细胞的功能发生改变。干细胞在保持稳态和创伤愈合过程中发挥重要作用，因此，所有依赖于自身干细胞来实现组织再生的治疗手段都不可避免地受到衰老的影响。与固有免疫系统的变化类似，衰老并不减少干细胞的绝对数量，却会影响它们分化成祖细胞的能力。

　　营养不良也会增加感染和并发症的风险，破坏组织的修复功能，改变代谢状态，以及引起固有免疫系统的改变，包括免疫细胞的趋化性降低、吞噬能力降低及发生相互黏附等，由此而影响宿主与生物材料的相互作用。

　　宿主反应还受许多病理环境影响，尤其是那些会影响免疫系统、伤口愈合能力、干细胞活性和手术部位毗邻部位组织状态的疾病，例如肥胖、糖尿病。糖尿病是容易被忽视的因素，急性期的糖尿病会增加感染和菌血症的风险，慢性期的糖尿病则容易导致血管组织情况恶化和糖尿病性溃疡。由于糖尿病而增加的感染和菌血症有可能导致人工心脏瓣膜和血管内支架上细菌定植，这两种情况都是感染性心内膜炎的危险因素。一旦定植于材料上，细菌会导致人工心脏瓣膜失去功能，导致脓肿形成和脓毒症。对于可降解材料来说，细菌污染可能加速材料的降解，使生物材料的力学性能迅速劣化。

　　肿瘤切除导致的大块组织缺损需要生物材料的引导来进行组织修复。此类修复依赖于内源性或外源性的细胞增殖。但是，化疗和放疗会影响快速分裂的细胞群，局部放疗还会使毗邻组织也受到一定程度的损伤。此外，接受化疗的患者经常表现厌食症和免疫系统功能障碍。这些因素会影响组织再生微环境，导致组织坏死和瘢痕组织形成。

　　由于各种各样的治疗需求，生物材料在多种解剖学位置都有应用。每一个解剖学位置(如血管、肌腱、中枢神经系统、皮肤、胃肠道、呼吸系统、盆底、股和软骨、关节)都有其独特的微环境,如空气接触、血液接触和机械负荷等。除此之外,根据特殊的应用目的,也会有一些组织特异的物理学需求,如导电性、生物传感(葡萄糖感受器、可植入的心脏除颤器)和承重等。这些环境和物理因素(环形延展、承重、层流、接触面等)都会直接影响细胞的生命过程,如基因转录、细胞迁移和分化,进而影响宿主反应。这些条件可为设计医疗器械的参数提供参考。例如,关节植入物必须有足够的力学强度来承载重量而不发生变形或损坏;血管支架的管腔表面必须能抑制血栓形成、增加血液流速;用于疝修复的材料必须具有适度的延展强度来承受腹壁施加的或施加于腹壁的生物力;透析和体外循环膜氧合器上的半透膜必须能够选择性地允许某些分子通过。解剖学位置还需要考虑毗邻组织的状态,应该是健康和血管化的,而不是污染和坏死的组织。肉芽组织形成和新生血管形成是宿主反应的重要阶段,两个过程都依赖于周围组织和微环境的状态。

4.5　纳米生物材料的宿主反应(生物学特性)

4.5.1　蛋白质非特异性吸附与蛋白冠形成

纳米材料具有高表面自由能,因而对蛋白分子具有强烈的吸附作用,结合到纳米颗粒表面的蛋白所形成的生物涂层被称为蛋白冠(protein corona)(图 4-11)。

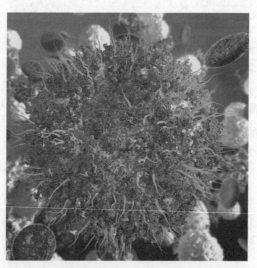

图 4-11　纳米材料表面的蛋白冠[2]

与生物体液发生动态相互作用时,纳米粒子表面形成蛋白冠(显示为
吸附的绿色、蓝色和青色小球),进而影响其递送和靶向能力

另见书末彩图

蛋白冠会影响纳米颗粒的生物学性质，由此影响其生物医学应用，甚至对纳米毒理（包括生态毒理）效应发挥调控作用。因此，当设计开发用于生物学或生物医学的纳米颗粒时，理解蛋白冠的形成及其动力学演变十分重要[2]。

4.5.2　跨越生物屏障与细胞内分布

机体的生物屏障主要包括细胞膜、血脑屏障、胎盘屏障、髓血屏障和皮肤屏障等。容易被多种细胞摄取是纳米颗粒的共性之一，也是其跨越生物屏障的第一步。

人体内存在单核-巨噬细胞系统（mononuclear phagocyte system，MPS），可清除进入循环血液中的很多异源物质，如病原异物等。单核-巨噬细胞存在的脏器主要有肝（包括肝巨噬细胞、Kupffer 细胞等）、脾、肺、淋巴结，以及少量在骨髓中存在。外源性颗粒将首先主要存在于这些脏器部分。已经有研究表明，对蛋白冠的成分进行调节可以改变其组织分布特征，例如，静脉注射脂质纳米颗粒主要进入肝脏；通过调节脂质纳米颗粒表面吸附蛋白的组成，可以使其所载带的小鼠结节性硬化症复合体 2（Tsc2）mRNA 向肺部递送，由此导入到 Tsc2 缺失的细胞并恢复其功能，从而治疗小鼠淋巴管平滑肌瘤病[3]。

吞噬行为经由不同途径发生，每个途径由特定受体介导并引发生物化学级联反应，从而导致不同的免疫响应。细胞对纳米颗粒的吞噬行为有可能使其所携带的药物进入到特定细胞或组织中，从而改变分子药物的分布和代谢，更为有效地治疗疾病；当然也有可能对特定的组织或器官产生毒性效应，因而需要对纳米材料毒理学进行研究，即研究和理解纳米材料引起的宿主反应，从而评估其生物相容性。

大量的研究已经表明，纳米颗粒通常会被细胞内吞而进入溶酶体，此后，纳米颗粒有可能以不同方式从溶酶体中逃逸，在细胞浆中分布并发挥其作用，其逃逸能力与纳米颗粒的理化性质及其所载带药物的特性有关。

以下展示的是利用透射电镜对金纳米颗粒被小鼠乳腺癌细胞吞噬及进入溶酶体成熟过程的观察（图 4-12）[4]。

迄今，研究已经表明，绝大多数纳米颗粒可以跨越细胞膜、髓血屏障和胎盘屏障，少数纳米颗粒（如纳米银颗粒）可以跨越血脑屏障。此外，纳米颗粒可以跨越有损伤的皮肤和肠道黏附，但是完整的皮肤和肠道黏膜对纳米颗粒具有屏障作用。

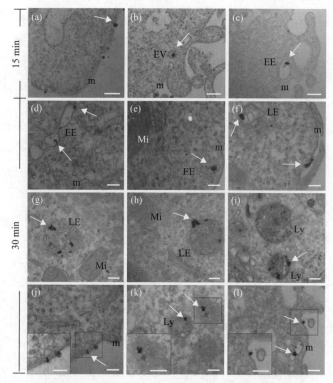

图 4-12　纳米颗粒进入溶酶体成熟过程的观察[4]

在 AuNRs 与细胞共孵育的起始阶段,AuNRs 吸附在细胞膜(m)上(a),并且在 15 min 孵育后仅出现在内吞囊泡(EV)中(b),并出现早期内体(EE)结构(c)。当孵育时间延长到 30 min 时,AuNRs 被运输到包括早期内体(EE)、晚期内体(LE)和溶酶体(Ly)在内的各种囊泡结构中(d~i),所有这些都是在经典溶酶体成熟过程中出现的自然结构(Mi 表示线粒体)。除了在 AuNRs 侧面的细胞膜上吸附外,有时还观察到单个 AuNR 垂直穿透细胞膜(j),这表明在 AuNRs 的摄取过程中可能存在尖端进入。偶尔观察到细胞质中存在部分从溶酶体中逃逸的 AuNRs(k);然而,细胞质中没有 AuNRs 的积累,大多数 AuNRs 被限制在囊泡系统中。此外,有部分被高电子密度成分包裹的 AuNRs 出现在细胞膜周围(l),这些 AuNRs 可能是从细胞质中外泌至细胞外的

4.5.3　纳米材料的共性异物反应——引起细胞内活性氧水平升高

伴随着纳米颗粒被吞噬而发生的一个共性现象是细胞活性氧水平升高(图 4-13),类似于细胞对细菌或病毒的吞噬所伴随的呼吸爆发。在没有特定修饰的情况下,纳米颗粒被细胞摄取后,必然导致细胞内活性氧水平不同程度的提高。正常情况下,细胞内的氧化-还原系统保持着平衡的状态,纳米颗粒对细胞活性氧水平的影响是一把双刃剑,一方面可被利用来引发特定的反应,如激发免疫反应[5],但是,活性氧的过度产生也会引起一系列生物效应,甚至导致细胞死亡。例如,不同种类的纳米颗粒被内皮细胞大量吞噬后,都会引起内皮细胞间紧密连接减少(图 4-14),而这造成血管内皮通透性变化[6]。

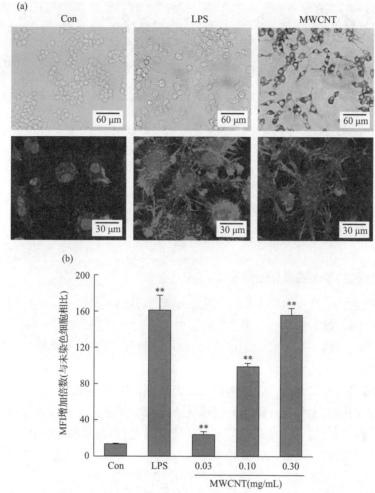

图 4-13　巨噬细胞大量吞噬多壁碳纳米管而被活化，伴随细胞内活性氧水平升高[5]

(a)小鼠巨噬细胞 RAW264.7 小鼠与脂多糖(LPS)和多壁碳纳米管(MWCNT)共孵育后的明场(上排)和荧光染色(下排)图像，可见细胞与 MWCNT 孵育后，细胞内蓄积了大量黑色的 MWCNT，有伪足形成，细胞内 F-Actin(红色荧光)主要集中在伪足部位和细胞核(蓝色荧光)周围。(b)小鼠巨噬细胞 RAW264.7 经 LPS 和 MWCNT 处理后细胞内 ROS 水平的变化情况

另见书末彩图

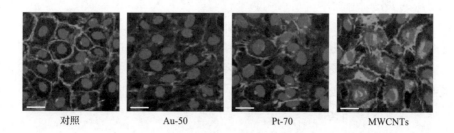

对照　　　　　　Au-50　　　　　　Pt-70　　　　　　MWCNTs

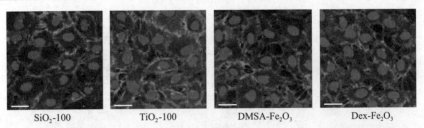

| SiO₂-100 | TiO₂-100 | DMSA-Fe₂O₃ | Dex-Fe₂O₃ |

图 4-14　多种纳米颗粒引起内皮细胞间钙黏蛋白 VE-Cadherein 减少，破坏内皮细胞完成性[6]

图中展示与人及静脉血管内皮细胞(HUVEC)共孵育 1 h 后，细胞内 VE-Cadherin 的表达和分布，图中绿色所示为 VE-Cadherin，蓝色所示为细胞核。可见在对照组中，细胞间连接清晰，排布整齐；经纳米颗粒处理后，膜上的 VE-钙黏蛋白变得模糊，提示细胞间连接被破坏。上排左起未经处理的 HUVEC、直径 50 nm 的金纳米颗粒(Au-50)、直径 70 nm 的铂纳米颗粒(Pt-70)、多壁碳纳米管(MWCNT)，下排左起直径 100 nm 的 SiO₂ 纳米颗粒(SiO₂ 100)、直径 100 nm 的 TiO₂ 纳米颗粒(TiO₂ 100)、DMSA 修饰的 Fe₂O₃ 纳米颗粒、葡聚糖修饰的 Fe₂O₃ 纳米颗粒(Dex-Fe₂O₃)。标尺为 20 μm

另见书末彩图

4.5.4　纳米材料的类酶催化活性

随着纳米科学与技术的发展，研究人员揭示出纳米材料的一种独特的纳米效应，即某些纳米材料蕴含酶学催化特征，能够催化天然酶的底物。这种具有类酶催化活性的纳米材料被定义为纳米酶(nanozyme)[7]：具有类似酶催化活性和酶促反应动力学特征的纳米材料。

纳米酶兼具酶催化活性和纳米材料独特的理化性质(如磁性、光热特性)，是双功能或多功能纳米材料。纳米酶与传统人工模拟酶不同，其催化活性基于纳米材料的结构和化学组成，而且在苛刻的环境下性能更为稳定，催化活性可调节。很多实验结果表明，通过改变其纳米结构如尺寸、形貌等因素能够明显提高其催化活性。此外，丰富的纳米结构使得有些纳米酶在不同环境条件下表现出不同的酶活性，即具有多酶活性。迄今为止，文献报道纳米材料可模拟的酶活性包括过氧化物酶、过氧化氢酶、超氧化物歧化酶、氧化酶、葡萄糖氧化酶、谷胱甘肽过氧化物酶、蛋白酶、酯酶、核酸酶等数十种[8]。

四氧化三铁纳米颗粒(Fe_3O_4 NPs)是最早被发现具有类似过氧化物酶活性的纳米材料[9]。研究人员发现 Fe_3O_4 NPs 可以在酸性条件下催化过氧化氢氧化辣根过氧化物酶的底物，并揭示了这种类酶催化效应发生在纳米颗粒表面，而非来自溶出物；与此同时，阐释了颗粒尺寸和表面化学修饰对纳米颗粒类酶催化活性的影响(图 4-15)。在此后的研究中，进一步揭示了 Fe_3O_4 NPs 可以具备不同的类酶活性，在细胞溶酶体的酸性环境中，主要发挥类过氧化物酶活性，即催化过氧化氢生成羟自由基，而在胞浆的中性环境中，具有类过氧化氢酶的活性，催化过氧化氢生成氧气和水(图 4-16)[10]。

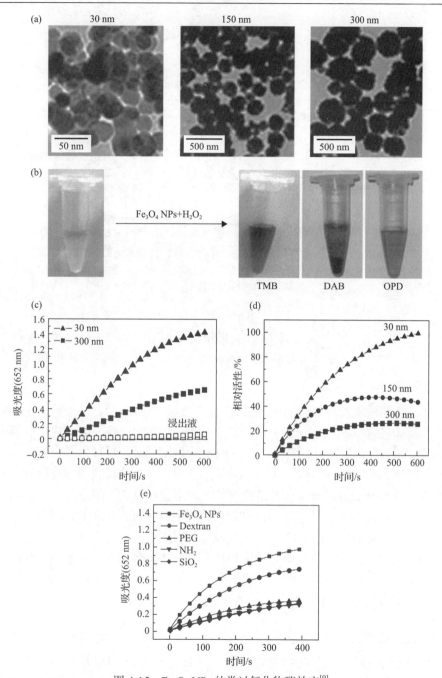

图 4-15　Fe_3O_4 NPs 的类过氧化物酶效应[9]

(a)不同尺寸的 Fe_3O_4 NPs 的电镜图像。(b)Fe_3O_4 NPs 在 H_2O_2 的存在下催化各种过氧化物酶底物的氧化,产生不同的颜色反应。(c)Fe_3O_4 NPs 的过氧化物酶活性不是由溶出的铁离子贡献的,而是由纳米颗粒本身贡献的。
(d)同等条件下,尺寸较小的 Fe_3O_4 NPs 催化性能更强。(e)不同基团修饰的 Fe_3O_4 NPs 的催化性能

另见书末彩图

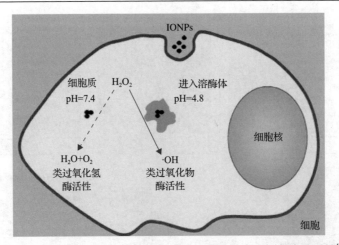

图 4-16　Fe₃O₄ 纳米颗粒在不同的亚细胞区域中具备不同的类酶活性[10]

在近中性的细胞质中主要发挥过氧化氢酶的活性，将过氧化氢分解成水和氧气；在酸性的溶酶体中发挥类过氧化物酶活性，将过氧化氢转化为羟自由基

4.6　生物相容性

4.6.1　定义

在医疗器械研发与监管领域,生物相容性(biocompatibility)是反映宿主对生物材料的反应最常用的名词。"生物相容性"一词大约在 20 世纪 70 年代在一篇研讨会的论文中被提出[11], 论文作者 C. A. Homsy 提出了医疗器械的"毒性"概念及其与材料生物相容性的关系。Homsy 的研究表明, 当生物材料浸泡在溶液中时, 其溶出的有机分子可以被红外光谱检测到, 而这些溶出物对细胞会产生影响。在 1970 年发表的一篇论文中, Homsy 的观点被整合到了一系列的检测方法中, 用以评价生物材料对 NIH 所资助的人工心脏的适用性[12]。

1986 年在英国 Chester 举办的生物材料主题共识会议上, 对生物相容性的定义达成了以下共识并沿用至今[13]: 生物相容性指材料在特定应用中引起适度的宿主反应的能力①。定义中所说的"适度"指临床上可接受。

4.6.2　生物相容性的内涵

生物相容性可分为组织相容性(tissue compatibility)、血液相容性(blood compatibility, hemocompatibility)以及力学相容性(mechanical compatibility)或力学顺应性(mechanical compliance)。

---

① The ability of a material to perform with an appropriate host tissue response in a specific application

组织相容性用于描述植入材料引起的炎症、愈合和异物反应。这个过程的时长、轻重程度及最终形成纤维囊的状态反映了材料的组织相容性。

血液相容性指材料与血液接触时不引起凝血的能力，大体上可以从两个方面来考察：①是否引起血管内血液形成血栓；②是否损伤血液成分的功能，例如溶血（红细胞破裂）、血小板活化、白细胞暂时性减少和功能下降、补体系统活化等。血液相容性是限制和影响生物材料在与血液直接接触的环境下临床应用的一个关键因素，现有的合成材料都不同程度地引起凝血和溶血，所有接受植入治疗的患者仍必须接受抗凝治疗。

力学相容性指生物材料与植入部位组织的力学性能之间的相似性。植入物和假体与所植入部位的力学性质越接近，其力学相容性越好；如果力学性质相差甚远，则会引发强烈的宿主反应。

4.6.3　力学相容性与宿主反应的关系

随着对力学生物学的了解，力学相容性在植入物宿主反应方面发挥的作用越来越受到重视。如前两节所述，人体的组织和器官都由天然生物材料构成，其自身力学特性各异，同时处于各种物理力的作用之下。对于不可降解材料制成的植入物，其力学性质与植入部位的力学性质差异过大就会引起持续的组织炎症和坏死。对于可降解植入材料，如果其力学性质与周围组织不匹配，也会引起宿主反应，影响参与组织修复的多种细胞的生理功能，导致组织再生过程延迟，或产生严重的瘢痕，甚至修复失败。

人工血管的力学性质与天然血管差异较大，导致植入部位的血流动力学发生改变，由此引发的一系列宿主反应，最终有可能导致血管再狭窄。因此，聚合物材料与天然血管之间的力学性质不匹配是植入失败的主要原因之一。当合成材料制备的移植物的硬度显著大于相邻组织时，这种差异引起的应力会引起血管平滑肌细胞的保护性反应，即增殖并分泌细胞外基质，导致组织增生，也称为内膜增生，该增生会阻塞移植物的内腔并导致再狭窄。

较硬的植入物会屏蔽被植入的组织，使其无法经历正常的、生理性的伸展过程，导致关键结构蛋白如胶原蛋白和弹性蛋白的破坏，从而使相关组织变薄和退化，这一过程通常被描述为"应力屏蔽"。一个典型的例子是用于盆腔器官脱垂修复的合成聚丙烯网片。研究表明，网片的硬度与植入组织之间的差异，与并发症的发生率相关。市场上常见的几种植入网片的力学参数如表 4-3。将这些网片植入阴道组织后，较硬的 Gynemesh PS 对阴道的形态和结构组成有更大的负面影响，最软的 SmartMesh 则更接近假手术组。使用 Gynemesh PS 植入导致平滑肌层显著变薄，细胞凋亡增加，胶原和弹性蛋白含量减少，以及总胶原酶活性增加，这些变化提示阴道退化的发生（图 4-17）[14]。骨科用植入材料也存在这个问题，其力学性质与骨组织的差异越大，越容易在植入部位产生应力集中区域，造成植入物与骨组织连接处的断裂，导致植入失败。

表 4-3 三种植入网片的相关纺织和生物力学特性[14]

网片商品名	刚度/(N/mm)		单位面积的质量/(g/m²)	孔隙率/%
	单轴测试	球爆测试		
Gynemesh PS	0.29 ± 0.02	27.5 ± 2.7	44	62.1 ± 3.2
UltraPro perpendicular	0.01 ± 0.00*	23.2 ± 2.8	28	66.7 ± 1.5
UltraPro parallel	0.26 ± 0.09**	23.2 ± 2.8	28	66.7 ± 1.5
SmartMesh	0.18 ± 0.03	11.1 ± 0.9	19	77.9 ± 1.4

注：UltraPro 是一种高度各向异性的网片，*表示在垂直于蓝线的方向测量刚度；**表示沿蓝线方向测量的刚度

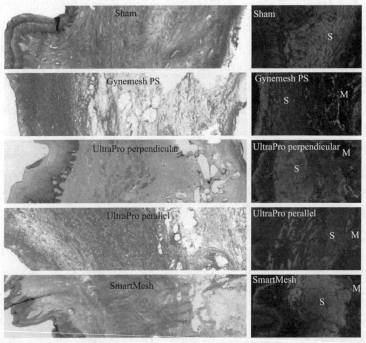

图 4-17 阴道内植入硬度过大的网片会导致阴道组织退化[14]

(左)由 Masson 三色染色可见，假手术组的上皮层、上皮下结缔组织、肌层和外膜层界限分明，平滑肌纤维组织有序，内环和外纵层分明。在植入网片的组织中，阴道层的界限不太清晰。肌层受网片插入的影响最大，肌束被打乱，周围致密结缔组织发生紊乱。在 Gynemesh PS 组中，网片纤维区域的细胞浸润增加。(右)所有网片都对阴道整体形态有显著的影响，其中 Gynemesh PS 影响最大，这与 Masson 三色染色的结果相一致。假手术组中平滑肌清晰可辨，而在植入网片的组中，平滑肌看起来更加无序，肌束的完整性丧失

另见书末彩图

4.6.4　生物相容性评价中的若干要点

在生物相容性概念中，需要注意以下几点：

(1)尽管生物相容性的定义在生物材料的设计制造和应用上十分准确而重要，但是目前的定义并没有指出生物相容性的机理、检测方法以及如何改善或增强一种材料的生物相容性。

(2)虽然在概念上很容易将生物相容性分为血液相容性(血液-材料相互作用)和组织相容性(组织-材料相互作用)，但需要注意这些相互作用共同存在于血液和组织中，它们之间有着千丝万缕的联系，是病理进程的一部分。

(3)生物相容性和生物耐受性：对于生物可降解材料来说，其主要功能是引导组织的再生与缺损修复，在此过程中材料本身被机体吸收和代谢。有观点认为，在这种情况下，"生物相容性"这一术语的内涵也应有所变化。生物相容性应该是材料在植入部位触发或引导正常的创伤愈合、重建和与组织整合的能力(the ability of materials to locally trigger and guide normal wound healing, reconstruction and tissue integration)，而生物耐受性(biotolerability)指植入材料长时间驻留在体内而仅引起较低程度的炎症的能力(the ability of materials to reside in the body for long periods of time with only low degrees of inflammatory reaction)。基于上述观点，对于当前获得监管机构批准进入临床应用的植入式医疗器械或生物材料来说，所谓"生物相容性"应该被称为"生物耐受性"，因为这些永久性植入物均会引起可控的、程度较低的炎症反应，但是在临床应用中能够使患者获益。

生物相容性可以采用体内和体外方法进行检测和评价。

(1)检测生物材料溶出物对细胞或组织的影响是生物相容性评价的最基本步骤。高分子材料通常含有可溶出的组分，如未反应的单体、寡聚物、引发剂、稳定剂以及其他中间产物。金属、玻璃和陶瓷则可能释放离子和其他中间产物。如果这些物质在体外会对细胞或组织产生不良影响，就需要考虑材料的毒性。学术界、国际标准化组织以及各国政府监管部门等已经建立了可靠的鉴别和检测溶出物及其与细胞和组织的相互作用的方法。ISO 10993 提供了许多与溶出物毒性相关的标准化方法。

(2)对于生物材料和植入性医疗器件来说，内毒素的检测必不可少。细菌及其细胞壁组分是强有力的炎症激活物；真菌，如念珠菌等也是炎症激活物。如果植入物被细菌、真菌或细菌胞壁的内毒素污染，通常会引起高强度的、长时间的宿主反应，表现为大量的淋巴细胞(大多数是中性粒细胞和巨噬细胞，通称为脓)聚集在植入物周围。疼痛、红肿和发热均与这些反应相关，且常常会导致更厚的纤维囊的形成。高浓度的血管外白细胞和厚而坚硬的纤维囊表明材料的生物相容性较差。

内毒素的污染可能使生物相容性的材料变成不相容材料。生物污染导致的极端反应在乳房假体和其他植入物上已经有报道。需要注意，尽管被活细菌感染与生物相容性差会产生相似的宿主反应，但是这不属于生物材料的生物相容性问题，而是消毒灭菌问题。此外，应特别注意，当所研发的生物材料或器件用于免疫相关的治疗或检测时，内毒素污染也会引起强烈的免疫反应，这会误导对实验结果的解读。内毒素污染可以用鲎试剂检测。生物材料产品都不可避免地有低剂量的内毒素。如果内毒素浓度非常低，则不会对植入材料产生影响。水供应也可能给材料带来内毒素污染和水污染，即使是高品质的水净化系统也要注意进行内毒素检测。

(3)机械效应。如果植入物在组织内发生剐蹭、摩擦或移动，或边缘锋利，就会使材料出现"非生物相容"的问题。细胞对机械力的应激通常很严重，硬质材料与柔软组织之间的机械性能不匹配可能会对组织造成损害或刺激。1976年的一个典型案例：研究人员在大鼠肌肉中植入了医用生物相容性的材料，分别以圆形、三角形和五边形的形状植入。所引起的异物反应程度圆形最低，五边形次之，三角形最强。三角形锋利的角使植入材料微位移造成的刺激最为强烈。有趣的是，当植入物的维度小于几微米时，异物反应消失。一般来说，应保证植入物不发生剐蹭或刺激组织，例如，要采用平滑的边缘，而避免锋利的边缘，这是设计者的职责；外科医生则应负责将植入物放到合适的位置并进行锚定，以减少剐蹭和刺激。

(4)由于生物材料与血液之间相互作用过程十分复杂且尚未充分阐明，血液相容性评价目前并没有统一的标准，取决于特定的环境、特定的测试方法以及特定的应用方式。国际标准化组织(ISO)鼓励研发机构和监管部门采用新技术从多角度来研究和理解材料的血液相容性。此外，生物材料的血液相容性依具体情况而变，需要考虑的因素主要包括以下方面：①种属(犬、小鼠、人类)；②静脉血流还是动脉血流；③高剪切血流还是低剪切血流；④血液环境中的暴露时间(几分钟还是几个月)；⑤测试方法(静态凝血、血小板黏附、循环血流、凝血因子)；⑥使用的血液样品(富血小板血浆、贫血小板血浆、完全血浆、血清)。

4.6.5 纳米材料生物学效应评价/纳米毒理学

如第2章中所讲述的，纳米材料具有高比表面积和高表面自由能，因而表面活性远远高于相同化学组成的块体材料。在这种情况下，可以想到纳米材料与生物系统接触所引发的生物效应会更为强烈，甚至引发新的效应，因此，对纳米材料的宿主反应需要给予充分的重视。

在一些情况下，传统的生物相容性的评价方法不适用于纳米材料，在检测和评价过程中容易出现假阳性或假阴性。以下列举若干研究实例来说明这类现象，提示亟须发展对纳米材料生物相容性评价的新方法。

例 1　碳纳米管在溶血实验中出现的假阴性结果[15]：

　　溶血实验用于评价生物材料是否引起红细胞破裂而导致的溶血，在常规实验方法中，将红细胞与待测样品共孵育一定时间，然后离心除去材料和细胞碎片，检测上清液中血红蛋白在 400 nm 处的光吸收强度，计算溶血率。由于碳纳米管对血红蛋白有很强的吸附能力，离心后上清液中的血红蛋白量远远低于实际的浓度，检测结果显示碳纳米管没有引起溶血，但是，在电镜下观察可以看到，碳纳米管实际上引起了红细胞的损伤和破裂(图 4-18)，而碳纳米管表面吸附了大量的血红蛋白(图 4-19)。

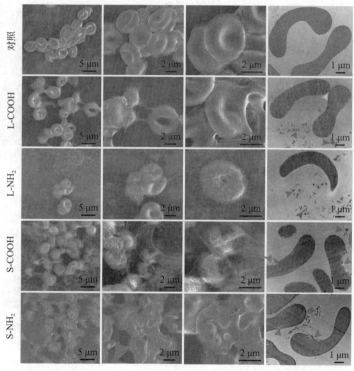

图 4-18　通过环境扫描电子显微镜观察碳纳米管孵育对红细胞形态的影响[15]
可见长的碳纳米管主要导致红细胞收缩、变形和聚集(黄色箭头)，而短的碳纳米管则导致红细胞膜损伤(红色箭头)

例 2　碳纳米管在鲎试剂检测中出现的假阳性结果[16]：

　　鲎试剂检测是判定生物材料是否含有内毒素的标准试验。当待测样品中存在内毒素时，内毒素会激活凝血酶相关的级联信号通路，鲎试剂会发生成胶凝固(凝胶法)或者显示颜色(显色法)。研究显示，即使经过严格的除去内毒素的过程，由于碳纳米管强烈吸附凝血酶并引起级联信号通路活化，最终导致鲎试剂成胶凝固和显色(图 4-20)，产生了假阳性信息。

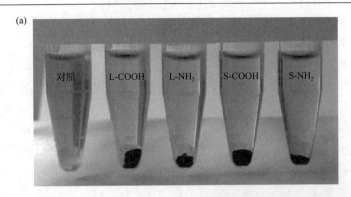

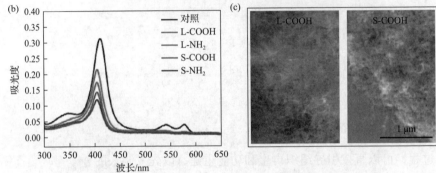

图 4-19　碳纳米管表面吸附大量的血红蛋白[15]

(a)将血红蛋白溶液与碳纳米管孵育后，经高速离心后，可见上清颜色变浅；(b)对上清检测吸收光谱，可见与碳
纳米管孵育后 400 nm 吸收光减弱；(c)环境扫描电镜观察发现碳纳米管表面吸附了大量的血红蛋白

另见书末彩图

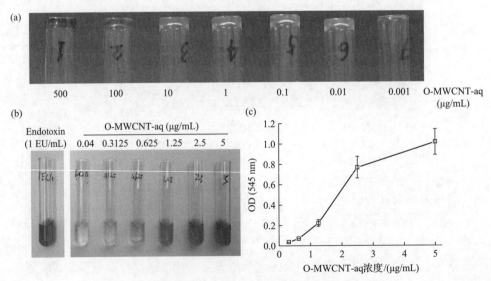

图 4-20　碳纳米管引起鲎试剂成胶凝固(a)和显色(b,c)[16]

除此之外，纳米材料的宿主反应和生物相容性评价强烈依赖于纳米材料样品的制备与检测前的理化性质表征，纳米材料的形状、粒径或尺寸分布、在介质中的分散性(是否团聚或形成聚集体)、表面化学组成、电荷特性、是否有离子溶出等等诸多因素对其生物效应均有显著的影响，这一点需要特别注意。国际标准化组织纳米技术委员会已制定了若干标准，用于纳米材料毒理学效应评价前的理化性质表征和样品的制备[17-19]。

4.6.6　对生物材料和生物相容性的回顾和展望

今天我们所了解的生物材料是在 20 世纪四五十年代被引入医学应用当中的。从那时起，生物材料的精细程度和功能都得到了高度发展。第一代的生物材料是化学惰性的，例如硅、钛、聚四氟乙烯、聚乙烯等。但随着纳米科技的发展，现在已经认识到，当尺寸减小到纳米尺度之后，材料的物理、化学以及生物效应都会发生巨大的变化，因此同样化学组成的生物材料，当其处于不同尺度时，并不一定是化学惰性的。第二代的生物材料(20 世纪七八十年代)能够在生物环境中可控地发生相互作用和改变。例如，可以根据需要对聚乳酸材料进行设计，使其在特定的时间内发生降解，形成骨整合，引导骨形成。第三代生物材料能够整合生物学过程，可以直接引导组织再生和功能重建，以先发制人的方式与环境作用，从而影响组织反应。典型案例包括人工细胞外基质、脱细胞的细胞外基质以及"智能"生物材料。因此，随着生物材料的进步，生物相容性的概念也需要不断更新。

一些学者已经提出对生物相容性的评价可以增加更多的指标。对于极好或极差的生物相容性，可由植入部位的组织病理学表现来判断；对于中间水平的生物相容性，则可根据 M1/M2 型巨噬细胞的比例、细胞因子和新生血管形成等判断。特别要注意的是，"毒性"和"生物相容性"并不相同；毒性可以用常规的方法定量检测，但是，生物相容性与毒性不同，比毒性更加复杂。

4.7　本 章 总 结

本章介绍了生物材料与生命系统的相互作用，特别是生物材料的宿主反应以及其中的异物反应。宿主反应是决定植入物临床应用成败的首要决定因素。因此，了解宿主反应以及生物材料与宿主相关因素的动态相互作用过程，能够理解和指导生物材料的设计与应用，使其具有更好的安全性和有效性。在介绍宿主反应的基础上，引出了生物相容性的概念，以及生物相容性评价中需要予以考虑的重要因素。本章还介绍了在对纳米生物材料进行生物相容性评价时需要注意的问题，并强调了在生物效应检测之前，对纳米材料的理化性质进行充分表征的重要性与必要性。

参 考 文 献

[1] Tenzer S, Docter D, Kuharev J, et al. Rapid formation of plasma protein corona critically affects nanoparticle pathophysiology. Nat Nanotechnol, 2013, 8(10): 772-781.

[2] Ke P C, Lin S, Parak W J, et al. A decade of the protein corona. ACS Nano, 2017, 26, 11(12): 11773-11776.

[3] Qiu M, Tang Y, Chen J, et al. Lung-selective mRNA delivery of synthetic lipid nanoparticles for the treatment of pulmonary lymphangioleiomyomatosis. Proc Natl Acad Sci U S A, 2022, 22, 119(8): e2116271119.

[4] Zhang W, Ji Y, Wu X, et al. Trafficking of gold nanorods in breast cancer cells: Uptake, lysosome maturation, and elimination. ACS Appl Mater Interfaces, 2013, 9, 5(19): 9856-9865.

[5] Meng J, Li X, Wang C, et al. Carbon nanotubes activate macrophages into a M1/M2 mixed status: Recruiting naive macrophages and supporting angiogenesis. ACS Appl Mater Interfaces, 2015, 11, 7(5): 3180-3188.

[6] Wen T, Yang A, Piao L, et al. Comparative study of *in vitro* effects of different nanoparticles at non-cytotoxic concentration on the adherens junction of human vascular endothelial cells. Int J Nanomedicine, 2019, 18, 14: 4475-4489.

[7] 高利增, 梁敏敏, 温涛, 等. 纳米酶标准术语. 中国科技术语, 2020, 22(6): 21-24.

[8] 范克龙, 高利增, 魏辉, 等. 纳米酶. 化学进展, 2023, 35(1): 1-87.

[9] Gao L, Zhuang J, Nie L, et al. Intrinsic peroxidase-like activity of ferromagnetic nanoparticles. Nat Nanotechnol, 2007, 2(9): 577-583.

[10] Chen Z, Yin J J, Zhou Y T, et al. Dual enzyme-like activities of iron oxide nanoparticles and their implication for diminishing cytotoxicity. ACS Nano, 2012, 22, 6(5): 4001-4012.

[11] Homsy C A. Bio-compatibility in selection of materials for implantation. J Biomed Mater Res, 1970, 4(3): 341-356.

[12] Homsy C A, Ansevin K D, O'annon W, et al. Rapid in vitro screening of polymers for biocompatibility. Journal of Macromolecular Science Part A: Chemistry, 1970, 4(3): 615-634.

[13] Williams David, Zhang Xingdong. Definitions of Biomaterials for the Twenty-First Century. Elsevier, 2019.

[14] Liang R, Abramowitch S, Knight K, et al. Vaginal degeneration following implantation of synthetic mesh with increased stiffness. BJOG, 2013, 120(2): 233-243.

[15] Meng J, Cheng X, Liu J, et al. Effects of long and short carboxylated or aminated multiwalled carbon nanotubes on blood coagulation. PLoS One, 2012, 7(7): e38995.

[16] Yang M, Nie X, Meng J, et al. Carbon nanotubes activate limulus amebocyte lysate coagulation by interface adsorption. ACS Appl Mater Interfaces, 2017, 9(10): 8450-8454.

[17] 纳米技术 纳米材料毒理学筛选方法指南. GB/Z 39262—2020.

[18] 纳米技术 水样中金属与金属氧化物纳米物体表征样品制备方法. GB/Z 43032—2023.

[19] 纳米技术 纳米材料毒理学评价前理化性质表征指南. GB/T 39261—2020.

第5章　植入性医疗器械

5.1　概　　述

植入物(implant)和假体(prosthesis)统称为植入性医疗器械(implantable medical devices)，它们对某些类型疾病的治疗作用是药物难以达到的。植入物的定义为：由一种或多种生物材料制造的、全部或部分植入人体的医学器件[①]。假体的定义则仍有待取得更进一步的专家共识，综合各方观点，目前可以给出如下定义：假体是一种替代或支持(改善)机体的某一部分的器件[②]。

植入性医疗器械在临床上有广泛的应用，涉及心血管、骨骼、神经等系统的疾病。以心血管系统应用为例，植入物和假体在心血管系统疾病的治疗中发挥着挽救生命的作用。植入物和假体的种类至少包括了用于治疗缺血性坏死和大段血管缺损等疾病所需的人工血管、用于心瓣膜置换的人工心瓣膜、用于冠状动脉疾病和心肌梗死治疗的血管内支架(经皮腔内冠状动脉成形术，PTCA)、血液透析用管路、替代或改善心肌功能的主动脉内气囊反搏装置、起搏器等，所涉及的材料种类几乎囊括了生物材料的主要类别。

表5-1列举了植入性医疗器械出现早期的里程碑事件。表5-2、表5-3和表5-4按照不同分类方式列举了植入性医疗器械的若干临床应用。

表 5-1　与植入物有关的重要里程碑[1]

年份	里程碑事件	研究者
18 世纪至 19 世纪末	固定骨折的不同金属装置，铁、金、银和铂制成的电线和针	
1860~1870	无菌外科技术	J. Lister
1886	镀镍钢骨板	H. Hansmann
1893~1912	钢螺钉和钢板(莱恩骨折板)	W. A. Lane
1912	钒钢板第一次应用于医学；较小应力和优良的耐腐蚀性(谢尔曼板)	W. D. Sherman
1924	钴铬钼合金开始应用	A. A. Zierold
1926	18-8sMo 不锈钢开始应用，优于 18-8 不锈钢	M. Z. Lange

---

① A medical device made from one or more biomaterials that is intentionally placed, either totally or partially, within the body

② Device that replaces or supports/augments a part of the body

续表

年份	里程碑事件	研究者
1926	采用木工螺钉治疗股骨颈骨折	E. W. Hey-Groves
1931	第一种不锈钢股骨颈骨折固定装置	M. N. Smith-Petersen
1936	钴铬钼合金(19-9 不锈钢)开始应用，后来将材料改为钴铬合金	C. S. Venable, W. G. Stuck
1938	首次全髋关节置换术	P. Wiles
1939	使用钽(Ta)	J. C. Burch, H. M. Carney
1946	第一个生物力学设计的股骨头置换假体；第一种用于关节置换的塑料聚甲基丙烯酸甲酯(PMMA)	J. and R. Judet
20 世纪 40 年代	首次使用聚甲基丙烯酸甲酯(PMMA)替代角膜	M. J. Dorzee, A. Franceschetti
1947	使用 Ti 及其合金	J. Cotton
1952	首次成功的血管置换，人工血管由布料制成，用于组织长入	A. B. Voorhees, A. Jaretzta, A. B. Blackmore
1958	首次直接成功刺激心脏	S. Furman, G. Robinson
1958	根据 Dr. D. Smith 的建议，首次在全髋关节置换术中使用丙烯酸骨水泥	J. Charnley
1960	第一个商用心脏瓣膜	A. Starr, M. L. Edwards
20 世纪 70 年代	全人工心脏置换	W. J. Kolff

表 5-2　生物材料的用途举例

临床需求	举例
替换疾病或受损部分	人工髋关节、人工血管、肾透析装置
辅助愈合	缝线、骨片、骨钉、可吸收敷料
改善或纠正器官功能	心脏起搏器、脑起搏器、人工晶体
整形美容	缺失组织重建(如隆乳术、隆颏术)
辅助诊断	探测装置(如内窥镜)和介入导管
辅助治疗	介入导管和引流器

表 5-3　器官中应用的生物材料举例

器官	举例
心脏	心脏起搏器、人工心脏瓣膜、全人工心脏
肺	氧合机
眼	接触式镜片、人工晶体
耳	人工镫骨、人工耳蜗

续表

器官	举例
骨	骨板、骨髓内棒
肾	血液透析装置
膀胱	介入导管和支架

表 5-4　身体系统中的生物材料举例

系统	举例
骨骼	接骨板、全关节置换
肌肉	手术缝合线、肌肉刺激器
循环	人工心脏瓣膜、人工血管、血管内支架
呼吸	氧合机
皮肤	手术缝合线、烧伤敷料、人工皮肤
泌尿	介入导管、支架、血液透析装置
神经	脑积水排水管、神经刺激器、心脏起搏器
内分泌	微囊化胰岛细胞
生殖	隆乳术、其他整容与替代

在过去的几十年里，为了提高器械的功效，一些化合物或药物也被整合到植入性医疗器械中，这类带药器械被定义为组合器械(combination products)，例如药物洗脱支架、药物释放透膜片、带有抗生素的可吸收海绵或网片以及含有蛋白成分的骨组织支架。

由定义及其应用可以看出，植入物和假体的物质基础是生物材料，而生物材料的异物反应程度或生物相容性决定了植入物和假体的治疗结果。本章将以材料的属性分类为主线，结合不同种类生物材料的特性，介绍若干植入物和假体的原理及其临床应用，与此同时，讲解植入物和假体用生物材料的性能提升策略。

5.2　以形状记忆材料为基础的管腔内支架

管腔内支架(stent)是利用形状记忆材料的性质而发展起来的一类植入性医疗器械。形状记忆材料可以是金属合金，也可以是合成高分子材料。支架可以被放置在血管、食管、气管或胆管内，用于治疗、防止、减轻管腔堵塞或狭窄。这项技术为很多疾病的治疗带来了革命性的新方法。

血管内支架(intravascular stent)是应用形状记忆材料的经典实例。冠脉血管通畅性降低会引起心肌供血不足，如果供血不足变得十分严重，就会导致心肌梗死的发生。冠脉血管疾病是世界上死亡率最高的疾病之一。血管内支架的作用就是为血管提供力学支撑，保持冠脉的通畅。血管支架可以与血管成形术联合应用，支架借助介入导管被放置到冠状动脉血管内，在放置支架的同时，通过介入导管上气囊的膨胀，扩大狭窄或堵塞区域的管径，使血管恢复通畅(图 5-1)。

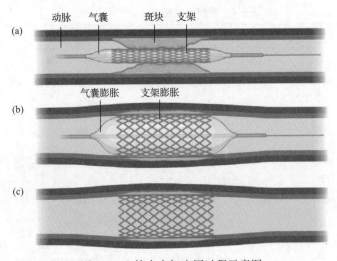

图 5-1　血管内支架应用过程示意图

(a)动脉粥样硬化斑块导致血管内腔狭窄；(b)血管支架与血管成形术联合应用，在放置支架的同时，通过介入导管上的气囊膨胀打开支架；(c)气囊收缩并退出，血管恢复通畅

另见书末彩图

由于金属血管内支架与血管组织的力学性质有明显的差异，且支架缺少生物活性，因此，作为一个异物放置在血管中，裸支架的金属成分及力学相容性的缺陷会引起宿主反应；同时，由于植入过程中气囊会接触血管内壁，血管内皮细胞可能被剐蹭而不可避免地会受到一定程度的损伤，也会引起一系列的宿主反应。这些反应的最终结果是引起血管内膜增生和支架周围瘢痕组织形成，由此导致血管再狭窄的发生。

为了解决血管再狭窄的问题，2000 年前后出现了带药血管内支架，这项技术发明是不同种类生物材料协同发挥作用的完美结合案例[2]。如图 5-2 所示，金属支架提供了支撑动脉血管管腔的力学强度和结构，支架上的高分子涂层可以携带抑制内膜增生的药物，药物的缓慢释放可以抑制金属支架引起的异物反应的程度。在这个案例中，生物材料已不仅仅是一种工程材料，还发挥着控制宿主反应的重要作用。

2016 年，美国食品与药品监督管理局(FDA)批准了全球首款全降解心血管支

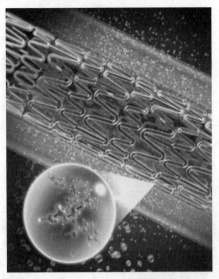

图 5-2　带药记忆合金支架及其功能图

金属支架支撑血管管腔，支架表面涂覆的高分子材料包裹抑制内膜增生的药物，药物从高分子涂层中缓慢释放，
抑制金属支架引起的异物反应[2]

另见书末彩图

架上市，用于冠状动脉疾病的介入治疗。该支架的主要成分为聚乳酸材料，能在体内降解为乳酸，再代谢为水和二氧化碳，是可以完全被人体吸收的心血管支架。这种支架上还带有可以缓慢释放的免疫抑制剂，以防止瘢痕组织的产生。综合来看，其目的是避免异物反应导致瘢痕组织产生，以及防止血管再狭窄。重要的是，患者无需终身服用抗凝药。但遗憾的是，由于在随后的应用中出现靶病变失败风险、靶血管心肌梗死事件率、支架血栓率均有升高的问题，该支架宣布退市。尽管如此，全降解支架这一概念仍然吸引着大量的研究，全降解金属支架正在开发中。

5.3　金属材料制作的植入式药物芯片

金属材料在植入医疗器械方面也具有很大的应用潜力，一个实例是金属薄膜在植入式微型药物芯片中的应用研究。

植入式微型药物芯片可以包含几百或上千个小药库，可贮存多种药物。每个小药库上面用金属薄膜封闭。打开金属薄膜的途径有两种，一是利用电化学原理，在人的生理体液环境中，在覆盖在小药库上作为阴极的金膜(厚度 0.3 μm)与阳极之间施加一个电位时，芯片的电池释放出微电流，金薄膜就会发生消融，小药库(体积为 25 nL)中的药物被定量释放出来[3]。另一种药物释放途径是在金膜或者铂膜两侧加上电阻较高的钛膜，利用电热原理，通过芯片中设计的电路产生电脉冲使封闭小药库的金属膜融化，将药物释放出来[4]。

　　临床上希望可植入芯片能够取代针剂注射和复杂的药物摄入程序，这对于多种慢性疾病和需要复杂给药程序的治疗来说具有重要临床价值。芯片中的软件可以指示药库在需要的时间释放出精确的药量。这种装置最适用于药效强、剂量小而需要多次服用的药物，可用来医治糖尿病、癌症、多发性硬化和骨质疏松症，并可在体内持续多年释放药物。首个装载了治疗骨质疏松症药物甲状旁腺素片段〔hPTH(1-34)〕的可植入芯片(图 5-3)的临床研究结果显示，这种植入性带药器械

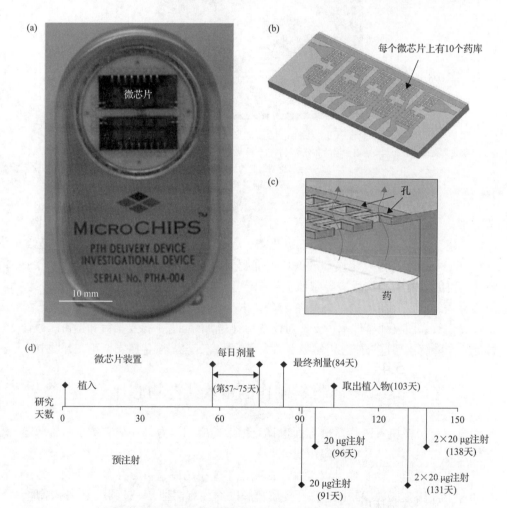

图 5-3　基于微芯片的药物递送系统及临床研究总体设计[5]

(a)装载了治疗骨质疏松症药物甲状旁腺素片段 hPTH(1-34)的微芯片药物递送系统(54 mm × 31 mm × 11 mm,长×宽×高)；(b)两个芯片和 10 个药库，每个药库的尺寸是 13.0 mm × 5.4 mm × 0.5 mm, 长×宽×高)；(c)微芯片组合的横截面示意图，展示了药物从一个药库中释放出来；(d)临床研究的时间线

另见书末彩图

达到了所预期的目的[5]。这个组合医疗器械的优点是在门诊局部麻醉就可以植入和取出。但是，与所有植入物一样，这种微型药物芯片植入后，也会引起一定程度的异物反应，研究人员观察到，植入半年后，芯片周围有纤维囊形成，厚度在 0.2 mm 到 0.7 mm 之间。组织化学染色和病理分析结果表明，所形成的纤维囊是正常的创伤-愈合过程中的异物反应结果，但纤维囊对药物的释放会产生影响(图 5-4)。

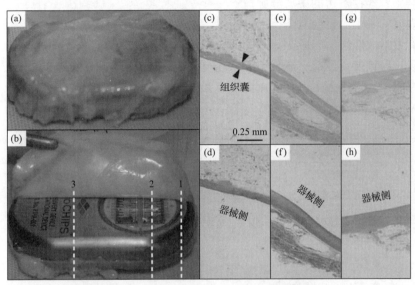

图 5-4　来自患者 MC-0012 的组织病理结果

(a,b)患者体内取出的微芯片药物递送系统被纤维囊包裹；(c~h)来自每位患者的纤维囊的组织化学染色，上排是 HE 染色，下排是 Masson 染色

另见书末彩图

5.4　合成高分子材料制作的人工血管

5.4.1　概述

人工血管(vascular graft)是用于替代一段动脉或者静脉的管子；血管重建(vascular reconstruction)指重新构建那些由于创伤、手术或疾病原因而导致堵塞的动脉或静脉血管。

人工血管在临床中有重要的应用。管腔直径大于 10 mm 的称为大口径人工血管，主要用于主动脉和髂动脉等大动脉血管的重建，这些大动脉血管血液流速快，阻力低，重建的血管可以具有较高的长期开口率。在动脉疾病的治疗中，人工血管以替代或者架桥(血管旁路手术)的方式来恢复血液的通路，从而治疗胸主动脉、腹主动脉、髂动脉等血管段动脉疾病，如动脉栓塞或者动脉瘤等疾病。小口径血管指直径小于 10 mm，特别是小于 6 mm 的人工血管，用于肢端血管搭桥、冠状动脉搭桥以及体外血液循环回路等。此外，人工血管还用在慢性肾病的血液透析装置中，用于连接患者自身动脉和静脉，形成一条可反复穿刺的血液透析通路(动-静脉瘘)。在静脉疾病治疗方面，可用于布-加氏综合征的治疗、癌症和血液肿瘤患者药物输送的中央静脉留置导管等。

理想的人工血管应具备以下性质：生物相容性、抗凝血、长期开口率、耐用且具有力学顺应性、抗感染、技术上可实现等(表 5-5)，目前的合成材料尚不能完全实现这些性能，因此，开发新的生物材料或改造现有生物材料，以提升人工血管的性能，一直是人工血管的重要研究方向。

表 5-5　对人工血管的要求

理想人工血管的性质	
● 生物相容性良好	● 植入后具有抗感染能力
● 不会形成血栓	● 不引起炎症反应
● 没有免疫原性	● 不引起组织增生
● 机械性能与原部位相匹配	● 与周围组织整合
● 具有重塑或再生的性能	● 具有血管收缩和舒张的生理反应
● 与人体相似的愈合过程	

人工血管是高分子材料的代表性应用之一。制造人工血管的高分子材料主要有两种：聚对苯二甲酸乙二醇酯(polyethylene terephthalate，聚酯)、膨化聚四氟乙烯(polytetrafluoroethylene，PTFE)。

聚酯材料制备的人工血管于 20 世纪 50～60 年代进入临床应用，商品名为Dacron，约占市场份额的 70%左右。聚酯人工血管可以用纺织或编织的方法来制造，分别用于不同的治疗目的。纺织制造的聚酯人工血管比较致密，不会渗血；而编织的聚酯人工血管则具有较大的孔隙，比较柔软，但是会渗血，因此需要用纤维蛋白进行预凝处理，封闭孔隙。编织的聚酯人工血管主要用于腹主动脉、髂动脉、股动脉的重建。聚酯材料制备的小口径人工血管的开口率较低，在小血管的重建修复方面不适合使用。膨化聚四氟乙烯 20 世纪 70 年代进入临床，约占市场份额的 20%左右。以上两类材料的综合性能突出，特别是力学强度稳定，植入体内多年后力学性质保持不变。其他各种新材料也被研发用于人工血管，例如聚氨酯材料以及各种表面改性材料等，尽管在抗凝血性能方面与上述两种人工血管材料相比有所改进，但其综合性能，特别是在综合力学性能还有待提高。

5.4.2　人工血管等血液接触性医疗器械的抗凝血和抗感染

人工血管是直接与血液接触的医疗器械。由于材料与血液成分之间的复杂相互作用，各种人工材料表面都会引起不同程度的凝血。尽管如此，从风险与获益上考虑，现有产品达到了临床可接受的标准，已经应用多年；与此同时，人工血管材料的抗凝血和抗感染研究一直在持续进行。

人工血管长期开口率低是一个没有得到完美解决的问题。各种材料导致的开口率低的程度依其植入位置和材料成分等各种原因而不同(表 5-6)。分析认为此问题与多种因素有关，早期(术后 30 天以内)的再狭窄主要来自植入时人工血管导致血流变化、手术中凝血系统被活化而发生的急性凝血和血栓形成；中期(3 个月至2 年)发生再狭窄的原因主要由内膜增生所致；长期(2 年以上)发生的再狭窄主要归因于动脉粥样硬化等血管病变。但是，其中的确切机制尚不清晰，一般归结为材料的力学相容性和血液相容性与天然血管的性质相差较远。由于尚未有完美的解决方案，目前的人工血管产品主要用于大动脉血管的重建，而对于小动脉血管或者静脉血管，直径小于 6 mm 的小口径人工动脉血管一旦植入会很快引起凝血和血栓形成。对于小血管来说，仍然没有十分适用的人工血管产品，临床多采用人体大隐静脉。此外，由于静脉血液流速缓慢，可用于临床的人工静脉血管产品也很有限。

表 5-6　各种材料制备的人工血管的植入位置和长期通畅率

材料	植入位置	通畅率/%	维持时间/年
涤纶	主动脉叉	93	5
涤纶	股深静脉	43	5
具有肝素和氯化偏苯三酸酐(TMAC)涂层的涤纶	股深静脉	70	1
具有肝素和氯化偏苯三酸酐(TMAC)涂层的涤纶	股深静脉	63	2
具有肝素和氯化偏苯三酸酐(TMAC)涂层的涤纶	股深静脉	55	3
膨体四氟乙烯	主动脉	91～95	5
聚四氟乙烯	股深静脉	61 45	3～5
自体静脉移植	股深静脉	77	5
自体静脉移植	股深静脉	50	10
聚氨酯人工血管	下肢深静脉	闭塞	1

如第 4 章中所介绍的，一般情况下，当血液与人工血管内壁接触时，会迅速

发生血浆蛋白吸附，所形成的吸附蛋白层进而与血液细胞相互作用，引起血小板活化和红细胞破裂等一系列反应。此外，由于合成材料与天然血管之间的力学性质差异较大，还会存在力学相容性不良的问题，由此导致血液的流动行为发生改变。上述因素的综合效果是引起凝血和血栓形成，这是导致血液接触性植入医疗器械失败的共同原因，因此，接受植入医疗器械治疗的患者通常要长期使用抗血小板和抗凝药物。

阻止材料表面引起凝血发生是生物材料研究和开发的重要内容之一。主要策略是对材料表面进行修饰，其设计理念可以归纳为以下方面：

与血液接触的医疗器械上形成的血栓中的主要成分是血小板聚集体和纤维蛋白。通常认为，蛋白分子倾向于吸附到带有静电和疏水的表面上，因此，大量的研究工作集中在设法调控蛋白吸附的过程，主要的修饰材料包括聚乙二醇(poly(ethylene oxide))、热解炭(pyrolytic carbon)、血清白蛋白(albumin)、磷酸胆碱(phosphorylcholine)以及弹性蛋白类高分子(elastin-inspired protein polymers)，这种弹性蛋白存在于结缔组织和动脉血管的弹性组织中。

聚乙二醇是亲水性高分子，可以在材料表面形成类似液体的表面，其分子链在材料表面可无规则摆动，可以想象成在海底的海草。通过在高分子主链上接枝，在材料表面共价接枝，或者物理吸附，都可以在材料表面引入聚乙二醇。尽管体外实验中聚乙二醇的修饰减少了材料表面对蛋白和细胞的吸附和结合，但是动物体内实验的结果却并不如此，此外，也缺少人体实验的结果。

磷酸胆碱是非活化细胞外膜的主要脂质成分，由于分子两段的双亲性基团在生理 pH 下为中性，所以磷酸胆碱可以抵抗蛋白和细胞的黏附。磷酸胆碱可以插入到聚丙烯酸甲酯或聚氨酯分子的骨架中，也可以接枝到金属或高分子材料的表面，或者接枝到人工血管内壁涂覆的高分子薄膜上。与 PEO 修饰的结果类似，尽管这些磷酸胆碱修饰都在体外实验中和一些动物实验中表现出减少血小板黏附的效果，但是在临床试验中效果不佳。

也曾有大量研究使用具有抗凝血活性的肝素直接修饰材料。肝素或者肝素与抗凝血酶的复合物可以通过静电相互作用、共价接枝、免疫固定、复合到水凝胶网络或者负载到高分子材料中控制释放等多种方法连接到生物材料上。但是临床试验结果没有显示出肝素具有长时间的作用。尽管肝素的应用改善了某些炎症反应，但是在减少凝血酶原产生和血小板黏附等方面并未能表现出与未修饰材料的显著差异。

与纤维蛋白原及其他血浆蛋白相比，白蛋白较少引起血小板黏附。因此白蛋白经常被用来作为惰性的抗凝血涂层。白蛋白可以被共价连接到材料的表面，也可以用脂肪长链来修饰白蛋白，促进白蛋白与生物材料表面的结合，抑或用抗凝药物华法林修饰白蛋白，因为它与白蛋白之间具有高亲和力。这些修饰方法在体外实验中可以减少血小板与白生物材料的黏附，但是用于聚酯人工血管上进行动物体内实验和临床研究时，材料的抗凝血性质却没有表现出与未修饰的人工血管的差异。

从分子结构出发来仿生设计合成新的抗凝血材料是正在努力的方向之一。例如有研究观察到，在弹性蛋白上很少有血小板黏附和聚集，而弹性蛋白是血管壁的一个重要成分。但是，弹性蛋白的非溶解性使其很难被分离和纯化。研究人员合成了其中的一个可溶性片段(Val-Pro-Gly-Val-Gly)，使其聚合之后再通过赖氨酸残基的光化学反应结合到硅橡胶表面，纤维蛋白原和免疫球蛋白在该表面的吸附显著降低，而且单核细胞释放的促炎性细胞因子也减少了。当人工血管内壁涂覆了这种弹性蛋白仿生高分子薄膜后，在狒狒动静脉搭桥模型上引起的凝血明显减少了。这些研究结果提示了受弹性蛋白启发而设计合成的高分子材料有可能是一类新的抗凝血材料。

在第 2 章曾介绍过碳材料，提到碳材料具有优于其他合成材料的血液相容性。因此，将碳材料的优良血液相容性与聚氨酯的高弹性和高强度相结合，是制备人工血管、介入性气囊、导管及其他血液接触性器械的新途径。例如，在膨化聚四氟乙烯人工血管内膜沉积碳涂层可以减少血小板的黏附。如果将多壁碳纳米管与热塑性弹性体聚氨酯复合，通过增加基体材料中的单质碳成分而提升聚氨酯的血液相容性。这类复合材料的设计理念是由于多壁碳纳米管的纳米尺寸特征，聚氨酯基体的弹性和强度没有受到碳纳米管填充的影响，仍然可以制备出具有高弹性的薄膜和气囊，而复合材料的血液相容性得到了显著提高，表现在血小板的黏附数量和活化程度(图 5-5)以及红细胞的溶血率都显著降低[6]。

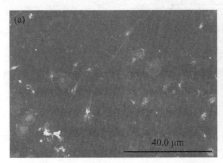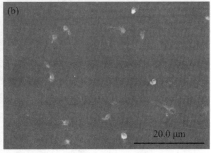

图 5-5　黏附在聚氨酯材料(PU)(a)和聚氨酯与碳纳米管复合材料(MWNT-PU)(b)表面的血小板扫描电镜图片[6]

两种材料的表面都预先在 37℃下用血浆孵育 15 分钟，然后暴露于富血小板血浆

人工血管的另一个问题是感染现象不能完全避免，这个问题一直是面临的挑战，感染会危及生命或导致截肢。尽管外科手术技术、人工血管的生产以及免疫反应都被严格控制，但是感染率一直维持在 2%左右。将抗生素药物以各种形式固定到人工血管上，但是目前仍然没有获得临床可用的方法。

5.5　神经引导导管

高分子材料的另一个应用实例是神经引导导管。神经系统及神经损伤修复的重要性不言而喻；对于成年人，外周神经(peripheral nervous system，PNS)在损伤后具备一定的再生能力。在神经再生修复过程中，引导神经再生的导管发挥十分重要的作用，主要包括：

(1)在神经残端之间搭起一个直接的通道；

(2)防止瘢痕组织长入到再生区域；

(3)给轴突和迁移的细胞一个伸展的导向；

(4)即使神经大范围缺损，也可使近端和远端的神经残端之间在没有张力的情况下保持通信；

(5)尽可能减少神经外膜在缝合处，神经外膜会刺激结缔组织的增殖保留营养物质或者受伤的神经端释放的生长因子。

所有这些过程都在引导通道中进行，因此，通道所提供的物理、化学性能会影响神经细胞的生长和代谢环境，从而影响其再生修复。神经引导通道可以使神经残端之间的距离可以被精确控制，进入到通道内的液体和组织可以被检测评价，通道的性质可以被控制和改变，通道内可以填充入各种药物和凝胶等。图 5-6 展示了神经

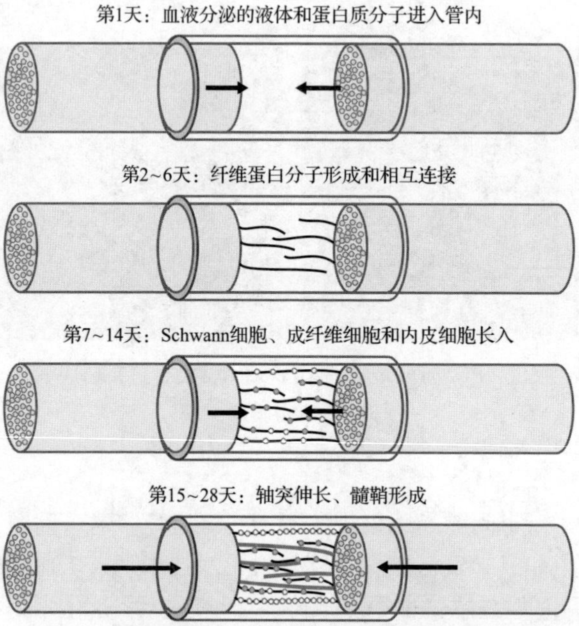

第1天：血液分泌的液体和蛋白质分子进入管内

第2~6天：纤维蛋白分子形成和相互连接

第7~14天：Schwann细胞、成纤维细胞和内皮细胞长入

第15~28天：轴突伸长、髓鞘形成

图 5-6　神经引导通道建立及引导修复过程示意图

引导通道进行神经损伤修复的原理示意图。神经引导通道中神经组织的修复过程一般需要 2 周左右：第 1 天，由血液分泌产生的液体和蛋白质分子进入到引导通道中；第 2～6 天，通道中有纤维蛋白分子的形成，纤维蛋白之间相互连接；第 7～14 天，支持性细胞长入，包括施万细胞(Schwann 细胞)、成纤维细胞和内皮细胞等。

构建通道的材料十分重要。过去一个世纪中的世界战争带来了大量的神经损伤患者，激发了外科医生去寻找更加简单有效的方法来修复损坏的神经。各种生物来源的以及人工合成的材料被制造成神经导管来进行研究。第一次世界大战期间使用镁、橡胶、琼脂；第二次世界大战期间主要使用桶状羊皮纸、钽等材料，但是这些材料基本上没有促进神经细胞再生的作用，与直接缝合没有差别。主要原因是材料的生物相容性较差，引起了强烈的组织反应，限制了生长的神经元到达远端的神经残部。随着合成高分子材料的出现，神经引导通道的材料有了更多的选择，一些常用的材料总结在表 5-7 中。

表 5-7 可用于神经引导通道的材料

合成材料	不可吸收	无孔	乙烯-醋酸乙烯共聚物
			聚四氟乙烯
			聚苯乙烯
			弹性聚硅酮
			聚氯乙烯
			聚偏氟乙烯
		微孔	膨体四氟乙烯
			微孔(纤维素滤器)
		半透性	聚丙烯腈
			聚丙烯腈/聚氯乙烯
			聚砜
	可吸收		聚乙醇酸
			聚乳酸
			聚乙醇酸/聚乳酸共混
生物材料			动脉
			胶原
			透明质酸衍生物
			间皮管
			静脉
金属			不锈钢
			钛

　　通过优化和改造神经引导通道的物理化学性质，可以促进神经的再生。人工合成神经引导通道的以下方面需要深入研究：是否具有选择性透过的功能；管道内腔表面的微观形貌；表面电荷；可溶性生物因子的释放；表面是否修饰有不溶性生物因子；在管道内腔种植神经支持性细胞。

　　关于选择性透过的性能一般有以下方面的考虑：被切断的神经与血液之间屏障的整体性被破坏，这个屏障控制着氧气和二氧化碳的浓度、内部环境的酸碱度以及营养成分和必需的蛋白质的浓度。因此，通道的物质透过性能调节着再生组织与周围液体之间的物质交换。有研究表明，相比于在非透过性通道(例如硅橡胶、聚乙烯材料)或者非选择性透过通道(膨化聚四氟乙烯)中生长的神经，在具有选择性透过性能的管道中再生的神经具有更接近正常神经组织的形态特征。透过性的范围非常重要，最优的再生条件是透过分子量 50000～100000 Da 的物质。

　　在管道内腔的电荷特性方面，电正性和电负性的聚偏氯乙烯(PVDF)和聚四氟乙烯都被研究过，研究结果表明，神经在带电荷的管腔中生长时，无论管腔表面是电正性还是电负性，都比在无电荷的管腔中的神经有更多的鞘轴索。总体上看，带正电荷比带负电荷更好。但是，迄今仍不清楚这种静电荷或瞬时电荷是如何影响神经的再生过程的；推测认为这种促进作用来自于电荷对蛋白合成、膜受体运动、生长核心运动、细胞迁移以及其他因素的影响。

　　对引导通道的物理化学性质进行优化，在表面引入生物功能性分子，也可以促进神经的再生。神经引导通道中可以负载可溶性的生长因子和其他生物活性物质来促进神经的生长；局部和可控的递送系统可以提供持续几个星期的控制释放速率和释放量。这些生长因子或其他生物活性物质的分子量、在管腔中的负载量以及释放方式都会影响药物释放动力学。如果在管腔上再加上单纯的高分子涂层，也可以限制所负载药物的释放速率。在管腔内表面也可以固定连接某些不溶性生物活性物质，比如，细胞膜和细胞外基质中的一些生物分子是促进细胞黏附和生长的有效调节剂。层连蛋白和纤连蛋白也被报道有促进神经体外伸展的作用；在通道中充入层连蛋白的凝胶或者胶原蛋白可以加速神经修复。要注意的是，细胞外基质的浓度非常重要，太厚的凝胶会妨碍神经在半透膜通道中再生。在引导通道内种植神经支持性细胞也是促进神经再生的一个策略，有可能实现大尺寸神经损伤的再生。种植的支持性细胞一般包括施万细胞、成纤维细胞，它们会分泌生长因子。例如，在具有半透性的管道内腔种植施万细胞可促进成年大鼠的神经修复。

　　神经再生是否成功不仅要从形态学方面来评价，更应该注重进行长时间的电生理功能评价，比如几个星期或者更长时间。迄今在不同哺乳动物物种上已经进行了各种尺寸的神经修复研究，包括小鼠、大鼠、兔、豚鼠等，但是在临床上尚少有成功案例。

5.6　以聚丙烯酸酯类高分子材料为基础的眼科植入医疗器械

　　人工晶体是眼科的代表性植入性医疗器械，主要由聚丙烯酸酯类高分子材料构成。疏水性丙烯酸酯(acrylic)是由甲基丙烯酸甲酯(MMA)、羟乙基丙烯酸甲酯(HEMA)及其他交联体聚合而成的一类多聚物，也简称为丙烯酸酯，可被高度纯化，性质稳定，透明性极佳。在 37℃时的屈光指数为 1.544，比聚甲基丙烯酸甲酯(PMMA)的屈光指数高，因此，在同等屈光度条件下，用丙烯酸酯材料制作的人工晶状体可做得更薄，更适合于小切口植入。但丙烯酸酯晶状体弹性较小，由折叠状态到完全展开约需 3~5 秒。

　　亲水性丙烯酸酯指的是聚羟乙基丙烯酸甲酯(PHEMA)，具有网状空间结构，由于分子上有羟基，因此具有吸水性。脱水状态时质硬、半透明，可进行抛光处理；吸水后膨胀，体积增加，充分复水后变得质韧、透明。当吸水率达到40%时，屈光指数为 1.43。优点为化学稳定性好，耐高温，韧性好，不易断；主要缺点是亲水性丙烯酸酯具有网状结构，可使水分子、离子以及小分子物质自由通过，同时也易使代谢及污染物存留，使其透明度降低。

　　某些高分子材料也可以像镍钛合金一样制备成具有形状记忆性的材料，例如，由甲基丙烯酸甲酯、羟乙基丙烯酸甲酯、甲基丙烯酸酯羟基苯酚及乙烯乙二醇二丙烯酸酯交联聚合而成的三维共价网状结构都具有形状记忆特性。可通过加热使人工晶状体变软，将其卷曲并冷却，使其成硬质卷筒形状。通过小切口植入眼内，经体温加热，凭"记忆"缓慢恢复到原来的形态。这种记忆材料为亲水性材料，可吸水 20%，屈光指数为 1.47，可耐高温、高压，有优良的生物相容性。

5.7　本 章 总 结

　　植入性医疗器械已经应用于临床治疗的诸多方面，从解剖结构或生理方面帮助患者获得了更为健康的状态，也使患者获得了更好的生活质量。本章仅列举和讲解了若干种植入性医疗器械的设计理念以及生物材料的选择与应用原理，期望起到举一反三的作用，使读者从中了解植入性医疗器械在疾病治疗中的重要作用以及可拓展的应用场景。

参 考 文 献

[1] Staiger M P, Pietak A M, Huadmai J, et al. Magnesium and its alloys as orthopedic biomaterials: A review. Biomaterials, 2006, 27(9): 1728-1734.

[2] Burns J W. Biology takes centre stage. Nat Mater, 2009, 8(6):441-443.

[3] Santini J T Jr, Cima M J, Langer R. A controlled-release microchip. Nature, 1999, 397(6717): 335-338.

[4] Maloney J M, Uhland S A, Polito B F, et al. Electrothermally activated microchips for implantable drug delivery and biosensing. J Control Release, 2005, 109(1-3): 244-255.

[5] Farra R, Sheppard N F Jr, McCabe L, et al. First-in-human testing of a wirelessly controlled drug delivery microchip. Sci Transl Med, 2012, 4(122):122ra21.

[6] Meng J, Kong H, Xu H Y, et al. Improving the blood compatibility of polyurethane using carbon nanotubes as fillers and its implications to cardiovascular surgery. J Biomed Mater Res A, 2005, 74(2): 208-214.

第6章 人工器官

6.1 定义和概述

人工器官(artificial organ)是指人造的装置或器件，用来置换、替代、模拟或改善那些发生了病变、缺失或无法正常工作的组织或器官的功能，抑或是改善其外观。这些装置或器件可以是永久植入体内的，也可以是临时性的；它们与活体组织直接接触，两者之间存在界面①。与"人工器官"有关的术语还包括"辅助装置(assist device)"，指用于支持或部分替代失能器官的装置②。在上述定义中特别强调了人工器官或其中的某个部分与生物系统有直接接触且两者之间存在界面，例如与血液、生理体液或组织直接接触，与生物系统之间不存在界面的医学仪器和装置不属于人工器官范畴。

人工器官研发的驱动力来自于临床上器官移植的巨大需求和供体器官的极度缺乏。虽然同种异体的器官移植是理想的选择，但是由于供体短缺，患者通常面临着长时间的等待，很多人在等待中去世。此外，还有一些患者由于年龄或疾病的原因而无法接受器官移植。因此，人工器官在疾病治疗中具有重要的价值，而且在某些疾病的治疗中有独特优势。

以往数十年的临床实践表明，应用人工器官可以获得机体的部分功能，从而延长器官衰竭的终末期患者寿命，以及改善患者的生活质量。例如，在1990~2000年的十年间，美国每年有两百万以上的患者接受医学器件和植入假体的治疗，大约有超过2千万人因接受人工器官和假体的植入而获得了更长的寿命和更好的生活质量[1]。与此相比，由于供体的短缺，每年仅有2万人能够得到接受同种异体组织或器官移植的机会，由此获得生存的总人数在20万左右。以上数据说明，人工器官提供了一个治疗疾病的替代途径，一种疾病不仅可以通过化学药物或物理方法来得到治疗，也可以用人造的器件来替代病变器官所失去的功能；而且在某些情况下，置换比药物治疗更为有效。近数十年来，人工器官的技术在不断完善和成熟，特别是在某些疾病的治疗方面发挥着不可替代的作用。

迄今，国际上已经开展了多种人工器官的基础和临床研究与应用，主要包括

---

① Human-made devices designed to replace, duplicate, or augment, functionally or cosmetically, a missing, diseased, or otherwise incompetent part of the body, either temporarily or permanently, and which require a nonbiologic material interface with living tissue

② An apparatus used to support or partially replace the function of a failing organ

人工心脏、人工肺、人工肾、人工肝等，在临床上已经得到应用的人工器官如心室辅助装置(ventricular assist devices)、全人工心脏(total artificial heart)、心肺机（也称为体外辅助循环系统，heart-lung machine）、心脏起搏器(cardiac pacemakers)、植入式除颤器(implantable defibrillators)、主动脉内气囊反搏泵(intra-aortic balloon pump)、体外膜肺氧合(extracorporeal membrane oxygenation)、血液透析装置(maintenance hemodialysis)、腹膜透析装置(chronic ambulatory peritoneal dialysis)、神经刺激器(neurostimulator)、人工晶体(intraocular lenses)、中耳听小骨链(middle ear ossicle chain)、脑积水分流装置(hydrocephalus shunts)、齿科植入物(dental implants)、皮肤和组织扩张器(skin and tissue expanders)等。有些人工器官尚处于研发阶段,例如人工胰脏(artificial pancreas)、人工血液(artificial blood)、静脉内氧合器(intravenous oxygenation)。处于概念设计阶段的人工器官包括人工眼(artificial eye)、血压调节器(blood pressure regulator)、植入式人工肺(implantable lung)、人工气管(artificial trachea)、人工肠(artificial gut)、人工输卵管(artificial fallopian tube)等。

　　从以上举例也可以看出，人工器官的设计难度与器官的"重要性"并不完全一致，比如，通常认为心脏是最重要的人体器官，它的功能是维持全身的血液循环，但是人工心脏的功能相对于某些其他器官在技术上更容易实现，因为它简单来说就是一个性质可控的血泵；而有一些器官在工程技术上则更具有挑战性，比如肝脏具有生物化学和生理功能，相比于人工心脏，其功能的模仿难度更大一些；而人工肠不仅具有蠕动等物理功能，还具有代谢、吸收等各种生理功能，特别是近年来还发现肠道中有大量菌群在发挥重要作用，因此可以想象，其功能的实现更具有挑战性，迄今还在概念设计阶段。此外，需要强调的是，人工器官的植入后与机体的整合也是一项重大挑战，因为一旦植入，患者的生命将完全依赖于人工器官本身。

　　人工器官和假体获得真正的发展始于 20 世纪 50 年代，在此之前，由于合成材料的种类十分有限，器官的置换技术相当粗陋，甚至难以想象。在随后的十年间，由于材料科学不断获得突破性进展，特别是人工合成高分子材料的出现，极大地推动了人工器官的研发。20 世纪 80 年代以来，人工器官的研究和应用迅速发展，几乎人体各个器官都在进行人工模拟研制中，人工肾、心肺机、人工心脏、心脏起搏器、人工动脉血管、人工心瓣、人工髋关节等人工器官陆续研发成功并进入临床应用。到 21 世纪，科学家们利用 3D 打印技术和组织工程学方法，可以定制化制造适应特定患者需求的人工器官，显著提高了手术成功率和患者的生活质量。

　　尽管人工器官作为一种治疗方法并没有达到传统医学的根本性目标，即理解疾病的进程、干预或治愈疾病，但是在某些疾病的治疗方面展现出了显著的作用，远远优于药物治疗和手术矫正的效果，典型的疾病包括心瓣膜疾病、心肌梗死、恶性风湿、动脉粥样硬化、白内障、耳聋等。在这些疾病的治疗方面，人工器官提供了第一批医学与工程学融合的典型案例。例如，人工耳蜗(cochlear implant)是医学与工程科学多学科融合而产生的人工器官的典型事例之一。人工耳蜗是一种电子装置，由体外语言处理器将声音转换为一定编码形式的电信号，通过植入体内的电极系统直接兴奋听神经来恢复或重建聋人的听觉功能。通过电子技术、计算机技术、语音学、电生理学、材料学、耳显微外科学的相互融合，人工耳蜗已经从实验研究进入临床应用，作为治疗重度耳聋至全聋的常规方法[1]。2014 年的拉斯克临床医学研究奖授予了澳大利亚墨尔本大学名誉退休教授 Graeme M. Clark、奥地利茵斯布鲁克 MED-EL 人工耳蜗公司的 Ingeborg Hochmair 和美国杜克大学的 Blake S. Wilson。获奖理由是"现代人工耳蜗的研发——该装置为严重耳聋的人获得了听力"。

以下各节将介绍人工肾和心血管系统人工器官的设计理念、工作原理、发展进程及临床应用。

6.2　人　工　肾

人工肾是现代医学发展过程中的第一个真正意义上的人工器官，其研发和应用是医学与工程学完美结合的案例。

6.2.1　肾脏的功能

肾脏是调节人体内容量和酸碱环境平衡的重要脏器。肾脏的功能可以概括为四大类：①排泄水溶性的代谢终末产物，以含氮小分子物质为主，例如尿素氮、肌酐、尿酸等；②通过调节尿量和尿液离子的成分来维持体内容量稳定、电解质及体液酸碱平衡；③肾脏还承担着部分重要的内分泌功能：产生促红细胞生成素参与造血；分泌肾素和前列腺素参与血压和容量调节；④肾脏参与了骨的生长调节：维生素 D 需要在肾脏完成最后一步羟化，才能形成具有活性的骨化三醇，发挥其生理作用。目前临床应用的人工肾能够替代的是肾脏排泄代谢产物和调控容量、电解质与酸碱平衡的功能，这也是肾脏最重要的功能，称为分离功能。具体来说，肾脏的分离功能包括：消除蛋白质代谢终末产物水溶性含氮化合物；除去多余的电解质，保持体液的电解质平衡；排出体内多余的水分，保持水平衡；通过调整酸碱离子的排泄来维持体液的酸碱平衡。

肾脏的功能单位叫做肾单位,也可称之为物质转运单元；每个肾脏有大约 100 万个肾单位，每个肾单位由肾小球和相关肾小管组成，肾小球行使过滤功能，肾小管的功能是浓缩、稀释和重吸收(图 6-1)。肾小球毛细血管内皮细胞基底膜以及

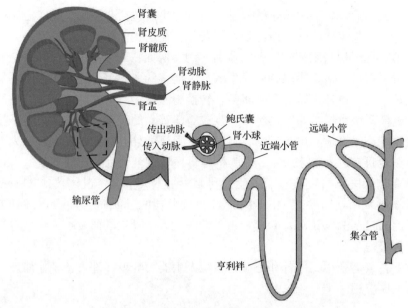

图 6-1　肾脏模式图和肾单位模式图

血液经肾小球过滤生成原尿，经肾小管重吸收生成终尿[2]

足细胞构成带有负电荷的布满微孔的滤网，肾脏从肾动脉接受血液供应，每分钟大约接受 1300 mL 血液，约为 25%的心输出量。血液流经肾小球的滤过屏障时，直径超过微孔的大分子和大多带有负电荷的蛋白质分子无法通过滤网，而多数含氮小分子代谢物、部分氨基酸、葡萄糖以及电解质和水均可通过，形成原尿。原尿中的水大部分在肾小管被重吸收，电解质和酸碱离子则由肾小管根据体内情况有选择地吸收或排出，终尿流经集合管、肾盏和输尿管最后进入膀胱排出。肾小球内部存在 10 mmHg 静水压力梯度的超滤驱动力，使少量低分子量蛋白也能够透过肾小球滤过屏障。

对人体有益的蛋白质分子被截留下来，留在体内；大量的水分以及小分子含氮废物、部分氨基酸和葡萄糖则通过肾小球滤过屏障，两肾超滤的血浆总量用肾小球滤过率(GFR)表示，健康成年人为 90～120 mL/min。一个健康成年人，每昼夜由肾小球滤过生成的原尿量可达 180 L，经过肾小管的重吸收后每天形成的终尿量一般不超过 2 L。肾单位的滤过功能受到机体内环境的调节，如容量、酸碱平衡等。肾衰竭患者肾单位丧失，肾小球滤过率下降，导致少尿甚至无尿。

目前临床所使用的人工肾主要代替肾脏来排泄部分含氮废物，调节电解质和酸碱平衡以及人体血容量。肾脏的其他重要功能已有药物可以替代，如重组人促红细胞生成素和骨化三醇已成功用于临床多年。人工肾的应用与药物治疗相结合，使得尿毒症患者得以长期生存。

6.2.2　人工肾的基本构成和工作原理

　　人工肾是替代肾脏功能的装置，它将血液引出体外，建立体外循环，流经透析器，透析器是多孔膜制成的中空纤维，通过透析、过滤、吸附、膜分离等过程排出体内过剩的含氮化合物、新陈代谢产物或过量的药物，调节容量和电解质平衡，然后再将净化的血液引回体内(图 6-2)，这个过程也称为血液透析，主要用于治疗肾功能衰竭和尿毒症。对于慢性肾衰竭患者而言，肾移植是首选的治疗手段；但由于缺乏供体，血液透析已成为肾衰竭患者的普遍治疗方法。例如，肾衰竭是糖尿病最常见的慢性并发症，很多患者依赖人工肾生存，如果没有血液透析，则会因肾衰竭而死亡。此外，血液透析也是用于急性肾衰患者的过渡疗法。

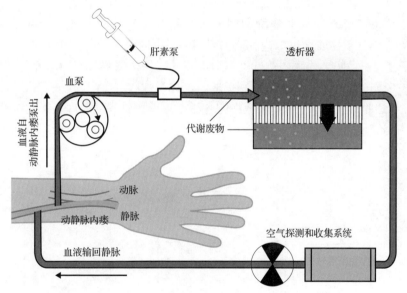

图 6-2　血液透析装置和过程示意图
另见书末彩图

　　人工肾脏由透析器、透析液供给装置和自动监视系统三个部分组成。透析器是人工肾脏的主要部分，从结构上可分为平板型、蟠管型和中空纤维型三种。中空纤维型透析器的透析效率比标准平板型和蟠管型高，而且体积、血液预充量、残血量都较小，能避免交叉感染，预消毒方便，从 20 世纪 70 年代开始已广泛应用于临床。中空纤维型人工肾脏透析器通常由 8000～10000 根外径为 200～300 μm、壁厚为 20～40 μm 的中空纤维封装组成，透析面积为 1.0～1.2 m^2。透析液经温控系统调节温度后进入透析器，患者血液导入中空纤维后再流回人体，在此过程中，血液中的尿素和肌肝等代谢废物透过中空纤维膜进入透析液，被后者带出体外(图 6-3)。

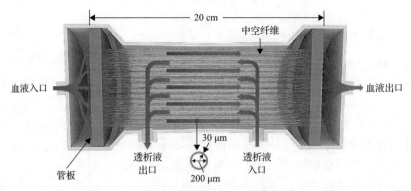

图 6-3 中空纤维型透析器的内部结构示意图

另见书末彩图

人工肾清除溶质和水分所利用的基本科学原理包括对流、弥散、超滤等(图 6-4)。小分子物质穿过半透膜从浓度高的一侧向浓度低的一侧扩散,是最初的透析概念。如果使半透膜两侧的液体对向流动,保持两侧溶液的浓度差,使小分子溶质持续由高浓度侧向低浓度侧扩散,也称为弥散。血液和透析液隔着透析膜——即半透膜形成对流,由于血液中的含氮小分子物质浓度远远高于透析液浓度,因此会向透析液侧弥散。

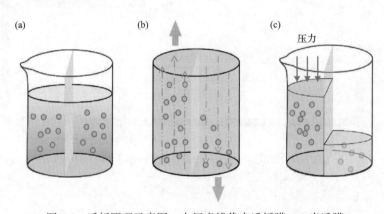

图 6-4 透析原理示意图,中间虚线代表透析膜——半透膜

(a)扩散:这是透析的基本原理,小于半透膜孔径的小分子物质从浓度高的一侧向浓度低的一侧移动,直到两侧平衡。(b)对流和弥散:当膜两侧液体对向流动时,小分子物质从浓度高的一侧向浓度低的一侧持续移动,称为弥散。箭头代表流动方向。(c)超滤:当对一侧的液体施加额外压力时,小分子溶质和水通过半透膜向对侧移动

另见书末彩图

血液和透析液在透析器中隔着透析膜逆向流动,血液流过人工肾的速度至少是 200~300 mL/min,透析液通过人工肾的速度至少 500 mL/min,全身的血液完成一次循环需要 20~30 分钟,血液透析一般重复该循环 6 次以上。对于心脏情况

不够稳定的患者来说，血液透析对溶质的快速清除会导致血流动力学受到影响，对患者不够安全，这时临床上会使用单纯超滤技术。超滤是指当施加额外压力给透析膜一侧血液时，水分子和小于透析膜孔径的分子都会在压力下穿过半透膜。超滤清除溶质和水分的效率低，但对血流动力学的影响比透析小。

6.2.3 人工肾的历史

透析膜是人工肾的核心载体，其化学组成、物质转运特性、生物相容性均对人工肾的功能具有举足轻重的影响。人工肾的研发历史实际上也是透析膜材料发展的历史，从最初的实验研究到广泛的临床应用，人工肾的发展与半透膜的发展以及可再生半透膜的工业化生产密切相关。

具有渗透和扩散作用的半透膜出现于 19 世纪中期。1854 年格拉斯哥大学化学系的托马斯·格雷姆(Thomas Graham)教授第一次创造了"透析"这个词，描述不同的溶质在渗透压的作用下透过半透膜的过程。在人工肾的发展历程中，半透膜材料在不断进步，早期从最初用牛膀胱到用包覆白蛋白的植物羊皮纸，再到胶体素(colloidin)。胶体素是糖浆样的液体，由纤维素、硝酸、乙醇和乙醚制成，干燥后形成多孔膜样结构。

1913 年美国约翰·霍普金斯大学药理学家 John Abel 制造了第一台透析机，并将胶体素制成的半透膜应用于动物的血液透析。在 1924~1925 年间，德国内科医生 George Haas 用胶体素半透膜给 6 名患者进行透析，但是患者均未能存活；1928 年他发明了第一台应用于人体的人工肾，并将肝素抗凝剂与透析结合起来应用于两名肾病患者，结果仍然令人失望，Haas 医生认为失败的原因是技术问题以及同事的反对。1923 年，Heinrich Necheles 曾使用羊或牛的腹膜给患尿毒症的狗进行透析，也未获成功。在 20 世纪 20 年代，北京协和医学院的林可胜教授和 Heinrich Necheles 教授开展了早期人工肾研究，Heinrich Necheles 教授还曾使用羊或牛的腹膜给患尿毒症的狗进行透析。1926 年林可胜教授带领生理学系研发出 Necheles 透析器，完成活体透析研究，并在透析过程中首次使用了肝素抗凝(图 6-5)。

1885 年人类第一次从木头中提取出纯化的纤维素，1895 年合成醋酸纤维素出现。1927 年英属哥伦比亚大学的 Freda Wilson 用一种叫做赛璐玢的再生纤维素薄膜(也称为玻璃纸)作为透析材料。赛璐玢强度高，在适度的压力下不会破裂，而且膜内部具有微孔结构，此外，还能够耐受消毒的过程。这种材料在透析过程中展现出了优异的扩散特性。1937 年纽约的血液学家 William Thalhimer 将一个 2 cm 宽、30 cm 长的管状玻璃纸应用在人工肾，给患有肾衰竭的狗进行透析。后来出现了商业化的用于透析的玻璃纸。

1943 年，来自荷兰的内科医生 Willem Kolff 博士创造了旋转圆桶式透析机(图 6-6 左)，这是第一个成功地应用到人体的人工肾。这台设备的外观与鼓桶类

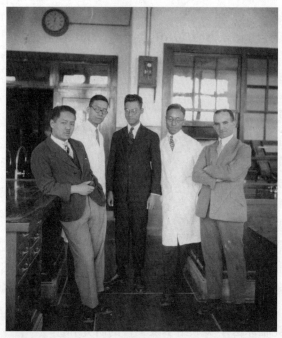

图 6-5　1926 年北京协和医学院生理系合影，左一为林可胜，右一为 Necheles[3]

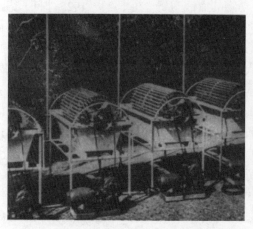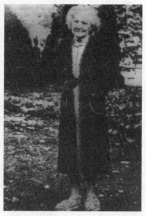

图 6-6　Willem Kolff 医生发明的旋转圆桶式透析机(左)
和经血液透析治疗存活下来的第一位患者(右)[4]

似，由板条组成，板条之间有空隙。在桶身上包裹有大约 30～40 m 长的醋酸纤维素管，然后整个装置被置于 100 L 的透析液中。心脏和血泵将血液压入醋酸纤维素管中，使得小分子物质可以通过醋酸纤维素膜在血液和透析液之间扩散；流经透析机的血液被收集在一个底端装有一个乳头的玻璃圆筒中，通过交替地升降玻璃圆筒，收集的血液经过乳头连接的橡胶管，最终全部流回到了患者的静脉中。

这个过程需要一个大容积的体外循环系统，需要至少两个单位的体外输血量。Kolff 医生制作了四台旋转圆桶式透析机，为 17 位患者做了血液透析，前 16 位患者的治疗失败了，第 17 位患者的治疗最终获得了成功(图 6-6 右)。在人工肾的发展历程中，来自加拿大的 Gordon Murray 博士(1894～1976 年)也是值得记住的一位外科医生。他在北美率先成功将血液透析应用到临床。由于战争阻碍了通讯交流，在 20 世纪 40 年代的中期，他和 Willem Kolff 医生并不知道彼此的工作。Murray 医生通过大量的实验研究将肝素应用于血管外科学，为人工肾抗凝剂的选择奠定了基础。1945 年他首次设计了一个管型透析器，但是没有产生多大的影响。1952 年他重燃热情，在 Walter Roschlau 的帮助下发明了金属型透析机，将其应用于 11 位急性肾衰竭的患者，其中有 5 位获救。

透析器的结构从最初的鼓筒式开始，经历了平板型和蟠管型，直到 1967 年中空纤维型透析器出现。由于大幅度增加了透析膜与血液的接触面积，同时减少了预充血量，增加了治疗的安全性并改善了治疗效果，中空纤维型透析器一经推出就在临床上得以迅速推广，并沿用至今。此后，血液透析技术也越来越广泛地用于临床，挽救了数百万尿毒症患者的生命。

2002 年拉斯克临床医学奖颁给了人工肾的研究和应用，Willem Kolff 医生是获奖人之一。

6.2.4　透析膜材料及其研发进展

人肾小球基底膜的渗透和超滤系数远高于纤维素膜。因此，透析膜材料直接影响人工肾的性能。随着透析技术的推广应用以及对临床治疗效果的追求，对透析膜的改进也在持续进行。迄今，制作透析膜的材料主要有三大类：再生纤维素、修饰改性的纤维素和合成高分子材料。每一种材料都有其优点和不足。

在以上三类材料中，再生纤维素占有很高比例，其中最常用的是醋酸基团修饰的铜络玢(cuprophan)，即醋酸纤维素膜，在一些早期教材中也称其为铜仿膜，1966 年开始标准化的工业生产。铜珞玢材料价格低廉，具有高强度和高结晶度，加工而成的薄膜可以非常薄和光滑；由于亲水性极强，薄膜的表面会吸附并牢牢结合水分子，形成一层水凝胶。这种薄膜材料对小分子物质的清除效率很高，但缺点是对中等分子量物质(分子量为 1000～30000 Da 的物质)的清除能力不足；此外，在血液透析的第一个小时内，分子中的亲核基团会导致补体系统激活和引起一过性的白细胞减少。人们在纤维素透析膜的基础上进行改良，引入部分二乙氨乙基(diethylaminoethyl，DEAE)基团，即得到 DEAE 修饰的纤维素，这种透析膜也被称为血仿膜，显著改善了补体激活的问题，但是出现了凝血的问题，目前临床上比较少用。为了克服这些问题，多种高分子材料陆续被研发和用于透析膜的制造，包括聚碳酸酯、聚醋酸乙烯酯、磺酸化聚丙烯腈、聚甲基丙烯酸甲酯、聚乙烯醇等。此外，聚砜、聚乙烯亚胺(polyamides)、丙烯腈-氯乙烯共聚物等也有研究和应用。

第一种人工合成高分子半透膜出现于 1969 年，由聚丙烯腈制成(AN-69)，最初应用于平板型透析器，也是第一个使用 γ 射线消毒的透析器，迄今这种材料还在部分人工肾上使用。但是，由于聚丙烯腈分子电负性较强，在与血液接触过程中会激活缓激肽，有时会导致严重过敏反应，特别是服用血管紧张素转换酶抑制剂治疗高血压的患者。目前广泛使用的中空纤维型透析器由美国化学工程师 Stuart 和 Lipps 发明，使用聚甲基丙烯酸甲酯(polymethylmethacrylate, PMMA)制备的中空纤维的直径大约是 200 μm，管壁厚 5 μm，由这样的 11000 根纤维组成超薄的透析膜，其商业产品于 1972 年正式上市。这种毛细管尺寸的纤维可以提供更大的表面积，需要的体外血量大幅度减少，因此可以更为有效地将血液中的废物带走，使得透析效率大为提高，也使研发人员在微观层面上更加清楚地理解了透析的生理学效应。透析膜被做成中空纤维后，人工肾的支撑结构也显著减小，膜的尺寸和类型也发生了相应改变。此后更多的高分子材料被研发出来用于中空纤维的制造。

近年来聚砜(polysulfone)、聚醚砜(polyarylethersulfone)等制成的透析膜进入了临床应用，聚砜膜或聚砜膜与PVP的复合膜制成的人工肾目前使用已比较广泛。聚砜材料的优点是血液相容性良好，同时，可以加工制备成不对称和各向异性的疏水性薄膜，这种薄膜厚度大约 1 μm，一侧具有致密的孔隙并构成了屏障，与血液接触的一侧则具有海绵样多孔结构，孔的尺寸更大，以降低材料对补体系统的活化作用。聚乙烯吡咯烷酮(polyvinyl-pyrrolidone, PVP)被用来做透析膜的涂层，以改善聚砜膜的亲水性。

以上所提及的均为已应用于人工肾半透膜的材料，它们的作用方式大致相同，效率各异。透析器半透膜的表面积在 $0.7 \sim 1.8$ m^2 范围内，通常使用 β2-微球蛋白作为人工肾清除中分子性能的标志物，根据是否能透过 β2-微球蛋白而分为低通量半透膜和高通量半透膜。现有多数透析膜材料属于低通量半透膜，对小分子物质的清除能力较好，但难以清除中分子量物质，这是血液透析膜研发的焦点问题之一。

血液滤过(hemofiltration)是为了解决中等分子量物质透析的一种方法，利用超滤的原理，在血液与透析液之间增加一个较高的水压差。图 6-7 给出了血液透析和血液滤过清除的物质及其分子量。用于血液滤过的人工肾滤过膜是一种大孔的具有高水通量的薄膜，模拟了肾小球的分离功能，能够清除中等分子量物质。例如，以聚砜制作的半透膜材料对于菊粉和 β2-微球蛋白具有较大的筛分系数，但是也面临血液相容性需要进一步改善的问题。需要强调的是，许多蛋白结合毒素(如胆红素和硫酸吲哚酚)属于需要清除的中等分子量物质，清除了这些物质，对于改善长期接受血液透析治疗的患者的身体状态会具有重要的作用。

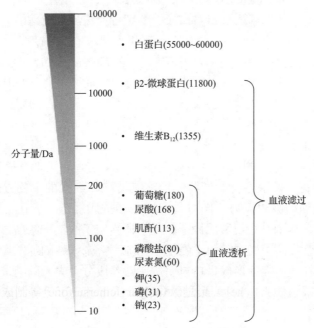

图 6-7　血液透析和血液滤过清除的物质及其分子量

　　在对血液净化材料性质的不断改进中，随着纳米技术的发展，碳纳米管材料的应用正在得到关注与研究。碳纳米管的结构与性质在第 2 章中已有介绍，以下列举若干研究进展介绍碳纳米管在血液净化材料中的应用潜力。

　　将碳纳米管用于血液透析材料的驱动力之一是碳纳米管除了能够提高复合材料的血液相容性，还因其原子尺度的光滑内壁、曲率表面和孔隙结构而具有高流体通量。碳纳米管的独特螺旋结构有利于分子的运动，由此促进流体的输运。

　　聚砜是最具代表性的血液透析膜材料，但其疏水性影响超滤性能和血液相容性。将表面羧基化的碳纳米管作为填充材料与聚砜材料复合后，聚砜材料的润湿性、孔隙率和血液相容性都得到了提高。与此同时，碳纳米管增加了复合材料的比表面积，十分有利于对各种分子的吸附。尤其重要的是，复合材料的溶血率很低。同样的复合方法在另一种血液净化材料聚醚砜上也得到了类似的效果。有研究报道，碳纳米管的加入使聚醚砜表面形成多孔结构以及在材料内部形成了通道样空间，由此使聚醚砜膜的水通量提高了 40%[5]。碳纳米管的加入还有助于聚乙烯吡咯烷酮(polyvinylpyrrolidone, PVP)对聚醚砜的改性。PVP 是高度亲水高分子，可以防止聚醚砜对血浆蛋白的吸附，而与聚醚砜复合的羧基化的碳纳米管为 PVP 提供了空的活性位点，使其可以通过非共价方式与聚醚砜稳定结合。这种方法为复合材料的多种性能带来了显著的改进，不仅提高了通量率、抗黏附能力和抗凝血性能，而且，对尿毒性溶质有更好的清除效率[6, 7]。

碳纳米管复合材料还表现出对血液中特定毒性物质的清除能力。例如，血液中肿瘤坏死因子(tumor necrosis factor-α，TNF-α)水平的升高是很多疾病的诱因，如感染性休克、炎性肠病和类风湿性关节炎。但是，TNF-α 三聚体的分子量为 51 kDa，商业化非离子高分子微球对其吸附能力十分有限，而 TNF-α 中和抗体不仅昂贵，而且有引起毒副作用的风险，包括感染、神经系统疾病和心衰等。羧基化的多壁碳纳米管与聚乙烯醇材料复合后，可以使血液中 TNF-α 降低 10%左右。胆红素也是一种血液毒素，过量的胆红素会在器官中累积，导致脑损伤、黄疸、癫痫，甚至死亡，因此，清除胆红素对于血液净化，特别是对争取肝脏移植时间十分重要。血液灌注、血液透析和亲和膜色谱是清除胆红素的主要方法。碳纳米管对胆红素有强烈的吸附能力，同时具有抗菌和抗病毒能力，在一项研究中，碳纳米管与纤维素纳米纤维组装成微球，其上还固定了胆红素的高效配体赖氨酸，其中的碳纳米管提高了微球的力学强度和孔隙率，亲水性的纤维素和赖氨酸可防止血清白蛋白在微球表面形成蛋白冠而造成营养成分丢失。碳纳米管的复合使微球对胆红素的吸附能力达到了 204.12 mg/g，远远超出了无碳纳米管添加的微球(71.20 mg/g)[8]。

肾功能衰竭患者血液中的蛋白结合尿素毒素(protein-bound uremic toxins，PBUTs)危害极大，但是很难通过常规血液透析被清。有研究组构建了一种有机生物电子血液透析装置，尝试通过材料上的电流变化使蛋白-毒素复合物解离而清除PBUTs。在这个装置中，多壁碳纳米管和导电性高分子被共混后制备成了导电纳米纤维无纺垫，放置在常规的聚醚分行透析膜上。在 0~+0.8 V 的电压下，碳纳米管提供静电吸引力来促进血清白蛋白的吸附，然后，在–0.8~+0.8 V 的电压下，多壁碳纳米管复合材料可以消除 PBUTs 与血清白蛋白的结合，以改进 PBUTs 的清除率。在–0.8 V~0 的电压下，多壁碳纳米管复合材料提供静电排斥力来增加血清白蛋白在 PBUTs 上的滞留。这个电刺激血液净化装置在 4 小时的实验中表现出对尿毒素的高效清除效率，并使蛋白丢失保持在较低水平。尤为重要的是，这个装置在补体激活、血小板黏附和红细胞破裂方面均保持较低水平[9]。

近十几年来，纳米加工技术被融合到了人工肾的研发中，例如，通过精细调控纺丝过程可以制备出基于聚砜的高通量半透膜，纤维内层的微孔尺寸减小到纳米尺度范围内，可以在提高中等尺寸分子透过率的同时，阻止大分子白蛋白的透过。纳米尺度的加工技术对膜表层结构也产生了重要的影响，半透膜表面的孔数增多，孔的直径分布很窄且集中在期望值附近。材料的微纳加工技术也使人工肾的血液透析系统的体积显著减小，与此同时，微流控技术与细胞生物学相结合为实现可植入的杂化人工肾脏提供了可能。

综上所述，人工肾在设计时既要考虑到材料的机械强度，又要考虑到材料的生物相容性，生物相容性影响了凝血过程、炎症因子的激活以及过敏反应等，同时，膜的面积、微孔的数量和大小直接影响了人工肾的性能，决定了治疗效果。

6.2.5 透析机的发展

透析机集成了血液循环调控和监视、透析液配比、透析液循环和监视、加温、电导监视、漏血和漏气监视和超滤控制等一系列重要功能。

将水分从患者血液中移除是透析中十分重要且必要的步骤。1946 年 Nils Alwall 发明的一台透析机采用了超滤技术，这是透析中十分重要的步骤。超滤是用压力将水分通过透析膜从血浆中挤压出来，成功地将水分从患者血液中移除。对于之前的透析机来说，单靠心脏方面的压力是不能够引起超滤的，而且在此之前的透析膜的强度也不足以抵挡超滤产生的压力。Alwall 发明的透析机结构与之前出现的旋转圆桶式透析机类似，在一个金属滚筒的静置垂直面安置有大约 11 米的醋酸纤维素管。醋酸纤维素管被放置在金属板之间，所以可以承受很高的压力。透析膜被附着在一个密封的圆筒上，对透析液以及来自心脏的压力都起到了调整的作用，最终能很好地控制超滤过程。

1963 年 Albert Babb 发明了第一台透析液配比系统。每次透析需要大量的透析液，约 240 L 或更多，透析液为酸碱平衡和电解质浓度接近生理状态的溶液，主要成分是碳酸氢盐，钾、钠、氯、钙等离子成分，为了方便生产和运输，透析液常为浓缩液或粉剂。使血液和透析液隔着透析膜形成对流，小分子废物穿过透析膜弥散到透析液并被持续流动的透析液清除，实现了对流和弥散原理在血液透析治疗中的应用，增加了透析效率。1965 年，以此为基础上进行了改良，增加了监视系统和加温消毒装置等，成为投入应用的真正意义上的透析机。为了更进一步精确控制脱水速度和脱水量，1972 年发明了超滤控制系统，先后经历定压超滤、定容超滤、流量传感器控制超滤等模式，后两者是目前透析机的常用超滤方式。

6.2.6 血管通路的建立

为了达到血液透析的治疗效果，需要保证单位时间内尽量清除足够多的血液毒素和多余水分，常用的体外循环下血流速度参数在 150～300 mL/min，而人体的体表浅静脉的血流量和流速是无法满足治疗需求的。

20 世纪六十年代左右，血液透析逐渐开始在医院广泛用于尿毒症的患者的长期治疗。但在当时，血管通路——把血液从体内引出以及回输，并且能够长期应用——仍然没有好的解决方案。最初的办法是直接穿刺动静脉，但这显然既不安全又无法长期使用。1961 年，英国医生 Shaldon 首次使用导丝引导下穿刺股静脉留置双腔管，作为血液透析的血管通路，这一技术沿用至今。此后，又逐渐发展为颈内静脉置管，均为目前临床广泛应用的临时血液透析通路的主要方式。1962年，Brescia 及 Cimino 将患者前臂的桡动脉和头静脉吻合，将部分动脉血引流至浅静脉，建立了第一例自体动静脉内瘘——用于血液透析的长期血管通路，动静脉内瘘的发明，为患者长期接受血液透析治疗提供了可能。为纪念这两位医生的贡献，这一内瘘被称为 Brescia-Cimino 内瘘。内瘘的建立使位于前臂皮下的头静脉瘘口附近的血流量和流速明显增加，静脉血管壁在高流速的刺激下增厚，提供了反复穿刺的可能性和更好的安全性。内瘘的发明为患者的长期透析治疗解决了关键的一步。随着人工血管的开发，对于血管条件不理想的患者，目前已可以直接置入一小段人工血管搭建内瘘。

6.2.7　对人工肾的总结与展望

尽管人工肾已经取得了很大的进展，但是对血液透析做进一步改善的需求还在不断增加。透析技术在患病率、死亡率以及透析患者的生存质量方面还应该有所进步。理想的人工肾应达到以下标准：连续透析、移除一定分子量范围的溶质、满足不同个体的需要、便携/耐用/可植入、生物相容性优良、轻量型、低成本、安全、可靠。目前的透析过程是由透析膜的孔隙结构决定的，只能选择分子量而不能选择特定分子，因此是非特异性的，在毒性物质被清除的同时，一些有用的物质也被舍弃了。用传感器对合适的生物标志物进行在线监测可能有助于控制清除过程。透析对于代谢通路的干扰还需要更深入的认识，以便于制定更为精准的治疗方案和设计适应性的设备。进一步提高材料的生物相容性可以减少透析管路与患者之间的复杂相互作用，减少血液中促凝和促炎性物质的产生。

值得注意的是，人工肾脏的研发与临床应用范围正在不断拓展，血液透析始于尿毒症患者的救治，发展至今已不仅用于以清除小分子毒素为目的肾脏替代治疗，其衍生技术已用于包括去除中、高分子物质的特殊血液净化治疗，20 世纪 80年代以来逐步在罕见病、危重症及肿瘤疾病等多种临床领域中得到探索与应用，关注人工肾及其衍生技术在上述领域的研究和应用进展，有助于在相关疾病诊治中拓宽思路，提升治疗水平。

6.3　体外循环支持系统

体外心肺旁路(extracorporeal cardiopulmonary bypass，CPB)，也称为心肺转流，是最常见的人工循环支持系统，属于短时支持性人工器官；主要通过血液驱动和气体置换来提供心、肺功能。

体外心肺旁路的原理是用管路将人体大血管与人工心肺机连接，从静脉系统引出静脉血，并在体外氧合，再经血泵将氧合血输回动脉系统，由此使患者的心、肺与其自身的循环系统隔离，同时维持其功能。体外心肺旁路主要应用于需要开胸的心脏和大血管手术，例如心脏瓣膜置换、血管搭桥、房室缺损修补、全心脏或肺脏移植等。近代心脏外科手术的发展与心肺转流术的成功应用密切相关。

图 6-8 给出了体外心肺旁路的基本组成示意图。由图可见，静脉血在引力作用下通过一个直径 0.5 英寸(1.27 cm)的管路从右心房排到静脉贮血器中。静脉贮血器的作用是血液过滤和充当容器。血液过滤在中心柱上进行，中心柱由多孔泡沫塑料和聚丙烯编织薄膜组成。多孔泡沫为血液提供了曲折复杂的流道，血液中形成的微小的栓子可以在流动过程中被清除；聚丙烯编织薄膜的作用是清除气体微栓；二者的结合使其过滤能力达到了 40 μm。静脉贮血器的第二个作用可以调节 CPB 期间由于手术操作、分流、低温以及药物所引起的血容量的急剧变化。

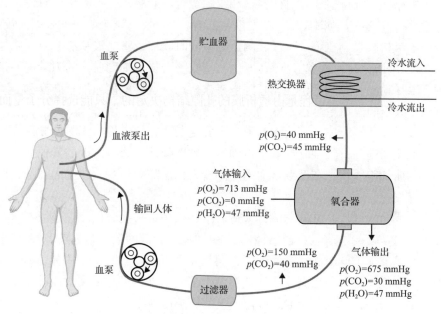

图 6-8　心肺旁路示意图及各仪器中的氧和二氧化碳分压

1 mmHg=133.322 Pa

过滤后的静脉血从贮血器泵入到热交换器和氧合器中。常用的动脉泵有两种：部分闭塞的蠕动滚子泵和没有闭塞限制的离心漩涡泵。动脉泵的作用是模仿心室的功能，所提供的心输出量是用患者的表面积乘以心指数得到，心指数的范围是 $1.8 \sim 2.4$ L/(min·m^2)，与患者的体温有关。传递给热交换器的血液要穿过有高分子材料涂层的铝合金膜或聚丙烯膜。这层膜将血液与另一边温控的液体(被单独的加热器冷却单元控制)隔开，因此能够很好地控制血液温度，进而控制患者体温。之后，血液被传递给氧合器或者气体交换设备。气体交换设备由中空纤维构成，中空纤维由聚丙烯多孔膜制成。膜上的微孔构成了一个虚拟的血-气界面，而液体无法通过。这种构造以及其中巨大的比表面积与肺的组织结构相似，确保了氧气的高效吸收以及二氧化碳的排放。标准 CPB 回路的最后一个部件位于动脉前，是一个 40 μm 的动脉网式过滤器，能够进一步地移除血液中的微栓子，并发挥空气泡沫陷阱的作用，有效降低 CPB 引起的并发症和死亡率。与 CPB 回路中的很多组件一样，最后的过滤器流路也是自上而下穿过，这是捕获空气的一个关键特征。图 6-8 同时给出了血液流经 CBP 中各部件时具体的氧分压和二氧化碳分压的数据。

心肺旁路中组成部件的功能和特性如下：

1) 替代心脏的泵

从工程的角度来看，心脏是一个肌肉构成的泵，这个泵维持氧气和血液在肺和肌体中循环，维持肌体所有的器官和组织运行。心脏的收缩有两个阶段，在第一阶段，右和左心房同时收缩，把血液泵入右、左心室。这个阶段的收缩力较弱，相当于一个初级泵。在第二阶段，两个心室同时收缩，将血液从心室射入肺循环和体循环(瓣膜保持血液单方向流动)。心室收缩力强，推动血液的力量主要是心室的舒缩活动。心肌随后松弛，直到下一次搏动，这样就使血液重新充满心脏。心脏在一天里的泵血量可达 2000 加仑(7.57 m^3)。

血液是非牛顿流体，其流体动力学十分复杂：它的黏度与流速差异很大。随着血流速度的提高，红细胞形状变得细长，黏度降低。影响黏度的其他显著因素是温度和血细胞压积；在低温下血的黏度变大，而随着红细胞浓度的下降，血液黏度下降。

为了成功地取代心脏的功能，人造血泵必须满足一些条件。它必须能够在 1 分钟内传送 7 L 的血容量；初始容量较低(即拥有较低的最初容量)；对血液不产生机械性的破坏；同时必须是无菌的，而且安全可靠。湍流产生的剪切力会破坏细胞，而湍流产生的负压会将气体从溶液中拖曳出来，借此携带气体进入血液。所以一定要去除整个回路中导致湍流产生的极限压力区域。

在 CPB 手术期间，会使用蠕动泵或者离心泵来实现流体的传递。在手术支持以外，同样需要能够提供足够长时间的支持而且形式多样的泵。蠕动泵通过滚道里滚轴的一次次旋转来定量传递流体，因而控制系统的灵活性相对较小；蠕动泵的管子通常由聚氯乙烯或者硅胶制成，滚轴长时间的旋转会导致管道发生破裂，临床使用寿命缩短。但蠕动泵廉价和高度可靠的特点使其作为离体支持的血泵仍然获得广泛应用。离心泵不像蠕动泵那样容易泵出大量空气，这是一个重要的安全特征。离心泵需要的流体填充量很少，放置位置不受限制，可缩短循环流路。离心泵需要相对复杂的泵头，因此它的弱点是成本较高。新一代的离心泵采用了磁场，不仅为了耦合叶轮和驱动装置，而且可以使叶轮在泵头里面悬浮起来。另外使用寿命相对较长的优势有利于长期应用。

2）模拟肺的功能

CBP 中的氧合器用于模拟肺的功能，将离体血液与氧气混合，形成氧合血。与驱动血液流动一样，气体交换过程同样也充满了挑战，因为使用气体直接接触氧合器来进行氧合和移除二氧化碳的过程会对血液系统造成进一步损伤，使血液中形成较多的微气栓。

膜式氧合器的出现解决了气体直接接触氧合器所带来的一系列问题。膜式氧合器出现于 20 世纪 80 年代早期，由直径在 100～200 μm 左右的聚丙烯中空纤维纵向排列构成，中空纤维的壁上有大量微孔，能够诱导小气泡破裂。中空纤维与氧合器的入口和出口相连，气体从纤维内部通过，而血液从纤维外部流过。层流产生的边界效应降低了暴露于微孔膜的红细胞的比例。膜氧合器像肺一样给血液提供了巨大的表面积（通常在 1.8～2.4 m^2 之间），从而提高了气体交换的效率。表面积的增加也显著提高了膜氧合器的热交换效率。热交换器的材料一般是不锈钢、铝或聚丙烯，金属可以有塑料涂层。在热交换器膜的一侧，一定温度的水以 10 L/min 的速度泵出，用以调节血液的温度，从而调控患者的体温。许多患者在 CPB 最初需要降温（在主动脉手术中有时候需要降至 12℃），然后再升温到正常体温（37～37.5℃）。动脉血的温度不会超过 37.5℃，水与血液之间的温度梯度不能超过 10℃，这样能够降低对大脑的损伤，以及对酶和蛋白质的分解。

动脉微栓过滤器是血液流回人体之前 CPB 回路中的最后一个过滤器，它的作用是移除 40 μm 以上的微栓。过滤尺寸不能小于 40 μm 的原因是考虑到不能阻挡血液的成分。虽然静脉贮血器已经对 40 μm 的微栓进行了过滤，但是动脉微栓过滤器会过滤掉这之后产生的微栓（气态或固态）。这一步过滤是极其重要的，因为心脏远端动脉网血管的直径是逐渐变窄的。当大的气泡途经该血管网时，就会破裂成小气泡，具有很大的表面张力，比血液对它的压力还要大，每个小气泡就是一个微栓，会被机体识别为异物，引起机体的炎症反应，最终会导致微栓下游的组织因缺血而发生细胞坏死。如果这些过程发生在大脑神经系统，就会引起脑损伤。

6.4　人工心脏和心室辅助循环装置

与 CBP 系统不同，人工心脏和循环辅助装置属于术后机械循环支持系统，主要包括主动脉内气囊反驳装置（IABP）、左心辅助装置（left ventricular assist device，LVAD）、右心辅助装置（right ventricular assist device，RVAD）、双心室辅助（BVAD）、全人工心脏。

人工心脏和循环辅助装置的研发目标就是获得可植入人体的装置或器件。当心脏因为重症和病伤而部分或者完全丧失功能而无法用常规方法进行救治时，人工心脏和循环辅助装置可以使患者获得更长的寿命和更好的生活质量，比传统的药物治疗和同种异体器官移植更有优势。人工心脏和循环辅助装置也可用于帮助心脏或大血管手术后的患者恢复心肌功能，从而脱离 CBP 系统；等待同种异体心脏移植期间，应用人工心脏或心室辅助循环装置可以部分或完全替代病损心脏的功能，对于心脏衰竭的终末期患者有十分重要的作用。人工心脏和循环辅助装置在其他方面的应用还在不断探索与扩展。

6.4.1　主动脉内气囊反搏技术

主动脉内气囊反搏(IABP)的技术原理是将一个装有 34 cm^3 或者 40 cm^3 气囊的导管通过股动脉插入降主动脉一端；气囊安置在头颈血管下、肾动脉上；用心电图作为触发器，气囊在心脏舒张(心动周期主动脉瓣关闭，重波开始转向下一个循环)的时候膨胀，心脏收缩的时候收缩。这样不仅提高了心脏舒张压以及心脏舒张时期对心肌的血供，而且减少了心脏收缩期受到的压力。IABP 只能提供最多 1.5 L/min 的心输出量。图 6-9(a)展示了主动脉内气囊(IAB)的放置位置，图 6-9(b)展示了三个心动周期以及 IABP 对第二和第三心动周期的影响，以第一个周期作为对照。IAB 作为最简单的循环辅助装置在临床上发挥了重要的作用，及时应用 IABP，或与介入性治疗手段联合应用，可提高冠心病手术和重症心脏手术的成功率。

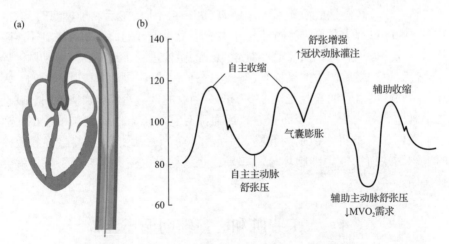

图 6-9　主动脉内气囊反搏(IAB)技术的应用示意图

(a)安装在降主动脉的气囊；(b)气囊反搏对心动周期的影响

6.4.2　心室辅助循环装置

心室辅助循环(VAD)是应用机械手段部分或全部替代心脏的泵机能，维持全身良好的血液循环状况的治疗方法，可以实现人工心脏的部分功能，其目标是维持全身组织的正常循环，减轻心脏负荷以及降低心肌的耗氧量，提高舒张期血压，增加冠状动脉循环的血流量，促进侧枝循环，同时，进一步改善心脏的收缩能力，促进心脏泵机能的强化及加速心肌的恢复，以及在外科治疗时(包括心脏移植)替代全身循环。心脏辅助装置的作用是期望解决以下问题：①短期心室支持：主要用于辅助心脏渡过其急性期病变的可逆性心脏疾病和部分短期内可以等到供体的心脏移植患者，主要包括慢性心力衰竭、急性心肌炎、急性心肌梗死、联合瓣膜病、心脏术后的心源性休克、低心排血量综合征；②长期应用：主要用于等待同种心脏移植或永久携带全人工心脏患者，见于终末期心脏病患者。

VAD 技术可以应用于左心、右心或者整个心脏。与 IABP 不同的是，VAD 属于有创外科技术，能够提供多达 6 L/min 的心输出量支持，可持续工作大约一个月的时间，也就是说一个月内心脏都不用工作。因此 VAD 可以发挥"桥梁"作用，为心脏机能的恢复提供支持，或在患者等待移植期间提供支持。一些长期使用的VAD 装置采用液压或者气动隔室，目的是提供更加符合生理学特性的人工支持。

6.4.3　全人工心脏

全人工心脏的目的是取代自然心脏，完全替代心脏的机能，维持全身良好的血液循环状况。人工心脏在设计中需要考虑很多因素，不仅包括工程学因素，还要考虑生理和病理生理方面的因素。例如，根据解剖学特点及周围环境，至少要考虑患者的身体特点、装置的体积和重量、关键的尺寸以及通道、管路和连接器的摆放位置，此外，还应考虑如何使装置在工作中不产热，以及如何避免装置移动和震动。

除了工程方面的因素，还需要有细致和体贴的考虑，必须格外注意以下方面：①从防止组织和器官损伤方面，应考虑装置的软硬、表面粗糙度和光滑度，以及是否存在尖角或锋利的边缘。②装置的最大长、宽、高应与患者的解剖结构相适应。③在某些情况下，不应特别拘泥于现有解剖结构，可以考虑通过手术创造合适的植入位置，甚至考虑一些非传统的位置。此外，要认真考虑患者在接受人工心脏植入后的生活质量，比如，怎样才是患者满意的生活质量，外置供能装置的重量以及老年患者是否能够携带，一次充电的使用期限和需要充电的频次，以及装置在工作时产生的声音是否可接受，等等。在装置的可靠性方面，更是需要精细的思考与设计。自然心脏一年大概搏动四千万次，这意味着如果一个人工心脏工作五年的话，就要搏动两亿次；而人体内的环境对植入装置极为不利，例如血液中有各种各样的酶和酸性或碱性物质，温度在 37℃上下；同时，植入装置还处于体内多种力学作用之下，在人体内潮湿、温热且具有腐蚀性的严苛环境中保持理化性质不发生劣化是对植入材料和电子控制系统的极大挑战。

　　全人工心脏通常由气体或液体驱动的搏动性双心室构成，由患者的心脏原位植入，取代其心脏和四个瓣膜。人工心室中与血液接触的隔膜一般由血液相容性良好的热塑性弹性体聚氨酯材料制成。在气体或液体驱动下，通过心室腔内隔膜的往返运动，使每次搏动产生 70 mL 的搏出量。

　　全植入式人工心脏的研发前后历经 42 年。1982 年西雅图的一位心脏病终末期患者 Barney Clark 自愿成为第一位接受人工心脏移植的患者。William C. DeVries 医生将犹他大学研发的 Jarvic 7 型永久性全人工心脏植入到患者体内。患者最终生存了 112 天。这位志愿者本以为这个人工心脏最多可以帮助他再生存数天，而他最终生存了 112 天，在此期间痛苦地经历了几乎所有的并发症。对于患者个人来说，经受了非常多的痛苦；但是人工心脏研发团队在此期间也获得了大量宝贵的临床资料，为人工心脏最终获得成功积累了极为重要的经验，此后陆续有其他类型的全人工心脏被设计和研发出来。2001 年 7 月 4 日美国医生为一位心脏病终末期患者(Robert Tools)植入了世界上第一个不需要通过管线与外部电源连接的全人工心脏 AbioCor。这起世界首例的手术在美国肯塔基州路易斯市的犹太医院进行，手术历时 7 个小时。这个人工心脏是由钛金属和高分子材料制造，称为 AbioCor，2001 年 1 月才获得 FDA 批准临床试验，在"终末期"的心脏病患者身上使用，这些患者的状态需要进行评估，一般只剩下不超过 30 天的寿命。这次成功的手术使患者生存了 151 天。2006 年 9 月美国 FDA 批准 AbioCor 作为首个可植入性永久性全人工心脏应用于临床[10]。

　　尽管如此，由于人工心脏价格昂贵，且患者植入后的护理费用巨大，因此还难以获得广泛应用。此外，还有不少技术难题摆在人工心脏的设计面前。现有的设计均需要有外接电源供能，患者不得不与外接电源连接或者频繁为沉重的电池充电。虽然 AbioCor 是全植入式的人工心脏，避免线路和管子暴露于体外而造成感染，但是构成人工心脏腔室的合成材料会持续与大量血液接触，如果引起凝血的发生则会导致患者中风。

　　有关人工心脏研发的历史进程可参阅本章参考文献[10, 11]。从人工心脏发展历程中的一些重要事件(照片)和信件记录中可以体会到临床医生在人工心脏设计和发展中的作用，以及材料学、电子学、磁学、能源等多领域技术的突破如何被融入到现代医学之中，推动医学新技术的发展。

6.5　本章总结

　　人工器官已经历了七十年左右的发展，为器官移植治疗带来了革命性的进步，使更多患者摆脱了等待供体的困境，获得了更好的寿命和生活质量。尽管如此，我们也必须认识到，人工器官还存在诸多局限性。首先，它们仍然是比较初级的仪器装置，从开始出现到目前为止，最长的测试时间也仅仅七十多年。工程师、生理学家和外科医生在设计人工器官时，主要是实现了对人体器官的部分机械功能的替代，尚未能考虑其与人体器官解剖结构的相似性，更未能从代谢功能角度进行设计和研发。此外，目前的人工器官还不能适应人类活动的需求，人工器官尚不具备随着人体的生长而改变的功能，因而更适合用于成年患者而非儿童。人工器官的使用寿命也是有限的，因为它们要在体内温暖、潮湿和充满各种酸、碱及生物酶的环境中经受断裂、疲劳或腐蚀，需要等待更多高性能新材料的涌现。

参 考 文 献

[1] Goupell M J. Pushing the envelope of auditory research with cochlear implants. Acoustics Today, 2015, 11(2): 26-33.

[2] Faria J, Ahmed S, Gerritsen K G F, et al. Kidney-based *in vitro* models for drug-induced toxicity testing. Arch Toxicol, 2019, 93(12): 3397-3418.

[3] Faricy L E, Church G. Sepsis and acute respiratory distress syndrome requiring extracorporeal life support in an adolescent with mild cystic fibrosis. Respir Med Case Rep, 2017, 22: 235-237.

[4] Nosé Y. Dr. Willem J. Kolff: The godfather of artificial organ technologies (February 14, 1911-February 11, 2009). Artif Organs, 2009, 33(5): 389-402.

[5] Arahman N, Rosnelly C M, Yusni Y, et al. Ultrafiltration of α-lactalbumin protein: Acquaintance of the filtration performance by membrane structure and surface alteration. Polymers (Basel), 2021, 13(21): 3632.

[6] Irfan M, Irfan M, Shah S M, et al. Hemodialysis performance and anticoagulant activities of PVP-k25 and carboxylic-multiwall nanotube composite blended Polyethersulfone membrane. Mater Sci Eng C Mater Biol Appl, 2019, 103: 109769.

[7] Irfan M, Irfan M, Idris A, et al. Fabrication and performance evaluation of blood compatible hemodialysis membrane using carboxylic multiwall carbon nanotubes and low molecular weight polyvinylpyrrolidone based nanocomposites. J Biomed Mater Res A, 2019, 107(3): 513-525.

[8] Qiao L, Li Y, Liu Y, et al. High-strength, blood-compatible, and high-capacity bilirubin adsorbent based on cellulose-assisted high-quality dispersion of carbon nanotubes. J Chromatogr A, 2020 20, 1634: 461659.

[9] Yen S C, Liu Z W, Juang R S, et al. Carbon nanotube/conducting polymer hybrid nanofibers as novel organic bioelectronic interfaces for efficient removal of protein-bound uremic toxins. ACS Appl Mater Interfaces, 2019, 11(47): 43843-43856.

[10] Cook J A, Shah K B, Quader M A, et al. The total artificial heart. J Thorac Dis, 2015, 7(12): 2172-2180.

[11] Nosé Y. FDA approval of totally implantable permanent total artificial heart for humanitarian use. Artif Organs, 2007, 31(1): 1-3.

第7章　组织工程与再生医学

7.1　基　本　概　念

组织工程（tissue engineering）是应用生命科学和工程学的原理与技术，研究和开发用于修复、维护、促进人体各种组织或器官损伤后的功能和形态生物替代物的多学科交叉的新兴学科①。

"组织工程"概念的提出可以回溯到 1985 年，著名生物力学家冯元桢向美国自然科学基金会提交了一份申请书，其中提出要建立 "Center for the Engineering of Living Tissues"。尽管这个申请当时未获批准，但在 1987 年美国自然科学基金会的春季会议上被再次拿出来讨论，之后，这个概念的术语被确定为 "tissue engineering"，中文翻译为 "组织工程"。在组织工程学科的兴起和快速发展中，美国麻省理工学院的 Robert Langer 教授、麻省总医院的 Joseph Vacanti 博士和 Wake Forest 大学医学院的 Robert Paul Lanza 博士起到了不可忽视的引领作用[1]。

组织工程学的兴起源于临床的巨大需求。首先，人类的大多数组织在损伤或因疾病失去功能后，难以再生；即使某些组织具有一定的自发性再生愈合的能力，但是，当损伤超过其临界尺寸（critical size）后，仍然不能完全自我修复。比如，骨折可以自愈，但是超过临界尺寸的大块骨缺损，则不能通过骨组织的自我再生而得到修复。因此，缺失的组织或失能器官的治疗只能依赖于移植或置换。器官移植面临的供体短缺问题越来越严重，很多患者在等待器官移植的过程中去世；外科手术重建有可能导致一些长期的问题；而人工器官（如人工肾）难以实现单一器官的全部功能，因而无法阻止疾病的恶化。在上述背景下出现的组织工程学提出将细胞和分子生物学与材料、化学和力学工程的原理融合起来，在体外用工程化的方法来培育活体组织或器官，以扩展移植治疗的组织和器官来源，同时，组织工程学的技术与方法也可以在细胞和基因治疗中发挥重要作用。因此，组织工程的研发规模以及对医学的重要性都在不断增加，迄今已有多种工程化组织被研究和开发，包括皮肤、骨、软骨、血管、心瓣膜、心肌、肌腱、神经等。

组织工程的核心思想是在体外用工程学的方法建立细胞与生物材料的三维复合物，即具有生命力的活体组织，用以对病损组织进行形态、结构和功能的重建

---

① An interdisciplinary field that applies the principles of engineering and the life sciences toward the development of biological substitutes that restore, maintain, or improve tissue function

并达到永久性替代,其基本原理和方法如下:

将体外培养扩增的正常细胞种植(吸附)于生物相容性良好并可被机体吸收的生物材料支架上,在生物反应器中培养,形成细胞-生物材料复合物;将复合物植入体内,生物材料逐渐被机体降解吸收,在此过程中细胞经过增殖、分化、重建细胞外基质而形成新的组织,并与宿主组织实现整合,在形态和功能方面与相应器官、组织相一致,达到修复创伤和重建功能的目的。

随着研究中对组织再生过程的认识不断深化,上述基本原理和方法被不断改进和拓展;目前组织工程主要采取两种策略:

(1)构建细胞和生物材料杂化体系,比如,将来自患者的细胞进行体外扩增,种植在生物相容性良好并可降解的聚合物支架内,在生物反应器中培养一段时间后,得到细胞-生物材料复合物,或称为组织样构造(tissue-like construct),将其植入患者缺损部位后,该工程化组织逐步与周围组织整合并完成组织重建,在此过程中生物材料被降解、吸收(图 7-1)。体外构建的工程化组织也可以用于生物医学研究。

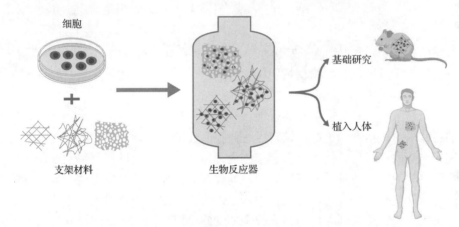

图 7-1　构建细胞和生物材料杂化体系用于组织再生或基础研究

使用患者细胞和支架材料,在生物反应器中构建细胞和生物材料杂化体系,将得到组织样构造植入患者缺损部位用于组织修复,或用于基础医学研究

(2)构建无细胞的生物降解材料支架,植入缺损部位;体内的细胞进入支架内,在创伤环境中,支架引导细胞的增殖、分化和细胞外基质重建,最终在缺损原位形成新的组织(图 7-2)。这个策略也称为再生医学。

第一种策略是基于组织工程的基本理念建立的,通过在生物材料支架上种植细胞进行培养,在体外构建活的组织或器官;而第二种策略是第一种的拓展,将生物材料支架直接植入到缺损部位,支架上可以预先种植细胞,也可以是空支架,植入后通过引起宿主的系列反应,招募组织修复相关的细胞进入支架中,随着细

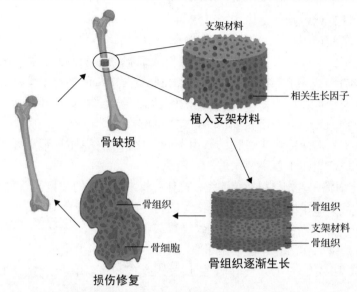

图 7-2　生物材料支架在体内原位引导组织再生和缺损修复的过程

胞的增殖、分化和分泌细胞外基质而重建组织，在这个过程中，支架被逐渐降解、吸收。这个策略被称为生物材料引导的再生医学。下图描述了生物材料支架在体内原位引导组织再生和缺损修复的过程(图 7-2)。

　　这两种策略各有其优势和局限性。对于第一种策略来说，其优势是可以在植入前在体外对所培育的组织或器官进行监控和性能评价；其存在的问题是，为了实现所培育的组织与机体的整合，在体内仍需要有重建的过程，特别是血管系统的重建，仍然在寻找理想的解决方法。此外，对于那些需要应力诱导而产生的组织结构，即使在生物反应器中进行培养，也很难实现工程化组织的构建。对于第二种策略来说，进入到生物材料支架中的细胞可以利用体内的内源性生长因子的调控而逐步形成组织或器官，并与机体有效整合；但是，体内严苛的应力环境和生物化学环境(如温度、酸性、酶等)有可能导致支架过快地被破坏或者降解。

　　综上，可以看出，组织工程与再生医学研究的要素主要包括：种子细胞(seeding cell)、生物材料支架(scaffold)、动态培养条件(dynamic culture)或体内组织缺损部位的生理环境。这些要素涉及了若干关键技术，包括：

　　(1)先进的细胞培养技术，可以选择性地诱导细胞增殖和定向分化。

　　(2)生物材料支架的构建技术，可以为细胞生长提供适宜的三维环境。

　　(3)动态培养(生物反应器)技术，促进种子细胞在三维支架上的均匀分布，并提供物质转运条件促进养分和氧气向支架内的扩散和代谢废物的排出；同时提供生物物理信号，模拟生理环境。

　　(4)生物材料功能化技术，当支架直接植入体内引导组织再生时，应能通过物理和化学特性来调控细胞的行为，使细胞定向分化和重建细胞外基质，形成新的组织。

7.2　种子细胞

种子细胞为支架提供生命源泉，具有形成组织的功能。种子细胞应具有以下特点：易培养、黏附力强、结构和功能与正常组织的细胞相似、临床上易于获取。

用工程化的方法来培育组织或器官最先考虑的问题是选择何种细胞。我们不仅需要足够数量的细胞，同时需要确保细胞无任何病原体的污染，此外还需要决定细胞是自体同源、同种异体还是异种异体来源。如表 7-1 所示，每种方式都有其优劣之处，值得注意的是，不管哪一种产品或治疗策略，最重要的一点是细胞数量充足，现成可用，这一点在准备手术的时间很短时尤为重要。

表 7-1　种子细胞来源

类型	注释
自体同源	患者自己的细胞；免疫原性低，但无现成的细胞可用，只能从宿主体内分离
同种异体	来源于他人；有现成的细胞可用，但用于组织工程时要求不能引起免疫反应
异种异体	来源于不同种属；不仅需要考虑如何不引起免疫反应，还需要考虑病毒传播的问题

种子细胞主要来源可以包括自体、同种异体，甚至异种组织细胞；其中健康的自体组织细胞应为首选。某些细胞很容易用标准的细胞培养技术来进行扩增，如角质细胞，因此可以用成熟细胞作为种子细胞；但有些细胞在体外非常难以培养，比如成体肝脏细胞和胰岛细胞在体外复制困难，还没有合适的技术。但是，用成熟细胞作为种子细胞可能存在如下问题：不健康、功能不完善、长期传代后细胞功能老化、扩增数量有限。此外，由于人体细胞的来源有困难，在实验室研究中有时也考虑使用动物细胞。未来能否将异种细胞应用于人体组织工程取决于我们对这些细胞以及细胞分泌的蛋白分子所引起的免疫响应的控制能力。

采用自体同源的细胞时，可以是已分化的细胞或成体干/祖细胞。举例来说，第一代活细胞组织工程产品是一种双层膜模型，种子细胞由成纤维细胞和角质细胞构成，这两种细胞从捐赠人的包皮中分离得到。由于纤维母细胞和角质细胞并不组成性表达主要组织相容性复合物 Ⅱ 抗原(MHC Ⅱ)，因此在免疫反应方面可以被接受。在多数情况下，同种异体细胞引发的免疫反应是需要考虑的一个重要问题，例如在体外培养血管替代物时，需要同时培养血管内皮细胞和平滑肌细胞，但由于免疫反应的问题，同种异体的内皮细胞是不可以使用的。因此，一方面可以考虑采用自体同源血管内皮细胞，另一方面可以考虑对同种异体细胞进行基因编辑，以达到免疫可接受的程度。

随着生命科学技术的发展，科学界已逐步达成共识，即干细胞是种子细胞的重要来源，因而干细胞工程成为组织工程的"上游"。干细胞是能够自我复制、尚未分化而且具有可分化为其他多谱系细胞潜能的细胞，它可解决培养细胞稳定传代和增殖的问题。根据分化潜能的宽窄，干细胞可分为全能干细胞(totipotent)、三胚层多能干细胞(pluripotent)、单胚层多能干细胞(multipotent)、单能干细胞(monopotent)。根据细胞的来源又可分为胚胎性干细胞(embryonic)、成体干细胞(adult)。在组织工程和再生医学应用方面，胚胎干细胞与成体干细胞各有其特点，其中胚胎干细胞具有发育全能性，在理论上可以诱导分化为机体中所有种类的细胞；但是在伦理、社会、法律、医学、神学和道德等方面容易引发争议，此外，其免疫原性也需要考虑。成体干细胞不存在自体移植要避免免疫排斥的问题，引起细胞永生化甚至癌变的可能性较小，分离和使用不存在伦理学问题；同时，造血干细胞、骨髓间充质干细胞、脂肪干细胞、神经干细胞、肝干细胞、胰腺干细胞、皮肤表皮干细胞、内皮祖细胞等也都具有临床应用的可行性，具有获取方便、对供体健康无害、不存在免疫排斥和组织配型等问题。特别是骨髓间充质干细胞具有向多个方向分化的潜能，已被证明可被诱导分化为血管内皮细胞、平滑肌细胞、成骨细胞、成软骨细胞、脂肪细胞、骨髓基质细胞等多种细胞类型。

建立种子细胞需要解决的问题包括：增加细胞的增殖能力；延长细胞的生命期；提高细胞的分泌能力；优选不同组织来源的同一功能的最佳细胞；建立标准细胞系，使研究工作有更好的可比性和科学性；同种异体与异种移植的免疫学；以及细胞与生物材料支架的相互作用及影响因素。近年来，种子细胞的研究集中在如何促进细胞的快速增殖及细胞的纯化和定向分化(干细胞工程)方面，包括利用现代生物医学和组织工程技术，对间充质干细胞、胚胎干细胞、血管-造血干细胞、神经干细胞和皮肤、肌肉等前体细胞进行体外分离纯化、定向诱导分化、转基因及核移植，以及大量扩增；采用各种生长因子和端粒酶技术来调节与延缓细胞的老化；采用各种方法(包括自身转化、化学、物理、病毒等方法)诱导细胞发生转化，使其倍增时间减少，实现永生化或生命期延长。此外，为了发挥干细胞技术的优势，还需要更充分地理解干细胞如何分化成组织特异性的细胞，这不仅需要掌握分化的分子通路相关知识，更需要辨别出导致一个干细胞分化成一个特异的组织细胞的联合信号通路是什么。例如，已经认识到大血管内皮细胞和瓣膜内皮细胞是不同的，但什么信号导致它从一种类型的内皮细胞变成另一种？有了这种知识才有可能实现对干细胞的定向分化进行调控。

除了上述来源的干细胞，近年来诱导多功能干细胞(induced pluripotent stem cells, iPS)也进入到种子细胞的考虑范围。自2012年获得诺贝尔生理学或医学奖以来，诱导多能干细胞作为组织工程种子细胞的潜力得到了大量研究。诱导多能干细胞最早由美国和日本两个研究小组报道，他们分别利用相同的基因重新编排技术，借助逆转录酶病毒载体向皮肤细胞中植入一组 4 个基因，通过基因重新编排，使皮肤细胞具备了胚胎干细胞的功能。这种被改造过的细胞被称作诱导多功能干细胞。这一发现分别被《自然》和《科学》杂志评为 2007 年第一和第二大科学进展。iPS 细胞具有和胚胎干细胞类似的功能，却绕开了胚胎干细胞研究一直面临的伦理和法律等诸多障碍，成为干细胞研究的热点领域之一。

以下简要罗列一些重要的研究进展和专家观点，以帮助了解 iPS 在组织工程和再生医学方面的应用潜力。

2008 年 4 月美国加利福尼亚大学科学家的研究显示，由实验鼠皮肤细胞改造成的 iPS 细胞可诱导分化为心肌细胞、血管平滑肌细胞及造血细胞。2009 年 2 月，日本东京大学科学家利用人类皮肤细胞制成的 iPS 细胞培育出了血小板；日本庆应大学科学家用实验鼠的 iPS 细胞培育出了鼠角膜上皮细胞。2009 年 7 月，中国科学家利用 iPS 细胞克隆出活体实验鼠，首次证明 iPS 细胞与胚胎干细胞一样具有全能性。

但是由于在这项技术中需要使用逆转录酶病毒"改造"皮肤细胞，人们担心这种病毒可能使基因产生变异，可能带来引发肿瘤等副作用。为了解决这方面的问题，实现 iPS 在组织工程中的应用，2009 年 3 月英国和加拿大科学家报道了不借助病毒而安全地将普通皮肤细胞转化为 iPS 细胞的方法；美国科学家宣布可以将 iPS 细胞中因转化需要而植入的有害基因移除，且保证由此获得的神经元细胞的基本功能不受影响。iPS 细胞另一种风险与伦理有关。诺贝尔奖获得者山中伸弥指出，应用这项技术或许能通过皮肤细胞制造精子和卵子，这能帮助那些有生育问题的患者，"但为避免滥用，有必要在制造和利用人体万能细胞方面做出适当规范"。

7.3　生物材料支架

生物材料支架的主要功能是为细胞提供适宜的生存环境，近年来，生物材料之间对细胞的引导功能也得到了大量研究和共识。

在生物系统中，大部分细胞需要黏附在细胞外基质上开始生长并发挥其功能。细胞外基质(extracellular matrix，ECM)分布于细胞外空间，由细胞分泌的蛋白和多糖所构成，具有三维网络结构。细胞外基质中最主要的不溶性纤维蛋白是胶原蛋白(Ⅰ～Ⅳ型)，同时还有透明质酸、硫酸软骨素等糖胺聚糖、由糖胺聚糖与核心蛋白的丝氨酸残基共价连接形成的蛋白聚糖，以及层粘连蛋白、纤连蛋白和弹性蛋白等。细胞外基质不仅将细胞粘连在一起构成组织，同时提供一个细胞外网架，在组织中或组织之间起支持作用，其三维结构和成分的变化往往改变细胞生存的微环境，从而对细胞形态、生长、分裂、分化和凋亡起重要的调控作用。因此，在组织工程和再生医学研究中，生物材料支架的设计应仿生天然细胞外基质的物理和化学特性，引导细胞增殖、定向分化和重建新的细胞外基质，最终形成特定的新组织。因此，生物材料支架的构建不仅要考虑其化学组成，还需要考虑其物理结构(包括外观形状、内部微观结构等)。

生物材料支架的作用可以包括以下方面：

(1)为细胞提供"脚手架"，以支持细胞从周围组织迁移进入缺损部位；

(2)作为基因或生长因子的载体，为黏附其上的细胞提供生长指导；

(3)在被机体吸收之前，支架为细胞提供黏附的基底，并调控细胞的行为；

(4)作为结构增强体保持缺损部位的形状；

(5)作为屏障防止周围组织长入而影响组织再生的过程；

对支架材料的基本要求有以下方面：

(1)具有可降解性和适宜的降解速度，特别是使降解时间与细胞生长所需空间相互匹配；

(2)具有良好的生物相容性，不会引起周围组织的排异反应而影响新组织的功能；同时，具有良好的细胞相容性，能够与种子细胞相互作用，保持和促进细胞功能；

(4)具有符合细胞、组织器官生物力学要求的强度；

(5)便于加工成理想的二维或三维结构，而且移植到体内后能保持原有形状。

用于构建生物材料支架的原材料可分为合成材料和生物来源的材料，常用的种类包括胶原蛋白、明胶、丝素蛋白、壳聚糖、海藻酸盐、聚乙醇酸、聚乳酸、乳酸-乙醇酸共聚物、生物活性陶瓷以及上述各成分相互组合所形成的复合材料。合成材料的优点是容易加工成不同结构、价格经济且可重复制备、理化性质和降解速度可控。但是有些合成材料会引起长时间的炎症等宿主反应。天然来源的材料具有生物活性，一般情况下不会引起不良宿主反应，具有良好的生物相容性，但理化性质具有局限性，比如机械强度比较低；此外，难以分离和加工，不易保持产品批次间的重复性。因此，构建生物材料支架可从两个方面来考虑，一是发展天然材料的加工处理技术，使天然材料支架可以大批量地可控制备；或者，研发既有合成材料的优势，又具有天然材料生物活性的复合材料。

与此同时，组织工程支架材料应该能够对组织形成过程中的事件做出动态应答，也就是说，除了提供物理支持和生物活性指导之外，支架还必须能够适应细胞的迁入和新 ECM 的沉积，这就要求合成材料要随着新组织的形成而降解。降解的速率十分重要，如果降解太快，材料就不能为细胞提供必要的保护或物理支撑，而降解太慢，也不利于新组织的形成。

在制备生物材料支架时，要考虑的核心要素之一是如何模拟细胞外基质的微观结构，构建具有微米和纳米等多层次尺寸特征的纤维网络结构，而且应该保证较高的孔隙贯通率；其次，生物材料支架还应考虑组合其他功能，比如负载生长因子并控制其释放；通过对材料的改造，使其为细胞提供物理(如机械变形、导电、压电等)和化学(酸碱性、氧化-还原等)信号。通过这些设计，仿生"创伤愈合"的生理环境，达到调控细胞功能、促进组织再生的目的。要强调的是，在组织再生和修复中也可以应用基因工程技术，比如在支架中引入某种生长因子的基因来促进组织的再生。在组织工程中使用的"基因疗法"在很多情况下只需要瞬时表达，因此，作为一种策略，"基因疗法"在组织工程中的应用可能更容易进行医学转化。

需要强调，生物材料支架面临的挑战并不仅仅是设计和构建一种特定组织样的结构或递送载体，还包括发展性价比高的制造方法，要实现从一周内只能生产一个发展到一周内可以生产几百上千个的规模。一个产品如果不能实现批量生产来提高性价比，就很难在临床上实现规模化应用。此外，还需要考虑的另一个问题是如何将组织工程产品安全及时地运送到医院并为患者所使用。例如，现有的皮肤替代物需要在–70℃下保藏和运输。尽管低温生物学是一个相对成熟的领域，许多细胞产品可以被冻存，但如果一种组织工程产品要被广泛应用，就需要提供新的解决方案，需要研究三维组织工程产品是否可以成功实现低温保藏。再如，骨髓间充质干细胞在细胞治疗中有广阔的应用前景，如何保护分离得到的干细胞，使其避免干性的丢失和维持正常的分化潜能，也是组织工程支架材料要解决的重要问题。

与天然细胞外基质结构相似的生物材料支架主要包括纳米纤维材料、多孔材料、水凝胶等；此外，表面具有沟槽结构、点状或孔状阵列结构的材料也具有调控细胞行为的功能。近年来，3D 生物打印技术进入了快速发展期，该技术的目标是将细胞混合到可打印的生物材料中，打印成所设计的特定 3D 结构，进而培养形成特定组织。

7.4　生物材料支架的常用制备方法

7.4.1　高压静电纺丝法制备纳米纤维结构支架

已经有大量实验结果证实，具有纳米纤维结构的支架材料能够显著促进细胞重建细胞外基质(如血管内皮细胞)，或者增强对干细胞或前体细胞的定向诱导分化作用，包括神经、软骨、骨、心肌组织等。以下介绍如何应用高压静电纺丝技术制备纳米纤维网络结构的支架材料。

高压静电纺丝技术是应用最为广泛的一种纳米纤维材料制备技术，其优势在于可以采用多种原料进行连续纺丝，通过调整纺丝工艺参数和接收方法而控制纤维的直径及排列方式，设备相对简易、低廉。

高压静电纺丝的基本方法是在喷射装置和接收装置间施加上万伏的静电场，从纺丝液的锥体(也称为 Taylor 锥)端部形成射流，并在电场中被拉伸，最终在接收装置上形成无纺状态的纳米纤维(图 7-3)。

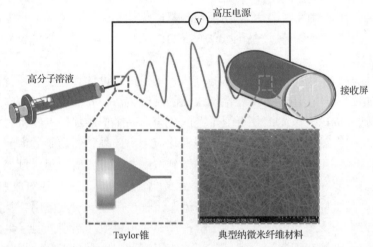

图 7-3　静电纺丝装置示意图和静电纺丝方法制备的典型的纳微米纤维材料

具体而言，电纺丝装置由基座、喷射口、高压电源和接收屏组成。在喷射头与接收屏之间施加一个高压电场，电压可以从 1 kV 到 30 kV。需要纺丝的材料首先被溶解在适当的溶剂中，加入到带有喷射口的容器中。在喷射口和接收屏之间施加的电场力与液体表面张力的作用方向相反，就会在半球形状的液滴表面产生一个向外的力。当电场逐渐增强时，溶液中的同性电荷被迫聚集在液滴表面，液滴表面电荷所产生的电场使喷射口的液滴由半球形逐渐变为锥形。当电场足够大时，射流就从液滴表面喷出。一般来说，溶液的导电性越强，越容易形成喷射。喷射流随后被电场力加速并拉长，形成射流束；与此同时，易挥发的溶剂在空中挥发，射流的黏性增加，射流束直径随着溶剂的挥发而变小。射流离开液滴表面附近的基底区域进入下一个区域的时候，由于射流表面所带电荷的相互排斥力，射流会分散开来，形成许多直径相似的细小纤维落在接收屏上，得到具有纳米纤维结构的薄膜材料。最终得到的纤维直径取决于单位长度上的电荷以及射流分散形成纤维的多少。

整个电纺丝过程由多个可变化的参数调控，包括溶液的性质、可控变量和周围参数。溶液的性质包括溶液的黏度、传导性、表面张力、聚合物分子量、偶极矩和介电常数。虽然不同参数对纺丝过程均有影响，但实际上很难将溶液的各种特性清楚地区分开来，因为改变一个常数通常会引起溶液其他特性的改变，例如，改变溶液的传导性将引起溶液黏度的改变。可控变量包括流量、电场力、针头与接收屏之间的距离、针头的形状、接收屏的材料成分和表面形态。周围参数包括温度、湿度和风速。

溶液的黏度由聚合物的浓度决定，是影响纤维直径和形态的最主要因素。在低浓度的条件下，喷射出的溶液通常会在接收屏上形成珠子和小液滴。此外，还会出现交织、打结情况，这是因为射流束落到接收屏上的时候溶剂还未完全挥发。一般来说通过增加聚合物的浓度可以得到直径比较一致的纤维，珠子和交联现象也会相应减少，与此同时，电纺丝纤维的直径也随溶液浓度的提高而增加。例如，当左旋聚乳酸溶液的浓度为 1 wt%[①]时，纤维的直径为 100~300 nm，当浓度为 5 wt%时，直径增加到 800~2400 nm。另外，纤维直径与接收的面积成反比。但是，迄今还不能给出纺丝溶液浓度与所得到的纳米纤维之间的普适性关系。电纺丝纤维的直径分布通常符合单峰分布规律，但也会有例外，某些情况下会形成双峰分布，甚至得到三种直径的纤维。在天然细胞外基质中的纤维尺寸并非均一，实际上是由微米、亚微米和纳米纤维共同构成，各自发挥不同的作用。因此，多层级的直径尺寸可能也具有其独特的应用价值。

增加溶液的电导性或电荷浓度有助于形成直径更加均匀的纤维，并可减少珠子的形成。关于溶液传导性和电荷密度对电纺丝纤维直径的影响已经有相当多的研究。有大量证据表明，增加溶液的导电性和电荷密度可以减小纤维的直径，但是也会有相反的现象。表面张力对纤维的形态和直径也有明显的影响，但是还没有统一和明确的规律。聚合物分子量与电纺丝纤维的形态和直径之间也有显著的关系。通常随着聚合物分子量的增大，纤维中所形成的珠子明显减少。当溶液的浓度适当时，无论聚合物的分子量高低，都可以得到均匀的电纺丝纤维。关于偶极矩和介电常数与纤维之间关系的研究还比较少。因为这两个常数很难与其他相区分。

电场强度对电纺丝过程的影响十分明显。在适当的电压或电场下，液滴通常会悬挂在针尖处，喷嘴处形成 "Taylor 锥"，可以纺出没有珠子的纺丝薄膜。随着电压的增加，在针尖部聚集的液滴会变小，"Taylor 锥"会后退，导致液体表面的喷射点退缩到针尖的内部，纺丝纤维就会出现大量的珠子。当电压继续增加的时候，喷射点围绕针尖处旋转，在这种情况下会形成大量的珠子。关于纤维直径与电压之间的关系还没有清楚的认识，一般来说与材料的种类有关。例如，对于右旋聚乳酸和聚乙烯醇来说，高电压纺丝会形成较粗直径的纤维，然而对纤维蛋白来说，纤维的直径会随着电压的增加而减小。

---

① 本书以 wt%表示质量分数

　　调整接收屏与针头之间的距离也是控制纤维的直径和形态的手段之一。最小距离应保证射流在到达接收屏之前，其中的溶剂完全挥发。当接收屏的距离过远或过近时，纺丝纤维均会出现珠子。对于丝素蛋白类的聚合物，当针头与接收屏之间的距离比较近时，会得到像"带子"一样的扁平纤维，当距离增加后，纤维会逐渐变回圆形。

　　电纺丝使用的针尖可以有很多形式，例如，在两个喷射器中注入两种不相溶的液体，应用这种方法可以纺出中空的纳米纤维，也可以制备芯-壳型复合纳米纤维。此外，在电纺丝过程中应用多喷头技术，可以提高纺丝的效率，也可用于制备多种纳米纤维混合的薄膜。

　　接收屏采用的材料和几何结构也会对纤维形貌产生影响。例如，用金属板、水和甲醇来收集聚合物纤维时，在金属屏上收集到的纤维表面光滑，在水面上收集的疏水性聚合物纤维则发生皱缩，而在甲醇表面收集得到的纤维会发生溶胀。用铜垫、铝箔、水和纸收集醋酸纤维素纤维时，纤维的密度会受接收屏传导性的影响：传导性好的接收屏可以分散纤维所带的电荷，得到比较致密的纤维薄膜。使用传导性低的接收屏时，由于纤维表面电荷间的排斥作用，可以得到更加疏松的多孔结构。通过磁场作用可以得到取向排列的纳米纤维。例如将磁性纳米颗粒加入到聚合物溶液中(少于 0.5 wt%)，在磁场作用下进行高压静电纺丝，通过两个平行放置的永久磁体建立磁场。纺丝溶液在磁场的拉伸下，形成两极之间平行排列的纤维。

　　周围环境常数如温度和湿度对电纺丝纤维的形貌也有影响。升高温度使溶液的黏度降低，可以获得直径较小的纤维。环境湿度增加则会使纤维表面形成一些圆形小孔；进一步增加湿度会导致小孔相互黏合。在真空环境中可以获得较高的电场，在这种条件下，获得的纤维直径较大(图 7-4)。

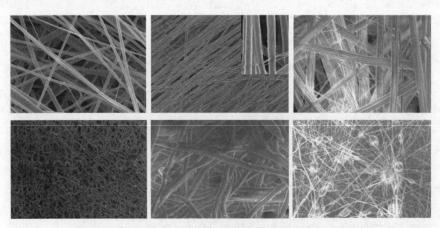

图 7-4　采用电纺丝方法制备的形貌各异的微纳米纤维材料

7.4.2　水凝胶

水凝胶是亲水性高分子经化学或物理交联而形成的水溶胀材料。水凝胶通常具有优良的生物相容性；允许分子在其中输运(比如气体)；同时还具有与软组织相匹配的力学性质。大多数的合成水凝胶材料是生物惰性的，不利于蛋白吸附和细胞黏附；如果采用生物活性分子来修饰，可以使水凝胶获得促进细胞黏附、信号传导和酶促反应等功能。从另一方面来看，这些材料固有的生物惰性有时恰好是可利用的生物功能，例如，将水凝胶应用于损伤的血管管腔表面，可以形成阻止血栓形成的屏障，或者可用于预防腹膜部位术后组织粘连。

细胞外基质本质上就是具有生物功能的天然生物水凝胶，由蛋白质和多糖分子组成，为细胞提供黏附的基质和力学支撑，同时也指导细胞生长过程。因此当制备与细胞和组织相互作用的材料时，合理的设计策略就是模仿细胞外基质的成分和构造。细胞外基质的组分如胶原和透明质酸，已作为生物水凝胶材料在心血管组织工程和诱导干细胞分化等方面得到广泛研究，这些天然来源的材料是经过漫长的进化而形成的，因而与细胞之间有最适宜的相互作用；其缺点是分离和纯化比较困难，存在批次间差异，力学强度不足且可控性有限。合成高分子的化学和物理性质可以被精确调控，所以合成水凝胶可以弥补天然生物材料在这些方面的不足。亲水性高分子如聚甲基丙烯酸羟乙酯(poly(hydroxyethyl merhacrylate)，PHEMA)、聚乙烯醇(poly(vinyl alcohol)，PVA)、聚 N-乙烯基-2-吡咯烷酮(poly(N-vinyl-2-pyrrolidone)，PVNP)以及聚乙二醇(poly(ethylene glycol)，PEG)均易形成高度水合的材料。随着合成和修饰技术的发展，合成水凝胶在组织工程和再生医学领域获得了越来越多的应用。

由于合成水凝胶的蛋白质吸附和细胞黏附功能较弱，通常需要进行分子修饰。最常见的三种修饰功能是黏附、调控细胞信号的蛋白/生长因子、酶降解。在促进黏附的修饰中，最理想的是在水凝胶中引入胶原蛋白、层粘连蛋白、纤连蛋白等分子。在合成水凝胶中加入生物分子的一种简单方法就是在聚合过程中将生物分子混合到凝胶中，水凝胶本身与生物分子没有共价结合，这些生物功能是暂时性的，可用于制造可控的释放系统。如果使生物活性分子与水凝胶共价结合，则可以使水凝胶获得更为长久的生物功能。

生长因子和细胞因子是在细胞自身环境中普遍存在的分子，它们在增殖、迁移和蛋白质合成等过程中发挥重要作用。血管内皮生长因子(VEGF)、血小板衍生长因子(PDGF)和转化生长因子(TGF-β)都可以用于水凝胶材料的修饰。VEGF 和 PDGF 是促进血管形成的重要因素。将这些生长因子应用到合成水凝胶材料中，可以促进水凝胶引导的新生血管网络的形成。TGF-β 是对组织发展有重要影响的生长因子，能够影响细胞外基质蛋白的合成。当水凝胶中含有 TGF-β1

时，可以促进间充质干细胞合成胶原蛋白基质。

蛋白分子通常容易被降解，而小肽相对来说更为稳定。通过对细胞外基质中的各种蛋白分子的氨基酸序列进行系统研究，可确定细胞表面受体识别所需的最小肽单元即 Arg-Gly-Asp(RGD)序列，这个小肽单元大量存在于胶原、纤连蛋白、层粘连蛋白和玻连蛋白中。RGD 可以与整合素家族的许多成员结合，因此它可作为多种细胞表面受体的配体。将该短肽引入到合成水凝胶材料中，就使合成水凝胶获得了细胞黏附性。由天然细胞外基质中的蛋白分子衍生的其他小肽单元也可以结合到水凝胶中，增强水凝胶的特异性。例如，当设计血管替代物时，应促使内皮细胞(ECs)和平滑肌细胞(SMCs)在内壁上附着和分布，同时对循环血液中的血小板无反应，以避免血栓形成。如果在内壁上连接 RGD 来促进 ECs 和 SMCs 的黏附，会促进血小板的黏附，这时可以采用其他短肽序列来修饰，如 YIGSR 或 IKVAV，它们衍生自基底膜的层粘连蛋白，可以选择性地与 ECs 结合，但不会与血小板结合。当小肽 VAPG 以共价形式连接到水凝胶时，它能够与 SMCs 结合而不与 ECs、成纤维细胞或血小板结合。这些认知对于设计复杂的血管移植材料具有重要意义，使材料可以选择性地结合细胞，也具有抗血栓形成的能力。

物理性质对于合成水凝胶也很重要。了解材料物理性质与生物系统之间的相互作用，不仅可以对组织工程支架进行精确调控，也可以理解某些疾病(例如癌症和动脉粥样硬化)进展中的组织力学特征。重要的物理特性包括强度和弹性，以及决定分子如何在聚合物网格内移动的水凝胶网络特性。在组织工程应用中，必须仔细匹配材料的强度和弹性，以使该材料在替代切除的或受损的组织时可以承担起最初的支撑作用。例如，关节软骨模拟物必须既坚固又柔韧，足以支撑膝关节内的机械负荷和剪切力。水凝胶网络的性质包括水含量和交联之间的数均分子量(M)，它们最终决定了网络的筛孔尺寸(C)，从而影响了材料的功能性质。已有的研究表明，该网络的结构取决于交联密度，而交联密度则受合成高分子的分子量和体积分数的影响。在使用以氧化聚乙烯(PEG)为基础材料的水凝胶作为软骨组织工程支架时，降低聚合物的体积分数会导致材料具有较低的水含量和较高的压缩模量。另一个例子是水凝胶的力学性质影响干细胞的分化方向。例如，在聚丙烯酰胺水凝胶上培养间充质干细胞时，当刚度为 0.1 kPa 时(最柔软)，细胞表现出神经元样的形态，水凝胶的刚性提高后，干细胞分化为成肌细胞，在刚度达到 100 kPa 时，干细胞会向成骨细胞分化(图 7-5)[2]。

近年来，光响应水凝胶为制备更复杂和高度专业化的 3D 水凝胶支架提供了重要物质基础，通过使用一定波长范围的光源(如汞灯或激光)就可以引起分子交联而形成支架。水凝胶也可作为"器官打印"的原料。例如，将二丙烯酸酯化 PEG 和 RGD 肽的预聚物溶液与肝细胞混合，在打印过程中采用光敏交联技术来制造类肝脏结构。基于激光的水凝胶改性是一种用于生成具有复杂 3D 微环境的相对较新的技术。该方法的基本策略是将生长因子和小肽掺入到二甲基丙烯酸酯化 PEG 中，再使用基于激光的逐层立体光刻技术来制造水凝胶。光刻技术也已被广泛用于水凝胶图案化，不同的微纳米结构图案可以在平面材料上或 3D 支架中调控细胞的功能。

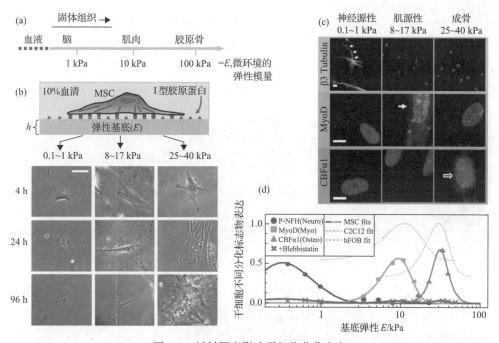

图 7-5　材料硬度影响干细胞分化方向

(a) 不同固体组织的弹性模量(E)；(b) 通过调控交联度制备出刚性不同但高度相同的水凝胶，使用 I 型胶原蛋白包被水凝胶表面以黏附间充质干细胞，将干细胞培养在不同刚性的水凝胶上，干细胞会逐渐由圆形生长为分枝状 (0.1~1 kPa)、纺锤形 (8~17 kPa) 或多边形 (25~40 kPa)；(c) 神经细胞骨架标志物 (β3 Tubulin) 仅在培养于柔软 (低模量) 水凝胶的干细胞中表达，肌肉转录因子 (MyoD) 仅在培养于刚性与骨骼肌相近的水凝胶 (高模量) 的干细胞中表达，成骨转录因子 (CBFα1) 仅在培养于较硬 (中等模量) 水凝胶的干细胞中表达；(d) 水凝胶刚性对干细胞不同分化标志物表达的影响，Blebbistatin 阻断干细胞中所有标志物的表达

7.5　生物反应器

7.5.1　机体内部的动态环境

　　在体细胞和组织处于复杂的生长环境，不仅需要三维生长的空间，还受体内各种物理、化学因素的调控，处于机体提供的微动力环境中。以骨组织为例，在正常生理条件下，骨组织可以感受由重力产生的负荷和由机体运动及体内生理流体产生的剪切、挤压与牵拉，通过将力刺激转化为生物化学信号而促进成骨细胞

的功能和诱导新骨的形成,以维持机体正常骨量和骨组织的最佳性能。例如,骨小梁受到的流体剪切应力为 $0.8\sim3.0\ N/m^2$,组织应变为 $0.03\%\sim0.1\%$[3]。当力学刺激减少时(如静态生活方式、肢体瘫痪或失重),成骨细胞的活性会相应降低,导致骨量减少。因此,使支架在骨缺损部位给予细胞力学刺激是加速支架诱导成骨的一个关键要素。

因此,在体外培养时,细胞所处环境可以决定其命运。生理刺激(如温度、pH值、氧气)、细胞与细胞之间的接触、三维环境、生物化学因子(如营养成分、生长因子)、物理刺激(如压缩、牵伸)都会调控细胞定向分化和形成特定组织的过程,也有可能引起细胞的失能、老化和死亡(表 7-2)。

表 7-2　生物反应器对细胞施加力学刺激的模式

	均匀混合管腔	灌注筒	机械信号
物质转运	对流(>静态)	对流(>静态)	扩散(>静态)
气体交换	表面换气或硅胶薄膜换气	通过介质灌流平衡气体	表面换气
流体动力学	湍流或层流	层流	不均匀

7.5.2　动态培养条件的产生方法及其重要性

动态培养首先是细胞代谢的需求。在重建的组织中氧气通常十分有限,而氧气对于细胞在材料表面或微载体上的有效黏附和铺展十分重要。细胞对氧气的需求依细胞种类的不同而有很大差别,例如肝脏细胞和胰脏细胞对氧气非常敏感。现阶段的生物反应器就是安装了搅拌器和传感器的培养室,目的是将营养物、气体(如氧气和二氧化碳)和废物控制在适当水平上。

动态培养条件对于体外培养活组织的重要性可以从以下研究实例中窥得一二。

例 1　心肌细胞是一类不能长时间耐受缺氧的细胞,这对构建高密度、均匀分布且有一定厚度的工程化心肌细胞片层提出挑战;有研究在胶原海绵的横截面上播种 1.2×10^6 个/mL 心肌细胞,静态培养 4.5 h 后,将载细胞支架分别放在 25 rpm 恒温摇床或流速为 1.5 mL/min 的灌注筒中动态培养;分别对胶原海绵的上部、中部和底部的细胞分布状态进行观察,层与层间隔 650 μm。可以看到,灌注培养的细胞在胶原海绵的各个位置均有分布且生长良好,而在摇床条件下,仅海绵顶部的细胞比较密集,中部和底部分布的活细胞显著减少(图 7-6)。

例 2　在四种不同成分和微观结构的支架上种植软骨细胞,经生物反应器或培养皿培养一个月后,检测分析完整横截面中的氨基葡聚糖的分布。可以看到,无论是横截面的面积,还是其中的氨基葡聚糖分布,生物反应器动态培养组均显著优于培养皿组(图 7-7)。

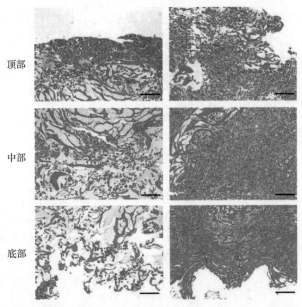

图 7-6　不同动态培养方式对心肌细胞在胶原海绵支架上分布的影响[4]

心肌细胞是一类不能长时间耐受缺氧的细胞,这对构建高密度、均匀分布且有一定厚度的工程化心肌细胞片层提出挑战;本研究在胶原海绵的横截面上播种 1.2×10⁶ 个/mL 心肌细胞,静态培养 4.5 h 后,将载细胞支架分别放在 25 rpm 恒温摇床(左)或流速为 1.5 mL/min 的灌注筒中动态培养;分别对胶原海绵的上部、中部和底部的细胞分布状态进行观察,层与层间隔 650 μm

另见书末彩图

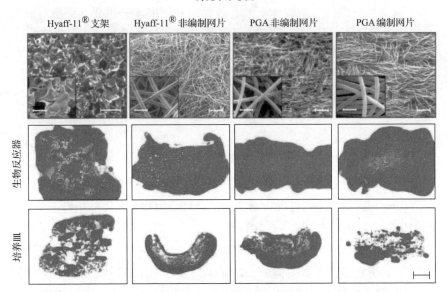

图 7-7　在四种不同成分和微观结构的支架上,经生物反应器或培养皿培养软骨细胞一个月后,一个完整血管横截面中的氨基葡聚糖的分布[5]

Hyaff-11®支架:鸡冠来源的透明质酸,葡萄糖醛酸部分的羧基 90%~100%苄基化;标尺=1 mm

例 3　采用静态培养(培养皿)和生物反应器培养两种方式研究不同培养条件对工程化心肌片层或组织的活动电位和对钾离子通道阻断剂响应能力的影响。由图可见，培养皿静态条件下获得的心肌片层的电生理功能最弱，而生物反应器中构建的组织工程心肌片层在电生理功能上得到了显著提高(图 7-8)。

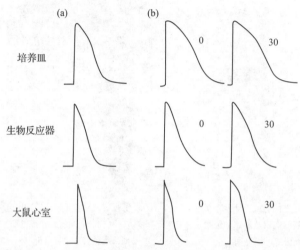

图 7-8　静态培养(培养皿)和生物反应器培养对工程化心肌片层或组织的活动电位(a)和对钾离子通道阻断剂响应能力(b)的影响[6]

　　新组织的形成不仅依靠细胞的大量增殖，还必须重建细胞外基质。动态培养环境对于重建细胞外基质从而形成有功能的新组织具有重要意义。例如，血管内皮细胞处于血液的流体剪切力作用下，平滑肌细胞处于血管的径向脉动作用之下，而成骨细胞长期受到流体剪切力、牵拉力和组织形变的作用。因此，在体外培育活组织必须建立仿生细胞的在体动态生长环境，模拟细胞所处的微动力环境特征，使体外培养的细胞分泌充足的细胞外基质分子，实现细胞外基质的重建，才有可能在体外构建工程化组织。

　　例如，血管系统作为一个有弹性可扩张的管道系统，在行使重要的生物学功能的同时，还不断受到体内各种力学环境的作用。因此，在体外培育血管组织时，动态培养条件发挥着极为重要的作用。

　　在血管组织中，细胞外基质主要由胶原蛋白、纤维状弹性蛋白、蛋白聚糖、氨基聚糖、透明质酸及糖蛋白构成，这些生物大分子不仅影响细胞在支架上的黏附能力，而且与血管的力学性质密切相关。胶原蛋白为血管提供拉伸强度，弹性蛋白决定着血管的弹性，两者共同影响着血管的黏弹性，从而影响血管的顺应性。

除此之外，还有一个重要成分是氨基聚糖(glycosaminoglycan，GAG)，由重复二糖单位构成的无分枝长链多糖，其二糖单位通常由氨基己糖(氨基葡萄糖或氨基半乳糖)和糖醛酸组成，但硫酸角质素中糖醛酸由半乳糖代替。氨基聚糖依组成糖基、连接方式、硫酸化程度及位置的不同可分为六种，即透明质酸、硫酸软骨素、硫酸皮肤素、硫酸乙酰肝素、肝素、硫酸角质素。GAG 对血管的可压缩性能起关键作用，GAG 含量增加可提高血管移植物抵抗血流冲击的能力。

1999 年麻省理工学院的 Robert Langer 实验室报道了在脉动培养条件下构建组织工程血管的结果(图 7-9 和图 7-10)[7]。他们的研究发现，一定的脉动剪切应力可提高所培养的血管组织中的肌浆球蛋白和胶原蛋白含量，使其具有高破裂强度和更好的组织形态与外观。这项研究首次明确了动态培养环境是体外构建具有力学性能和生物功能血管组织的不可忽视的关键因素之一，适当的动力环境可以促进组织的构建、改善血管的力学性质、使工程化血管获得与天然血管更加接近的生理功能。

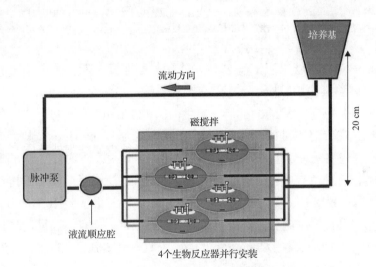

图 7-9　体外脉动条件培养血管组织的示意图

将聚乙醇酸(polyglycolic acid，PGA)网状支架用 6-0 无涂层 Dexon 缝合线缝合成管状，连接在生物反应器中，环氧乙烷灭菌。将 1～2 mL 细胞密度为 5×10^6 mL^{-1} 的主动脉平滑肌细胞悬液种植在支架上。接种细胞后，在生物反应器中加入 DMEM 培养基(200 mL/管腔)，添加补充 20%胎牛血清、100 U/mL 青霉素 G、5 mM Hepes、0.05 mg/mL 抗坏血酸、3 ng/mL CuSO$_4$、脯氨酸、丙氨酸和甘氨酸。将生物反应器和储液罐进行改良以提供气体交换，缓冲液从插入工程化血管腔的高弹性硅胶管中流过。顺应室由一个 300 mL 的塑料储液罐组成，最大限度地减少了高频振动向生物反应器的传递。以每分钟 165 次和 5%的径向扩张(应变)对血管施加脉动径向应力。选择这些条件是为了接近大型哺乳动物的胚胎发育条件。8 周后，取下硅胶管，将培养液直接流过培养的工程化血管。3×10^6 mL^{-1} 细胞的内皮细胞悬液注入工程化血管腔内，使细胞黏附 90 分钟，以产生内皮层。在 3 天的培养时间内，管腔内的流速从 0.033 L/s 逐渐增加到 0.1 mL/s，工程化血管壁上相应的剪应力从 1×10^{-2} N/cm^2 增加至 3×10^{-2} N/cm^2。用于构建工程化血管的平滑肌细胞和内皮细胞在接种时均在第 5 代以下

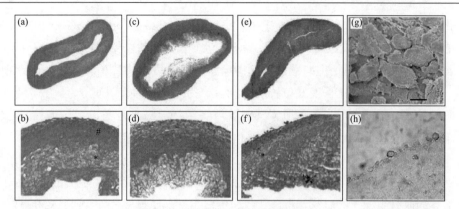

图 7-10　工程化血管的组织学形态

与无脉动条件相比,脉动条件促进血管平滑肌细胞向 PGA 支架中迁移并将残余 PGA 片段包裹在血管壁中,形成了光滑的管腔面,有利于后续内皮细胞的黏附。脉动条件培养 8 周后,对组织工程血管组织进行弹性蛋白 Verhoff 染色(a)和三色 Masson 染色(b),图(b)中#表示致密的细胞生长区,*表示高分子材料区域;(c)和(d)分别为无脉动条件下培养 8 周后的血管弹性蛋白 Verhoff 染色和 Masson 染色;(e)和(f)分别为脉动条件下,不补充培养基条件下血管的弹性蛋白 Verhoff 染色和 Masson 染色;(g)工程化血管中内皮细胞层的扫描电镜照片,这些细胞比动脉内皮细胞更圆润,融合度相对较低;(h)CD31 免疫组化染色显示工程化血管腔面有单层的内皮细胞

　　脉动频率对心血管组织工程也具有重要参考价值。有一项研究记录了人类胎儿发育不同阶段的心脏搏动频率。在第 4 周时,心跳为 65 bpm,第 20 周达到 155～160 bpm,第 30 周为 144 bpm,出生前为 140 bpm。在此过程中,胎儿血压也逐渐增加,在后期达到右心房 3 mmHg,双心室为 37 mmHg,而肺大动脉达到 55 mmHg。这些数据对于组织工程中采取何种力学刺激条件具有参考价值。例如,有研究报道,将种植有血管平滑肌细胞的管状支架置于沿径向膨胀的搏动环境中培养 7 周,搏动频率分别模拟成人心率(90 bpm)和新生儿心率(165 bpm),结果显示,搏动培养条件下细胞分泌的胶原量高于静态条件;而且,胶原的含量随着搏动频率的增加而增加,在 165 bpm 条件下,胶原含量达到了 35.4%,接近天然血管中的胶原含量(34.7%～55.5%)。

　　血管内皮细胞的多种功能也是依赖流体剪切力的,流体剪切力可以作为一种调节因子调节内皮细胞的基因表达。例如,在旋转或振荡环境中培养血管内皮细胞,可以增加细胞贴壁的机会。在流动培养下血管内皮细胞生长良好且被拉长,其长轴方向与流场方向趋于一致。种植了内皮细胞的管状支架在静态培养 72 小时后再置于 9 cm/s 的灌注室内动态培养 72 小时,结果显示,内皮细胞分泌的 GAG 较单纯静态培养明显增多。将兔肺动脉置于纵向的拉力下培养四天后,胶原蛋白和弹性蛋白的合成率及肺动脉中肌动蛋白和弹性蛋白的含量均明显增高。

7.6　组织工程研究中多要素的综合应用举例

7.6.1　磁性纳米复合材料支架的运用

生物反应器对细胞施加力学刺激的模式尚十分有限，而对体内原位植入的生物材料支架施加机械力作用则几乎不可能。利用磁性纳米材料的特性可以使支架对生长在其中的细胞施加动态机械力刺激，由此调控细胞的分化行为(骨、软骨、内皮细胞、巨噬细胞、成纤维细胞等)。

磁性纳米复合材料支架对细胞产生力学刺激的设计原理如下：将具有超顺磁响应性的氧化铁磁性纳米颗粒与高分子材料混合，再制备成支架，支架就拥有了超顺磁响应性。当支架置于外磁场时，由于磁性纳米颗粒对磁场的响应，引起颗粒周围的高分子发生微形变，由此将磁场力转化为机械力，对生长在支架上的细胞产生牵拉作用。这一策略已被广泛采用，在多种组织再生研究中得到验证。

例 1　超顺磁性复合材料支架在大块骨缺损修复中的应用研究。

骨是力敏感组织，成骨细胞和骨细胞均为具有力传导功能的效应细胞。严重创伤和感染、恶性肿瘤以及骨骼畸形的手术治疗均会造成大块骨缺损，在这种情况下，骨组织难以通过自体的再生而修复，需要通过支架引导再生的方法修复缺损组织。

大量研究已经表明，在骨损伤治疗中，适当的物理刺激具有积极作用，如压力、拉力、应变等可增强骨再生和愈合的能力。但是，支架在植入初期与正常骨组织间还没有形成紧密连接，无论是来自生理环境的还是体外施加的力学作用，都难以有效传递到支架上，因此，进入支架中的成骨相关细胞(干/祖细胞、免疫细胞等)在其增殖和向骨细胞分化过程中缺少必要和适度的力刺激。

那么，如何使支架直接对生长其上的细胞施加力学作用？研究表明，将含有超顺磁性氧化铁纳米颗粒的聚乳酸复合材料支架置于外源性低强度静磁场中时，这种复合材料支架具有超顺磁响应性，并且显著促进了前成骨细胞向成骨细胞的分化，也同时增加了细胞外基质的沉积[8-10]。将上述超顺磁性复合材料支架植入新西兰白兔腰椎的锥体横突缺损中，术后将动物饲养在低强度静磁场环境下，观察新骨的再生和缺损的修复。免疫组化的结果显示，与对照组(仅材料植入，无外加磁场)相比，磁场组(材料植入并施加外磁场)的新骨形成速度及支架的降解和吸收均得到显著提升(图 7-11 和图 7-12)；同时，从 CT 成像结果来看，磁场组的修复速度明显快于无磁场组(图 7-13)，在植入后第 50 天，磁场组的骨髓腔已经贯通，在植入后第 90 天，磁场组的修复已经完成；而在这两个时间点上，无磁场组的修复速度相对较慢[11]。

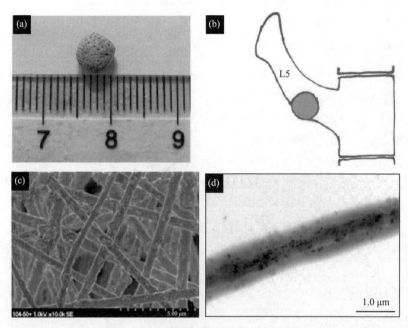

图 7-11　超顺磁性纳米纤维支架的表征

(a)由电纺丝薄膜制备的植入支架的外观；(b)支架植入家兔 L5 横突缺损的示意图；(c)支架的扫描电镜图像，随机排列的纳米纤维直径 300~1000 nm；(d)纳米纤维的透射电镜图像，纤维内的黑色点状物为氧化铁纳米颗粒

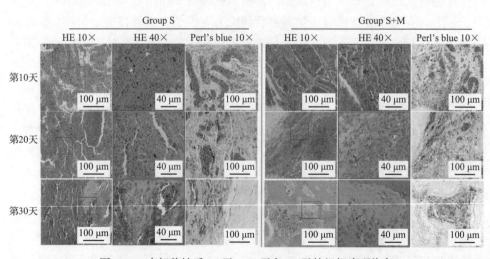

图 7-12　支架移植后 10 天、20 天和 30 天的组织病理染色

Group S：仅植入支架；Group S+M：植入支架后同时施加静磁场。绿线划出和绿色箭头指出的是巨噬细胞，红色箭头所示为成纤维细胞，蓝色箭头所示为血管，红色箭头所示为成骨细胞

另见书末彩图

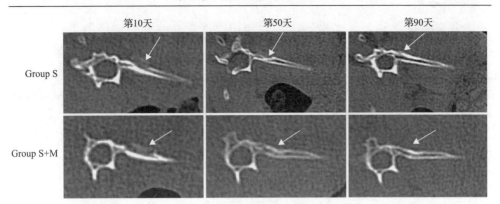

图 7-13　支架植入后 10 天、50 天、90 天的骨缺损部位的 CT 图像

箭头所示为缺损部位

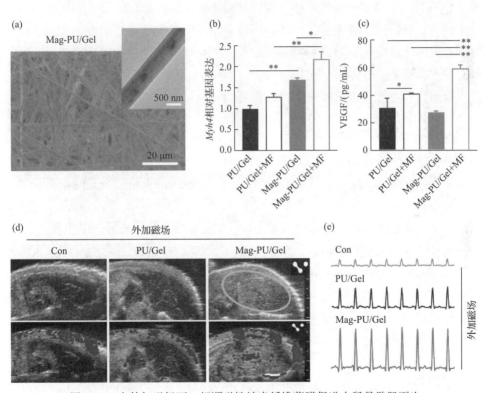

图 7-14　在外加磁场下，超顺磁性纳米纤维薄膜促进小鼠骨骼肌再生

(a)超顺磁性纳米纤维膜的形貌与芯壳结构；外加磁场下，超顺磁性纳米纤维膜促进小鼠骨骼肌肌源性分化(b)和促进血管形成能力(c)；(d)超声成像结果显示，外加磁场下体内植入磁响应纤维膜促进骨骼肌组织再生(黄色圆圈内)和复杂血管网络形成(红色与蓝色代表血流向不同的血管)；(e)外加磁场下，超顺磁性纳米纤维膜植入组小鼠骨骼肌的电信号强度增加，表明该方法促进小鼠骨骼肌电生理功能的恢复

另见书末彩图

　　超顺磁性支架与外加磁场的协同作用也促进其他种类细胞的生长和分化 (图 7-14),例如,超顺磁性海藻酸盐支架在外加磁场中可以显著提高主动脉血管内皮细胞的代谢活性,促进其迁移和重新形成内皮组织的能力[12],也会使生长于其中的骨髓间充质干细胞更加有效地向软骨分化[13]。利用化学交联将超顺磁性纳米颗粒固定在四臂 PEG 水凝胶中,并用该水凝胶包载成纤维细胞和角质形成细胞。在外加磁场作用下,该水凝胶将成纤维细胞的增殖速度提升至 240%,胶原蛋白沉积量升高至 220%,同时通过改善角质形成细胞的旁分泌功能促进血管形成[14],这可以用于促进慢性糖尿病创伤的愈合。基于骨骼肌组织力敏感和易拉伸形变的特征,用同轴静电纺丝技术制备以高弹性聚氨酯为芯,以具有良好细胞黏附性的明胶为壳的纳米纤维薄膜,并掺入超顺磁性纳米颗粒赋予薄膜磁响应性。在外加磁场作用下,该薄膜可以增强小鼠成肌细胞发生肌源性分化的能力和速度;体内植入后,显著促进了骨骼肌组织的缺损修复,并促进骨骼肌组织电生理功能的恢复和血管网络重建[15]。这些研究结果表明,复合材料中的磁性纳米颗粒可通过其具有的超顺磁响应性,将外源性磁场的作用转化为支架对细胞的直接机械力作用,在引导组织再生方面具有普遍适用的价值。

7.6.2　导电性复合材料支架的运用

　　电传导性生长环境对于可兴奋性细胞的成熟和获得正常生理功能十分重要,这就需要构建具有导电性的生物材料支架。普遍应用的策略之一是向水凝胶中加入导电材料,赋予水凝胶导电性。

　　例 1　导电性水凝胶促进新生大鼠心肌细胞成熟,具有更好的电生理功能。

　　天然心肌是电活性组织,其中分布着具有电传导功能的浦肯野纤维。当源自窦房结的电信号通过心肌时,通过“兴奋-收缩”偶联作用诱发心肌细胞同步收缩。与此同时,心肌组织同时还具有能够支持心脏搏动时持续的收缩和舒张的力学强度。尽管水凝胶能吸收并保持大量水分,利于细胞营养物质及代谢产物的输运,但水凝胶通常为电绝缘材料,会阻碍心肌细胞间电信号的有效传递;此外,水凝胶是软材料,模量通常比较低,与心肌组织的力学性能差距较大。

　　采用循环冷冻-解冻方法将高电导率和高模量的碳纤维(CF)与生物相容性良好的聚乙烯醇(PVA)复合,可以制备出具有导电性和高模量的复合水凝胶,其表面具有类似天然细胞外基质微观结构的贯通微孔,凝胶中的碳纤维直径为 7 μm,局部取向排列;在导电性、力学性能和结构各向异性等方面均接近天然心肌组织(图 7-15)[16]。水凝胶中分布的碳纤维用于模拟天然心肌组织中浦肯野纤维的分布和电传导功能。

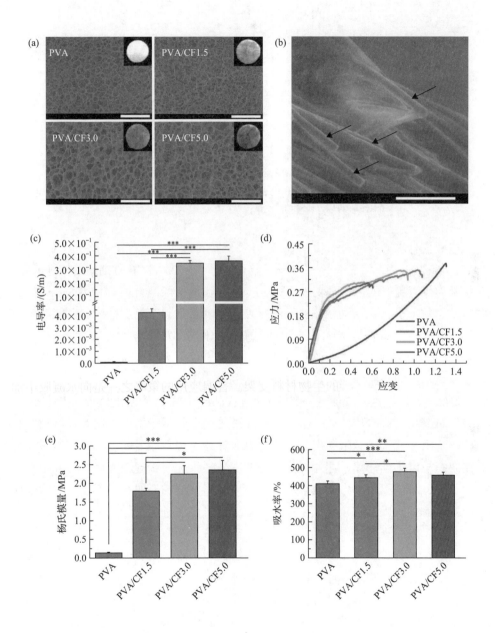

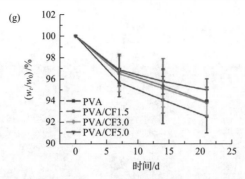

图 7-15　碳纤维-聚乙烯醇复合水凝胶理化性质表征

PVA：聚乙烯醇，PVA/CF：聚乙烯醇与碳纤维的复合材料，后缀数字为复合物中碳纤维含量。(a)聚乙烯醇与碳纤维复合物表面的扫描电镜图片,标尺为 50 μm；(b)聚乙烯醇与碳纤维复合物的横断面扫描电镜图片,标尺为 50 μm；(c)导电性；(d)应力-应变曲线；(e)杨氏模量；(f)吸水率；(g)降解速率

　　这种复合水凝胶通过激活 α5β1 整合素介导的力学信号转导通路、上调 Cx43、TnT、actin、RhoA、和 HIF-1α 的表达，显著促进了原代大鼠心肌细胞的体外成熟，并使细胞具有更好的电生理功能，所形成的细胞/水凝胶复合体具有更为规律的自主搏动(图 7-16)；其搏动频率对心脏毒性药物阿霉素具有长程响应，并能够快速有效地响应心率调节药物异丙肾上腺素的作用(图 7-17)。这些结果表明，在这种导电和高模量水凝胶中生长的心肌细胞形成了更接近天然心肌组织的细胞片，相较于传统培养的心肌细胞，具有更好的电生理功能。

　　例 2　导电性水凝胶促进心肌梗死后心肌组织修复和恢复电生理功能。

　　心肌组织具有电传导性，由浦肯野纤维传递电信号，协调心肌有序跳动。心肌梗死是由于冠状动脉阻塞引起的急性心肌坏死，患者愈后如果不能及时对坏死心肌组织予以干预治疗，坏死部位会逐渐发生纤维化，引起心室壁变薄，心室收缩力下降，可能引发心力衰竭等病变。导电材料构建的心肌补片不仅可以为梗死心肌提供力学支撑，防止局部心室壁变薄，还可以促进电信号的传导，有助于心梗后心肌组织的修复。

　　由碳纤维与聚乳酸和明胶的共轴纺丝材料组成复合导电材料具有优良导电性、力学强度及生物相容性，作为心肌补片贴附在发生梗死后的心肌组织处，可快速大量吸收水分，形成具有微纳纤维多孔结构的水凝胶，一方面显著促进新生大鼠心肌细胞的成熟，另一方面增强了心肌细胞间及其与血管内皮细胞之间的通信，促进新生血管形成。在大鼠心梗模型上，导电水凝胶的植入有效促进了梗死部位血管形成，促进了心肌组织再生和恢复电生理功能(图 7-18)。

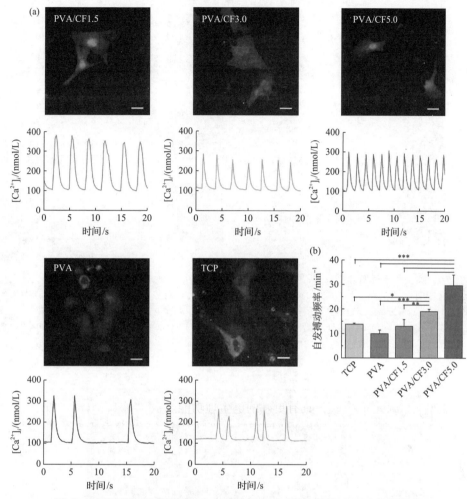

图 7-16 碳纤维-聚乙烯醇复合水凝胶对大鼠心肌细胞电生理功能的影响

PVA：聚乙烯醇，PVA/CF：聚乙烯醇与碳纤维的复合材料，后缀数字为复合物中碳纤维含量。(a) 与复合水凝胶共培养 3 天后的新生大鼠心肌细胞的自发钙离子瞬时变化，标尺为 20 μm；(b) 与复合水凝胶共培养 3 天后新生大鼠心肌细胞自发搏动频率的统计

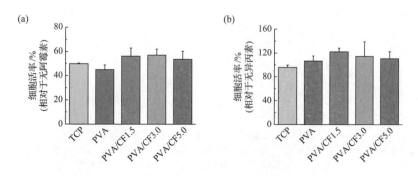

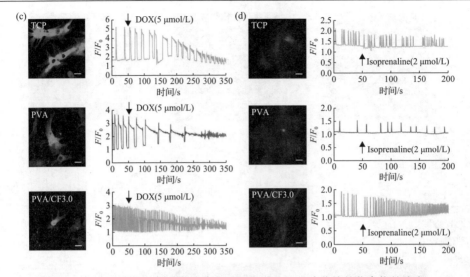

图 7-17　碳纤维-聚乙烯醇复合水凝胶对调节心肌细胞收缩的化合物的响应

PVA：聚乙烯醇，PVA/CF：聚乙烯醇与碳纤维的复合材料，后缀数字为复合物中碳纤维含量。(a)阿霉素对新生大鼠心肌细胞活率的影响；(b)异丙肾上腺素对新生大鼠心肌细胞活率的影响；(c)向复合水凝胶材料中培养 5 天后的细胞中添加 5 μmol/L 阿霉素后，自发钙离子活性的记录；(d)向复合水凝胶材料中培养 5 天后的细胞中添加 2 μmol/L 异丙肾上腺素后，自发钙离子活性的记录。图中标尺为 20 μm

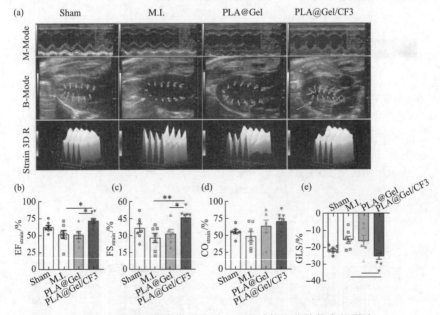

图 7-18　导电性复合水凝胶对左心室功能和收缩能力的影响

(a)代表性 M-Mode、B-Mode 和 3D 整体纵向应变力；(b~e)导电性复合水凝胶植入促进了左心室协同收缩功能，包括心脏收缩功能指标 EF(左心室射血分数)、FS(左心室短轴缩短率)、CO(左心室心输出量)、GLS(整体纵向应变力)的差异

另见书末彩图

7.6.3　全器官脱细胞支架

　　在全器官的体外构建方面，更是需要对多种因素的综合利用。例如，制造模拟天然心脏复杂结构的材料支架非常具有挑战性。美国明尼苏达大学心血管修复中心的科学家采取了天然组织脱细胞化的方法，即使用天然心脏的构造来制造组织工程心脏。

　　研究人员首先应用表面活性剂将大鼠和猪心脏中的细胞全部移除，只留下心脏组织的细胞外基质，以此作为生物材料支架(图 7-19)，向支架中注入新生大鼠心脏"祖细胞"，然后放在实验室中进行培养。4 天后，观测到了心脏的收缩；8 天后，新心脏开始搏动(图 7-20)。这个研究结果意味着以脱细胞天然器官为细胞生长支架，也许可以人工制造任何器官[17]。

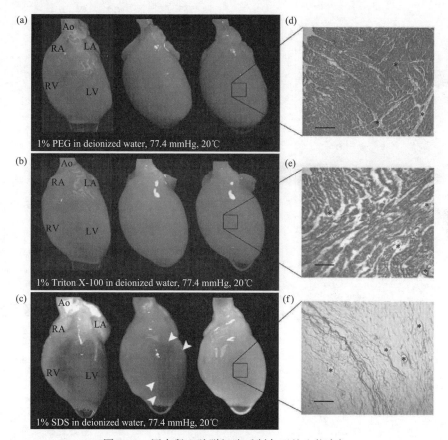

图 7-19　用大鼠心脏脱细胞后制备天然生物支架

(a～c)采用 PEG、Triton X-100、SDS 分别逆行灌注大鼠心脏 12 h。(d～f)3 种灌注方法制备的脱细胞心脏组织的 H&E 染色图片。可见 PEG 和 Triton X-100 灌注后的大鼠心脏中仍有完整细胞，表明脱细胞不完全。SDS 灌注后大鼠心脏中没有完整细胞和细胞核，脱细胞效果更好

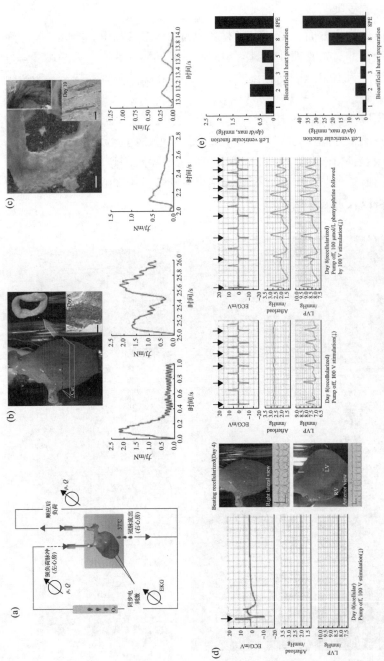

图7-20　以大鼠心脏脱细胞组织作为支架、体外培养组织工程全心脏

(a)心脏生物反应器示意图，图中展示了左心房和升主动脉内置管。图中展示了左心房的再循环，在心脏生物反应器中灌注培养4天后的再细胞化大鼠心脏；上图右上，灌注培养第8天时切取的用于功能分析的横切面环；上图右下，对环形薄截面的三色Masson染色；下图左，1 Hz的电刺激后左心室环产生的力；下图右，2 Hz的电刺激下左心室环产生的力。(b)在心脏生物反应器中灌注培养4天后的再细胞化大鼠心脏；上图右上，灌注培养第8天时切取的用于功能分析的横切面环；上图右下，对环形薄截面的三色Masson染色；下图左，再细胞化心脏平培养10天时的照片；上图右上，第9天出现节律性收缩的三色Masson染色；下图右，2 Hz的电刺激下左心室环产生的力；下图左，1 Hz的电刺激后左心室环产生的力。(c)上图右上，第9天出现节律性收缩的照片；上图右下，对用于功能分析的环形横切面显微照片；上图右下，2 Hz的电刺激下左心室环产生的力。(d)左图，第0天对在生物反应器中起搏的去细胞化全心脏Masson染色；中间图，在培养第4天，关闭泵后起搏再细胞构建的心脏；右图，在培养第8天，对用于功能分析的环形横切面显微照片；下图，实时跟踪心电图，主动脉压和左心室压，实时跟踪评估追踪心电图、主动脉压和左心室压。(e)再细胞化心脏实时追踪第8天的功能总结上腺素刺激后起搏再细胞构建心脏的代表性功能评估追踪，第9天，在培养的第8天，苯肾另见书末彩图

7.7　临床应用案例

　　临床上组织工程研究和产品研发最成功的案例之一是美国波士顿儿童医院的研究人员在实验室中成功培育出人造膀胱(图 7-21)，并顺利移植到 7 名患者体内[18]，其中四位患者接受的是同种脱细胞膀胱黏膜下层组织构建的膀胱，其他三位患者接受的是由可降解的聚乙醇酸构建的膀胱。这是世界上第一次将实验室培育出的完整器官成功植入患者体内。接受移植手术的 7 名患者年龄在 4～19 岁。患者体内控制膀胱的神经系统功能已经紊乱，并对肾脏造成严重压力。接受人造膀胱植入手术的 7 名患者中，无一人出现不良反应，小便失禁状况得到明显改善，其他症状也得到一定程度的缓解。

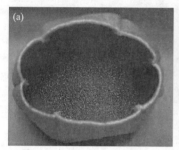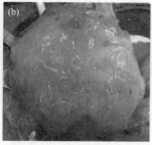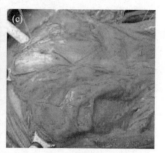

图 7-21　工程化膀胱构建

(a)将细胞接种在支架上；(b)将工程化膀胱与天然膀胱缝合；(c)植入物覆盖纤维蛋白胶和大网膜

　　这种"新膀胱"由 3 层物质构成：外层为肌肉，内层为膀胱上皮，中间是起连接作用的组织蛋白胶原质。将不同的细胞分次种植到不同的培育层中。首先，研究人员从患者的膀胱上取下一些活细胞样本，将肌肉细胞和膀胱上皮细胞分别置于不同的培养器皿中培养。大约一个星期后，研究人员将这些细胞放在一个膀胱形状的可降解生物材料支架上或由同种脱细胞膀胱黏膜下层组织制成的支架上。再过约 7 个星期，医生会将培育出来的"新膀胱"移植到患者体内。1 个月后，组织工程膀胱就能像正常膀胱一样工作；3 个月后，生物材料支架会被降解，组织工程膀胱周围的血管可迅速生长，神经与新膀胱连接起来。组织工程膀胱比正常膀胱的弹性要高出 3～4 倍，因此能更好地控制排尿。但是也有专家指出，此项临床研究还有许多需要进一步厘清的问题；而且，该组织工程膀胱的研制费用巨大，尚难以广泛应用。

7.8　本　章　总　结

组织工程与再生医学的研究与转化应用正处于快速发展的时期，新技术和新方法以及新的开发策略不断涌现，难以一一枚举。总而言之，组织工程是继细胞生物学和分子生物学之后，生命科学发展史上的又一新的里程碑，它标志着医学将走出器官移植的范畴，步入制造组织和器官的新时代。同时，组织工程学作为一门多学科交叉的边缘学科，将带动和促进相关高技术领域的交叉、渗透和发展，并由此演化出新的高技术产业。

参　考　文　献

[1] Robert Lanza, Robert Langer, Joseph Vacanti. Principles of Tissue Engineering. Second Edition. Academic Press, 2000.

[2] Engler A J, Sen S, Sweeney H L, et al. Matrix elasticity directs stem cell lineage specification. Cell, 2006, 126(4): 677-689.

[3] Orr A W, Helmke B P, Blackman B R, et al. Mechanisms of mechanotransduction. Dev Cell, 2006, 10(1): 11-20.

[4] Radisic M, Euloth M, Yang L, et al. High-density seeding of myocyte cells for cardiac tissue engineering. Biotechnol Bioeng, 2003, 82(4): 403-414.

[5] Pei M, Solchaga L A, Seidel J, et al. Bioreactors mediate the effectiveness of tissue engineering scaffolds. FASEB J, 2002, 16(12): 1691-1694.

[6] Bursac N, Papadaki M, White J A, et al. Cultivation in rotating bioreactors promotes maintenance of cardiac myocyte electrophysiology and molecular properties. Tissue Eng, 2003, 9(6): 1243-1253.

[7] Niklason L E, Gao J, Abbott W M, et al. Functional arteries grown *in vitro*. Science, 1999, 284(5413): 489-493.

[8] Meng J, Zhang Y, Qi X, et al. Paramagnetic nanofibrous composite films enhance the osteogenic responses of pre-osteoblast cells. Nanoscale, 2010, 2(12): 2565-2569.

[9] Zeng X B, Hu H, Xie L Q, et al. Magnetic responsive hydroxyapatite composite scaffolds construction for bone defect reparation. Int J Nanomedicine, 2012, 7: 3365-3378.

[10] Panseri S, Cunha C, D'Alessandro T, et al. Magnetic hydroxyapatite bone substitutes to enhance tissue regeneration: evaluation *in vitro* using osteoblast-like cells and *in vivo* in a bone defect. PLoS One, 2012, 7(6): e38710.

[11] Meng J, Xiao B, Zhang Y, et al. Super-paramagnetic responsive nanofibrous scaffolds under static magnetic field enhance osteogenesis for bone repair *in vivo*. Sci Rep, 2013, 3: 2655.

[12] Sapir Y, Cohen S, Friedman G, et al. The promotion of *in vitro* vessel-like organization of endothelial cells in magnetically responsive alginate scaffolds. Biomaterials, 2012, 33(16): 4100-4109.

[13] Fuhrer R, Hofmann S, Hild N, et al. Pressureless mechanical induction of stem cell differentiation is dose and frequency dependent. PLoS One, 2013, 8(11): e81362.

[14] Shou Y, Le Z, Cheng H S, et al. Mechano-activated cell therapy for accelerated diabetic wound healing. Adv Mater, 2023, 35(47): e2304638.

[15] Hu X, Liu W, Sun L, et al. Magnetic nanofibrous scaffolds accelerate the regeneration of muscle tissue in combination with extra magnetic fields. Int J Mol Sci, 2022, 23(8): 4440.

[16] Wu F, Gao A, Liu J, et al. High modulus conductive hydrogels enhance in vitro maturation and contractile function of primary cardiomyocytes for uses in drug screening. Adv Healthc Mater, 2018, 7(24): e1800990.

[17] Ott H C, Matthiesen T S, Goh S K, et al. Perfusion-decellularized matrix: Using nature's platform to engineer a bioartificial heart. Nat Med, 2008, 14(2): 213-221.

[18] Atala A, Bauer S B, Soker S, et al. Tissue-engineered autologous bladders for patients needing cystoplasty. Lancet, 2006, 367(9518): 1241-1246.

第8章 药物递送系统

抗体药和小分子靶向药等新型药物的研发成功显著改善了很多疾病的临床治疗效果。但是，这些类别新药大多十分昂贵，其背后的主要原因是药物研发周期十分漫长而成功率却很低。从庞大的化合物库中筛选出临床前候选化合物（preclinical candidate compounds，PCC）的概率只有不到千分之一，而最终能通过临床试验获批上市的成功率只有万分之一多一点。对 2000～2015 年间 2 万多种候选化合物的 40 多万项临床试验进行研究分析的结果表明，即使临床试验成功率最高的眼科候选药物，其成功率也仅为 32.6%，而抗肿瘤药物的成功率最低，仅有 3.4%[1]。正因为如此，药企在每个新药上花费的平均研发费用高达 40 亿～100 亿美元。此外，由于新化合物的发现和合成越来越困难，用来筛选新药的新化合物库也面临枯竭，无疑进一步增加了新药研发的难度。

在这种背景下，另辟蹊径成为药物研发的重要策略之一：其一是发掘现有药物的新用途，即"老药新用""一药多用"。如探索经典口服降血糖药二甲双胍对肿瘤的治疗作用；因胎儿致畸作用被停用的沙利度胺获批用于治疗麻风性结节性红斑和多发性骨髓瘤；抗肿瘤药甲氨蝶呤用于类风湿性关节炎治疗等。其二是在剂型上对现有药物或候选化合物进行改造，开发新型给药方式，改善药物的性能。很多候选药物之所以在开发过程中被淘汰，除了在药效方面存在不足，还有一部分是由于毒副作用太强、稳定性不佳（易分解、失活）、给药途径受限（溶解性差、吸收效率低）、体内的分布状态及代谢速度不符合要求等而未能最终进入临床。通过化学结构或剂型方面的改良有望使它们起死回生。例如，抗精神分裂的经典老药利培酮从常规口服片到速效口服液制剂，再到长效注射微球制剂的进化；经典抗肿瘤药物紫杉醇从最初的蓖麻油助溶制剂到白蛋白结合型紫杉醇纳米粒、紫杉醇脂质体和紫杉醇胶束的百花齐放。在对药物及其剂型进行改良的过程中，药物递送系统（drug delivery system，DDS）是最重要的技术之一。通过这一技术可以极大地改善药物的性能，还可以使很多传统药物实现其以往无法达到的效果。

8.1 药物递送系统的基本概念

药物递送系统是一种在空间、时间及剂量上全面调控药物在生物体内分布的技术体系，其目标是在恰当的时机将适量的药物递送到正确的位置，从而实现提高药物的利用效率、改善疗效和减少毒副作用等目的。

在夜空中绽放的礼花可以作为一个直观模型来帮助理解药物递送系统（图 8-1）。

要在夜空中形成一个完美的图案，需要考虑很多因素，包括控制火药的种类(颜色)、火药点燃的时机和燃烧持续时间，以及如何在空间上精确控制火药的分布和运动路线。这些要素也正是药物递送系统所需要考虑的，只是把火药换作了具有生理活性的分子，把夜空换成了生物体。

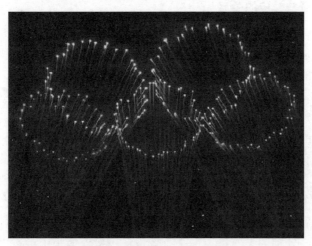

图 8-1　夜空中的礼花可看作药物递送系统的直观模型

为了更好地理解药物递送系统的概念，首先需要理解它的主要研究对象——"药物"。在很多人的认知中，"药物"通常就是指临床上的治疗药物，包括注射药、口服药、外敷药等等。但对于药物递送系统而言，"药物"的内涵更宽，很多具有生理活性的物质都可以作为"药物"来看待：从功能上说，既包括治疗药物，也包括诊断药物和预防药物，甚至包括化妆品中的某些成分；从分子类别来说，既包括小分子药物，也包括生物大分子药物，如蛋白、多肽、DNA、RNA 等。在临床上，药物递送系统的应用已渗透到诸多方面：在外科、组织重建、人工器官、放射治疗、影像诊断、再生医疗，甚至基因治疗等领域，药物递送系统技术都发挥着重要的作用。

药物递送系统之所以称为"系统"(system)，是因为它不是靠单一技术可以实现的，而是依赖于多种技术的有机整合。研究对象既包括药物本身，也包括搭载药物的载体材料和装置，还包括对药物或载体等进行物理化学改性和修饰的相关技术。药物递送系统可以通过多种方式实现对药物的精准控制和递送，如物理方式(吸附、解离、溶解、扩散、渗透等)、化学/材料学方式(接枝、包被、偶联、降解等)以及机械/电子方式(如通过泵、阀、电子传感、反馈及控制等原件)。可以看出，药物递送系统是一个典型的多学科交叉融合的领域，除了医学和药学，还涉及材料、化学、机械、电子等多个工学学科，也只有通过多学科的交叉融合，才能够最终获得一种理想的药物递送系统。

8.2　药物的体内过程与药物动力学

8.2.1　药物剂量与效应的关系

　　药物效应与剂量或浓度之间存在着一种正比关系。随着药物剂量的增加，其效应也呈现出从无到有、从低到强的趋势。如果给药后体内的药物浓度太低，就不能发挥应有的疗效，而当剂量超过某一特定阈值时，药物可能产生严重毒性反应，对人体造成损害。中国有句古话叫做"是药三分毒"，说明药物的毒副作用是一个普遍的现象。欧洲中世纪有一个叫做帕拉塞尔斯(Paracelsus)的炼金术师也曾经说过，所有的东西都是有毒的，因为没有什么东西是无毒的，只是剂量决定了一个东西是否有毒[①]。由此可见，药物的剂量是一个非常重要的因素，它决定了一种药物到底是救命的良药还是夺命的毒药。在药物使用过程中需要使体内的药物浓度维持在一个适宜的范围内，不能过高或过低。

　　为了更精确地描述药物剂量与效应的关系，通常可以把用药剂量划分为多个层次，从低到高分别为无效量、最小有效量、极量、最小中毒量以及最小致死量等。最小有效量与最小中毒量之间的范围被称为药物的安全范围，也被称为是药物的治疗窗(图 8-2)。不同药物的安全范围会有很大的不同，其大小直接反映了药

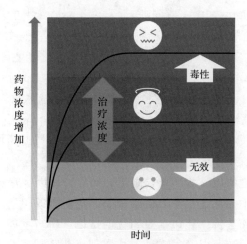

图 8-2　药物治疗窗的概念
另见书末彩图

---

① All things are poisons, for there is nothing without poisonous qualities. It is only the dose which makes a thing poison

物的安全性。安全范围越大，说明药物在产生疗效的同时，对人体的潜在危害越小。尽管在治疗恶性肿瘤或其他严重疾病时对药物毒性的容忍程度会高一点，但如果毒副作用的伤害超过了治疗获益，就得不偿失了。

8.2.2　药物的体内过程

更严格而言，与药物的生理效应直接相关的是其在各个组织器官中的浓度和停留时间。药物进入人体后，会经历释放(liberation)、吸收(adsorption)、分布(distribution)、代谢(metabolism)、排泄(excretion)等几个主要阶段(LADME)，在各个组织和器官中的浓度是随时间不断变化的，是一个动力学过程。

吸收是指药物从给药部位进入血液循环的过程。药物的吸收速度受到药物的性质(亲水/亲脂、pH)、给药途径、药物的制剂等因素的影响；分布是指药物吸收后，通过各种生理屏障转运到体内各个组织器官的过程，与组织器官的血流量、药物的蛋白结合(白蛋白为主)、组织亲和力等性质等相关；代谢(转化)是指药物的化学结构在体内经酶或其他作用发生改变的过程，主要发生在肝脏，包括第一阶段的氧化(oxidation)、还原(reduction)、水解(hydrolysis)反应以及第二阶段的与葡萄糖醛酸、甘氨酸等的结合(conjugation)反应；而排泄是指药物以原型或/和代谢产物排出体外的过程，主要通过肾脏(肾脏排泄)和肝脏(胆汁排泄)完成。

8.2.3　药物动力学的基本概念

药物动力学(pharmacokinetics)是用数学分析手段来研究药物在体内的动态过程的科学。药物递送系统的核心是精确调控药物在体内的各种动力学特性。因此，药物递送系统的设计需要充分考虑药物的 LADME 这五个与药物体内动态密切相关的过程。

1. 药物动力学模型

药物在体内的转运可看成是药物在隔室间的转运，这种理论称为隔室模型理论。隔室的概念比较抽象，无生理学和解剖学的意义，一般是根据组织、器官、血液供应以及药物转运速度的快慢而确定的。

1)单隔室模型

单隔室模型又称单室模型，即药物进入体循环后，迅速地分布于各个组织、器官和体液中，并立即达到分布上的动态平衡，成为动力学上的"均一"状态。

2)二隔室模型

二隔室模型是把机体看成药物分布速度不同的两个单元组成的体系，一个单元称为中央室(central compartment)，另一个单元称为周边室(peripheral compartment)。

中央室是由血流丰富的组织、器官等所组成(如心、肺、肝、肾等)，血液中的药物可以在这些组织中迅速达到分布上的平衡;周边室是由血液供应不丰富的组织、器官等(如肌肉、皮肤)组成，药物向这些组织的转运速度较慢，需要较长时间才能达到分布上的平衡。

3) 多隔室模型

二隔室以上的模型叫多隔室模型，它把机体看成药物分布速度不同的多个单元组成的体系。

2. 药物动力学常用参数

药物在体内的吸收、分布、代谢、排泄行为都可以从"程度"和"速度"两个维度来进行描述。药物动力学中常见的重要参数包括:

1) 最大血药浓度(C_{max})

药物进入血液所达到的最大血液浓度，是血药浓度-时间曲线上的最大血药浓度值。

2) 达峰时间(t_{max})

指单次服药以后，血药浓度达到峰值的时间。

3) 吸收速率常数(k_a)

药物从吸收部位进入人体循环(从吸收室进入中央室)的速率常数，用来衡量药物吸收速度的快慢，在数值上等于单位时间内药物吸收的量与待吸收药物总量的比值(默认药物的吸收过程遵循一级动力学过程)。

4) 生物利用度(F)

也称为吸收分数，指药物被吸收进入体循环的相对分量。

$$F = 进入循环的药量/服药剂量$$

5) 表观分布容积(V_d)

指药物吸收达平衡时，体内药量按血浆中同样浓度分布时所需体液的总体积。

$$V_d = 体内药物总量/血药浓度$$

6) 消除速率常数(K_e)

药物从中央室向外的一级清除速率常数，是单位时间内药物从体内的消除量与体内总量的比值。

7) 清除率(CL)

指单位时间内从体内清除的分布容积，即每分钟有多少毫升血中药量被清除。

$$CL = V_d \cdot K_e$$

8) 半衰期 ($t_{1/2}$)

血浆药物浓度降低一半所需时间。反映药物消除速度的快慢。

8.3　药物递送系统的目的与作用

药物递送系统要实现两个目的：一是在时间上对药物进行调控，主要从药物释放速度和代谢清除速度这两个层面上来实现，包括缓/控释、增加药物稳定性、延长代谢时间等；二是在空间上对药物进行调控，主要是改变药物在体内不同组织器官内的空间分布，包括改变药物亲疏水性、增强药物穿透生物屏障的能力及实现靶向给药等。

8.3.1　药物缓/控释概述

药物的缓/控释技术在早期一般被直接称作药物缓释技术，因为那时它只是被用来减慢药物的释放速度，从而延长其释放的时间。随着技术的发展，目前已经可以对药物释放过程进行更精准的调控，实现诸如脉冲式释放、在特定时间点释放特定药物，或者在不同阶段实现不同的释放速度等更加复杂的释放模式。因此现在更倾向于把它称作药物控释技术，而缓释可以看作是控释的一个特例。

当给患者用药后，随着药物的吸收、分布和代谢，药物在体内的浓度实际上是在不断变化的。图 8-3 是不同给药方式下血药浓度随时间变化的示意图，曲线 A 是模拟一天给药两次的情况，可以看到体内药物浓度的波动是非常大的。如果这种药物的治疗窗范围很大，那么还可以接受；但对治疗窗口比较窄的药物来说，这种波动会增大毒副作用的风险。那么如何才能减小体内药物浓度的波动呢？最简单的方法是增加给药次数，同时减少单次给药的剂量，如曲线 B 模拟的是一天六次给药的情况，这样药物浓度波动的范围就小了很多，从而更容易把浓度稳定在治疗窗口里。但是，增加给药次数会给患者顺应性带来很大的问题，特别是在需要通过注射给药的情况下更是如此。临床上使用的输液给药方式可以在较长一段时间内维持比较稳定的血药浓度，但是需要严格限制患者的自由活动。如果采用药物缓/释技术，在理想的情况下可以实现仅需一次给药就可以把体内药物浓度控制在一个非常稳定的范围内 (曲线 C)。

药物的缓/控释技术已发展得比较成熟，有些药物在临床上实现了长时间的控制释放。比如，硝苯地平缓释片 Procardia XL 可以在 24 小时内持续发挥降血压的作用，而一种皮下埋入式的长效避孕药 Norplant (D-甲炔诺酮埋植剂) 能够在长达五年的时间里发挥效用。

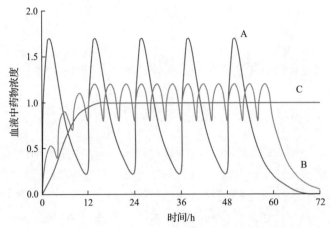

图 8-3 不同给药方式下血药浓度随时间变化的示意图

A. 一天两次；B. 一天六次；C. 缓释药剂(0 次释放)

药物缓/控释技术除了能够大幅度增加给药的便利性以外，在临床上还可以实现一些原来无法实现的效果，在外科手术、组织工程、再生医疗等方面发挥独特的作用。比如，外周血管病是由于某些原因导致的外周血液循环障碍性疾病，会导致肢体的坏死、难治性溃疡等。在临床治疗中，常用的外科血管搭桥手术很多时候难以解决微循环障碍导致的问题。碱性成纤维细胞生长因子(bFGF)可以诱导血管的生成，但是如果简单地把 bFGF 做成水溶液注射到病变部位，并不能很好地诱导血管的生成，这是因为诱导新生血管的生成需要一个长时间的刺激，而 bFGF 的水溶性很好，注射后由于体液的稀释、回流，它的浓度会迅速降低而导致治疗失效。如果把 bFGF 与高分子(如明胶)两者简单地混合做成缓释制剂，就可以在局部持续保持比较高的浓度，从而有效地诱导新生血管的形成(图 8-4)。

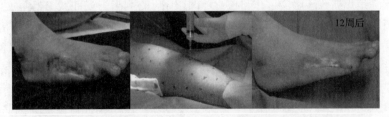

图 8-4 利用明胶缓释 bFGF 治疗外周血管病的临床试验结果

图片由日本京都大学田畑泰彦教授提供

通过高分子材料加工技术，可以把明胶制备成具有网状高分子结构且含水量极高的水凝胶材料，或者加工成多孔的海绵状结构，从而可以更好地负载药物以获得更理想的缓释效果。在外科断指再植的手术中，将含有 bFGF 的水凝胶微球涂在缝合面上，可以促进微血管网络的再建，从而明显改善再植手术后断指的存活率。在人工胰岛的构建方面，虽然目前可以向体内移植胰岛细胞使其分泌胰岛素，但移植后细胞的生存情况通常并不理想，而如果利用缓释 bFGF 的明胶海绵诱导血管生成，可以显著延长胰岛细胞的存活时间，在长时间内发挥调控血糖的作用(图 8-5)。类似的策略在促进骨再生、脂肪再建、软骨再生、毛发再生等方面也都取得了良好的效果。

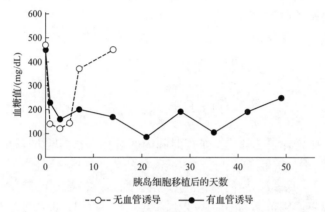

图 8-5　缓释 bFGF 诱导血管新生可提高移植细胞的存活时间并有效控制血糖值

　　药物控释技术在免疫治疗中也有很多成功的应用。为了使身体能产生足够的抗体，有时需要多次的疫苗注射，而利用药物缓释技术可以使抗原物质在长时间内反复持续刺激免疫系统，从而增强疫苗等的免疫效果。比如有研究利用多孔硅微颗粒装载肿瘤抗原物质 HER2 蛋白，不仅可以保护抗原蛋白不会被过早破坏和清除，同时还可以更有效地刺激免疫系统，使其有能力识别并攻击过表达 HER2 抗原的肿瘤细胞。

8.3.2　药物缓/控释的实现方式

　　在药物动力学上，根据药物释放速度与时间的函数关系，可以把释放过程拟合为不同的数学模型。对于药物递送系统而言，最理想的是零级动力学释药，也就是说，药物的释放速度恒定，不随药物浓度(药量)及时间的变化而改变(药物的零次释放，$dc/dt=k$，k 为常数)。在这种情况下，可以很容易获得相对稳定的血药浓度(C_p)水平。零级动力学给药的最简单实例是静脉输注(持续时间>30 min)。输液系统也可以认为是一种通过物理方式控制药液的注入速度来实现药物缓释的简单药物递送系统。另外一种常见的药物释放模型是一级动力学释药，是指药物的释放速度与驱动药物传输的药物浓度梯度成正比($dc/dt=kc$)，其典型实例是穿过单相/均匀屏障的被动扩散。常见药物缓/控释方式主要包括：

1. 扩散控制

以扩散(diffusion)为限速步骤来调控药物释放速度的模式属于扩散控制的药物缓释，从结构特点上可细分为贮库型(reservoir-type system)和骨架型(matrix-type system)两种基本的形式(图 8-6)。扩散是分子热运动的结果，是分子自发地从一个区域转运到另一个区域，从而使两区域的化学势或热力学活度达到平衡的过程。通常可把扩散过程简化为一种仅涉及所感兴趣的分子、扩散屏障和浓度梯度的简单体系。菲克(Fick)第一定律和第二定律通常用来描述扩散过程。

$$J = \frac{dQ_t}{dt} = -D\frac{dc}{dx} \quad (\text{菲克第一定律})$$

$$\frac{\delta c}{\delta t} = \frac{\delta}{\delta x}\left(D\frac{\delta c}{\delta x}\right) \quad (\text{菲克第二定律})$$

其中，菲克第一定律可描述为：单位时间内通过垂直于扩散方向的单位截面积的扩散物质流量(称为扩散通量，J)与该截面处的浓度梯度成正比。式中，D 称为扩散系数(m/s)；c 为扩散物质的体积浓度(原子数/m^3 或 kg/m^3)；dc/dx 为浓度梯度。菲克第一定律只适用于 J 不随时间变化的稳态扩散过程，即浓度 c 只随距离 x 变化，而不随时间 t 变化。对于非稳态扩散，则需要应用菲克第二定律。

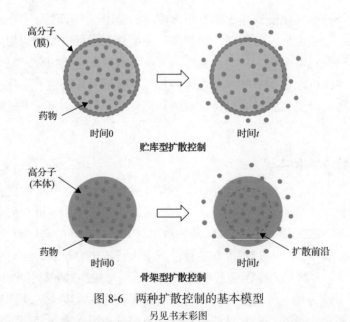

图 8-6　两种扩散控制的基本模型
另见书末彩图

贮库型系统通常包括内核(贮库)及高分子材料衣膜(扩散屏障)构成，利用药物从贮库穿过屏障膜进入外部介质的扩散作用进行限速，使包裹在内部的药物慢慢释放出来。膜贮库系统通常具有一个较长的恒速释放期，即稳态渗透，直至贮库内药物耗尽；在最后阶段，由于热力学活度会随药物扩散出装置而降低，释放速率呈指数下降，此时会转变成为一级释放。贮库型系统的特点是比较容易获得零级释放，而且通过改变膜材料，可以比较容易地调控释放速度。缺点则是难以递送大分子药物，完成治疗后系统必须取出，而且一旦装置出现问题易导致急性毒性。

骨架型系统以高分子等具有扩散速度限制功能的组分作为基质材料，将需要缓释的药物均匀分散在基质材料中。通过选择基质材料，使药物以适当的速度逐渐从骨架中解吸附并扩散到外部介质中，从而实现对药物释放速度的调控。在这一过程中，药物自骨架解吸附会形成一个移动扩散边界，随着释放的进行，扩散距离会逐渐增加，而扩散前沿的扩散面积会逐渐减小。如果只考虑最简单的情况，即在厚度为 h 的刚性骨架平板(不存在溶胀及表面溶蚀)中只有唯一的位置为时间函数 $R(t)$ 的移动扩散前沿，根据菲克第二定律的准稳态近似得到 Higuchi 方程，可知药物的释放与 $t^{1/2}$ 成正比。由此可知，如果要获得近似零级的释放，就需要设计具有独特几何形状的骨架，如锥形、双凹形、圆环形等，或者，使药物在支架内形成特定的非均匀的初始浓度分布。

2. 溶出控制

在一些场合，采用药物的溶出作为限速的手段是一个可行的办法，可以设计出具有预期的药物释放曲线和速率的控释药物系统。影响药物溶出的主要参数是溶解度、粒径(影响药物固体的表面积)以及流体力学扩散层厚度。但这些参数又受温度、溶剂黏度等其他因素影响。通常来说，在溶解度一定的情况下，颗粒粒径越小，比表面积越高，溶出速度越快；而在粒径一定的情况下，溶解度越大，溶出速度越快(表 8-1)。

表 8-1　溶解度和颗粒尺寸对药物溶出时间的影响

溶解度/(mg/mL)	粒径/μm	完全溶出时间/min
1	1	6.25×10^{-3}
1	10	0.625
1	50	15.6
0.1	1	0.0625
0.1	10	6.25
0.1	50	156
0.01	1	0.625
0.01	10	62.5
0.01	50	1563

溶出(dissolution)过程其实包含两个步骤,首先是药物分子从固体结构的表面分离并进入邻近的固液界面,随后药物从界面扩散到整体液体介质(图 8-7)。通常认为,第一步远快于第二步,当溶出达到稳态后,溶出界面的溶出物浓度等于或接近于药物的溶解度,这时扩散仍旧是限速步骤,溶出速率可用由菲克第一定律简单变换得到的 Noyes-Whitney 方程计算。

$$\frac{\mathrm{d}M}{\mathrm{d}t} = A \times \frac{D}{h}(c_s - c_b) \quad \text{(Noyes-Whitney 溶出速度方程)}$$

式中,M 为质量;t 为时间;A 为溶出表面积;D 为扩散系数;h 为扩散层厚度;c_s 为药物的溶解度;c_b 为溶液中的药物浓度。若 A 保持恒定,$c_s \gg c_b$,则溶出速度将是恒速的,符合零级过程。但 Noyes-Whitney 公式具体应用起来十分复杂,因为在溶出过程中流体力学扩散层的表面积和厚度其实是不断变化的。只有在一些简化的条件下(如把药物颗粒看作大小均匀的球)才能求解。

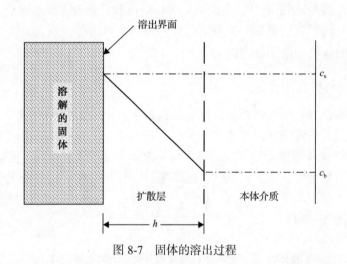

图 8-7　固体的溶出过程

一般而言,溶出控制的药物控释系统也会应用骨架或屏障膜(包衣)模型用来减缓、延迟和控制药物的释放。药物的溶解度及材料和药物的相对溶出速度对于系统中药物的释放曲线和释放机理具有重要影响。

对于高度水溶性的药物,包衣或骨架材料的溶出或溶蚀通常是控制释放的限速步骤,可以用来调控内部药物的释放。例如,在延迟释放中最常见肠溶包衣(如纤维素醋酸邻苯二甲酸酯包衣)在 pH 较低的胃中不溶,但可在 pH 较高的肠中溶解,从而将包裹的药物释放出来。在骨架型释放体系中,即使在高分子凝胶相内,高度水溶性的药物也趋于迅速溶解,此时骨架的扩散前沿通常接近于溶胀前沿。所以,释放为扩散控制过程,为时间平方根的函数。当基质材料的溶解速度高于药物的溶解速度时，比如高水溶性高分子构成的骨架具有高溶出速率，在这种情况下，释药初期的溶蚀前沿与其他前沿同步，此时机理由扩散控制改变为溶出控制，药物以零级(或接近零级)释放。但是高水溶性聚合物应用于水溶性好的化合物时，存在释放速率过快的缺点。

另一种方法是使用非水溶性的高分子(如疏水性或交联聚合物)作为骨架或膜材料，药物固体的溶解在骨架/膜内部进行，药物通过向骨架外扩散而释放。此时溶出和扩散作用都会影响药物的释放曲线。此外，载药量(制剂中药物的含量)是另一个可能影响药物释放的因素。载药量大的制剂其药物释放速率通常较快；与载药量小的制剂相比，其释放更接近于零级。

3. 渗透控制

渗透作用(osmosis)是指溶剂通过半透膜(仅溶剂可透过，溶质不能透过的膜)，从溶质浓度低的一侧向浓度高的一侧自发流动的现象。施加于高浓度一侧以阻止溶剂流动的压力称为渗透压(osmotic pressure)。渗透压是一个依数性参数，与产生渗透压的溶质(分子或离子)浓度有关。对于非电解质稀溶液来说，渗透压可以用 Van't Hoff 方程描述：

$$\pi = cRT$$

式中，π 为渗透压；c 为溶液摩尔浓度；R 为气体常数；T 为绝对温度。

渗透控制的缓释系统常被称作渗透泵，可以利用恒定的渗透压，使水分恒速流入，从而保证药物恒速释放，从而可以较容易地实现零级释放。渗透泵药物控释系统是 Theeuwes 和 Higuchi 在 1974 年首先提出的。普通渗透泵系统的组成如图 8-8 所示，包括含药物和渗透压促进剂(必要时加入)的片心，以及包围片心的带有释药孔的半透膜。当渗透泵内有过量的固体药物(使内部药物浓度维持在饱和浓度)时，具有恒定内部容积的普通渗透泵系统，可以实现零级动力学的释药，其释放的饱和药物溶液体积等于一定时间段内摄入溶剂的体积，释药速率由溶剂经

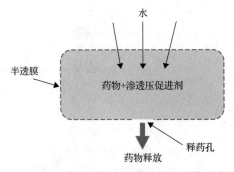

图 8-8　基于渗透泵原理的药物控释系统示意图

半透膜的流入量决定。

药物释放速度 $\mathrm{d}m/\mathrm{d}t$ 可表示为:

$$\frac{\mathrm{d}m}{\mathrm{d}t} = \frac{A}{h} L_{\mathrm{p}} \left(\sigma \Delta\pi - \Delta p \right) c$$

式中,$\Delta\pi$ 和 Δp 分别表示跨膜的渗透压和流体静压差;L_{p} 为机械穿透系数;σ 为反射系数,表示溶质通过膜的渗漏;A 为膜表面积;h 为膜厚;c 为内部药物的浓度。当释药孔尺寸较大,环境渗透压很小,且溶出速率不是限速步骤时可简化为:

$$\frac{\mathrm{d}m}{\mathrm{d}t} = \frac{A}{h} k \pi_{\mathrm{s}} S$$

式中,S 为饱和溶解度;π_{s} 为饱和状态下的渗透压。

半透膜外壳是渗透泵系统中一个重要的组成部分,它必须对内部的药物和其他成分不具有透过性,且不发生相互作用,能维持形状完整。目前,半透膜多由各种高分子制成,如纤维素类(醋酸纤维素、乙基纤维素、乙醛二甲基醋酸纤维素、二甲氨基醋酸纤维素等)、半透性聚酰胺、半透性聚氨酯和半透性磺化聚苯乙烯等。而渗透压促进剂通常包括无机盐(如氯化钠、氯化钾、硫酸钠等)或亲水性聚合物(如葡萄糖、山梨醇、蔗糖、甘露醇等)。

除了普通的单室渗透泵外,还有双室或多室的渗透泵系统。在双室模型中(图 8-9),水通过半透膜进入独立于药物的腔室,引起腔室体积的膨胀,从而推动另一腔室中的药物以一定的速度释放出去。在这类系统中,由于溶剂的渗入不会影响药物浓度,通常可以实现更为稳定或复杂的药物控释功能。

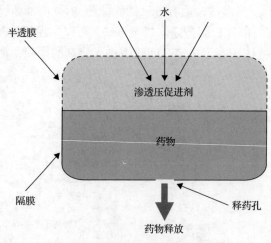

图 8-9 双室渗透泵系统示意图

4. 降解控制

有些高分子材料在体内受到水或酶等的作用后，主链、侧链或交联点会发生断裂而解离，这类材料被称作生物可降解高分子材料，如天然来源的胶原、明胶、多糖及人工合成的聚乳酸(PLA)、聚乳酸-羟基乙酸共聚物(PLGA)等。如果把药物和生物可降解材料通过适当的方式复合在一起，那么随着高分子材料的降解，药物会被逐渐释放出来。在这一过程中，药物的释放速度主要受到高分子材料降解速度的影响。

根据化学结构的不同，高分子材料降解的模式可以分为三类：线型高分子主链的断裂、接枝型高分子侧链的降解/改变以及网状高分子交联点的断裂(图 8-10)。大多数情况下，高分子材料的降解会形成可溶性碎片，导致基质材料重量的持续减少，而这一过程又可分为表面溶蚀和本体溶蚀两类(图 8-11)。

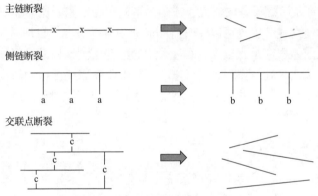

图 8-10　几种不同的高分子降解模式

x：主链中的不稳定键；a：疏水性侧链，b：亲水性侧链，c：交联点

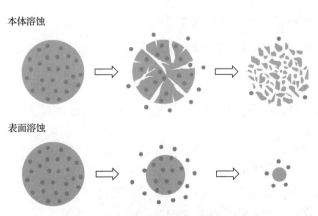

图 8-11　本体溶蚀和表面溶蚀示意图

在表面溶蚀过程中，高分子降解的速度快于水分渗透的速度，材料的最外层会首先被溶蚀，然后溶蚀面逐渐向内部扩展；在本体溶蚀过程中，通常水的渗透速度比聚合物链断裂速度快。随着水分的进入，内部的高分子链会出现随机的降解断裂，而当降解过程达到临界点时(大量分子链缩短到具有水溶性)会导致材料整体的崩解。聚酯类高分子通常会发生本体溶蚀，而且由于其降解产物呈酸性，能降低材料内部环境的 pH，从而进一步引起高分子的自催化降解，使降解过程加速。聚酸酐(PA)类高分子则主要发生表面溶蚀。一般来说，表面溶蚀的过程更易于控制，能够获得更加平稳的药物释放。此外，内部药物在释放前与水性环境是隔离的，在一定程度上有助于改善药物的稳定性。

5. 机械、电子方式的药物控释

机械或电子的方法在理论上能实现更为精准复杂的药物控释，但其在成本、便携性等方面的问题限制其广泛应用。随着微电子技术、微加工技术以及无线通信技术的发展，可穿戴医疗设备的研究正成为当下的一个热点。比如临床上已经有自动注射胰岛素的便携式装置，可以实时监测血液中血糖浓度，自动适时补充胰岛素，但这类设备目前体积还是比较大，而且采用的血糖检测探针是皮下植入式的，在使用上仍有很多不便之处。曾有研究报道利用隐形眼镜来检测血糖浓度，提示了生物传感器的微型化和无创化的重要性。智能手表在集成诸如血压、血氧含量、心电检测等生理参数方面展现的功能也预示着智能便携式微型给药系统有望成为现实。

6. 多种控释机制联用

在实际应用中，一个药物控释系统可能会同时涉及多种控释机制。通过各种控释机制的联合运用，可以更加精准地调控药物的释放曲线，或者实现定时、脉冲、程序化给药等更加复杂的目的，从而获得更加理想的临床效果。

8.3.3 增强药物的稳定性，延长代谢时间

除了调控药物的释放速度，递送系统在时间维度上对药物进行调控的另一个重要环节是改变其在体内的清除速度。药物被释放进入体内后能够发挥作用的时间与药物本身的分子量大小、化学稳定性等因素有着密切的关系。体内半衰期是用来表征药物在体内发挥作用时间长短的一个关键指标，对于一些小分子药物而言，其半衰期可能只有几分钟，而分子量较大的药物其半衰期则可能会长达几天。此外，对于一些稳定性欠佳的药物，由于其会在体内被迅速破坏而失去活性，半衰期也会比较短。除了诊断及一些有特殊需求的应用以外，通常都会希望药物的有效作用时间不要太短，从而减少给药次数，降低经济成本，因此，需要增加药物在体内的稳定性，延长药物的代谢时间。

1. 药物递送系统的尺寸

在药物代谢的过程中，药物的分子尺寸对其清除速度有着直接的影响。以最简单直接的静脉给药为例，药物进入血液后，会随着血液循环经历肾脏肾小球的滤过、单核细胞的吞噬、肝脏的分解，最后才能够到达需要治疗的部位。通常来说，药物的快速的清除都是发生在肾脏的。肾小球的滤过界限一般认为是 4 nm 左右，小于这个尺寸的药物很容易从肾小球滤出而被清除，因此大多数小分子药物的血液半衰期都是比较短的。如果想让药物在血液中循环的时间长一些，就必须想办法增加药物的尺寸。那尺寸是不是越大越好呢？答案也是否定的。首先，血管内径是有一定尺寸的，肺部最细的毛细血管只能通过一个红细胞(直径约 8 μm，厚度约 2 μm)，如果颗粒的尺寸超过了这个范围，就很容易都会被肺毛细血管机械截留，甚至发生肺栓塞的危险。其次，体内有网状内皮吞噬系统，一般认为单核细胞、巨噬细胞或肝脏里面的库普弗细胞(Kupffer cells)等吞噬细胞会对尺寸大于 200 nm 的颗粒产生强烈的吞噬作用。这样算下来，比较理想的药物的尺寸应该在 4～200 nm 之间。如果药物分子本身的尺寸恰好在这个范围里面是最好不过的了，但是很多情况下药物分子比较小，这时候就需要利用药物递送系统的相关技术对药物进行改造，改变其尺寸大小。最常见的方法是构建纳米尺度的药物载体，用来搭载药物。很多水溶性高分子、树枝状大分子、高分子胶束、纳米颗粒等的尺寸恰恰分布在几个纳米到几百个纳米的范围里面，是构建药物载体的理想材料，在药物递送系统领域中获得了广泛的研究和应用(图 8-12)。

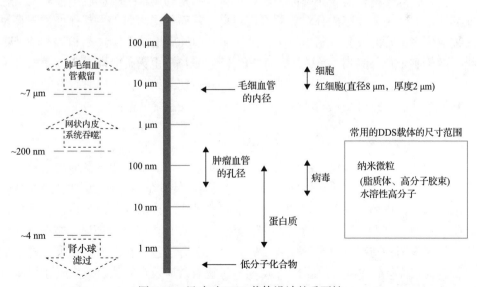

图 8-12　尺寸对 DDS 载体设计的重要性

2. 免疫逃逸技术

虽然通过减小尺寸能够在一定程度上减少免疫系统对药物颗粒的清除，但仍难以实现完全的免疫逃逸。因此，隐形技术具有重要作用。在现代战争中隐形技术具有决定战争胜负的重要作用，新一代的战机、军舰都会强调隐形设计，从而避免被对方的雷达探测到。目前隐身战机或者隐身军舰的隐身原理主要有两点，首先通过外形设计减少雷达波的定向反射，其次还会在表面涂上一层能够吸收雷达波的材料，进一步降低被雷达探测到的概率。与此类似，要使搭载药物的载体逃避免疫系统的识别，实现长时间的体内循环，除了需要有适当的尺寸形状，也要有合适的表面。通过聚乙二醇(PEG)等高分子的表面修饰，可以使颗粒表面形成一个高度亲水的层，结合大量的水分子，使颗粒从外部看起来更像是无害的水滴，免疫系统识别不到这个颗粒，自然也就不会进行吞噬，由此可以增加颗粒在血液中的循环时间，这是目前提高颗粒材料免疫逃逸性能的重要途径之一(图 8-13)。PEG 的分子量(分子链长度)、修饰密度及修饰方法等都会影响免疫逃逸的效果。

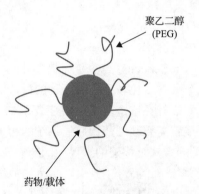

聚乙二醇
(PEG)

药物/载体

图 8-13　通过 PEG 修饰实现颗粒的隐身效果

除了高分子材料的表面修饰，还有一类方法是利用红细胞、血小板甚至细胞外泌体等天然来源的膜成分对颗粒进行包裹，从而像特洛伊木马一样把纳米颗粒伪装成体内正常的成分。比如有研究用从血液中分离出血小板包裹 PLGA 纳米颗粒，由于血小板外侧膜为负电性，而 PLGA 纳米粒子也为负电性，通过静电排斥使血小板上的各种蛋白质得以保留并朝向外侧，使最终的体系同时具有纳米粒子的载体特性，又有血小板的活性，并且能逃避免疫系统的探测。

3. 提高药物稳定性的技术：抗氧化、抗挥发、抗降解

生物体是一个非常复杂的体系，体液中除了大量的水，还有各种离子及生理活性物质，如补体、酶等。这些成分对一些药物(特别是蛋白药物、核酸药物)会有很强的破坏作用，导致药物进入体内后很快失去生理活性。为解决这一困境，需要给药物包裹上一层坚固的"铠甲"，防止它们在体内复杂的环境中被破坏。比如，让核酸药物与明胶分子形成复合体，将核酸分子包裹在内部；还可以进一步在复合物表面修饰 PEG 等高分子，从而通过遮蔽效应及空间位阻效应阻止核酸药物被体内大量存在的核酸酶所降解，提高核酸药物在体内的稳定性。再比如，在

设计口服给药剂型时，需要考虑药物在整个胃肠道 pH 范围内的稳定性，尽量减少药物在不稳定 pH 条件下的暴露。典型的例子是肠溶包衣制剂，它在胃液的酸性环境下不溶，在进入肠道微碱性环境后才会溶解并释放内部的药物，使药物免受胃内强酸性环境的破坏。

8.3.4　改变药物亲疏水性及穿透生物屏障的能力

1. 难溶性药物的水溶化技术

人体的大部分都是水构成的，水占到成人体重的 70%，而人体血液中所含水分更是高达 83%。因此，大多数情况下我们希望进入体内的药物具有很好的水溶性，这样才能充分够发挥药效。但不幸的是有很多药物在水相中的溶解性并不好，这也是导致很多药物不能实现临床应用的原因之一。

利用药物递送技术可以通过适当的方式(共价结合、配位结合、静电吸附等)把难溶性药物与水溶性高分子结合在一起，或者与双亲性高分子进行复合，形成水溶性高分子胶束或类似于胶束的复合体，以增加药物在水相中的浓度(图 8-14)。比如，雷帕霉素是一种很常见的抗肿瘤药物，但在水中的溶解性很差，可以利用两亲性的高分子，对雷帕霉素进行包裹。如聚乳酸(PLA)接枝的明胶分子，由于

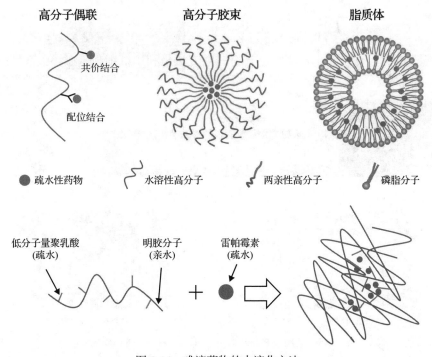

图 8-14　难溶药物的水溶化方法

乳酸是疏水性的，明胶是亲水性的，将药物与明胶-PLA 共同溶解在二甲基亚砜(DMSO)中后，在水中进行透析时会形成类似于高分子胶束的构造，从而把疏水性的药物包裹在里面，而外面是亲水性的明胶，由此增加了雷帕霉素在水中的溶解度。

　　具有类似细胞膜脂质双分子层构造的脂质体也在难溶药物递送方面获得了广泛的应用。脂质体的优势在于载药量高，稳定性强，此外还可以在内核同时负载亲水性药物，实现不同性质药物的共递送。

　　药物与水溶性高分子形成复合体的方法有很多，除了液相混合以外，利用热熔挤出技术形成固体分散体也是一种常用的方法。热熔挤出是塑料加工中常用的一种技术，利用螺杆旋转挤压使高分子材料在熔融过程中混合并挤出成型。在制药方面也会将药物与适当的高分子基质一起混合挤出，通过加热、机械剪切力等作用形成均匀的高分子包裹的固体分散体。

　　例如，通过热熔挤出技术改造传统药物雄黄。雄黄是一种矿物药，在白血病治疗方面有很好的潜力。雄黄的活性成分是四硫化四砷，具有稳定的晶体结构，由于水溶性很差而导致其生物利用度非常低。把雄黄与两亲性高分子基质(soluplus)混合并共挤出时，双螺杆的机械挤压和剪切作用可以使雄黄颗粒的尺寸减小到纳米级别，同时在颗粒表面形成了高分子包裹层(图 8-15)。这种加工方法可以大幅度增加雄黄在水相中的溶出度，口服灌胃后大鼠血液中的砷浓度明显增

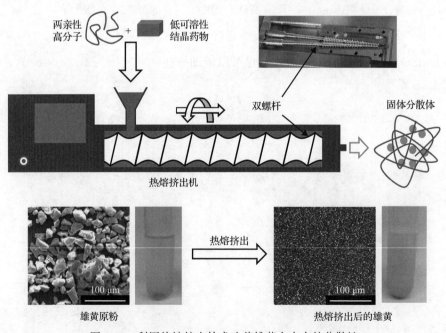

图 8-15　利用热熔挤出技术改善雄黄在水中的分散性

另见书末彩图

加，说明雄黄的生物利用度得到了显著改善，从而可以获得更好的白血病治疗效果[2]。

高分子材料的增溶效应在化妆品研发中也占据着重要的位置。用 DDS 技术可以改善乳剂的性能，提高化妆品的稳定性及效果。以防晒霜为例，4-叔丁基-4-甲氧基二苯甲酰甲烷是一种对紫外线有很好吸收能力的化合物，但是它的水溶性非常差，很难把它均匀涂抹在皮肤表面。用高分子包裹的方法可形成水溶性的纳米分散体，在保持其紫外线吸收能力的同时，改善其使用性能。

2. 提高药物穿透生物屏障的能力

利用药物递送系统调控药物空间分布的一个重要目的是增强药物穿透各种生物屏障的能力。人体内有各种各样的生物学屏障，如皮肤屏障、肠道黏膜屏障、脑部的血脑屏障、母体和胎儿之间的胎盘屏障、实体肿瘤形成的内部高渗透压及外层包膜屏障；另外，有些药物需要进入细胞内部或进入细胞核中才能发挥作用，还需要透过细胞膜或核膜的阻碍。单靠药物本身的能力通过生物体内所有屏障是很困难的一件事情，而药物递送系统可以起到运载工具的作用，帮助药物穿透某些特定的生理屏障，把药物转运到它需要到达的地方。

例如，肠道黏膜对一些脂溶性较高的药物具有较强的吸收能力，因此可以对药物进行脂质修饰，增加其疏水性，使其更容易透过吸收屏障；进入血液循环后再把修饰的脂质部分脱掉，还原成水溶性的有效药物，使其发挥药效（图 8-16）。再如，完整健康的皮肤对大多数药物的透过性很低，这时可以采取一些药物辅料（如 DMSO）来提高皮肤的渗透性；也可以借助一些物理方法，如超声波导入、电场导入，此外还可以利用微加工技术制造微针，在微针表面负载药物，以微针为

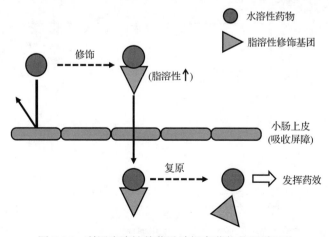

图 8-16　利用脂溶性前药设计提高药物的肠道吸收

载体，帮助药物穿透皮肤表层。这些技术都可以在一定程度上提高药物透过皮肤屏障的能力。

　　血脑屏障是维护脑内生理环境稳定的重要保障，脑部血管内皮的紧密连接非常强，能够阻止大多数的药物进入到脑组织。但是在治疗脑部的炎症、肿瘤等疾病时，则希望药物能够透过血脑屏障进入到病变部位。这种情况下可以利用脑部血管内皮细胞的一些正常物质转运模式，特别是与内源性生物大分子转运密切相关的受体介导内吞(RME)。脑血管内皮细胞高表达的 RME 相关受体主要包括转铁蛋白受体、胰岛素受体、低密度脂蛋白受体等，通过将药物偶联或负载到能与这些受体结合的分子上，可极大提高药物透过血脑屏障的能力。如重链铁蛋白(HFn)与转铁蛋白受体具有高亲和力，可以高效进入脑部且与脑胶质瘤结合(图 8-17)，利用其负载化疗药紫杉醇可发挥良好的抑瘤效果。

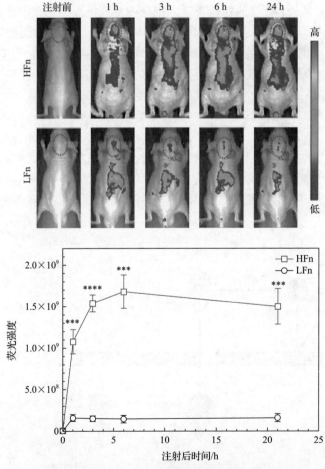

图 8-17　重链铁蛋白可通过转铁蛋白受体的介导透过血脑屏障[3]

8.3.5　增强药物的靶向性

药物递送系统调控药物空间分布的终极目标是增强药物的靶向性。无论是口服还是静注，大多数的药物进入体内后会发生全身性的分布，进入各个组织及器官中。这就导致药物的有效利用度非常低，而且很多情况会导致一些严重的毒副作用。我们希望药物能像导弹一样具有强大的寻靶功能，尽量多地蓄积到病变部位，而尽可能减少在其他正常组织和器官里的浓度，这就是药物靶向的目标。

1. 靶向的层次及原理

按照靶向药物最终到达部位的不同，可以把靶向分成几个层次。第一个层次是组织层次的靶向，也就是靶向一些特定的组织或者特定的器官，比如让药物更多地进入肺部、进入肝脏或者进入肿瘤组织；第二个层次是细胞靶向，就是把药物递送到特定的某一类细胞中，如肿瘤细胞、内皮细胞、T 细胞、巨噬细胞等等；还有一个层次是亚细胞靶向，使药物进入线粒体、细胞核等特定的细胞器而发挥作用。

从靶向递送的原理上来说，一般可以将其分为被动靶向、主动靶向及物理靶向。所谓被动靶向，主要是指一种依赖于组织或者器官的生理或病理结构或者特定的化学环境特点来实现靶向；主动靶向则是指利用靶向分子的特异性亲和能力实现与特定组织/细胞的结合，其中最常见的是利用抗体与受体的相互作用实现的；而物理靶向则是指利用外部的物理信号（光、热、磁、电、超声）的定位作用实现药物的定点释放。

2. 被动靶向——EPR 效应

EPR 效应（enhanced permeability and retention effect）是最著名的一种被动靶向机制，最初是在肿瘤组织中发现的。肿瘤组织中异常增生的肿瘤细胞需要消耗大量的养分，因此需要更多的血供。肿瘤细胞为了实现这一目的而分泌各种生长因子，在肿瘤组织里诱导大量新生血管的生成，但是这种新生血管与正常血管有一个很大的区别，就是血管内皮细胞之间的连接比较疏松，甚至是不完整的，导致肿瘤部位血管的通透性比较高。对于尺寸较大的分子或颗粒来说，在正常的组织里面很难透过血管内皮的屏障，但是在肿瘤组织里却可以轻易穿透血管内皮进入到肿瘤组织中，这就是 EPR 效应的第一步，也就是透过性增强的效应；另一个方面，体液循环要通过淋巴回流来实现，而肿瘤组织中的淋巴管功能会受到严重的抑制，导致肿瘤组织内的体液回流较慢，使进入到肿瘤组织内的大尺寸分子或颗粒难以通过正常的淋巴循环排出（滞留效应）。这两方面的因素结合起来就会导致特定尺寸的大分子或颗粒随着时间的增加而逐渐蓄积在肿瘤组织里面，达到较高的浓度，而且能够保留较长的时间，这就是所谓的 EPR 效应(图 8-18)。

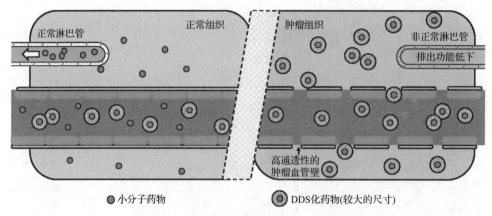

图 8-18　　肿瘤组织中 EPR 效应产生的原理

另见书末彩图

　　EPR 效应与药物的尺寸有显著的相关性。一般认为，肿瘤血管的孔径在 100 nm 左右，这个数值会因不同的肿瘤组织或肿瘤的不同发展阶段而有所不同，所以尺寸在 100 nm 左右的大颗粒药物比较容易通过 EPR 效应实现对肿瘤组织的靶向。根据 EPR 的原理，可以对药物载体进行针对性的设计和修饰，使载体的尺寸处于 EPR 效应的范围里，从而实现对肿瘤组织的靶向性。

　　EPR 效应发挥作用的部位并不仅限于肿瘤组织，炎症部位或其他一些由于血管新生导致的病变部位也具有一定的 EPR 效应。例如，老年性的黄斑变性是由于在视网膜感光最敏锐的黄斑部位发生了病态的血管增生，严重时会导致视力的丧失。临床上可以用玻璃体内注射 VEGF 拮抗剂等阻碍血管新生的药物来进行治疗。为了克服眼内注射的不便，可以利用水溶性高分子(如多糖)来负载药物，通过静脉注射后利用 EPR 效应使药物富集到黄斑变性的部位，从而实现抑制眼底血管增生的效果。

3. 组织和器官的化学环境所导致的被动靶向

　　被动靶向的另一类方法是利用目标组织或者器官的特定化学环境，如酸碱度(pH)、氧化还原环境等来实现靶向释药的目的。体内不同部位的 pH 差异很大(表 8-2)，因此可以利用 pH 敏感性的高分子材料来实现对特定 pH 环境的响应。最常见的 pH 响应性释药是肠溶性药物。肠溶包衣用的高分子(如邻苯二甲酸酯)大多含有羧酸基团，羧酸基团在 pH 相对较低的胃中以不带电的 COOH 形式存在；到达小肠后，随着 pH 的升高，羧酸基团解离成为带负电的 COO^-，通过静电排斥作用而引起包衣破裂。

表 8-2　不同组织器官及细胞器内的 pH 范围

组织/器官/细胞器	pH
血液	7.35～7.45
胃	1.5～3.5
小肠	5.5～6.8
结肠	6.4～7.0
溶酶体	4.5～5.0
高尔基体	6.4
肿瘤微环境	6.5～7.2

由于生长代谢非常旺盛，肿瘤组织会消耗大量的氧，导致肿瘤微环境呈弱酸性，一般认为其 pH 接近 6.5。据此可以设计环境响应性递送系统，使其在正常血液环境(pH 7.4)中维持包裹层的稳定，逃避免疫细胞的吞噬，在血液中长时间循环；进入到肿瘤组织后，由于环境中的 pH 降低，高分子层会由于电荷反转等效应而发生脱落，把内部的药物释放出来，在肿瘤组织里发挥杀伤作用(图 8-19)。

利用氧化还原环境的变化也可以控制药物的释放。例如，由于细胞质中还原性分子谷胱甘肽的含量远远高于外部，细胞内部是一种还原性的氛围。根据这一特性，可以应用具有氧化-还原响应性的高分子材料(如含有双硫键的高分子)来实现在细胞内部释放药物的目的，这是因为双硫键只在还原性环境里面才会发生断裂。

此外，肿瘤细胞及其微环境中通常含有较高水平的活性氧(ROS)、三磷酸腺苷(ATP)、金属基质蛋白酶(MMPs)、端粒酶等，基于这些化学分子的浓度或活性的不同，可以设计出各种具有化学环境响应性的药物递送系统。

4. 主动靶向

很多情况下单纯依靠被动靶向实现的效果不够理想，而且被动靶向通常会受到很多条件的限制。常见的主动靶向模式是在药物载体的表面修饰一些特定的分子(靶向分子)，利用这些分子与特定的组织或者特定细胞表面受体的亲和性实现靶向递送(图 8-20)。

抗体是最为常见也是研究最多的靶向分子，这是因为抗体与受体的结合具有高特异性和强亲和力，其缺点主要是分子尺寸较大，生产成本较高。有些时候，抗体本身就具有药物的活性，这类药物被称作抗体药物，如靶向 B 细胞 CD20 的利妥昔单抗，以乳腺癌细胞 HER2 抗原为靶点的曲妥珠单抗(赫赛汀)等。

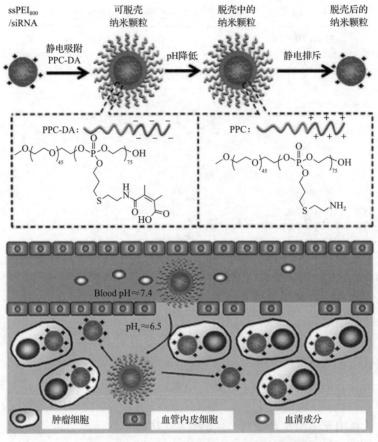

图 8-19　利用肿瘤微组织的低 pH 环境实现药物靶向递送[4]

另见书末彩图

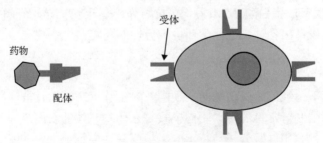

图 8-20　主动靶向递送系统与靶细胞结合示意图

　　除抗体外，抗体片段、多肽、核酸适配体(aptamer)和多糖等也是常用的靶向分子。比如，普鲁兰多糖与肝脏细胞大量表达的去唾液酸糖蛋白受体具有较好的亲和性，可以用普鲁兰多糖来定向递送干扰素药物进入肝脏组织，用来治疗病毒性肝炎。除了治疗药物以外，在分子影像学研究中会使用靶向分子来修饰诊断性药物，从而实现对特定细胞或组织的成像。比如利用一种可以特异性结合凋亡细胞中高表达的热休克蛋白 60 的多肽，可以在与荧光分子偶联后在体内或体外实现对凋亡细胞的靶向性成像[5]。

在主动靶向中，最重要的是找到疾病特异性的分子靶点，这是具有挑战性的问题，比如，对于需求最为迫切的肿瘤靶向治疗而言，目前发现的靶标大多数是肿瘤相关抗原(tumor-associated antigen，TAA)，虽然在肿瘤细胞中高表达，但在正常细胞中也有低水平表达；在正常宿主细胞中不表达而仅在肿瘤细胞中存在的抗原分子称为肿瘤特异性抗原(tumor-specific antigen，TSA)，目前还为数甚微。在很多情况下，药物的脱靶效应尚未能得到理想的解决。

5. 物理靶向(刺激响应：光、热、磁、电、超声)

所谓物理靶向是指利用外部的一些物理信号或物理刺激产生靶向效应。温度响应性高分子在不同温度下其微观结构不同，例如，发生亲疏水性的变化而使胶束解离，发生溶解性的变化而使材料在凝胶态和流动态之间转化(图 8-21)。磁场可以对磁性颗粒进行导航和定位，或作为药物释放的"开/关"。超声波的空化效应及声孔效应会产生微束、冲击波、射流等激烈过程，使药物载体破裂，从而在照射部位释放药物；或者导致周围组织的细胞壁和质膜被击穿，产生可逆或不可逆的小孔，从而引起细胞膜通透性改变，使药物在照射部位更容易透过血管壁或细胞膜。例如，将 PEG 化的 siRNA 复合物搭载于 C_4F_{10} 的纳米微球上，氟化物在超声作用下会气化爆破，从而促进 siRNA 进入细胞[6]。光信号的典型应用是光动力学治疗，利用光照激发光敏剂产生活性氧(ROS)，从而产生特定的生物学效应，如杀伤肿瘤细胞，或者破坏特定的膜结构。

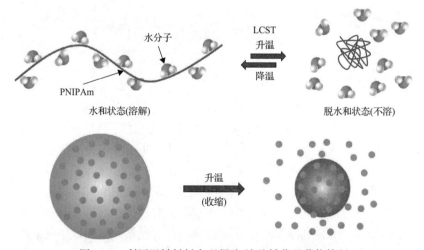

图 8-21　利用温敏材料实现凝胶-溶胶转化及药物控释

6. 多种靶向机制的联用

在实际应用中，单纯依靠某一种靶向机制通常是不够的，经常会综合运用多种靶向机制。比如在载体颗粒表面修饰 TAT 多肽等靶向分子可以获得细胞膜靶向功能，显著提高药物进入细胞的能力；但为了避免单独使用细胞膜靶向探针带来的非特异性，可以先在载体颗粒表面修饰 pH 响应性的高分子，以暂时屏蔽靶向探针。当载体颗粒进入到肿瘤组织后，由于所处环境中 pH 的降低而使屏蔽分子脱离，暴露出内部的靶向分子，从而在肿瘤组织内实现对肿瘤细胞的高亲和性，提高其向细胞内的药物递送效果。此外，也可以将温度响应性高分子材料与靶向探针共同修饰在载体表面，利用温敏高分子升温收缩的特性，结合红外、磁热、光热等物理刺激，在靶向部形成高温区域，使靶向探针暴露而发挥活性(图 8-22)。

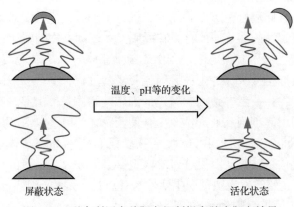

屏蔽状态　　　　　　　　　　　　　　　　活化状态

图 8-22　联合利用多种靶向机制提高肿瘤靶向效果

8.4　用于基因治疗的 DDS

8.4.1　基因治疗技术及核酸药物

基因治疗是一种在核酸分子(DNA 或 RNA)水平上对细胞生理机能进行干预的治疗技术，通常以增强或者抑制特定基因的表达为目的，可导入具有正常功能的外源性基因以替代缺失或异常突变的基因，或抑制非正常的内源性基因的功能。

很多疾病都与基因有着密切的关系。对于遗传性疾病(血友病、家族性高胆固醇血症等)、恶性肿瘤等与特定基因的异常改变息息相关相关的疾病，基因治疗被认为是终极治疗方法。此外，通过在核酸水平上对目标细胞进行改造，还可以获得工程化的细胞，以达到改变细胞表面抗原表达、使细胞原位产生功能性蛋白等特定功能，从而实现基因-细胞联合治疗，在再生医疗、免疫治疗、RNA 疫苗等领域具有重要的价值。

用于基因治疗的核酸药物主要包括质粒 DNA(plasmid DNA，pDNA)、反义寡核苷酸(antisense oligonucleotide，ASO)等 DNA 药物，以及小干扰 RNA(small interfering RNA，siRNA)、小 RNA(microRNA，miRNA)、短发卡 RNA(short hairpin RNA，shRNA)、信使 RNA(messenger RNA，mRNA)等 RNA 药物，有时也会包含一些具有辅助功能的蛋白分子等。

核酸药物通常会编码特定的蛋白，或基于碱基互补原理实现对靶标核酸序列的调控。与小分子化学药物和蛋白类药物相比，以核酸分子为靶标的核酸药物设计更为简单方便，受成药靶点的限制较少，应用范围更广，对胞内和胞膜上的蛋白均可发挥作用，而且可以调控无对应蛋白靶标的非编码 RNA(noncoding RNA)的生理机能，因而一些核酸药物已获批进入临床应用。

根据发挥作用的机制，核酸药物通常可以分为以下几种类型。

1)RNA 干扰药物

RNA 干扰(RNA interference，RNAi)现象在 1998 年被首次发现，是真核生物抵御外源基因入侵的一种天然防御机制。利用 RNAi 可以实现对特定基因表达的抑制，如 siRNA、miRNA 和 shRNA 可以通过诱发 mRNA 的降解或阻滞 mRNA 翻译而实现序列特异性的靶基因敲除(基因沉默)。RNAi 药物在细胞质中就可以发挥作用，不需要向细胞核内传递，插入宿主基因组的风险低，因此基于 RNAi 的基因治疗逐渐成为研究的热点。2018 年，siRNA 药物 patisiran(Onpattro)获批进入临床，用于治疗遗传性转甲状腺蛋白淀粉样变性(hATTR)引起的多发性神经病[7]。

2)反义核酸类药物

反义核酸包括反义 RNA 和反义 DNA，这些核苷酸片段能通过碱基配对与特定的 mRNA 或 DNA 精确结合，从而通过空间位阻效应阻断 mRNA 的翻译或 DNA 的转录。应用最多的是单链寡聚核苷酸(ASO)，其通常包含 15~25 个核苷酸，目前已有多款药物被批准用于杜氏营养不良症、家族性高胆固醇血症、脊髓性肌萎缩症等疾病的治疗[8]。

3)编码蛋白/RNA 的核酸药物

将编码特定蛋白的 mRNA 分子直接转入细胞，可以容易地实现一过性的蛋白表达。在 COVID-19 疫情暴发之后，基于 mRNA 疫苗技术的 mRNA-1273 是全球最先进入临床试验的新冠疫苗，保护效力达到 94%[9]，充分显示 mRNA 药物在时效性及有效性上的优势。此外，具有环形双链 DNA 结构的质粒也是目前应用最广泛的一类基因导入工具，虽然需要额外的入核转录步骤，但能够自行复制，作用时间更长，而且不仅可以编码蛋白，还可以编码 mRNA、miRNA 或 siRNA 等其他功能性 RNA 药物。自 1995 年以来，获得批准的基因治疗试验方案中大约有 25%使用了质粒 DNA[10]。

　　4) 基因编辑药物

　　通过基因编辑技术对细胞进行改造可能是实现基因长期稳定表达或完全敲除的最佳手段之一。特别是 CRISPR/Cas9 系统在效率、速度和成本方面均具有明显优势，可以在人类基因组中引入精确的编辑，被用于 CAR-T 细胞治疗、高胆固醇血症、镰状细胞贫血、地中海贫血和杜氏肌营养不良等多种疾病的治疗。与其他基于单一核酸分子的药物不同，CRISPR/Cas 系统的构成较为复杂，至少需要将引导 RNA(gRNA)和 Cas9 核酸酶(也可以选择使用编码 Cas 蛋白的 mRNA)两个组件按一定比例传递到细胞中才能发挥作用，进行基因插入时还需要同时导入模板 RNA。

8.4.2　核酸药物的载体及其分类

　　核酸药物发挥作用必须进入靶细胞内部，大多数 DNA 药物还必须进入细胞核，进而通过转录或翻译过程发挥作用。但是，核酸分子的分子量通常较大，亲水性好，而且分子结构中存在大量的磷酸根，在正常的生理 pH 条件下带负电，很难跨越细胞膜。此外，体内环境中有大量核酸酶存在，核酸分子在体内很容易被降解失活。因此，单独的核酸分子难以进行全身性给药，成药性很差。要发挥核酸药物的作用，需要药物递送系统的帮助，即利用运载工具来帮助核酸药物进入细胞或细胞核。在基因治疗领域，这种运载工具通常被称作核酸载体。基于核酸药物的特殊性，除了药物递送系统共性的一些原则，核酸载体通常还需要一些特殊的设计。

　　核酸载体通常可分为病毒性载体和非病毒性载体两大类(图 8-23)。常见的病

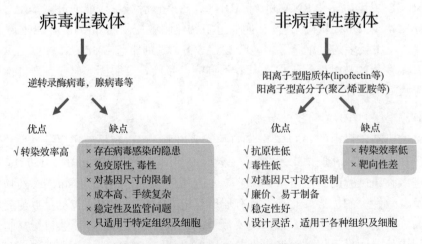

图 8-23　核酸药物载体的分类及优缺点

毒性载体包括腺相关病毒、慢病毒、腺病毒和逆转录病毒等，其优点为转染效率高，但是存在免疫原性和致癌性等安全隐患，而且对核酸药物的分子尺寸有限制，制备过程复杂，成本较高。常见的非病毒载体主要有阳离子脂质分子、阳离子高分子和多肽等，它们具有更高的安全性及其他很多优点，但缺点是转染效率低，靶向性差。

8.4.3　阳离子型核酸载体及其转染机理

大多数非病毒载体是阳离子型的载体，如阳离子型脂质体、聚乙烯亚胺（PEI）、阳离子化明胶、阳离子化多糖等。

阳离子型的载体在正常生理 pH 条件下带正电，可以通过正负电荷的相互作用与核酸分子形成复合体，对核酸分子进行压缩而减小分子尺寸，同时，复合体表面多余的正电荷可以使复合体更容易接近带负电的细胞膜，促进核酸分子进入细胞（图 8-24）。此外，在大多数情况下，核酸复合体通过内吞途径进入溶酶体，如果不能及时逃逸，很快就会被降解而失去活性，而阳离子型载体的质子海绵效应可以帮助核酸分子从溶酶体中逃逸而进入胞质（图 8-25）。

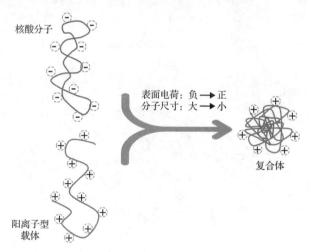

图 8-24　阳离子型载体与核酸分子形成带正电荷的复合体

所谓质子海绵效应是指阳离子化载体通常含有大量的—NH$_2$基团，能够与 H$^+$结合，就像海绵吸水一样吸收质子，形成 NH$_3^+$（图 8-26）。复合体被细胞内吞后最终会进入溶酶体，溶酶体中有大量具有高活性的酶。为了将溶酶体里面的物质降解掉，细胞需要使溶酶体内部的 pH 降低到 5 以下，这要靠溶酶膜上的质子泵将 H$^+$转移到溶酶体内部。由于阳离子化载体能够大量结合 H$^+$，从而阻碍了溶酶体内 pH 的降低，细胞就需要向溶酶体泵入更多的 H$^+$。由于电荷平衡的原因，负离子如 Cl⁻ 也会大量进入溶酶体内部，这就导致了溶酶体内部渗透压的急剧升高，引发水分子的大量进入，最终会导致溶酶体的破裂，使核酸复合体释放出来。

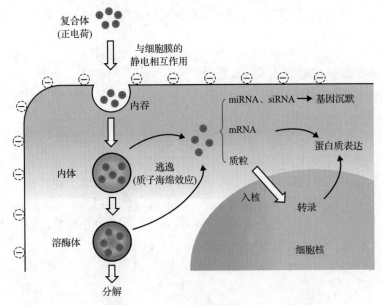

图 8-25　阳离子型载体转染细胞的原理示意图

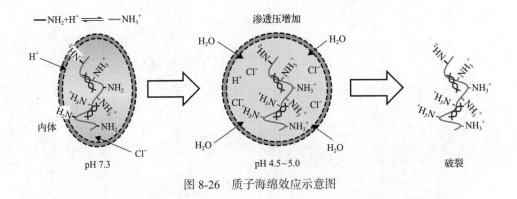

图 8-26　质子海绵效应示意图

　　阳离子型载体的正电荷是一柄双刃剑，正负电荷的相互作用虽然有利于提高转染效率，但同时也导致阳离子型载体容易在体内与各类细胞非特异性结合；此外，带正电的复合体还容易吸附大量蛋白，在表面形成一层被称作蛋白冠的吸附层，不仅改变复合体的代谢速度，还会阻碍递送载体对靶细胞的识别。深入理解血清对阳离子载体转染的影响规律可以有效指导载体系统的设计。此外，将阴离子化高分子通过静电自组装方式在阳离子型核酸递送系统外形成负电性外壳，使用蛋白预包被，或直接利用白蛋白等生物蛋白分子作为核酸载体等策略，也可以减少血液中血清成分的影响[11]等。

1. 阳离子脂质体

阳离子脂质体由阳离子脂质分子为主要成分构成，具有脂质双分子膜结构，易于合成且转染过程相对简单，是最常见的一类非病毒基因递送载体。

阳离子脂质分子一般由极性头基、疏水尾部和连接子构成。头基主要是各种胺基，疏水尾部则通常由脂肪链或胆固醇等组成，二者之间由酯键、醚键等连接。早期的脂质体转染试剂依赖于包裹核酸，然后与细胞膜融合后将内容物导入细胞内部。目前主流的脂质体转染试剂主要通过静电吸附及自组装与核酸分子形成脂质/核酸复合物(lipoplex)，保护核酸分子和促进内吞，并帮助核酸分子从溶酶体逃逸，其转染效率取决于脂质类型、构成及脂质/核酸电荷比[12]。虽然单一成分的阳离子脂质也可以作为核酸载体，但更普遍的方法是与二油酰磷脂酰乙醇胺(DOPE)和胆固醇等辅助脂质配合使用，以调节脂质体的稳定性，帮助脂质/核酸复合物的形成，并促进脂质体与细胞膜的相互作用。

虽然阳离子脂质体在体外基因转染中有很高的效率，但其在血清存在的情况下容易迅速失活，且容易在肺组织内蓄积并引起炎症反应，因此体内应用仍然比较受限。

2. 脂质纳米颗粒

脂质纳米颗粒(LNP)是另一种广泛使用的非病毒基因递送载体，具有复杂的球状多层囊泡结构。LNP 多由可电离的阳离子脂质(ionizable lipids)、中性辅助脂质、胆固醇、聚乙二醇修饰的脂质(PEGylated lipid)构成。例如，首个 mRNA 疫苗 mRNA-1273 所使用的载体由一种可电离阳离子脂质(SM-102)与三种商业化脂质(DSPC、胆固醇和 PEG2000-DMG)组成[13]。成分中的中性辅助脂质一般为饱和磷脂，能促进层状脂质结构的形成及稳定；胆固醇有较强的膜融合性，可促进 mRNA 内化和进入胞质；PEG 化脂质用于免疫逃逸和增加稳定性；最关键的可离子化脂质在生理 pH 下保持中性，以降低其毒性和免疫原性；在低 pH 下则带正电荷，从而能通过静电力与核酸相互作用，并在被细胞内化后实现溶酶体逃逸。国际上首个获得批准的 RNAi 治疗药物即使用了脂质纳米颗粒[14]。此外，脂质纳米颗粒可以用来递送 CRISPR/Cas9 组分，在动物模型体内实现基因组编辑[15]。目前批准的脂质纳米颗粒在储存运输和使用等方面还存在不足之处，比如需要在低温下才能长期保存。

3. 阳离子聚合物

常用于核酸递送的阳离子聚合物包括聚乙烯亚胺(PEI)、多聚赖氨酸(PLL)、壳聚糖等，它们具有较高的正电荷密度，可与带负电荷的核酸分子相互作用，对核酸分子进行压缩，形成尺寸较小的聚电解质复合物(PIC)；同时，可以提供强大的 pH 缓冲能力，有利于复合物从内体逃逸。

阳离子聚合物的细胞毒性是阻碍其应用的主要问题，通常认为与其分子尺寸和正电荷密度相关。使用明胶、透明质酸、葡聚糖等生物可降解的天然高分子可以提高载体的生物相容性，但由于多数天然高分子缺乏足够的正电荷，为了负载核酸分子，通常需要对其进行阳离子化改性，通过化学修饰引入更多的氨基。

4. 阳离子化纳米颗粒

除了线型高分子外，树枝状聚酰胺胺(PAMAM)、聚丙烯亚胺(PPI)等具有纳米尺度和径向对称性的三维树状结构大分子也经常被用于核酸药物载体，其优势在于可以通过吸附介导的细胞内吞作用促进内化，通过表面胺基有效压缩核酸并保护其不被酶降解，同时通过核心大量的三级胺基提供 pH 缓冲能力。此外，可以利用具有特定尺寸及空间结构的高分子基纳米材料(如微球、纳米凝胶、胶束等)来负载核酸分子，并实现被动靶向、环境响应等功能。

除了有机材料，金纳米颗粒、二氧化硅纳米颗粒、氧化铁纳米颗粒等无机纳米颗粒也可以通过表面修饰引入正电荷，进而实现对核酸分子的负载。基于无机纳米颗粒特有的光热磁电等物理特性，还可以实现示踪、成像、磁转染(magnetofection)、光热响应等效应。

8.4.4　其他非病毒核酸载体

1. 外泌体

外泌体是由细胞自然分泌的胞外囊泡，直径一般为 40～160 nm，具有脂质双分子膜结构，内部含有蛋白质、脂类、DNA 和 RNA 等细胞成分。外泌体是细胞间通信的纽带，可以包裹胞内生成的信息素并将其传送到其他细胞内，从而控制细胞集落有序生长。因此，外泌体不仅具有生物相容性，而且不易被免疫清除，使其具有作为基因传递载体的天然优势。与脂质体相比，外泌体的组成更为复杂，而且脂膜富含蛋白质，能够实现特异性靶向，并具有更高的稳定性。然而，由于外泌体的生产及分离纯化较为繁复困难，限制了其作为基因传递载体的广泛应用。

2. 核酸偶联物

与脂质及高分子复合物等载体系统相比，核酸药物与胆固醇、多肽、抗体、核酸适配体或各类小分子直接连接形成的核酸偶联物具有体积较小、免疫原性较低、不易被机体清除的特点，且可通过偶联分子改变核酸药物的体内分布及代谢动力学等性质，帮助核酸进入到特定的组织和细胞内。但由于核酸偶联物中的核酸分子缺少必要的保护，通常需要在不改变核酸分子生理活性的前提下对其进行化学修饰或改性，以提高其在生理环境中的稳定性。核酸偶联物中最成功的是 *N*-乙酰半乳糖胺（GalNAc）修饰介导的肝靶向递送系统，可与肝细胞上高表达的脱唾液酸糖蛋白（asialoglycoprotein）受体结合，介导高效率的内吞作用。目前已有 3 款基于 GalNAc 技术的核酸药物获批进入临床应用[16]。

8.5　本 章 总 结

虽然药物递送系统已经历了多年的快速发展，但我们需要清醒地认识到，目前获得广泛应用的方向主要限于缓/控释和药物水溶化等方面。在人们寄予厚望的靶向递送方面依然面临巨大的挑战，包括脱靶效应、PEG 困境、蛋白冠、EPR 效应之争等问题仍待解决。虽然各种具有复杂构造的递送系统被不断开发出来，但由于质控和成本等方面的原因，其成药性并不理想。

尽管多功能纳米递送载体理论上可以集合药物包封、靶向、免疫逃逸、溶酶体逃逸、细胞核定位等各种功能于一体，但这种载体首先制造成本会非常之高，此外，很多功能模块之间会存在不可避免的冲突。比如，要实现长循环和免疫逃逸，药物递送的表面需要修饰 PEG 等分子，这就导致了载体难以被细胞内化，而一旦在表面修饰了靶向分子来增强其与细胞的亲和性与靶向性，则免疫逃逸的特性又会基本丧失。

随着新的分子靶点不断被发现，以及对生物分子间相互作用的认识不断加深，靶向递送系统的设计未来将会不断取得进展，逐步向实现时-空高度可控的药物递送体系靠近。

参 考 文 献

[1] Wong C H, Siah K W, Lo A W. Estimation of clinical trial success rates and related parameters. Biostatistics, 2019, 20(2): 273-286.

[2] Ma Q, Wang C, Li X, et al. Fabrication of water-soluble polymer-encapsulated As4S4 to increase oral bioavailability and chemotherapeutic efficacy in AML mice. Scientific Reports, 2016, 6: 29348.

[3] Fan K L, Jia X H, Zhou M, et al. Ferritin nanocarrier traverses the blood brain barrier and kills glioma. ACS Nano, 2018, 12(5): 4105-4115.

[4] Yang X Z, Du J Z, Dou S, et al. Sheddable ternary nanoparticles for tumor acidity-targeted siRNA delivery. ACS Nano, 2012, 6(1): 771-781.

[5] Yang S, Meng J, Yang Y, et al. A HSP60-targeting peptide for cell apoptosis imaging. Oncogenesis, 2016, 5: e201.

[6] Vandenbroucke R E, Lentacker I, Demeester J, et al. Ultrasound assisted siRNA delivery using PEG-siPlex loaded microbubbles. Journal of Controlled Release, 2008, 126(3): 265-273.

[7] Setten R L, Rossi J J, Han S P. The current state and future directions of RNAi-based therapeutics. Nat Rev Drug

Discov, 2019, 18: 421-446.

[8] Miller T, Cudkowicz M, Shaw P J, et al. Phase 1-2 trial of antisense oligonucleotide tofersen for SOD1 ALS. N Engl J Med, 2020, 383 (2): 109-119.

[9] Baden L R, El Sahly H M, Essink B, et al. Efficacy and safety of the mRNA-1273 SARS-CoV-2 vaccine. N Engl J Med, 2021, 384: 403-416.

[10] Shimamura M, Morishita R. Naked plasmid DNA for gene therapy. Curr Gene Ther, 2011, 11: 433.

[11] Wang J, Xie L, Wang T, et al. Visible light-switched cytosol release of siRNA by amphiphilic fullerene derivative to enhance RNAi efficacy *in vitro* and *in vivo*. Acta Biomaterialia, 2017, 59: 158-169.

[12] Ponti F, Campolungo M, Melchiori C, et al. Cationic lipids for gene delivery: Many players, one goal. Chem Phys Lipids, 2021, 235: 105032.

[13] Ho W, Gao M, Li F, et al. Next-generation vaccines: Nanoparticle-mediated DNA and mRNA delivery. Adv Healthc Mater, 2021, 10: e2001812.

[14] Akinc A, Maier M A, Manoharan M, et al. The Onpattro story and the clinical translation of nanomedicines containing nucleic acid-based drugs. Nat Nanotechnol, 2019, 14: 1084-1087.

[15] Finn J D, Smith A R, Patel M C, et al. A single administration of CRISPR/Cas9 lipid nanoparticles achieves robust and persistent *in vivo* genome editing. Cell Rep, 2018, 22: 2227-2235.

[16] Springer A D, Dowdy S F. GalNAc-siRNA conjugates: Leading the way for delivery of RNAi therapeutics. Nucleic Acid Ther, 2018, 28: 109-118.

第9章 生物医学传感与检测

生命活动存在于从分子、细胞、组织、器官到系统的各个层次，生物医学传感器(biomedical sensors)是获取不同层次生理和病理信号的器件，是获取生命活动信息的关键技术手段和生物医学信号检测的基础，对于检验、诊断、监护、控制、治疗和保健等都具有重要作用。生物医学信号检测也因为传感技术的发展和信号处理与分析方法的进步，越来越成为医学诊断与治疗，以及健康维护中不可或缺的技术支撑。

9.1 生物医学传感技术

9.1.1 生物医学传感器概述

传感器是感受被测量的信息，并将其按一定规律变换成为电信号或其他形式的信息输出的检测装置。传感器一般由敏感元件、转换元件、信号调理转换电路三部分组成。敏感元件是指传感器中能直接感受或响应被测量的部分；转换元件是指传感器中能将敏感元件感受或响应的被测量转换成适合于传输或测量的信号部分。由于传感器检测的被测量一般都很微弱，因此传感器输出的信号一般需要进行信号调理与转换、放大、运算与调制之后才能进行显示，并通过反馈而参与控制。

生物医学传感器，顾名思义就是检测对象为生物医学相关信号的传感器，主要用于非电量信号和电信号的检测，前者包括物理信号如温度、压力，以及化学信号如酸碱度、生物和化学物质；后者通常包括心电、脑电等。由于电信号是最适宜进行放大、处理和传输的信号形式，因此，一般情况下，会利用传感器把非电量生理信号转变成便于接收和处理的电信号来进行测量。

在生物医学检测中，传感器的用途主要包括：

(1)提供医学诊断及基础研究所需的即时信号，通常包括心音、心电、血压、血流、体温、呼吸、脉搏等。

(2)对危重患者做连续监测，通过安置体温、脉搏、动脉压、静脉压、呼吸、心电等一系列传感器，用监护仪连续观察这些参数的变化。

(3)利用化学传感器和生物传感器从人体的各种体液(如血液、尿液、唾液等)中获取诊断信息。

(4)利用检测到的生理参数,控制人体的生理过程。如用肌电信号控制电子假肢的运动;用同步呼吸器抢救患者时,检测患者的呼吸信号,以此来控制呼吸器的动作与人体呼吸同步。

生物医学传感器有多种分类方法,最基本的方法是按检测原理分为物理传感器、化学传感器、生物传感器等三大类。

(1)物理传感器:利用物理性质和物理效应制成的传感器,常用于检测血压、体温、血流量、血液黏度、生物组织对辐射的吸收、反射或散射以及生物磁场等。

(2)化学传感器:利用功能性膜材料对特定成分进行选择性筛选,再利用电化学装置转化为电学量的传感器,常用于检测人体体液中离子的成分或浓度(如Ca^{2+}、K^+、Na^+、Cl^-,…)、pH、氧分压及葡萄糖浓度等。

(3)生物传感器:利用生物活性物质可选择性识别待测生物化学物质的能力所制成的传感器件,常用于酶、抗原、抗体、递质、受体、激素、脱氧核糖核酸(DNA)、核糖核酸(RNA)等物质的检测。

9.1.2　各类传感器介绍

1. 物理传感器

物理传感器按工作原理可分为应变式、电容式、电感式、压电式、磁电式、热电式和光电式等传感器;按被检测量可分为位移、压力、振动、流量、温度和光学等传感器。生物医学检测中常用的物理传感器如下。

1)位移传感器

位移传感器通常用于检测物体或者介质的位置变化,提供关于物体运动和位置的信息。例如,位移传感器可嵌入到手术工具中,实时监测手术工具的位置和运动,帮助医生进行操作,以确保手术的精确性和安全性;位移传感器还可以用于人体姿势检测和运动监测,对康复训练和生理研究有着重要的应用价值。

2)压电传感器

压电传感器是利用某些电介质受力后产生的压电效应制成的传感器。压电效应可分为正压电效应和逆压电效应;前者指在压电晶体的某一轴向施加机械力时,在加压面的两侧会出现相反符号的电荷,是将机械能转化为电能的过程;后者指在晶体两侧施加一交变电压时,晶体会随交变电压产生厚薄变化,是将电能转化为机械能的过程。具有压电效应的典型材料是石英晶体,此外,钛酸钡和锆钛酸铅等许多陶瓷材料以及某些合成高分子材料(如聚偏氟乙烯)也会产生压电效应。压电传感器可用于检测眼压、心音、血压、脉搏等生理参数,但不能用于静态测量。

3) 温度传感器

温度传感器是指能感受温度并转换成可用输出信号的传感器。温度传感器在生物医学检测中常用于体温的测量。体温是日常生活中衡量人体健康状况的四大基本指标之一。人体深部温度非常稳定，健康人大约为 37℃，变化范围一般不超过 ±0.5℃。人体的体温通常在两个不同部位检测，体表如腋下，或者体腔内如口腔或者肛门等。常见的检测体温的传感器如下：

热敏电阻(thermistor)：热敏电阻的电阻值随着温度的变化而改变，且体积随温度的变化较一般的固定电阻要大很多。热敏电阻通常用压缩烧结的镍、锰、钴等金属氧化物制成。

热电偶(thermocouple)：热电偶是由连接在一起的两种不同金属构成的温度传感器。热电偶传感的原理如下：当两种不同的导体或半导体 A 和 B 组成一个回路，其相互连接的两个端点分别置于不同温度时，这两个连接端点间会产生电压差，且差值的大小和方向在材料确定后取决于两端的温度差的大小和方向。热电偶在检测温度差方面性能优越，如果用于检测某点的绝对温度值，则需将热电偶的一端置于恒定的参考温度下，另一端用于检测未知的温度。热电堆是一种由热电偶构成的热释红外线传感器，它由两个或多个热电偶串接组成，目前在耳式体温计、放射温度计、电烤炉、食品温度检测等领域中作为温度检测器件广泛使用。

2. 化学传感器

化学传感器可以把人体内某些化学成分及其浓度信息等转换成与之有确切关系的电学量，一般是利用功能性膜材料对特定成分进行选择性筛选后，再利用装置转化为电信号。通常依据膜电极的响应机制、膜的组成和膜的结构进行分类，包括离子选择性电极、气敏电极、湿敏电极、涂丝电极、聚合物基质电极、离子敏感场效应管和离子选择性电极薄片等。化学传感器可对人或动物的体液(血液、脑髓液、脊髓液、汗液、尿液)和活体组织液的离子活度进行监测，常用于氧分压和二氧化碳分压等的测定。

3. 生物传感器

生物传感器是由生物敏感元件和适当转换元件组成的一类传感器。生物敏感元件是指具有选择性识别待测生物化学物质的能力的生物活性物质，固定化的生物体成分(酶、抗原、抗体、激素)或生物体本身(组织、细胞、细胞器)都可作为敏感元件，转换元件则将敏感元件上进行的生化反应中消耗或生成的化学物质或产生的光或热等转换为可用信号。依据敏感元件的不同，生物传感器可分为酶传感器、免疫传感器、微生物传感器、组织传感器和细胞传感器等；根据所用转换元件的不同，又可将生物传感器分为电化学生物传感器、半导体生物传感器、测热型生物传感器、测光型生物传感器和测声型生物传感器等。

为了明确反映传感器的敏感特性和转换特性，在实际命名中常将上述两种分类法综合起来，例如，酶传感器的命名中常写出其特定的敏感元件和转化方法，常见的有酶电极、酶热敏电阻、酶场效应管等。下面介绍三种典型的生物传感器。

1) 酶传感器

酶传感器是以酶为生物敏感元件的生物传感器(enzyme-based biosensor)。酶具有高度专一的催化特性，酶与转换元件(电极、热敏电阻、场效应管等)结合，可对特定的酶底物进行识别。酶传感器一般使用固定化方法将敏感元件(酶)固定并形成稳定(膜)结构。对酶进行固定时，需用恰当的方法以保持酶的高活性和稳定性。

由葡萄糖氧化酶和氧电极构成的葡萄糖电极是第一个酶电极，也是第一个生物传感器。在生物医学检测中，酶电极是最早研制且应用最多的一种传感器，已成功应用于血糖、乳酸、维生素 C、尿酸、尿素、谷氨酸、转氨酶等物质的检测。在酶电极中，通过对酶催化反应中生成的产物或底物的消耗进行检测，可以得到待测物的定量数据。例如，葡萄糖氧化酶(GOD)对葡萄糖的酶促氧化反应如下：

$$Glucose + O_2 \xrightarrow{GOD} Gluconic\ acid + H_2O_2$$

式中，Glucose 为葡萄糖，Gluconic acid 为葡萄糖酸。将葡萄糖氧化酶(GOD)固定化并制成膜电极，通过检测氧气的消耗或者过氧化氢生成量的变化，可以得到葡萄糖浓度。

2) 免疫传感器

免疫传感器是一类基于抗原-抗体反应实现高度特异和灵敏性的传感器。抗原(Ag)和抗体(Ab)反应形成抗原-抗体复合物(AgAb)：

$$Ab + Ag \rightleftharpoons AgAb$$

反应可逆，比率 K 定义为：

$$K = [AgAb] / [Ab][Ag]$$

式中，K 在反应平衡时是一个常数，称为亲和常数。当 Ab 的量保持不变时，加入含有 Ag 的待测物，由于形成的 AgAb 可引起电极电位或质量的改变，因此可以通过传感器检测量的变化来确定 Ag。

3) 微生物传感器

微生物传感器是由固定化微生物为敏感元件的生物传感器。微生物传感器可分为两种类型，包括呼吸检测型和代谢检测型。

呼吸检测型微生物传感器由固定的需氧型微生物和一个氧气电极组成。当氧饱和溶液包含可以被微生物代谢的底物时，将发生消耗溶解氧的代谢反应，从氧分压的降低便可测出底物量。呼吸检测型微生物传感器可以借助不同的微生物实现对许多物质的选择性检测，如葡萄糖、醋酸、氨、乙醇。生化需氧量(BOD)也可以用此类型微生物传感器检测，这种技术已用于环境控制。

代谢检测型微生物传感器由固定化微生物和探测微生物催化反应的代谢产物的传感器组成。使用不同类型的气体和离子传感器检测不同的代谢物，可以间接检测多种物质。例如，用燃料电池电极探测H_2来检测蚁酸，用CO_2电极检测谷氨酸或赖氨酸，以及用 pH 电极检测头孢菌素和烟碱酸等。

9.1.3　生物传感器的主要组成元件

1. 生物敏感元件

生物敏感元件是实现生物传感器特异性检测的关键。在生物传感器中，生物敏感元件(如酶、抗体等)需要固定到换能器上才能发挥其作用。常见生物敏感元件的固定化方式有物理吸附、共价结合、包埋和交联四种方式。

吸附是基于弱相互作用如范德华力、静电和疏水相互作用的固定方式，是一种最简单直接的方法。由于不需要额外的试剂，因此比较简单方便；与其他方法相比，它对酶活性的破坏性也较小；但是由于键合作用力较弱，敏感元件很容易因实验条件的变化而沉积，例如温度、pH 或离子强度。

共价结合是通过载体和生物分子之间形成共价键的一种固化方式，是目前应用最广泛的方式之一。氨基酸侧链的官能团(如羟基、氨基)常通过共价结合的方式用于结合抗体或酶。

包埋是用特殊的膜将生物功能基团包裹在工作电极附件中的一种方式，膜可以阻止生物基团的扩散，也可允许被检测的物质通过。

交联是先在换能器上固定一个含有氨基或羧基的小分子，然后再通过这个小分子进一步连接生物敏感物质，也是一种较常见的固化方式。

2. 转换元件

转换元件是将一种形式的能量转换为另一种形式的设备或器件。这些元件可以将电能、热能、机械能、化学能等形式的能量转换为其他形式的能量。在生物医学检测中，转换元件主要是将敏感元件上进行的生物医学反应中消耗或生成的物理量、化学量或者生物信号转换为可用信号的元件。被转换的信号包括生物活性、电极活性、离子性、质量、阻抗、热、光学信号等，可通过电流、电位、电

导率等方式对信号进行转换。生物传感器中的转换元件主要有以下几类:

1) 电化学转换元件

电化学转换元件利用电化学原理,将生物化学反应产生的电流、电位等电化学信号转换为可测量的电信号,包括电位型电极和电流型电极。电位型电极通过测量电极与参比电极之间的电位差来反映被测物的浓度或活性;电流型电极则通过测量电极上通过的电流来反映被测物的变化。例如,葡萄糖生物传感器中的葡萄糖氧化酶电极是通过测量葡萄糖氧化产生的电流来检测葡萄糖的浓度。

2) 光学转换元件

光学转换元件利用光学原理,将生物化学反应产生的光信号转换为可测量的电信号或数字信号,包括荧光传感器、表面等离子体共振传感器等。荧光传感器通过测量荧光物质的荧光强度或荧光寿命来反映被测物的浓度或活性;表面等离子体共振传感器则利用表面等离子体共振效应来检测生物分子之间的相互作用。例如荧光生物传感器在 DNA 检测、蛋白质分析等中的应用。

3) 压电转换元件

压电转换元件利用压电效应,将生物化学反应引起的压力变化转换为电信号。根据压电元件形状可分为薄板形、圆片形、圆环形、圆管形、圆棒形、薄壳球形和压电薄膜;根据振动模式可分为伸缩振动、弯曲振动和扭转振动;根据压电转换方式可分为发射型(电-声转换)、接收型(声-电转换)和收发兼用型等。常可用于检测微生物、细胞等生物物质的浓度或活性。

4) 热敏转换元件

热敏转换元件基于温度测量原理,将生物化学反应产生的热量变化转换为电信号,包括热敏电阻、热释电传感器、热电偶等。可用于实现温度的检测、测量和控制。

9.2 生物医学信号

生物医学信号是指生物体内产生的各种生理和病理信息,以及在医学领域中应用的各种信号。这些信号可以反映人体生理、病理状态,以及各种疾病的发生、发展和转归过程。生物医学信号主要来源于生物体内部的各种生理活动,如心脏跳动、大脑活动、肌肉收缩等,同时也包括一些外界施加于人体、通过人体作为通道进行探查的信号,如超声波、同位素、X 射线等。

9.2.1 生物医学信号的种类

生物医学信号种类繁多,根据性质、来源和特性等可以分为多种类型。按照性质分，可分为：

生物电信号：这类信号是由生物体内细胞、组织和器官产生的电活动所形成的。常见的生物电信号包括心电（ECG）、脑电（EEG）、肌电（EMG）、眼电（EOG）、胃电（EGG）等。这些信号通过电极等传感器可以记录并用于医学诊断和研究。

生物磁信号：生物体在生命活动中也会产生微弱的磁场，这些磁场信号称为生物磁信号，如心磁场、脑磁场、神经磁场等。生物磁信号具有无创、无辐射、穿透力强等优点，在医学诊断中具有重要应用价值。

生物化学信号：这类信号是通过检测生物体内化学物质的变化来反映生理和病理状态的，如血液的 pH、血气、呼吸气体等。这些信号通常需要通过生化分析仪等设备进行检测和分析。

生物力学信号：生物力学信号是指与生物体力学特性相关的信号，如血压、气血、消化道内压和心肌张力等。这些信号反映了生物体的力学状态和生理活动情况。

生物声学信号：生物体在生命活动中还会产生各种声音信号，如心音、脉搏、心冲击等。这些声音信号称为生物声学信号，可以通过听诊器等设备进行检测和分析。

按来源可将生物医学信号分为以下几类：

由生理过程自发产生的主动信号：这类信号是由生物体内部生理活动自发产生的，如心电、脑电、肌电等电生理信号以及体温、血压、脉搏、呼吸等非电生理信号。这些信号是生物体正常生理活动的重要体现，也是医学诊断和研究的重要依据。

外界施加于人体、把人体作为通道、用以进行探查的被动信号：这类信号是通过外界设备施加于人体，利用人体作为通道进行探查的信号，如超声波、同位素、X 射线等。这些信号在医学成像、疾病诊断等方面具有重要应用价值。

根据生物医学信号的特性可以分为：

确定性信号：在已知足够过去值的条件下，能够准确预测该信号未来值的一类信号。但在真实世界中，确定性信号较少出现。

随机信号：即使信号的全部过去值已知，也不能准确预测其未来值的一类信号。生物医学信号中往往包含随机成分，如测量仪器中的噪声等。

分形信号：具有尺度不变性的信号，即在不同放大倍数下看上去都很类似。生物医学系统中存在分形信号，如心率信号等。

混沌信号：一类不能准确预测其未来的确定性信号。混沌信号在生物医学系统中也存在，如某些生理信号可能表现出混沌特性。

9.2.2 生物医学信号的特点

生物医学检测与普通物理和化学参数的检测在本质上具有共同点和检测原理上的共同性。但是，生命体中的信号是极其丰富又紧密联系的，并且存在个体差异，也可能随时空变化，还有可能受自然及社会环境的影响。如何在不干扰和妨碍生命活动的情况下进行检测，是当代信号处理技术中最具挑战性的领域之一。为了有效地提取和分析生物医学信号中的有用信息，需要采用高灵敏度的传感器、高效的去噪算法、适应信号特性的处理方法和先进的信号处理技术。

生物医学检测的信号有如下基本特点：

1) 信号弱

生物医学信号通常具有较弱的信号幅度。例如，从母体腹部取到的胎儿心电信号仅为 1050 μV，脑干听觉诱发响应信号小于 1 μV，自发脑电信号约 5150 μV。即使是体表心电信号，其最大幅度也仅能达到 5 mV 左右。这种信号弱的特点使得在信号采集和处理过程中需要采用高灵敏度的传感器和放大器，以确保信号的准确性和可靠性。表 9-1 中所示的常见生物电和生物磁信号幅度范围可体现其弱信号特征，其中生物磁信号的幅度远小于地磁信号(50~60 μT)的数量级。

表 9-1　常见生物电磁信号的幅值

被测信号	幅度范围
心电(皮肤电极)	50 μV~5 mV
脑电(头皮电极)	10~300 μV
肌电	20 μV~10 mV
细胞电位	100~200 μV
视网膜电位	0~1 mV
眼电	0.05~5 mV
肾电位	10 μV~80 mV
心磁	10^{-10} T 量级
脑磁	10^{-12} T 量级
眼磁	10^{-11} T 量级
肺磁	10^{-8} T 量级

2) 噪声强

由于生物体内部环境的复杂性和外界环境的干扰，生物医学信号往往伴随着较强的噪声。这些噪声可能来自肌电、工频等干扰，也可能来自其他生理信号的干扰。例如，胎儿心电信号中不可避免地含有母亲心电信号，后者对于我们要提取的胎儿心电信号而言则变成了噪声。此外，精神紧张、肢体动作等也可能对信号产生干扰。因此，在生物医学信号处理中，去噪是一个重要的环节。

3) 频率范围一般较低

除声音信号(如心音)的频谱成分较高外，其他生物医学信号的频谱范围一般较低(表 9-2)。例如，心电信号的频谱主要分布在 0.01～35 Hz 之间，脑电信号的频谱则分布在 1～30 Hz 之间。这种低频特性要求在信号的获取、放大和处理过程中需要充分考虑对信号的频率响应特性，以确保信号的有效提取和分析。

表 9-2　部分常见生理信号的频率范围

生理信号	频率范围/Hz
心电	0.01～250
脑电	0～150
肌电	0～10000
眼电/视网膜电	0～50
胃电	0.05～20
血流量	0～30
动脉血压	0～100
静脉血压	0～50
脉搏波	0.1～50
心音	2～2000
呼吸率	0.1～10

4) 随机性强

生物医学信号具有很强的随机性，通常不能用确定的数学函数进行有效描述和定量分析。这种随机性不仅体现在信号的时域波形上，还体现在信号的频谱特性上。因此，在生物医学信号的建模和处理过程中，往往需要根据具体问题改进通用的信号处理方法，以获得更有效的信号描述与分析结果。同时，生物医学信号还往往是非平稳的，即信号的统计特征(如均值、方差等)随时间的变化而改变。这使得在信号处理时需要进行相应的简化或分段处理。

5) 非平稳性

生物医学信号的非平稳性是其另一个重要特点。由于生物体内部生理活动的复杂性和外界环境的不断变化，生物医学信号的统计特征会随时间发生变化。这种非平稳性要求在处理生物医学信号时采用能够适应信号变化特性的算法和方法，以确保信号处理的准确性和可靠性。

9.2.3　生物医学信号的检测原理

生物医学检测中的敏感元件主要是来源于生物体中的生物活性物质，包括酶、抗原、抗体、其他各种功能蛋白分子、核酸、细胞、细胞器、微生物、动植物组织等。除了部分物理量参数可以通过转换元件直接转换，大多数化学或生物信号都需要经过特定反应后，对改变量再进行测量。生物医学检测中的特定反应主要涉及酶反应、微生物反应、免疫反应及核酸反应等，是利用了敏感元件对待测量的特异识别作用。

1. 酶反应

酶反应又称为酶促反应、酶催化或酵素催化作用，指的是由酶作为催化剂进行催化的化学反应。酶促反应动力学简称酶动力学，主要研究酶促反应的速度与底物(即反应物)浓度以及其他因素的关系。在底物浓度很低时，酶促反应是一级反应；当底物浓度处于中间范围时，是混合级反应；当底物浓度增加时，则向零级反应过渡。

酶催化具有以下特点：

高度专一性，也称特异性。一般情况下，一种酶只催化一种反应，作用于特定的底物或化学键。

催化效率高。酶分子的转化数是指单位时间(如每秒)内每一催化中心(或活性中心)所能转化的底物分子数，或每摩尔酶活性中心单位时间转换底物的摩尔数。酶的催化效率通常是其他催化剂的 $10^3 \sim 10^7$ 倍。

反应条件温和。酶催化一般在温和条件下进行；极端环境下(如高温、酸碱)会在很大程度上影响酶活性，尤其是对于蛋白质类的酶，可能导致其失活。

有些酶需要辅酶或辅基。有些酶(如脱氢酶)需要在辅酶或辅基存在时才能发挥活性，若从酶蛋白分子中除去辅助成分，则其不表现催化活性。

酶在体内的活力常受多种方式调控，包括基因水平调控、反馈调节、激素控制、酶原激活等。

酶促反应产生的信息变化可以用多种形式反映出来，如热、光、电、离子化学等。

酶的高效催化特性为生物医学检测奠定了高特异性、高灵敏度的基础。

2. 微生物反应

微生物反应是利用微生物中特定的酶系进行的复杂生化反应过程。在微生物反应过程中，每一个微生物细胞犹如一个微小的生化反应器，原料基质分子即细胞营养物质，透过细胞壁和细胞膜进入细胞内，在复杂酶系作用下，一方面将基质转化为细胞自身的组成物质，供细胞生长与繁殖，另一方面，部分细胞组成物质，不断地分解成代谢产物，随后透过细胞膜和细胞壁排出。

微生物反应过程中会消耗营养物质，产生代谢物，这期间涉及可检测指标的改变，如氧气、电活性物质，通过研究各种环境因素与微生物代谢活动之间相互作用的变化规律，检测反应消耗或产物产生的改变量，可实现生物医学的检测。

与酶反应相比，微生物反应最大的特点是反应过程的主体为微生物，本质上是复杂的酶催化反应体系。在检测中涉及的改变量可参考酶反应体系。

3. 免疫反应

免疫是指机体对病原生物感染的抵抗能力，包括天然免疫和获得性免疫。天然免疫系统是非特异性的，能抵抗多种病原微生物的损害，如完整的皮肤、黏膜、吞噬细胞、补体、溶菌酶、干扰素等；获得性免疫一般是特异性的，在微生物等抗原物质刺激后才形成(免疫球蛋白等)，并能与该抗原发生特异性反应。

抗原(antigen，Ag)是指能引起抗体生成的物质，是任何可诱发免疫反应的物质。抗原物质具备两个重要特性：免疫原性(immunogenicity)和免疫反应性(immunoreactivity)。免疫原性即指抗原诱导机体发生特异性免疫应答，产生抗体和/或致敏淋巴细胞的能力；免疫反应性是指能与相应的免疫效应物质(抗体或致敏淋巴细胞)在体内外发生特异性结合反应的能力。抗体(antibody，Ab)是指机体由于抗原的刺激而产生的具有保护作用的蛋白质，又称免疫球蛋白(immunoglobulin，Ig)。人类免疫球蛋白有五类，包括 IgG、IgM、IgA、IgD 和 IgE。

在生物医学检测中涉及的免疫反应通常指抗原-抗体反应。抗原-抗体结合时会发生凝聚、沉淀、溶解反应或促进吞噬抗原颗粒的作用。在溶液中，抗原和抗体两个分子的表面电荷会与介质中的离子形成双层离子云，内层和外层之间的电荷密度差形成静电位和分子间引力。由于这种引力只在近距离上发生作用，因此抗原与抗体分子的结合非常精确，这为生物医学检测提供了特异性和灵敏度。此外，抗原与抗体的结合非常稳固，但并不是不可逆的，通过调节溶液酸碱度、离子强度可调节反应的可逆性。因此，在检测中利用抗体与抗原的作用来识别待测物，对检测环境的优化也是非常必要的。

4. 核酸反应

核酸是脱氧核糖核酸(deoxyribonucleic acid，DNA)和核糖核酸(ribonucleic acid，RNA)的总称，是由许多核苷酸单体聚合成的生物大分子化合物。核酸由核苷酸组成，而核苷酸由五碳糖、磷酸基和含氮碱基组成。核酸是所有生命体的遗传信息分子，核酸中的核苷酸序列组成密码，储存、复制和传递遗传信息，指导各类蛋白质合成。

核苷酸由三部分组成：

嘧啶和嘌呤，通常简称碱基。嘧啶有三种，尿嘧啶(U)、胸腺嘧啶(T)和胞嘧啶(C)；嘌呤有两种，腺嘌呤(A)和鸟嘌呤(G)。

五碳糖(脱氧核糖和核糖)。

1～3 个磷酸基团。

核苷之间通过磷酸彼此连接成聚合物，为骨架链。DNA 链含有脱氧核糖和 A、T、C、G 四种碱基，RNA 含有核糖和 A、U、C、G 四种碱基。核酸反应是基于核酸分子杂交的反应。分子杂交利用分子间的互补性对靶分子进行鉴别，具有序列特异性或形态特异性。核酸分子杂交遵循 A 与 T(U)，C 与 G 识别的原则进行配对，从而实现对待测核酸的序列检测。

9.2.4　生物医学信号传感检测举例

1. 血氧饱和度

当光射向皮肤，透过皮肤组织反射回的光被光敏传感器接收并转换成电信号再经过模数转换成数字信号。像肌肉、骨骼、静脉等对光的吸收是基本不变的(前提是测量部位没有大幅度的运动)，但血液流动时对光的吸收有所不同，这是因为血液中氧合血红蛋白(HbO_2)和还原血红蛋白(HbR)对不同波长的光的吸收系数不同，在波长为 600～700 nm 的红光区，HbR 的吸收系数比 HbO_2 的大；而在波长为 800～1000 nm 的近红外区，HbO_2 的吸收系数比 HbR 的大；在 805 nm 附近是等吸收点。正是由于动脉对光的吸收有变化，而其他组织对光的吸收基本不变，因此，把光转换成电信号，得到的信号就可以分为交流信号(AC)和直流信号(DC)。提取其中的交流信号，就能反映出血液流动的特点。

血氧饱和度是指 100 mL 血液中血红蛋白实际结合的氧与能够结合的氧两者最大量的比值。该指标是衡量呼吸系统、循环系统是否正常的重要临床指标。临床上可以通过直接采集人体动脉血样，使用分光光度计进行化验；也可通过透射法(或反射法)双波长光电检测技术的无创方法进行检测。利用红光(通常使用 660 nm)和近红外光(通常使用 920 nm)分别检测 HbO_2 和 HbR 的信号，再通过程序处理算出相应的比值，就可以得到血氧饱和度。

检测时，采用两个波长的红光和近红外发光器件按照"发红光—不发光—发红外光—不发光"的顺序工作。不发光时光敏二极管检测到背景光和干扰信号产生的电流，发红光和近红外光时光敏二极管检测到的是透射过人体组织的透射光的光电流以及背景光和干扰信号产生的光电流之和，通过差动放大器可以滤掉背景光和干扰信号产生的影响，得到发红光和近红外光时透射光的光电流。检测红光和近红外光通过动脉血的光吸收引起的交变成分之比$(I_{AC})_R/(I_{AC})_{IR}$和非脉动组织(表皮、肌肉、静脉血等)引起光吸收的稳定分量$(I_{DC})_R/(I_{DC})_{IR}$值,通过计算可得到血氧饱和度值SaO_2。AC 部分为搏动的动脉血所致;DC 部分为恒定部分,由非搏动的动脉血、静脉血、组织等吸收所致。

根据朗伯-比尔定律,当一束光照射到某种物质的溶液上时,物质对光有一定的吸收衰减,透射光强 I 与入射光强 I_0 之间有以下关系:

$$I = I_0 e^{-\varepsilon c d}$$

式中,ε 为物质的吸光系数;c 为溶液的浓度;d 为光穿过的路径。

I_0/I 的对数称为吸光度 D,因此上式可表示为:

$$D = \ln(I_0/I) = \varepsilon c d$$

若保持光的路径不变,吸光度便与物质的吸光系数和溶液的浓度成正比。

进一步通过信号分离可以得到红光和红外光透射信号的直流和脉动分量$(I_{DC})_R$,$(I_{DC})_{IR}$,$(I_{AC})_R$,$(I_{AC})_{IR}$;系数 $R = (I_{AC}/I_{DC})_R/(I_{AC}/I_{DC})_{IR}$,则血氧饱和度为:

$$SaO_2 = AR^2 + BR + C;$$

式中,A、B、C 为经验常数,由此可以算出血氧饱和度。

2. 血压

血压的测量包括有创和无创检测两种,其中有创检测方法为动脉插管接压力计或压力传感器,这种方法测量准确,但给患者造成痛苦,因此只在手术或危急状态下使用;日常生活中通常使用无创检测方法。

无创检测法是基于 1905 年俄国医生 Korotkoff 发明的柯式音法发展起来的。在于辨别血流过程中的这些声音信号变化来判断被测者血管的血管压力。随着电子技术的发展,这种靠临床医生来人工判断的检测方法逐渐被电子血压计所代替。电子血压计也需要像传统的柯氏音法那样用袖带阻断动脉血流。但在放气过程中,不是检测柯氏音,而是通过压力传感器检测袖内气体的振荡波(图 9-1)。这些振荡

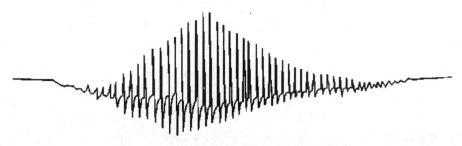

图 9-1　压力传感器检测到的袖内气体的振荡波

波起源于动脉血管壁的振动。理论计算和实验证明，这种振荡波与动脉壁收缩压、舒张压、平均压均有一定的函数关系。通过将振荡波放大、滤波后，将包络线检出，再根据与最大幅度的比例关系，分别在上升段和下降段用一定的判据判断包络线与收缩压、舒张压的相对应关系，该关系一般可采用经验值获得。

9.2.5　生物医学传感器设计中需要考虑的因素

随着生物医学传感器在微型化、植入检测、多参数检测等方面的发展，生物医学传感器设计中需要综合考虑多个因素来确保传感器的性能、安全性、可靠性以及生物相容性，主要包括以下几个方面：

1) 生物相容性

一方面是材料选择。传感器及其组成部分所使用的材料必须对人体无害，不会引发免疫反应或毒性反应。常用的生物相容性材料包括金、银、铂等贵金属，碳纳米材料，以及具有良好生物相容性的聚合物材料。另一方面是表面处理：对传感器表面进行特殊处理，如涂覆生物相容性涂层，可以提高传感器生物相容性并减少传感器元件与生物组织的直接相互作用。

2) 灵敏度与特异性

灵敏度是传感器对目标分析物的检测能力，通常用信号变化与分析物浓度变化之间的比例来表示。高灵敏度是生物医学传感器的重要特性，可以确保对微量生物标志物的准确检测。特异性是传感器识别并区分目标分析物与其他相似物质的能力。高特异性可以减少误报和干扰，提高检测结果的准确性。

3) 稳定性与可靠性

长期稳定性是指传感器在长时间使用过程中的性能保持能力。这要求传感器材料具有优良的耐腐蚀性、抗疲劳性和抗老化性。可靠性是指传感器在特定条件下稳定工作的能力。这包括对环境因素(如温度、湿度、电磁干扰等)的抵抗能力，以及传感器内部各部件之间连接的可靠性。

4) 安全性与法规遵从

安全性设计是为了确保传感器在使用过程中不会对人体造成任何伤害，如避免电击、过热等安全隐患。法规遵从是指生物医学传感器必须遵守相关的医疗器械法规和标准，如食品药品监督管理局的认证要求、欧盟的 CE 标志(安全认证标志)等。

5) 性能参数

包括响应时间、工作温度与电压、尺寸与形状等。响应时间是指传感器从接触分析物到产生可检测信号所需的时间，较短的响应时间可以提高检测效率。工作温度与电压是传感器正常工作所需的温度范围和电压范围。这些参数应与实际应用场景需要相匹配。尺寸与形状是指传感器的物理形态和体积大小。这取决于传感器的应用场景和植入方式(如可穿戴设备、体内植入等)。

6)设计与制造技术

生物识别元件的选择与制备需要根据目标分析物的特性选择合适的生物识别元件(如抗体、酶等),并采用合适的制备技术(如吸附、共价键合等)将其固定在传感器上,设计有效的信号转导机制(如电化学、光学等)将生物识别事件转化为可测量的信号,并通过信号放大技术提高检测灵敏度,同时需要利用微纳加工技术(如光刻、蚀刻等)制造高精度的传感器结构和功能部件。

7)应用场景与需求

首先需要明确传感器需要检测的生物标志物或化学物质,其次需要了解传感器将在何种环境下使用(如体内、体外、特定体液中等),以便进行针对性的设计,最后需要考虑用户的使用习惯、舒适度以及对检测结果的期望等因素。

9.3　纳米生物传感技术

纳米生物传感技术是纳米技术与分子生物学技术深度融合的产物,它利用纳米材料的特殊物理和化学特性,结合生物识别元素(如抗体、酶、DNA 等)来构建高灵敏度、高选择性的生物传感器,检测和分析待测生物分子的存在与变化。这种传感器能够实现对蛋白质、DNA 和细胞等物质的精确检测和定量分析。此处的检测是广义上的测量,测量由测量系统来完成,测量系统由敏感元件(传感器)、信号转换和调理、信号记录和显示等部分组成。

9.3.1　纳米生物传感技术的特点和优势

相比传统传感技术,纳米生物传感技术有如下优势:

(1)以纳米材料(如纳米颗粒、纳米管、纳米线)作为传感器的主要构成部分,这些纳米材料具有优异的物理和化学性质,如高强度、高韧性、高导电性、高催化效率等,突破了传统传感技术中使用的宏观材料固有属性的限制;

(2)由于纳米材料的高比表面积和优异的反应活性,纳米生物传感器具有更高的灵敏度和选择性,能够检测到更低浓度的生物分子或细胞信号,满足高精度检测的需求;

(3)主要构成部分的小尺寸性使得集成到微型化芯片成为可能,将多功能探测与分析能力集成,可实现多种生物参数的实时监测和分析;

(4)由于其高灵敏度和选择性,打破了传统中单一的传感功能,拓展了在生物医学、环境监测等领域的广泛应用。

综上，相比于传统传感技术，纳米生物传感技术在操作尺度、材料特性、灵敏度与选择性、功能与应用等方面具有显著的优势。

9.3.2　典型纳米生物传感检测系统

下面以几种典型的纳米材料为例，着重介绍纳米材料的理化性质在生物医学传感检测中的应用。

1. 金纳米颗粒

金纳米颗粒溶液是一种分散相粒子直径在 1～150 nm 的金溶胶，属于多相不均匀体系，颜色呈橘红色到紫红色。金纳米颗粒具有独特的光学、热学、电学、磁学以及化学方面的性质，这些性质与其尺度密切相关，表现为等离激元共振吸收(surface plasmon resonance，SPR)性质、拉曼散射(raman scattering，RS)性质、催化活性和生物相容性等。由于其比表面积巨大，对许多生物大分子都有很强的吸附作用，而且不会使被吸附的生物分子变性。

在金纳米颗粒上修饰蛋白分子主要有两种方法：一是直接偶联，即利用蛋白质分子中半胱氨酸残基上的巯基，通过共价键与免疫球蛋白(IgG)、血清白蛋白等与金纳米颗粒相连，或调节体系 pH，使蛋白分子带正电，通过静电吸附与表面带负电的金纳米颗粒相连接；二是间接偶联，即通过化学方法使蛋白分子衍生出巯基基团，再与金纳米颗粒偶联，或者对金纳米颗粒表面进行改性，再用偶联剂实现蛋白质与金纳米颗粒的连接。

例1　利用金纳米颗粒的光学性质进行检测：

随着金纳米颗粒的尺寸、形貌的变化，其胶体溶液具有特有的吸收峰，比如直径约为 13 nm 的金纳米球形颗粒在 520 nm 处具有明显的吸收峰，其尺寸增加，吸收峰位也会有所改变[图 9-2(a～l)][1]；棒状的金纳米颗粒的吸收光谱会因长径比(长与直径之比)的改变而在较大范围内改变，溶液呈现不同颜色[图 9-2(m～r)][2]。金纳米颗粒最大吸收波长还依赖于颗粒之间的距离和聚集体的大小，从而呈现出不同的颜色[图 9-2(s～u)][3]。当改变金纳米颗粒在溶液中的状态时，其聚集所伴随的颜色变化可以在固相载体上显示出来，由此得到可视化的结果。

利用金纳米颗粒进行可视化检测，需要选择合适的分子对金纳米颗粒进行修饰，修饰分子需要与溶液中待检测分子特异性识别，在纳米颗粒表面发生特异性识别后，纳米颗粒的性质会受到影响而产生变化，通过对这种改变进行测量可实现对待测物的检测。纳米颗粒表面修饰的分子与溶液中待检测分子间的特异性识别包括 DNA 互补链之间的识别作用、抗原抗体间的特异性识别作用、金属离子和配体分子间的螯合作用等。通过设计纳米颗粒及其表面，可实现核酸、蛋白质、金属离子等多种物质的检测。

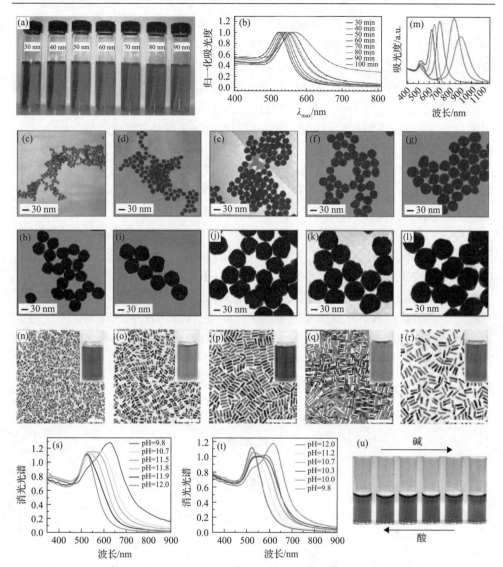

图 9-2　不同粒径金纳米球形颗粒溶液[1]、金纳米棒溶液[2]及其聚集体[3]的性质表征

金纳米球形颗粒的(a)颜色、(b)消光光谱和(c~l)透射电镜图(比例尺为 30 nm)：(c) 10 nm、(d) 20 nm、(e) 30 nm、
(f) 40 nm、(g) 50 nm、(h) 60 nm、(i) 70 nm、(j) 80 nm、(k) 90 nm 和(l) 100 nm。不同长径比金纳米棒溶液的(m)
消光光谱和(n~r)透射电镜图及溶液颜色，比例尺为 200 nm。(s~u)pH 诱导金纳米球形颗粒聚集的消光光谱图：
溶液中分别加(s)碱和(t)酸时溶液的消光光谱图。(u)金纳米球形颗粒溶液的颜色随 pH 的变化图
另见书末彩图

　　比如，将烷巯基化的寡核苷酸探针与金纳米颗粒偶联，单分散的金纳米颗粒
和标记有寡核苷酸探针的金纳米颗粒呈红色，而当被测 DNA 序列与金纳米颗粒
上的寡核苷酸探针杂交后，通过 DNA 片段的相互联结，金纳米颗粒会形成延伸

的三维网状结构，于是体系的吸收峰发生红移，颜色变为紫红色，随着聚集程度的继续增大，该体系最终变为蓝色。该体系将 DNA 的序列信息转换为金纳米颗粒的光学信息(颜色或光谱)，可用于 DNA 分子的检测。这种方法检测过程快速、简便，具有高选择性，可检测出 10^{-14} mol/L 的 DNA 片段[4]。

又如，将金纳米颗粒与抗体结合制得金纳米颗粒-抗体复合体，当该复合体捕捉到抗原而发生抗原-抗体反应时，金纳米颗粒会发生聚集，溶液的颜色也会发生明显的改变，由此可实现对抗原的快速检测；也可通过与金纳米颗粒标记的二抗结合的方法(即"抗原-抗体-二抗-金纳米颗粒"夹心法)，多次放大信号，实现更高灵敏度的检测。

例 2　利用金纳米颗粒作为电子载体进行检测：

金是一类良好的导体，其纳米颗粒也同样具有良好导电性能，因此，可通过其电导率的变化来进行生物信号检测。有研究对 α-肿瘤坏死因子(TNF-α)有关的 DNA 可能突变形式进行编码，将这些序列作为 DNA 探针修饰在金纳米颗粒表面。当这些 DNA 探针与不同碱基对发生配对反应时，就可以得到不同的电化学信号，通过记录和分析修饰有不同碱基的金纳米颗粒经过时所引起的电化学信号变化，可判断单核苷酸多态性的存在及突变碱基的类型(图 9-3)[5]，对于临床诊断和治疗具有重要意义。

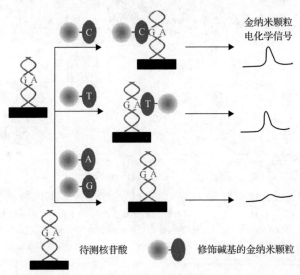

图 9-3　单碱基修饰的金纳米颗粒用于电化学识别单核苷酸多态性示意图

疱疹病毒是有包膜的 DNA 病毒。人巨细胞病毒(human cytomegalovirus, HCMV)是疱疹病毒家族中基因组最大的成员，利用金纳米颗粒的电化学性质可对其 DNA 序列进行检测。首先，在金纳米颗粒表面修饰与人巨细胞病毒 DNA 互补的

核苷酸序列，将其与含有扩增人巨细胞病毒 DNA 的序列杂交，金属原子被锚定在该
杂化物上。接着，通过氧化金属溶解释放锚定在杂化物上的金原子。使用阳极溶
出伏安法即在电极上施加正电压，通过氧化反应将目标物质金原子氧化，在含有
溴离子的电解液中，电极表面形成难溶性的物质或氧化物并富集，当电极电位负
向扫描时，这些先前形成的氧化物或难溶物会溶解，同时产生电流，电流信号与
被测物质的浓度相关。该系统通过 DNA 序列的碱基互补配对将序列信息转换为电流
信号，通过测量电流的大小或峰高，从而获得人巨细胞病毒 DNA 含量(图 9-4)。通
过这种传感技术可以实现 5 pmol/L 扩增的人巨细胞病毒 DNA 片段的检测[6]。

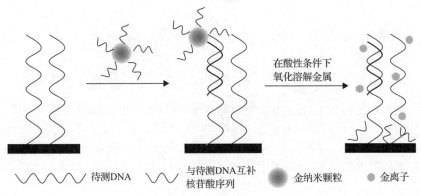

待测DNA　　与待测DNA互补核苷酸序列　　金纳米颗粒　　金离子

图 9-4　基于金纳米颗粒的电化学性质检测 DNA 序列

另见书末彩图

例 3　以金纳米颗粒为能量载体进行检测：

上转换发光，即反斯托克斯(anti-Stokes)发光，指的是材料受到低能量的光激
发，发射出高能量的光，即材料在长波长、低频率的光激发下发射出短波长、高
频率的光。上转换发光纳米颗粒是一种特殊的纳米材料，它们能够在近红外光激
发下发出可见光。这一特性使得上转换发光在生物检测中具有独特的优势，如深
层组织穿透能力强、对生物体自发荧光干扰小、光稳定性好等。

金纳米颗粒在可见光区具有很强的吸收，是一种优良的能量受体。当金纳米颗
粒与具有上转换发光性质的纳米颗粒之间距离较近时，就会发生荧光共振能量转移
(FRET)，从而减弱上转换发光纳米颗粒的发光，利用此效应可对生物分子进行检测。

比如，一种具有上转换发光特性的纳米颗粒($Na(Y_{1.5}Na_{0.5})F_6:Yb^{3+}, Er^{3+}$)在单
一波长(980 nm 激光)激发下具有对称和窄发射光谱的纯绿色荧光(540 nm)。约
7 nm 的金纳米颗粒(最强吸收在 520 nm)可以与该上转换发光纳米颗粒的发射光
谱很好地匹配。将金纳米颗粒和上转换发光纳米颗粒两者表面都标记上生物素，
当待测液中存在亲和素时，通过生物素与亲和素发生的特异性结合，把金纳米颗
粒和上转换发光纳米颗粒之间的距离拉近，两者之间发生 FRET，在同样的 980 nm

激光激发下，由于 FRET 的产生，原上转换发光纳米颗粒的发射光将会减弱或猝灭，且该体系中的发光强度与体系中亲和素浓度呈线性关系，因此，可通过检测发光来定量检测待测液中亲和素的浓度(图 9-5)[7]。

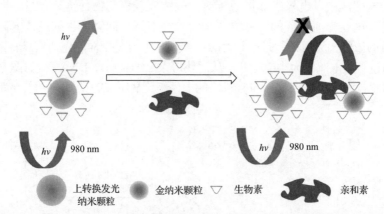

图 9-5　利用上转换发光纳米颗粒和金纳米颗粒发生 FRET 检测亲和素示意图

另见书末彩图

　　上述利用 FRET 检测亲和素的体系同样可以应用到检测 DNA 序列中。长链 DNA 序列具有较高的选择性，对许多重大疾病的诊断具有重要意义。但传统常使用的"尾对尾"(tail-to-tail)方式受到能量供体和受体之间的距离限制，难以检测长链 DNA(如 HIV DNA，含有 52 个碱基对)序列，而一种被称为"头对尾"(head-to-tail)的方式可以解决这一问题(图 9-6)。比如，以 $NaYF_4:Yb, Er$ 纳米颗粒

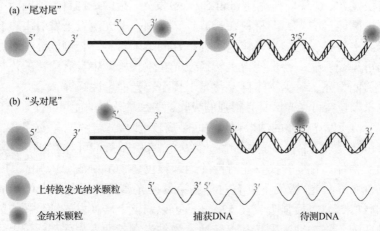

图 9-6　上转换发光材料和金纳米颗粒发生 FRET 的两种可能方式

(a)"尾对尾"(tail-to-tail)方式；(b)"头对尾"(head-to-tail)方式

另见书末彩图

为上转换发光纳米颗粒作为能量供体(激发光 980 nm，发射光 500～600 nm)，金纳米颗粒作为能量受体，将用于捕获长链 DNA 的寡核苷酸链的 5′端共价连接到金纳米颗粒表面(即"头对尾"方式)。当待测液中存在可与该寡核苷酸链互补配对的长链 HIV-DNA 时，通过核酸分子之间的"头尾"夹心杂交，将上转换发光纳米颗粒与金纳米颗粒之间的距离拉近，从而产生有效的荧光共振能量转移，上转换发光纳米颗粒本身的发光会减弱或者猝灭，通过测量该体系的发光强度，可检测纳摩尔级别的长链 DNA[8]。

2. 碳纳米管

碳纳米管可以想象成由碳原子形成的石墨层绕中心轴按照一定的螺旋角卷曲而成的无缝中空管体，可分为单壁和多壁两种，前者由单层石墨层形成，直径通常为 0.4～5 nm；后者由多层石墨层形成，一般直径不超过 50 nm。碳纳米管不溶于任何溶剂，可通过表面修饰或功能化来提高其在溶剂中的分散性。碳纳米管的功能化主要包括两类：一是非共价结合表面活性剂、核酸、多肽、蛋白分子，这种方法可较为完好地保存碳纳米管表面的 sp^2 杂化结构，从而保护其电学特性不会发生显著变化；二是碳纳米管的共价功能化，通过用浓酸氧化处理，在碳纳米管表面的缺陷部位形成羧基，再利用羧基与氨基之间的酰化反应或羧酸盐-铵盐的离子间作用力把目的分子连接到碳纳米管表面。

例 1　利用碳纳米管的高比表面积进行检测：

碳纳米管易于被修饰，其高比表面积使许多有机或无机分子可以通过共价或非共价键与其表面结合。例如，将带正电的聚乙烯亚胺修饰的二茂铁通过静电作用与负电性的碳纳米管层层交叠组装在巯基丙酸修饰的金电极表面，形成信号放大基底，再在碳纳米管层上连接叶酸，通过叶酸去检测过表达叶酸受体的 HeLa 细胞。当 HeLa 细胞存在时，金电极检测到的电化学信号改变，HeLa 细胞的存在情况就转换为了电化学信号，因此，通过测量电化学信号可实现对 HeLa 细胞的检测，检测限可达每毫升 10 个细胞[9]。

例 2　利用碳纳米管的结构和理化性质检测单核苷酸多态性：

碳纳米管具有低密度、高比模量、高强度、良好导电性和温度传导性能等，使其成为原子力显微镜的理想探针。单根碳纳米管的直径非常小(单壁碳纳米管的直径通常为 1 nm)，可有效改善成像横向分辨率，用于深部结构的成像时具有极好的保真度；其中空结构可输送物质，作为微型注射器对细胞进行直接注射，将纳米颗粒、DNA、RNA 等物质直接送入细胞中[10]。此外，在临界力以上可弹性屈曲，可防止探针成像时对精密的有机和生物样品的损坏[11]。

利用单壁碳纳米管为探针的原子力显微镜可对 DNA 序列中单核苷酸多态性(SNP)进行检测和标记。单核苷酸多态性(SNP)是指在基因组水平上由单个核苷酸的变异所引起的 DNA 序列多态性。SNP 是一种二态的标记,由单个碱基的转换或颠换所引起,也可由碱基的插入或缺失所致。对单核苷酸多态性(SNPs)进行分类,有助于更好地理解遗传因素对常见疾病(如癌症和心脏病)风险的影响。对SNPs 作图,是对其进行分类的一个关键因素。

首先,在碳纳米管探针上修饰与靶序列互补的 DNA 片段,当探针沿着 DNA分子检测到靶序列时,其电化学性质会发生改变,导致原子力显微镜图像的变化(图 9-5 中箭头所指)。SNP 信息通过电化学检测转换为图像,根据原子力显微镜的成像,可实现对 SNPs 的标记(图 9-7)[11]。

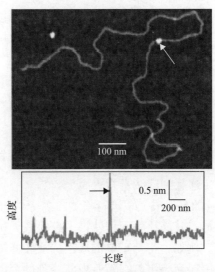

图 9-7　用互补 DNA 片段修饰碳纳米管探针,当检测到靶序列时,探针电化学性质发生变化,因此可标记 DNA 位置[11]

3. 磁性纳米颗粒

磁性纳米颗粒(magnetic nanoparticles,MNPs)一般由铁、钴、镍等金属氧化物组成的磁性内核及包裹在磁性内核外的高分子聚合物/硅/羟基磷灰石壳层组成。最常见的核层由具有超顺磁或铁磁性质的 Fe_3O_4 或 $\gamma-Fe_2O_3$ 制成,在外加磁场作用下,可实现定向移动,方便定位和与介质分离。最常见的壳层由高分子聚合物组成,壳层上偶联的活性基团可与多种生物分子结合,如蛋白质、酶、抗原、抗体、核酸等,从而实现其功能化。磁性纳米颗粒的表面修饰主要有两种途径:一是通过化学键在颗粒表面结合修饰材料,通常用这种方法连接一些有机小分子化合物;二是用有机或无机材料直接包裹磁性纳米颗粒,主要包括表面活性剂、高分子、贵金属和二氧化硅等。对磁性纳米颗粒进行表面修饰的目的主要包括以下几个方面：增强磁性纳米颗粒的稳定性、提高其在水溶液中的分散性、改善生物相容性、赋予靶向性、阻止蛋白分子的非特异性吸附、延长其在血液循环中的时间。

例1 利用磁性材料的磁响应性：

弛豫时间是系统从非平衡状态(如被外部刺激激发后)恢复到其平衡状态所需的时间。在外加磁场作用下，磁性纳米颗粒的磁响应性可以改变弛豫时间。利用不同聚集状态下磁性纳米颗粒对磁共振成像(MRI)弛豫时间的影响，可以检测样品中的目标分子。比如，将与待测互补配对或特异性识别的分子修饰在磁性纳米颗粒表面，然后加入到测试样品中；如果样品中有待测分子存在，那么磁性纳米颗粒就会通过修饰分子与待测分子的作用而发生聚集，组装成网络状聚集体，弛豫时间发生改变。通过临床用 MRI 检测弛豫时间信号的变化，就可以确定样品中是否存在待测分子[12]。

有研究表明，在磁性纳米颗粒表面修饰核酸适配体，颗粒能很好地分散于溶液中，其周围质子的自旋-自旋即横向弛豫时间 T_2 较长；当溶液中有待测细胞存在时，颗粒表面的核酸适配体会与靶细胞特异性结合，磁性纳米颗粒由此而在细胞表面聚集，在局部产生一个很强的磁场，导致磁场不均匀和周围氢质子迅速失去相位，使横向弛豫时间 T_2 缩短。该方法通过磁性纳米探针诱导周围质子横向弛豫时间 T_2 的改变，在 250 μL 的样品中检测到低至 10 个肿瘤细胞[13](图 9-8)。

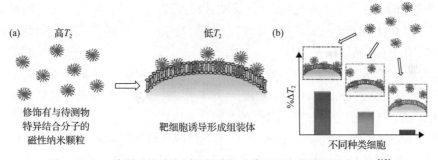

图 9-8 通过检测磁性纳米颗粒导致的弛豫时间变化检测肿瘤细胞[13]

(a)磁性纳米颗粒状态与弛豫时间关系示意图；(b)不同肿瘤细胞弛豫时间改变示意图

例2 利用磁性纳米颗粒的类酶催化活性进行检测：

磁性纳米颗粒(比如 Fe_3O_4)具有类似天然酶的催化特性[14]，可以在温和的条件下高效地催化天然酶的底物反应。研究表明，Fe_3O_4 磁性纳米颗粒具有类似过氧化物酶的活性，即以过氧化物为电子受体催化底物氧化的性质。因此，可以将其与试纸条技术结合，替代传统的辣根过氧化物酶，制成用于快速检测的试纸条。这种方法类似于金试纸检验，只不过代之以 Fe_3O_4 磁性纳米颗粒，通过其类过氧化物酶活性来增强输出信号。比如，在基底上连接抗埃博拉病毒(EBOV)的抗体，当样品中存在相应抗原时，由于抗体-抗原的识别作用，抗原被捕获到试纸条上；此时再通过磁性纳米颗粒催化底物反应，底物在试纸条上产生颜色变化。结果显示其灵敏度比传统试纸条高，能检测的 EBOV 糖蛋白的浓度下限为 1 ng/mL[15]。

4. 量子点

量子点是准零维的纳米材料，由少量的原子所构成，通常为金属或半导体纳米晶体，粒径在 2~10 nm，大多由Ⅱ-Ⅵ族或Ⅲ-Ⅴ族元素组成，稳定且溶于水或多种有机溶剂。

例 利用荧光特性进行检测：

与传统荧光染料相比，量子点的荧光具有更好的光稳定，相比常用的荧光分子，其光稳定持续时间相对较长；具有宽的激发谱和窄的发射谱，使得其可能具有较好的分辨率；具有较大的斯托克斯位移(斯托克斯位移是指荧光光谱较相应的吸收光谱红移。由于斯托克斯位移的产生，荧光发射波长总是大于激发光波长，位移大，说明吸收峰和发射峰的相隔较远，重叠程度就越小)。量子点的优良光谱特性可以通过改变量子点的尺寸大小来控制，因此可根据实际需求选择量子点。比如，将量子点按照不同浓度比例(荧光强度)包埋在聚苯乙烯微球中。通过改变微球内不同尺寸量子点的比例，可设计出相当大数目的独特颜色和光强编码。理论上，以 6 种不同颜色量子点，每种量子点荧光强度分为 10 个强度进行组合，可实现 100 万种光学编码[16]。

例如，钌(Ⅱ)多吡啶配合物 $[Ru(bpy)_2(dppx)]^{2+}$ (bpy = 2,2′-联吡啶, dppx = 7,8 –二甲基吡啶并 $[3,2-a:2′,3′-c]$ 吩嗪)是一类在水溶液中几乎不发光，且易于嵌入双链 DNA 的配合物。当其嵌入双链 DNA 时会发出红色荧光，这个现象可用于 DNA 检测。比如，当 $[Ru(bpy)_2(dppx)]^{2+}$ 的液滴与绿色量子点液滴在微流控芯片上融合时，量子点的荧光被猝灭，液滴变成暗色；当与双链 DNA 液滴融合时，$[Ru(bpy)_2(dppx)]^{2+}$ 优先嵌入双链 DNA，发出红色荧光，同时绿色量子点的荧光得到恢复，液滴变为亮混合色。通过观测液滴颜色变化，就可以定量检测样品中的双链 DNA[17]。

由于量子点具有一元激发、多元发射的特性，用不同的抗体标记不同颜色的量子点，可对多组分同时进行测定。例如，用绿色荧光量子点标记 EV71 病毒，用红色荧光量子点标记 CVB3 病毒，将量子点负载在氧化石墨烯上，氧化石墨烯作为优异的荧光猝灭剂，能够猝灭量子点的荧光。当抗体和抗原进行识别时，打破了量子点和石墨烯的关联，从而使量子点的荧光得以恢复，并可获得不同比例的荧光组分。通过检测荧光强度可识别两种病毒，同时检测 EV71 和 CVB3 两种病毒的浓度(图 9-9)。这种方法可检测 EV71 和 CVB3 病毒的线性范围分别为 1～14 ng/mL 和 1～19 ng/mL，检出限分别可达 0.42 ng/mL 和 0.39 ng/mL[18]。

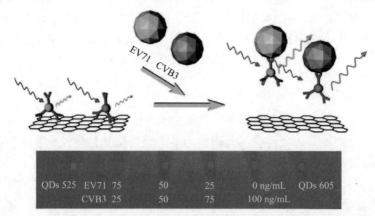

图 9-9　基于石墨烯负载量子点的多病毒同时检测原理示意图及可视化检测结果[18]

9.4　基于生物传感技术的生物医学检测系统与医学仪器

以生物传感技术为基础，并将其与各种新技术(如电子、通信、纳米技术等)相结合，衍生出了种类繁多的生物医学检测系统及医学仪器设备，已广泛应用于医疗、康复、体育等领域。

9.4.1　生物医学检测系统分类与特点

根据检测对象、检测条件和检测结果的表达形式，可对检测方法做不同的分类。常见的分类方法包括：依据被检测对象，可分为离体检测与在体检测；依据检测条件，可分为无创、有创和微创检测；按其应用领域可分为临床诊断用检测系统和医学研究用检测系统。

1. 离体(*in vitro*)检测与在体(*in vivo*)检测

离体检测主要用于病理检查和生化分析中，通常是指对脱离人体的血、尿、活体组织或病理标本之类的生物样品所进行的检测，其特点是在检测过程中需要保持生物标本具有在体内时的活性特征，还应尽可能地使离体样本处在接近体内环境(如温度)的条件下进行检测。为减少对被测人体的损伤，离体检测的标本应尽量微量化。离体检测条件比较稳定和易于控制，准确性高，但一般不适于生物体各种活动功能的检测和连续动态观察。

在体检测是指在活体上对组织结构和功能状态进行检测，其特点是在检测过程中保持被测生物体的自然生理状态，能实时反映生物体各种被测参数，特别是反映生物信息随时间和空间的动态变化，因而广泛用于生理检查、患者监护以及治疗和康复过程中的实时反馈和控制。在体检测中，需尽量避免检测系统与生物体相耦合时对被测生理状态的扰动，防止被测信号失真；需注意防止和抑制体内噪声和外界环境干扰对检测的影响，以确保检测的稳定性和可靠性；同时，需特别注意检测的安全性，防止对被测造成损伤甚至产生致命危险。

2. 无创检测、有创检测与微创检测

无创检测又称为非侵入式检测，其检测系统的探测部分不侵入人体，不造成机体损伤，易为被测对象接受。无创检测多为间接检测，待检量在体内传输过程中受到较多因素影响，容易产生失真，保证检测的准确性和稳定性是无创检测面临的挑战。经典的无创检测方式包括体表生物电检测、常规生理参数(血压、体温、脉搏等)的测量、医学成像技术(X 射线摄像、CT、超声成像、PET、核素成像、磁共振成像、近红外辐射热成像、生物电阻抗成像)等。

有创检测又称侵入式检测，其检测系统的探测部分需植入到体内。连续的有创检测一般用于手术中、手术后或其他危重患者监测。有创检测一般是直接检测，被测信号的失真较小，检测原理明确，检测结果准确度和可靠性也较高，同时对安全性的要求也更高。通常需要对人体造成较大创伤，如手术探查、开放活检等。

微创检测通过微小创伤(如穿刺)获取检测样本或进行局部检测，如内窥镜检查、细针穿刺活检等。在一定程度上兼顾了无创检测和有创检测两种方法的长处，而尽量规避两者的短处。微创检测越来越受到重视，比较具有代表性的是植入式检测和内窥镜检查技术。植入式检测是将检测系统的部分或全部经手术埋植于机体内，具有有创检测方法的优点，多用于长期连续检测人体的功能状态、替代或控制人体功能，如植入式心律转复除颤、心脏起搏器、人工耳蜗等装置，以及某些自动输药系统(如胰岛素泵)。由于实际检测过程中手术创面已经痊愈，因此对检测对象无明显影响，安全性和可接受性均好于有创检测。内窥镜检查技术已在临床检查中大量应用，如胃镜、直肠镜、膀胱镜等，基本不损伤机体的组织，但有可能引起轻微的组织擦伤和不适。由于直接观测体腔内的形态，或经体腔而接近被测部位，因而信息失真小，信号强，检测准确。

3. 临床诊断用检测系统

临床诊断用检测系统是指主要用于疾病的诊断、病情监测和治疗效果评估的检测系统。常见检测系统包括心电图机、脑电图机、超声诊断仪、X 射线机、CT 扫描仪、MRI(磁共振成像)仪等。临床诊断用检测系统的特点包括：

实时性与高效性：临床诊断用检测系统要求能够迅速、准确地提供检测结果，以支持医生在有限的时间内做出正确的诊断和治疗决策。这类系统通常具备快速响应和高效处理数据的能力，能够在短时间内完成大量样本的检测和分析。

准确性与可靠性：临床诊断中需要能够精确测量和评估患者的生理、生化指标，确保诊断结果的准确性。同时，必须能够在各种复杂环境下稳定运行，确保系统的可靠性，避免误诊和漏诊。

易用性与普及性：临床诊断用检测系统广泛应用于各级医疗机构，包括基层医院和大型综合医院，因此需要设计得相对简单易用，便于医护人员操作和维护，以满足不同患者的诊断需求。

4. 医学研究用检测系统

医学研究用检测系统是用于科学研究，探索生命现象和疾病机制的检测系统，要求高精度和高分辨率。常见的检测系统包括高分辨率显微镜、流式细胞仪、基因测序仪、蛋白质组学分析仪等。医学研究用检测系统的特点包括：

高精度与高分辨率：为方便科研人员对生命现象和疾病机制进行深入研究，系统检测和分析微小的生物分子和结构变化，为科研人员提供更为详细和准确的数据，研究用检测系统通常要求具备更高的精度和分辨率。

高灵敏度与特异性：这类系统需要能够灵敏地检测生物样本中的微量成分和变化，同时确保检测结果的特异性，避免非特异性信号的干扰。

自动化与智能化：医学研究用检测系统通常具备高度自动化和智能化的特点，能够自动完成样本处理、数据分析和结果报告等任务。这不仅提高了研究效率，还减少了人为误差对研究结果的影响。

9.4.2　生物芯片系统及应用概述

生物芯片(biochip 或 bioarray)是根据生物分子间特异相互作用的原理，将生化分析过程集成于芯片表面，从而实现对 DNA、RNA、多肽、蛋白质以及其他生物成分的高通量快速检测。

生物芯片根据其上固定的生物材料、功能和应用领域的不同，可以划分为多种类型，包括基因芯片、蛋白质芯片、细胞芯片、组织芯片和多糖芯片，另外，随着技术的发展，还出现了许多其他类型的生物芯片，如神经元芯片(用于神经科学研究)、小分子芯片(用于检测小分子化合物)等。根据检测原理，生物芯片可分为主动式生物芯片和被动式生物芯片。主动式生物芯片通过电场、磁场等物理场驱动样品分子与芯片上的探针结合；而被动式生物芯片则主要依赖于分子间的自然相互作用进行检测。根据芯片结构，生物芯片可分为一维芯片和二维芯片。一维芯片上的探针分子排列成一条直线；而二维芯片上的探针分子则排列成二维矩阵形式，可以实现更高密度的信息集成和更复杂的检测任务。

1. 基因芯片

基因芯片又称 DNA 芯片，该技术通过将大量的特定序列 DNA 片段(基因探针)有规律地排列并固定于支持物(如硅片、玻片等)上，通常每平方厘米点阵密度高于 400，构成一个二维 DNA 探针阵列，进而与标记的样品分子进行杂交，通过检测杂交信号的强度及分布来进行分析。基因芯片的工作原理与经典的核酸分子杂交方法一致，都是应用已知核酸序列作为靶基因与互补的探针核苷酸序列杂交，通过随后的信号检测进行定性与定量分析。

基因芯片技术因其快速、准确、高通量的特点，可应用于基因表达分析、疾病诊断与治疗和药物研究等。比如，从正常人的生物样本中分离出 DNA，与 DNA 芯片杂交就可以得出标准图谱；而将患者的 DNA 样品与 DNA 芯片杂交，就可以获得病变图谱。通过比较分析这两种图谱，就可以得出病变的 DNA 信息。此外，基因芯片在个体化医疗方面具有重要的应用价值。例如，遗传学上存在的个体差异会导致患者的药物反应差异很大。利用基因芯片对患者先进行检测，就可实施个体优化治疗。例如，细胞色素 P450 酶与大约 25%广泛使用的药物的代谢有关，大约 5%～10%的高加索人缺乏该酶基因的活性。如果患者的 $P450$ 基因发生突变，降压药异喹胍就会对患者产生明显的副作用。再如，乙肝有较多亚型，HBV 基因的多个位点如 S、P 及 C 基因区易发生变异。若用乙肝病毒基因多态性检测芯片对患者进行定期检测，对指导用药和及时发现乙肝病毒产生耐药性很有意义。在新药研发方面，基因芯片可用于发现新基因和新的靶分子。此外，基因芯片也有助于发现已有药物的新功能。例如在设计时设想某种药物的作用是针对某一特定靶标的，但在全基因或广范围筛选中却有可能发现该药对其他靶标有很强的抑制作用，从而可能开发成为另一种新药。

2. 蛋白质芯片

蛋白质芯片又称为蛋白质微阵列或蛋白质生物芯片，是一种高通量的蛋白功能分析技术，其基本原理是将各种已知的蛋白质分子(如酶、抗原、抗体、受体、配体、细胞因子等)有序地固定于固相载体(如玻片、硅、云母及各种膜片等)上，形成蛋白质阵列，然后利用这些已知蛋白质的特性去捕获与之特异性结合的待测蛋白，这些待测蛋白可能存在于血清、血浆、淋巴、间质液、尿液、渗出液、细胞溶解液、分泌液等生物样本中。经过洗涤、纯化后，再进行确认和生化分析，从而获取重要的生命信息，如未知蛋白组分、序列、体内表达水平、生物学功能、与其他分子的相互调控关系等。蛋白质芯片的主要应用包括基因表达的筛选、抗原抗体检测、生化反应的检测、药物筛选、疾病诊断等。

3. 组织芯片

组织芯片又称组织微阵列，它通过将众多不同个体的小组织标本以规则阵列方式排布于同一载体（如载玻片）上，从而实现对这些组织进行同一指标的原位组织学研究。组织芯片是继基因芯片、蛋白质芯片之后出现的一种重要的生物芯片，主要用于研究同一种基因或蛋白质分子在不同细胞或组织中表达的情况。该技术具有大规模、高通量、标准化等优点，最大的优势在于芯片上组织样本的实验条件完全一致，不仅有利于质量控制，而且可以节省时间和试剂。组织芯片与基因芯片配合使用，在寻找疾病基因中有很好的互补作用，在肿瘤研究中发挥着重要作用。例如将基因芯片筛选出的基因做成探针，再将探针与组织芯片中众多的肿瘤组织进行荧光原位杂交，可用于寻找肿瘤发生发展的相关因素。

4. 细胞芯片

细胞芯片是将细胞直接固定在芯片上，用于细胞生物学、组织工程学、药物筛选等研究。通过细胞芯片，可以观察细胞在特定环境下的生长、分化、迁移等过程。

5. 多糖芯片

多糖芯片上固定的是多糖或其他糖类分子，用于研究糖生物学、糖蛋白相互作用等领域。这类芯片在理解细胞识别、信号传导等过程中具有重要作用。

组织芯片与基因芯片、蛋白质芯片、细胞芯片等一起构成了生物信息芯片系列，使人们能够在基因组、转录组和蛋白质组三个水平上对成百上千份组织标本进行研究，被誉为医学、生物学领域的一次革命。组织芯片技术可以与其他很多常规技术如免疫组织化学（IHC）、核酸原位杂交（ISH）、荧光原位杂交（FISH）和原位 PCR 等结合应用，应用领域在不断拓展。

9.4.3　微流控芯片

微流控芯片（microfluidic chip）也称为芯片实验室（lab-on-chip），是在微米尺度空间对流体进行操控的技术。该检测技术通过微电子学、生物学、物理学、化学和计算机科学的融合，将生命科学研究中分散的过程集成并移植到一块普通邮票大小的芯片上，如样品制备、生化反应、检测等，使这些过程连续化和微型化，以实现对大量生物信息的快速并行处理，其核心技术是微流体技术、微加工技术与微生化检测技术的结合，通过微通道网络实现液体的精确操控。微流控芯片技术可应用于多个领域，包括：微流控芯片细胞分离、即时检验和临床诊断、药物活性、毒性研究和微流控芯片 3D 打印等。

微流控芯片具有以下特点：①体积小：尺寸通常为毫米级或更小，便于集成和携带。②快速高效：微流控芯片可以显著提高分析速度，成十倍上百倍地提高分析效率。③灵活性强：微流控芯片可以根据需要设计不同的微通道和反应室，实现多种复杂的生物化学反应。④低成本：相比传统实验室设备，微流控芯片的制作和使用成本更低。

9.4.4　生物微机电系统

生物微机电系统(BioMEMS)是指通过微纳米加工技术，将微型传感器、执行器和系统集成到生物体系中，以实现对生物体内部和周围环境的监测、调控和干预，其突出特点是体积小、重量轻、功耗低、集成度高、速度快、灵敏度高以及成本低等，这些优势使得 BioMEMS 在生物医学领域具有广泛的应用前景。

BioMEMS 通常包括三部分：

(1)生物识别单元：用于负载或修饰可以与目标检测分子发生特异性反应的分子，通过反应产生光、热、化学、电等信号。

(2)信号转换器：收集生物识别单元产生的信号，如电化学类基本为电极，光学类为紫外或荧光测试仪。

(3)信号处理器：针对信号产生的大小，分析得到待检测物的浓度。

BioMEMS 在医学诊断、生物学研究和药物开发等领域具有重要意义。例如，手指血糖计就是一种常见的 BioMEMS，通过测试条上的生物化学反应将血液中的葡萄糖与特定的酶反应生成电化学信号，进而测量血糖浓度。此外，BioMEMS 还可用于基因测序等多种精准医疗检测场景，以及仿生学、心脏 MEMS、耳鼻喉植入物、神经植入物等领域。

9.4.5　生物医学仪器简述

生物医学仪器是指单纯或组合测量各种生命现象、性质及成分的仪器。这些仪器在医学领域有着广泛的应用，它们通过非生物学方式(尽管可能采用相关生物学手段作为辅助)与人体相互作用，以实现对人体生理、病理等状态的监测、诊断和治疗。生物医学仪器按用途主要分为生理检查与记录仪器、生化检查仪器、医学影像仪器和临床监护仪器等四大类。生物医学仪器既与其他领域的检测仪器在设计原理上有相同或相近之处，又在其具体结构和技术上有自身特点。在生物医学仪器的设计、制造和使用上，必须充分体现和理解生物医学检测的基本特点。

1. 生物医学仪器的基本组成

生物医学仪器作为医疗和科研领域的重要工具，其基本组成通常包括多个关键部分，这些部分协同工作以实现各种复杂的测量、监测、诊断或治疗功能。主

要包括以下五部分:

1) 信息监测系统

信息监测系统是生物医学仪器的核心部分之一,它负责获取被测对象的生理、生化或物理参数。该系统主要由传感器和信号调理电路组成。传感器是信息监测系统的前端部件,它能够将被测对象的非电学量(如温度、压力、光强、生物电信号等)转换为电学量(如电压、电流、频率等),以便后续处理。传感器的选择和性能直接影响到仪器的测量精度和可靠性。信号调理电路用于对传感器输出的微弱信号进行放大、滤波、线性化等处理,以提高信号的信噪比和抗干扰能力,为后续的信号处理系统提供高质量的信号输入。

2) 信息处理系统

信息处理系统是生物医学仪器的核心,它负责对信息监测系统输出的信号进行进一步的处理和分析。该系统主要包括信号放大与滤波、模数转换和数字信号处理几部分。信号放大与滤波是对调理后的信号进行放大和滤波处理,以去除噪声和干扰,提高信号的信噪比。模数转换是将模拟信号转换为数字信号,以便计算机进行后续处理和分析。数字信号处理是利用数字信号处理技术对信号进行识别、变换、运算、处理分析等,提取有用信息并进行存储和显示。

3) 信息记录系统

信息记录系统用于将处理后的信号或分析结果以某种形式记录下来,以便后续查看和分析。该系统主要包括模拟量记录器、磁记录器和数字显示器几种记录方式。模拟量记录器是通过模拟量记录器将连续变化的信号以模拟量的形式记录下来。磁记录器是利用磁性材料记录信号的变化。数字显示器是将数字信号以数字形式显示在屏幕上,直观且易于读取。

4) 辅助系统

辅助系统是为上述主要几个部分提供支持和服务的,一般包括电源、控制、反馈和安全防护系统。电源系统是为仪器提供稳定可靠的电源供应。控制系统是负责仪器的整体控制和运行管理,包括参数的设定、调整、监测和报警等。反馈系统是通过反馈机制对仪器的运行状态进行实时监测和调整,确保仪器的稳定性和可靠性。安全防护系统包括电气安全、机械安全、辐射安全等方面的防护措施,保障患者和医护人员的安全。

5) 其他组成部分

除了上述基本组成部分外,生物医学仪器还可能包括其他一些特定的组成部分,例如,能量发射系统,在需要向被测对象发射能量(如 X 射线、超声波等)的仪器中,能量发射系统是一个重要的组成部分;数据存储系统,用于存储大量的测量数据和分析结果,以便后续查看和分析;标准信号产生系统,用于产生标准信号作为校准和测试的基准。

2. 生物医学仪器的主要技术指标

生物医学仪器检测的主要是物理量和化学量,其技术性能指标与普通检测仪器指标的含义类似,但因检测对象是有生命体,因而有一些特殊的要求,在技术指标的重要程度、数据范围等方面有着显著特点。在普通检测仪器的通用技术指标中,对于生物医学检测仪器较重要的技术指标有灵敏度、频率特性、精密度、非线性度、准确度、分辨力、温度漂移、时间漂移、输入和输出阻抗、漏电流等。对于那些人体是检测回路一部分的仪器,对于电气安全有非常严苛的要求。

9.4.6　可穿戴设备

可穿戴设备是能穿在身上的设备,可以穿在人、动物以及一切物品上,能感知、传递和处理信息的设备。根据主要功能,可穿戴设备可以分为医疗健康类、体感控制类、信息资讯类和综合功能类等。医疗健康类设备如体测腕带及智能手环;体感控制和综合功能类设备如智能眼镜;信息咨询类设备如智能手表。此外,根据产品的形态,可穿戴设备又可以分为头戴式、身着式、手戴式、脚穿式等产品。

可穿戴设备融合了多媒体、无线通信、微传感、柔性屏幕、GPS定位系统、虚拟现实、生物识别、人工智能等最前沿的技术,通过与大数据平台、智能云平台、移动互联网的结合,对信息进行随时随地的搜集、处理、反馈和共享。

可穿戴设备的核心技术包括传感技术、数据处理与分析、人机交互和能源管理几个方面。传感技术是可穿戴设备的核心,赋予其感知和记录身体各种特征和参数的功能,如心率、步数、体温等。这些传感器可以分为内置和外置两类,内置传感器如心率传感器、体温传感器等直接固定在设备上,接触人体皮肤以获取数据;外置传感器则通过外部设备与可穿戴设备进行连接,如通过蓝牙连接智能手机,利用智能手机上的摄像头、陀螺仪等传感器来获取数据。

可穿戴设备需要一套强大的数据处理和分析系统,对收集到的原始数据进行整理、分类和压缩,以提高数据的存储和传输效率。通过采用各种数据分析算法,设备能够识别和分析数据中的模式、趋势和异常值,从而为用户提供准确且个性化的健康建议和运动指导。

良好的人机交互体验是可穿戴设备的重要特点。触摸屏、语音控制和手势识别技术是目前常见的人机交互方式,使得用户能够简单、直观地与设备进行交互,满足其需求。可穿戴设备通常为便于佩戴和携带而设计,设备一般采用锂电池或聚合物电池作为电源,并具备良好的能耗管理策略,如智能休眠和自动调节亮度等，以延长电池寿命。

9.5　本 章 总 结

　　生物医学传感技术和信号检测作为生物医学工程领域的核心组成部分，展现了高度的技术融合与创新。这些技术通过利用生物学原理与工程学手段，实现了对生物体信息的高效、精准获取与分析，连接了生物体内部信息与外部世界，推动了精准医疗、疾病诊断、健康监测及生命科学的研究，对于提升医疗服务质量、促进生命科学研究发展具有不可替代的作用。

　　生物医学传感技术和信号检测在疾病的预防、诊断、治疗以及生命科学研究中发挥着重要作用。它们不仅提高了医疗服务的效率和质量，还推动了生物医学领域的快速发展。未来，随着科技的不断进步和创新，生物医学传感技术和信号检测技术将被更广泛地交叉融合，应用到与生物医学相关的各个领域，为人类的健康和生活质量提供更好的保障。

参 考 文 献

[1] Subara D, Jaswir I. Gold nanoparticles: Synthesis and application for halal authentication in meat and meat products. International Journal on Advanced Science, Engineering and Information Technology, 2018, 8(4-2): 1633-1641.

[2] Ye X, Jin L, Caglayan H, et al. Improved size-tunable synthesis of monodisperse gold nanorods through the use of aromatic additives. ACS Nano, 2012, 6(3): 2804-2817.

[3] Liu Y, Fu W, Xu Z, et al. pH-Driven reversible assembly and disassembly of colloidal gold nanoparticles. Front Chem, 2021, 9: 675491.

[4] Paramasivam G, Kayambu N, Rabel A M, et al. Anisotropic noble metal nanoparticles: Synthesis, surface functionalization and applications in biosensing, bioimaging, drug delivery and theranostics. Acta Biomater, 2017, 49: 45-65.

[5] Kerman K, Saito M, Morita Y, et al. Electrochemical coding of single-nucleotide polymorphisms by monobase-modified gold nanoparticles. Anal Chem, 2004, 76(7): 1877-1884.

[6] Authier L, Grossiord C, Brossier P. Gold nanoparticle-based quantitative electrochemical detection of amplified human cytomegalovirus DNA using disposable microband electrodes. Anal Chem, 2001, 73(18): 4450-4456.

[7] Wang L, Yan R, Huo Z, et al. Fluorescence resonant energy transfer biosensor based on upconversion-luminescent nanoparticles. Angew Chem Int Ed Engl. 2005 Sep 19; 44(37): 6054-6057.

[8] Liu Z, Shang C, Ma H, et al. An upconversion nanoparticle-based photostable FRET system for long-chain DNA sequence detection. Nanotechnology, 2020, 31(23): 235501.

[9] Liu J, Qin Y, Li D, et al. Highly sensitive and selective detection of cancer cell with a label-free electrochemical cytosensor. Biosens Bioelectron, 2013, 41: 436-441.

[10] Chen X, Kis A, Zettl A, et al. A cell nanoinjector based on carbon nanotubes. Proc Natl Acad Sci USA, 2007, 104(20): 8218-8222.

[11] Woolley A T, Guillemette C, Li Cheung C, et al. Direct haplotyping of kilobase-size DNA using carbon nanotube

probes. Nat Biotechnol, 2000, 18(7): 760-763.

[12] Taktak S, Sosnovik D, Cima M J, et al. Multiparameter magnetic relaxation switch assays. Anal Chem, 2007, 79(23): 8863-8869.

[13] Bamrungsap S, Chen T, Shukoor M I, et al. Pattern recognition of cancer cells using aptamer-conjugated magnetic nanoparticles. ACS Nano, 2012, 6(5): 3974-3981.

[14] Gao L, Zhuang J, Nie L, et al. Intrinsic peroxidase-like activity of ferromagnetic nanoparticles. Nat Nanotechnol, 2007, 2(9): 577-583.

[15] Duan D, Fan K, Zhang D, et al. Nanozyme-strip for rapid local diagnosis of Ebola. Biosens Bioelectron, 2015, 74: 134-141.

[16] Han M, Gao X, Su J Z, et al. Quantum-dot-tagged microbeads for multiplexed optical coding of biomolecules. Nat Biotechnol, 2001, 19(7): 631-635.

[17] Xiang X, Chen L, Zhuang Q, et al. Real-time luminescence-based colorimetric determination of double-strand DNA in droplet on demand. Biosens Bioelectron, 2012, 32(1): 43-49.

[18] Chen L, Zhang X, Zhou G, et al. Simultaneous determination of human Enterovirus 71 and Coxsackievirus B3 by dual-color quantum dots and homogeneous immunoassay. Anal Chem, 2012, 84(7): 3200-3207.

第 10 章 生物电子技术及电子医学

10.1 引　　言

生物电子医学是电子工程与生命科学紧密结合的交叉学科，旨在通过电子技术手段来研究、诊断和治疗疾病，它代表了医学技术的一次革命性飞跃，为人类健康带来了新的希望。电子技术与生物医学的发展有着紧密的联系，电子技术的发展为生物医学研究提供了全新的视角和技术手段，有力推动了生物医学研究的进步；与此同时，医学及生命科学对电子技术的迫切需求推动了生物电子技术及相关学科的蓬勃发展。

电子技术对生物医学的推动作用主要体现在以下几个方面：第一，为深入理解生命现象提供了一个新的视角。通过研究生物体系中天然存在的心电、脑电、神经传导、细胞膜电位等生理电信号及电学现象，解释它们的机制及在生理和病理状态下的变化规律，从而推动了电生理学的蓬勃发展。第二，推动了生物传感技术的进步，发展了各种生物传感器，如血糖传感器、氧传感器等，能够实时监测人体生理指标，为疾病的早期诊断和治疗提供重要依据。第三，为疾病治疗提供了新方法，如应用电子技术的理论和技术，拦截和重定向体内的电信号或利用外源电磁信号来改善疾病的治疗效果，形成了电子医学这一新的领域，发展出包括心脏起搏器、耳蜗植入物、视网膜植入物、脊髓刺激器、深部脑刺激器等植入式医疗器械，也为药物递送系统、再生医学等领域的发展提供了新的技术手段及方法论。第四，电子技术广泛应用于各种医疗设备及器械中。医疗仪器是电子技术的重要载体，是基础医学研究及临床诊断、治疗、生命支持、信息处理等不可或缺的，现代的医学影像技术、分子诊断、远程医疗等都离不开电子技术的支持。

总之，电子技术与医学、工程学、神经科学和计算机技术等的融合，其发展为医疗领域带来了重大变革。

10.2 生物电及电生理学基础

生物电活动是机体的一种基本生命现象。在没有发生应激性兴奋的状态下，细胞内外存在一定的电位差(静息膜电位)。例如神经细胞膜内外存在几十毫伏的电位差，车轴藻的细胞膜内外有 100 mV 以上的电位差。此外，在有些细胞的不同部位之间也存在电位差，在由这些极性细胞所组成的组织中，不同部位间也呈

现一定的极性与电位差。例如，青蛙的皮肤内表面电位比外表面高几十毫伏；电
鱼由特化的肌肉所形成的"肌电板"可产生 0.15 V 左右的电压，由 5000～6000
个肌电板单位串联而成的电鳗其电器官放电电压可高达 600～800 V。

　　生物体的所有细胞都会产生电信号。它们创建的生物电路在发育、代谢、再
生和生理功能中发挥着重要作用，而一些病理状态会扰乱生物电信号的流动，这
反过来又会导致慢性的系统性功能障碍。比如关节炎、肠易激综合症和糖尿病等
很多疾病的发生与发展与生物电路的功能受损密切相关。

10.2.1　生物电现象

　　人类很早就观察到了生物电现象，古埃及时代有电鲶电击人类的记载；古希
腊人亚里士多德曾观察到电鳐在捕食时会对水中动物施加电击使其麻痹；罗马帝
国时代曾有过用电鳗医治头痛病的实例。但古代人类并不了解生物电现象的本质
和背后的物理原理。

　　意大利神经生理学家伽伐尼(Luigi Galvani，图 10-1 左)通过观察和研究蛙的
神经肌肉收缩现象，首次提出了生物电的理论，在 1791 年发表了 "De Viribus
Electricitatis in Motu Musculari(论肌肉运动中的电作用)" 一文，提出 "动物电"
的存在导致了蛙肌肉的收缩。但由于时代的局限性，他认为 "动物电" 是不同于
自然电(如雷电)、人工电(摩擦电)之外的第三种电，是由大脑分泌并经神经运送
而刺激肌肉产生收缩，这显然是不正确的。"动物电" 理论在当时受到了很多人的
质疑，包括意大利物理学家伏打(Alessandro Volta，图 10-1 右)。伏打通过研究伽
伐尼观察到的实验现象，提出了 "金属电" 的观点，认为 "金属电" 是摩擦生电
的一种形式，是不同金属相接触产生的电引起了肌肉收缩。伏打对金属生电的研

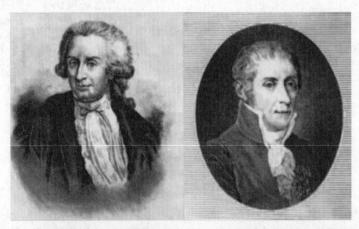

图 10-1　意大利神经生理学家伽伐尼(1737～1798 年)(左)和物理学家伏打
(1745～1827 年)(右)

究最终促成了伏打电池的发明，极大推动了电学的发展。为了反驳伏打的观点，伽伐尼进一步设计实验证明，即使在无金属参与的情况下，跨越肌肉横断面的外搭神经也可使肌肉产生收缩，这成为第一次观察到生物电存在的电生理实验。

直到电流计发明之后，才由意大利物理学家和生理学家马泰乌奇(Carlo Matteucci)在1837年首次直接测量到生物电的存在，研究发现包括心脏在内一切正在收缩的肌肉都会产生肌肉电流。此后，1843年德国生理学家雷蒙德(Du Bois Reymond)用电流计观察到神经的损伤电位，1850年赫尔姆霍茨(Hermann von Helmholtz)首次测定了蛙神经的传导速度为24.6~38.4 m/s，这些发现证明了生物电的真实存在，并成为电生理学领域研究的发端。

10.2.2　心电现象与心电图

心脏规律性收缩依赖于窦房结细胞发出电冲动及心肌细胞间的润盘结构，心脏的电信号对于维持心脏的正常生理功能具有重要的意义。在每一个心动周期中，电冲动从窦房结开始，沿房室束传播，传播途中引起心房肌收缩，之后电信号冲动传导到房室结，继续沿希氏束、浦肯野纤维传导，引起希氏束、左右束支、浦肯野纤维附近的心室肌收缩。由于房室结存在一个生理性传导延缓，因此，心房先于心室收缩。由于传导的次序不同，心脏不同部位的电位变化是不同步的。心脏产生的电信号会在人体表面产生相应的电势变化，将其记录下来就形成了心电图，它是心脏细胞兴奋、传导和恢复过程中生物电变化的宏观体现(图10-2)。由于体表的电势变化极为微弱，其检测和记录遇到挑战。

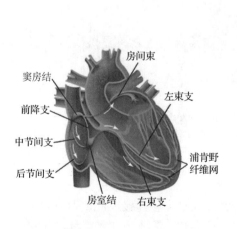
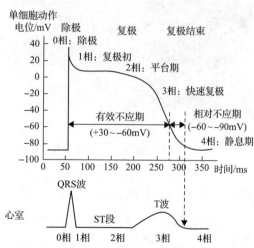

图10-2　心脏的传导系统(左)、心室心肌细胞跨膜动作电位的节律性变化(右上)与相应的心电信号(右下)

另见书末彩图

　　1875 年，法国物理学家李普曼发明了一种灵敏的毛细管静电计，用以记录迅速变化的微弱电流。1887 年，生理学教授沃勒(Augustus Waller)在英国皇家学会玛丽医院举行了一场具有划时代意义的科学演示，应用毛细管静电计成功记录了人类第一例心电图，但图中只有心室的 V1、V2 波，心房 P 波未能被记录。之后，荷兰生理学家爱因托芬(Willem Einthoven)改进了毛细管静电计记录技术，使记录到的图形更加清晰，显示了心房 P 波、心室除极的 B、C 波及复极的 D 波。但毛细管静电计的使用不方便，且不能解决干扰波的问题。1901 年，爱因托芬将阿德(Clément Ader)发明的弦线式电流计改造后用于记录人体心脏生物电，应用弦线式心电图机记录了第一份完整而清晰的心电图，并将各波命名为 P、Q、R、S、T、U 波，这些命名沿用至今(图 10-3)。1903 年，爱因托芬发表了广受关注的论文"一种新电流计"，标志着心电图临床应用时代的开始。此后，爱因托芬又先后记录到了房颤、心房扑动、室性早搏等病理状态的心电图谱。1908 年起，心电图开始用于诊断心房及心室肥大，心电图的应用范围不断扩大，新的心电现象及其对应的心电图波被相继发现。1911 年，爱因托芬的心电图仪在一家仪器公司的帮助下变为台式仪器，很快便广泛用于临床。1924 年，爱因托芬因发现心电图的产生机制和改进、完善心电图仪，被授予诺贝尔生理学或医学奖。到 1942 年，现代标准的 12 导联心电图仪才被最终完善。

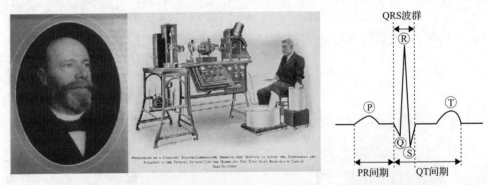

图 10-3　爱因托芬(左)及其发明的第一台实用化的心电图仪(中)：选择双手与左脚安放在电极板上，组成 3 种标准导联；右图为正常窦性心电图的波形示意图

10.2.3　脑电现象与脑电图

　　大脑皮质由数以亿计的神经元组成，神经元通过突触连接彼此，形成复杂的神经网络。脑部神经活动对应特定部位神经元的兴奋，其本质是神经元细胞接受大于一定阈值的刺激后，细胞膜对钠离子(Na^+)的通透性增加，导致膜的除极化，形成一个膜电位(动作电位)。该电位的持续时间在神经元的不同部位有所不同，

通常在 1～5 ms。动作电位可以沿神经元轴突传递到轴突末梢，轴突末梢中携带神经递质的突触小泡被释放到突触间隙中，然后神经递质就被突触后膜（另一个神经元的树突）接收到，从而改变下一个神经元的兴奋性。单个神经元的电位变化非常微弱，通过电极从头皮上可以检测到的电位变化是无数个神经元在脑干控制下发生的同步化的电活动所形成的，通常情况下，其变化幅度可达到 10～100 μV，频率从小于 1 Hz 到 50 Hz，波形因不同的脑部位置而异，且与觉醒、睡眠等状态相关。

　　1875 年，英国医生卡顿（Richard Caton）将电极直接插入猴头的颅内，并检测到了脑内的电流活动，从而发现了脑电现象。1924 年，德国的精神病学家贝格尔（Hans Berger）用弦线电流计识别出两种不同类型脑电波（α 波和 β 波）（图 10-4）。大脑的节律性电位变化可以通过脑电图机记录下来形成脑电图（electroencephalography，EEG）。1929 年，贝格尔发表了重要科学论文“关于人的脑电图”，指出脑电图可能成为脑病诊断学与神经生理学方面的一门新学科。脑电图在临床上可以用于睡眠研究及神经系统疾病的检测，如癫痫病、帕金森病、阿尔茨海默病等。

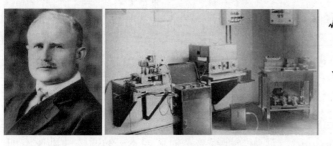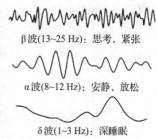

β波(13~25 Hz)：思考，紧张

α波(8~12 Hz)：安静，放松

δ波(1~3 Hz)：深睡眠

图 10-4　贝格尔（左）及其脑电图仪（中）以及几种代表性的脑电波示例（右）

10.2.4　生物电现象的机理

　　当生物电的存在获得普遍承认后，其产生机制的阐明经历了漫长的探索。德国生理学家雷蒙德（Du Bois-Reymond）认为，组织内部带负电，外表则带正电，这是正常状态下存在的，即所谓“先存学说”（preexistence theory）。1879 年，德国生物学家赫尔曼（Ludimar Hermann）提出“变质学说”（alteration theory），认为被切割时组织损伤变质造成了组织内的负电性，从而会产生相对于正常组织的电位差。1890 年，德国化学家奥斯特瓦尔德（Friedrich Ostwald）提出了膜的通透性理论，即如果在电解质扩散的途径上有一层只允许一种离子通过的半透膜，而带有相反电荷的另一种离子不能通过，静电作用会限制透过膜的离子进一步扩散，从而在膜两侧形成电位差，其大小可由 Nernst 公式计算。1902 年，伯恩斯坦（Julius Bernstein）在膜通透性理论的基础上提出了“膜学说”（membrane theory），认为在活组织或细胞表面有一层很薄的类似人工半透膜的“特殊临界膜”，依据细胞内

液中 K^+ 含量高于细胞外液, 以及细胞损伤时电位会降低的事实, 推测在静息状态情况下细胞膜只对 K^+ 有通透性。由于 K^+ 从细胞内向细胞外扩散, 而相应的负离子仍留在细胞内, 因而使细胞膜两侧形成了"外正内负"的静息电位; 而动作电位则是由于膜受到刺激时会一过性地失去对 K^+ 的选择性通透, 而使所有离子均可通过, 从而导致膜两侧电位差的瞬间消失。1904 年, 伯恩斯坦在实验中利用毛细管静电计证实, 肌肉切断 0.3 s 后其断面即出现负电位, 并持续减小, 从而用事实否定了变质学说。

因有较严密的理论依据, 膜学说在此后 30 多年为多数人所接受, 成为电生理学的主要理论基础之一。不过由于受技术上的限制, 该理论在很长一段时间内都未能获得直接的实验证实。这是因为测量膜两侧的电位差要在不损伤细胞膜的前提下将一个极细的记录电极插入细胞内, 且插入处能漏电, 这在当时很难实现。1936 年, 英国动物学家杨(John Young)发现了头足类软体动物枪乌贼的神经轴突直径可达 1 mm, 远超一般脊椎动物最大轴突直径的 0.02 mm, 为研究跨膜电位提供了一种合适的材料。1939 年, 英国生理学家霍奇金(Alan Hodgkin)和赫胥黎(Andrew Huxley)利用直径 0.1 mm 的微电极首次直接测定了枪乌贼神经轴突细胞内外的电位差, 证明电位差存在于膜的两侧, 静息时大小约为–60 mV, 细胞质内为负。这与根据 Nernst 公式计算的钾平衡电位(–75 mV)非常接近, 有力地支持了膜学说。但是, 他们还检测到了细胞受刺激时的动作电位为+30～50 mV, 这大大超过了"膜学说"所预想的零电位, 是其所不能解释的。

1949 年, 霍奇金和英国生理学家卡茨(Sir Katz)对"膜学说"进行了修正, 提出了"离子学说"(ionic theory), 认为当神经兴奋时膜对 Na^+ 的通透性迅速增加, 使膜外高浓度的 Na^+ 进入膜内, 形成了"内正外负"的动作电位。由于产生动作电位后, 细胞仍然要恢复到原来的静息状态, 因此需要将流入细胞内的 Na^+ 逆浓度梯度重新转运到细胞外, 这一转运过程需要消耗 ATP 的钠泵来实现。此后丹麦生理学家斯科(Jens Skou)等发现了细胞膜上确实存在钠-钾泵, 能分解 ATP 释放能量, 用于将膜外的 K^+ 运进细胞, 将膜内的 Na^+ 运出细胞, 从而维持细胞内较高的 K^+ 浓度和细胞外较高的 Na^+ 浓度。斯科也因此获得了 1997 年诺贝尔化学奖。1952 年, 霍奇金和赫胥黎利用电压钳技术对动作电位的产生机制进行了研究, 连续发表了 5 篇重要论文, 提出了著名的 Hodgkin-Huxley 模型, 发现计算结果与真实实验的结果十分一致。

综上, 生物电产生的基础是细胞膜上离子通道活动的总和效应。胞内外各种离子浓度, 特别是钾、钠和氯离子浓度的不同, 使细胞膜内外两侧会产生电位差, 这是静息电位的基础。在不同的生理条件下, 细胞膜对各种离子的通透性将发生变化, 因此膜电位也随即发生改变, 即形成各种形式的动作电位。动作电位所在的区域, 即兴奋冲动所在的区域, 会迅速地向前传导。兴奋冲动在某一区域出现

的时间极短，只有几毫秒。当兴奋冲动过去以后，这一区域的膜电位又逐渐恢复
到原来的静息状态，即恢复静息膜电位。在动物体内，特别是在神经系统或肌肉
系统中所发生的各种电现象，基本上可以用离子学说从细胞水平加以解释。总的
来说，无论是静息膜电位还是各种动作膜电位的变化，都可以用细胞膜对各种离
子通透性的不同来解释。通透性的不同导致了膜内外各种离子浓度的差别，导致
了各种极性、幅值、频率、相位不同的生物电现象。

10.2.5　细胞生物电测量技术

　　对微弱的生物电信号进行检测面临众多的技术挑战，特别是在细胞这样的微
观层面更是如此。为了研究细胞的膜电位、跨膜电流、离子通道等进行研究，微
电极、电压钳及膜片钳技术成为电生理学研究不可或缺的重要的工具。

　　1. 电压钳技术

　　1949 年，美国哥伦比亚大学的柯尔(Kenneth Cole)和柯蒂斯(Howard Curtis)
首创电压钳技术(voltage patch clamp)，利用电子反馈技术钳制住轴突膜电位，并
测量跨膜电流。霍奇金和赫胥黎对其稍加改进，并于 1949～1952 年成功分析了膜
兴奋时的跨膜离子流成分，提出了著名的 Hodgkin-Huxley 模型。

　　电压钳技术的原理是通过向细胞内注入变化的电流来抵消离子通道开放时所
产生的离子流，从而将细胞膜电位固定在某一数值，即钳制细胞上的电压，记录
跨膜电流，其基本原理图如图 10-5 所示。

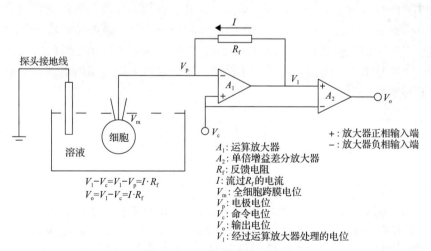

$$V_1 - V_c = V_1 - V_p = I \cdot R_f$$
$$V_o = V_1 - V_c = I \cdot R_f$$

+ : 放大器正相输入端
－ : 放大器负相输入端

A_1: 运算放大器
A_2: 单倍增益差分放大器
R_f: 反馈电阻
I: 流过R_f的电流
V_m: 全细胞跨膜电位
V_p: 电极电位
V_c: 命令电位
V_o: 输出电位
V_1: 经过运算放大器处理的电位

图 10-5　电压钳技术的原理图

细胞通过玻璃管与 A_1 的负端相连接。A_1、A_2 分别是运算放大器(输出=(正相输入–负相输入)×内部放大倍数)和单
倍增益差分放大器(输出=正相输入–负相输入)。在这样的电路构成中，电位 V_p 和 V_c 相等，流过 R_f 的电流 I 全部
流向细胞

细胞膜的电位 $V_m=V_p=V_c$，$V_1-V_p=V_1-V_c=I·R_f$。通过改变 V_c 的电压值，可同时改变细胞膜上 V_m 的电压值，达到钳住膜电压的要求。由于 R_f 电阻是已知的，V_o 可以通过后面的电路采集到，而 $V_1-V_c=V_o$，因此，$I=V_o/R_f$。这样就实现了通过改变 V_c 来改变细胞膜的电位，通过记录 V_o 来记录跨膜电流。

2. 膜片钳技术(patch clamp)

1976 年，德国生理学家内赫(Erwin Neher)和萨克曼(Bert Sakmann)首次报告了膜片钳方法，在蛙骨骼肌细胞上记录到了单通道离子流。这一历史事件标志着膜片钳技术的问世，从此电生理学研究步入了单通道水平的时代。膜片钳技术自 20 世纪 80 年代以来被广泛应用，已成为细胞电生理研究的基本技术。内赫和萨克曼因此获得了 1991 年诺贝尔生理学或医学奖。

膜片钳可以看作是电压钳的发展，是一种特殊的电压钳技术。膜片钳所钳制的是膜片，即采用尖端经过处理的玻璃微电极吸管与细胞膜发生紧密接触，通过负压吸引使电极尖端与细胞膜之间形成千兆欧姆以上的阻抗封接，此时电极尖端下的细胞膜小区域(面积仅 $1\sim10\ \mu m^2$，只含 $1\sim3$ 个离子通道)与其周围的膜在电学上可以认为是隔离开的，进而采用电压钳技术将这片膜的电位钳制在某一数值，可记录到这部分膜的电流。由于检测的膜面积非常小，可以极大地降低背景噪声，使单通道微弱的电流的记录成为可能。这一模式称为细胞贴附模式(cell-attached mode)。

膜片钳技术发展出了多种测量模式，除了细胞贴附模式外，还可以利用微电极把小片膜片从细胞上完全切割分离下来，并根据细胞膜的朝向形成膜内面向外模式(inside-out mode)和膜外面向外式(outside-out mode)，或将电极内液与细胞内液联通形成全细胞模式(whole-cell mode)。此外，随着膜片钳技术的发展，除了利用电压钳技术，还可以采用电流钳技术，即通过注入固定量的电流，测量记录电极和细胞膜之间的电压变化。

10.3　人体的电特性

10.3.1　生物组织的电特性

生物组织的电特性是组织在电磁场作用下的固有属性，主要包括组织的电导率 σ、电容率 ε(也称为介电常数)及磁导率 μ。一般情况下，生物组织的磁导率近似于真空磁导率 μ_0，被视为常数。因此，通常只关注导电(传导)特性和介电特性。前者是组织内自由电荷(可自由运动的电子和各种离子)对外加电场的响应特性，而后者是生物分子的束缚电荷对外加电场的响应特性。

生物组织的电阻抗特性比一般物体要复杂得多，最明显的特点是分布不均匀性和频率依赖性。分布不均匀主要是由于不同器官和组织的细胞种类、密度、膜结构(细胞膜、核膜等)、胞内外电解液成分不相同所致，例如，在 37℃、100 MHz 下，正常人体组织液的电导率为 1.50 S/m，脂肪组织为 0.036 S/m；肾脏的电容率为 98.09，骨髓仅为 6.48。此外，发生病理改变的组织其电学性能也会发生改变，如正常人体肝脏组织电导率和电容率分别为 1.16 S/m 和 59.94，而肝硬化组织为 1.38 S/m 和 61.77，肝肿瘤组织为 1.34 S/m，64.09(37℃、915 MHz)[1]。生物组织电学特性的频率依赖性主要表现在组织电导率和电容率随电磁频率的变化而改变。

10.3.2　细胞膜的结构和电特性

细胞膜又称为质膜(plasma membrane)，其骨架是由两亲性脂类分子形成的双分子膜，厚约 5~10 nm，成分主要包括油脂、蛋白质和糖类。一般而言，脂类约占 50%，蛋白质占 40%，而糖类占 2%~10%。其中脂质成分主要包括磷脂(phospholipid)、糖脂(glycolipid)和固醇类(stecol)。脂质分子的非极性端在中间，紧靠在一起形成疏水层，两侧极性端形成亲水表面，一面朝向细胞内，另一面朝向细胞外。小的非极性分子(如水、氧、二氧化碳等)和一些体积较小的、不带电的极性分子可以自由通过脂类双分子层。但是，带电离子和较大的分子(如葡萄糖、氨基酸等)不能依靠扩散作用穿过脂类双分子层，只能通过特定的蛋白质通道从细胞膜一侧转移到另一侧。

1972 年，辛格(Seymour Singer)和尼科尔森(Garth Nicolson)提出了至今仍被普遍接受的膜"流动镶嵌模型"，认为组成细胞膜的脂类分子和蛋白质分子都具有流动性，其位置并非固定不变，蛋白质分子与脂类分子之间是镶嵌关系。后来，其他研究者在此基础上进一步发展出了膜的"板块镶嵌模型"及"细胞膜中的功能筏"概念。

细胞膜的脂类双分子层几乎绝缘，电阻率可以高达 10^{13}~10^{15} Ω·m，与其相比较，细胞内外溶液的电阻率仅为 60~80 Ω·m，可见膜的电阻率比起周围的溶液大得多。而且，细胞膜电阻的大小并不是固定不变的，与细胞环境、生理状态、代谢水平和功能特性等有关。细胞在静息和兴奋活动时，其膜电阻的变化范围可达 2~3 个数量级。细胞膜的组成和结构决定了其既有电阻成分，又有电容成分，可等效为电阻和电容的并联。

由于相对绝缘的脂类双分子层细胞位于细胞内液和外液之间，可以被等效为一个平行板电容器，其比电容(单位面积电容)可以用以下公式表示：

$$C = \frac{\varepsilon}{4\pi \cdot \Delta x}$$

式中，ε 为膜的介电常数；Δx 为膜的脂类双分子层厚度。细胞膜的介电常数为 3～5，甚至高于制作普通电容器常用的塑料薄膜聚丙烯的介电常数 2.25，细胞膜厚仅为 5～10 nm，所以膜电容较大。据测定，人体红细胞和肌肉细胞的比电容分别约为 0.8 μF/cm² 和数十 μF/cm²。

10.3.3　生物组织的阻抗特性

生物组织由细胞和细胞间质组成，细胞间质包括具有电解液特性的组织液和大量生物大分子，可以等效为一定阻值的电阻。如前所述细胞膜是具有低漏电特性的绝缘膜，可以看作容性成分，而细胞质类似于细胞间质。因此，生物组织整体也表现出电阻特性及电容特性。

当对生物组织施加直流或低频电流时，由于细胞膜的容抗极大，电流主要通过细胞之间的液体进行传播，只有极小部分电流会穿透细胞膜，经由细胞内液流过。当提高电流频率时，由于细胞膜的容抗降低，电流将能够穿过细胞，通过细胞内液路径的电流比例将随之增大，使整体的电阻抗大大降低。因此，低频时生物组织的电阻抗较大，而在高频时生物组织的电阻抗较小，这反映了生物组织细胞膜的电容特性。

最早开始研究生物组织阻抗的是德国科学家 Herman，他在 1871 年成功地测量了骨骼肌的电阻，并发现电流沿不同方向通过骨骼肌时呈现出不同的电阻值。在 19 世纪末，Bernstein 提出了“细胞膜理论”，首次解释了生物组织电阻抗随频率升高而降低的特性。1920 年，Philipson 最早认识到生物组织的电特性可以用电阻和电容组成的电路进行描述，并由此导致了生物组织的等效电路概念的建立。图 10-6 左是一个典型的 RC 三元件生物电阻抗模型。其中 R_e 是细胞外液的电阻，C_e 是细胞外液的并联电容；R_m 是细胞膜的电阻，C_m 是细胞膜的并联电容；R_i 是细胞内液的电阻，C_i 是细胞内液的并联电容。在低频范围内(低于 1 MHz)，细胞膜的漏电阻 R_m 很大，可以视为开路，而细胞内、外液的并联电容 C_i、C_e 很小，也可视为开路，这样就可以得到图 10-6 右的简化等效电路模型，此模型又被称为并联等效电路模型。

1941 年，Kenneth S. Cole 和 Robert H. Cole 提出了被广泛采用的 Cole-Cole 模型[2]，通过细胞内阻抗、细胞膜常相角单元、细胞外阻抗来模拟活性组织的介电特性。该模型是基于经验数据的拟合，用一个广义的复数形式的阻抗函数表示，通常包含一个或多个分数阶的阻抗元件，适用于复杂的生物电阻抗分析，为从微观结构研究组织活性与介电特性的关系提供了理论基础。其特征方程为：

$$Z(\omega) = R_\infty + \frac{R_0 - R_\infty}{1 + (j\omega\tau)^{1-\alpha}}$$

式中，R_∞ 为高频下的阻抗；R_0 为低频下的阻抗；τ 为时间常数；α 为与弛豫现象相关的参数。

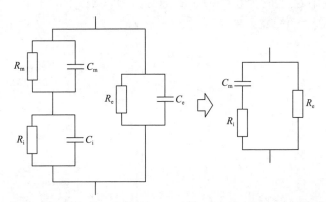

图 10-6　RC 三元件生物电阻抗模型(左)和简化等效电路模型(右)

1959 年 H. P. Sohwan 又提出了频散理论，表明生物组织的电特性随频率在不同的频段呈显著变化[3]。至此，生物组织电特性的理论基础基本形成。

10.3.4　人体的电阻抗特性

人体是由组织构成，而组织又由细胞构成，因此，人体阻抗是大小不同的电阻和电容的复杂耦合，也呈现阻容特性。成年人体重的 60%左右是体液，含有大量的无机盐及有机酸和蛋白质等，可以看作是一种复杂的电解质，所以人体总体来说是一个良好的导体，电阻主要集中在皮肤表面的角化层。具体来说，血液(血清、血浆)、淋巴液、胆汁、脑脊髓液、汗液为良导体；神经、肌肉、肝、脑、肾等次之，而结缔组织、干燥的皮肤、脂肪、骨骼为不良导体；干燥的头发、指甲可看作是绝缘体。

皮肤最外层是表皮，导电性能很差，但表皮下面的真皮和皮下组织具有很好的导电性。当人体表面接触到带电体，比如触电电极时，电极+表皮+真皮就相当于一个电容，电极与真皮是电容的两个极板，表皮就相当于电容的电介质。但是表皮的表面有汗腺孔，会有少量离子通过，所以皮肤阻抗相当于漏电的电容。皮肤阻抗比较明显地随电流频率变化，在低频范围内皮肤阻抗和频率关系基本上可按容抗公式 $Z=1/2\pi fC$ 计算。一般认为当频率超过 1000 Hz 时，电流可以顺利的通过人体皮肤进入到人体。

人体的阻抗有性别和身体健康状况的差异，同时与触电的电压、频率、接触面积、接触时间、环境湿度都有着密切关系。人体阻抗模型是利用电阻和电容元器件模拟真实人体阻抗的模型。为了适用不同的情况，有多种复杂成分不一的人体阻抗模型。以最基本的电灼伤电流人体阻抗模型为例(图 10-7),该模型只考虑了人体皮肤的接触电容 C_S、接触电阻 R_S 及人体内部的模拟阻抗 R_B,用于测量电灼伤电流,其中 C_S 通常为 0.22 μF,R_S 通常为 1500 Ω,两者并联为皮肤的接触阻抗,R_B 则通常为 500 Ω。

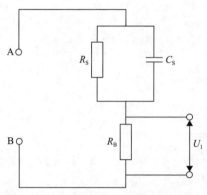

图 10-7　电灼伤电流人体阻抗模型

10.3.5　电阻抗测量的生物医学应用

生物电阻抗的测量具有无创、无害、快速、廉价、操作简单等特点,且可以得到很多用的信息。其基本原理是通过向人体施加一个正弦电流(或电压)信号的激励信号源,然后通过测量电极将采集的信号经过滤波、放大以及 A/D 转换后传输到计算机进行数据处理、分析和实时显示(图 10-8)。生物电阻抗测量技术主要应用在阻抗血流图、呼吸监测、断层成像技术、胃动力学检测、人体成分分析、颅内压检测、接触阻抗等方面。由于人体组织组成的复杂性,为了获取更为准确全面的信息,发展多电极、多频率以及多通道测量方法是当前的发展趋势。

1. 阻抗血流图

阻抗血流图是通过测量体外电阻抗变化的信息来确定体内组织或者器官血流容积变化的技术,于 20 世纪 30 年代提出,60 年代开始在临床上应用,并在此基础上发展出了心阻抗图(ICG)、肺循环阻抗图(IPR)、脑阻抗血流图(IEG)和肢体阻抗图等。心阻抗图可监测胸腔中生物组织的电阻抗变化,根据圆柱体模型的 Kubick 公式和锥台模型的 Sramek 公式,可计算每搏输出量;肺循环阻抗图主要反映肺血流容积的变化,可用于肺心病以及肺动脉高压的早期诊断;脑阻抗血流图是通过测量人体头部的生物电阻抗来反映脑血管弹性和脑血流变化,主要应用于诊断血管神经性头痛、闭塞性脑血管病、高血压、脑动脉硬化以及对脑血流变化的监护。

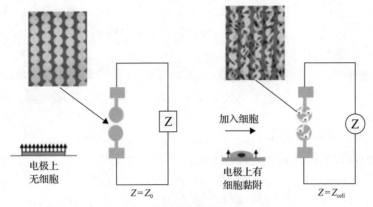

图 10-8　细胞电阻测量技术原理图
另见书末彩图

2. 人体成分分析

电阻抗测量可用于人体成分分析，其原理是根据人体内各个组织、器官在不同生理及病理状态下电特性的差异，采集相应部位的阻抗与相位信息，结合模型对水分、脂肪量和肌肉量等进行评估分析，甚至可以利用电阻抗频谱判断组织活性状态，因而在营养医学、运动医学、疾病的早期诊断以及日常健康管理等方面获得了广泛的应用。

3. 生物电阻抗断层成像技术(electrical impedance tomography，EIT)

生物电阻抗断层成像是一种功能性医学成像技术，具有无创、无害和无放射性的特征，其检测原理是通过向人体表面施加安全的激励电压(或电流)，然后检测人体表面的电流(或电压)信号，使用不同的重建算法，如等位线反投影算法和Newton-Raphson 算法，获得人体内部电阻抗变化的图像或电阻率的分布。

4. 实时无标记动态细胞分析技术(real time cell analysis，RTCA)

该技术是细胞电阻测量技术在基础生物医学研究中的应用。通过将微电极列阵整合在细胞培养板底部，构建出可以实时、动态、定量检测培养体系阻抗的传感系统。当贴壁生长在微电极表面的细胞状态发生改变时，会引起贴壁电极界面阻抗的改变，这种改变与细胞的实时功能状态改变呈相关性，因此通过实时动态的电极阻抗检测可以获得细胞生理功能相关的生物信息，如细胞的增殖、伸展、形态变化、死亡和贴壁状态等。

10.4　电磁能/场的生物效应

电磁场作用到生物体上，会由于频率、强度、作用时间及作用部位的不同而产生不同的生物效应。这些生物效应实现各种生理机能调控及治疗的基础。

10.4.1　电场对细胞的作用

电场对细胞的作用在很大程度上取决于其强度及施加方式，当较强的单脉冲信号($E>0.5$ kV/cm)作用于细胞时，会对细胞膜产生破坏，导致电损伤或电穿孔的发生，进而导致物质转移、细胞融合等后续效应；当使用较弱的交变电场时($E<10$ mV/cm)，会对代谢、蛋白合成、酶活性、增殖等细胞的生理机能产生一定的影响。

1. 电损伤

细胞电损伤是指细胞在电场作用下，由于细胞膜等部位的损伤而导致细胞功能和结构的异常，严重时甚至导致细胞死亡。细胞电损伤的主要机制包括电流对细胞的直接作用和间接作用。直接作用是指电流穿过细胞膜，导致细胞膜的通透性增加，进而引起细胞内离子浓度失衡、细胞肿胀、细胞破裂等损伤。间接作用是指电流引起细胞内活性氧自由基(ROS)的生成，ROS 会攻击细胞膜、线粒体等细胞结构，进一步导致细胞损伤。

2. 电穿孔

外加短时强的电脉冲能够增加细胞膜的通透性，这是由于电脉冲造成了细胞膜上形成微孔，这一现象称为电穿孔(electroporation)，是由 Neumann 等在1982 年首次报道的。由于脉冲条件(电场强度、脉冲间隔、脉冲次数等)的不同，电穿孔又可分为可逆电穿孔(细胞膜可以恢复原来的状态)和不可逆电穿孔(细胞死亡)。

可逆电穿孔可一过性提高细胞膜的通透性，从而将外源性物质(大分子 DNA、RNA、蛋白质等)导入到细胞中，实现基因转染、外源蛋白导入或提高药物进入细胞的能力等目的。此外，通过电极间产生的较高场强的电脉冲使相互接触的细胞发生电穿孔，可诱导其发生融合，融合后的细胞得到了不同细胞的遗传物质，具有新的遗传或生物特性。这一技术被称为细胞电融合，由 Zimmermann 于 1978年开创，是一种发展迅速的细胞工程技术。1984 年，Kohn 等用细胞电融合技术获得了存活的烟草杂种植株。1985 年，Kubiak 等应用此技术成功融合了鼠胚细胞。不可逆电穿孔被认为是一种软组织消融方式，它依靠电穿孔来破坏暴露在电脉冲下的组织中的细胞稳态，导致直接的细胞死亡和组织消融。也可用于生物质干燥或微生物的灭活(废水处理、食品灭菌)等。

细胞电穿孔技术已被广泛应用于生物技术、基因工程、临床医学等多个领域。据报道，仅在基因转染领域，电穿孔技术的市场价值就超过了 2 亿美元，仅次于脂质体技术。电穿孔技术的应用范围仍在不断扩大，例如，有研究利用具有微纳电穿孔功能的微通道微针阵列实现了对实体肿瘤的高效药物递送[4]；此外，电穿孔萃取(也称为电萃取)为工业、制药或医学中微生物内生物分子的提取提供了一种更有前途的替代方法，具有精准性高、产物纯度高及不易破坏生物分子结构和完整性的特点。例如，有研究报告了一种细胞纳米穿孔方法，用于大量生产含有治疗性 mRNA 和靶向肽的外泌体。用质粒 DNA 转染了各种来源的细胞后，将局部和瞬时电刺激作用于细胞，促进了携带转录 mRNA 和靶向肽的外泌体的释放。与其他外泌体生产策略相比，细胞纳米穿孔产生的外泌体数量提高了 50 倍，而外泌体 mRNA 转录本的增加超过 100 倍[5]。

3. 电场对细胞信号转导的调节

细胞信号转导通过包括受体激活、信号转导分子的级联反应等一系列分子事件，达到接收外界刺激而产生相应生理反应的目的，并实现细胞间通信的过程。电场在细胞信号转导中发挥着重要的调节作用。

电场会改变细胞膜的电位差，从而影响传导过程；电场也会影响细胞膜上各种离子的分布，如 Na^+ 和 Ca^{2+} 在电场的作用下会发生迁移，从而影响细胞的兴奋性和收缩性。这种迁移还会引起细胞膜的变形，进而影响膜上受体的活性和分布，从而调节细胞的信号转导过程。在神经元中，电场可以调节神经递质的释放和受体的激活。

在伤口愈合初期的炎症阶段，电刺激被认为可以激活 ERK 和 P13K 通路，增加巨噬细胞的 Ca^{2+} 内流，从而提高其对细菌的吞噬效率。在伤口愈合后期，对角化细胞的电刺激可以激活 ERK1/2 和 p38 MAP 激酶途径，减少炎症细胞因子 IL-6 和 IL-8 的分泌，发挥抑制炎症的作用，并促进组织修复。

此外，电场可以通过影响细胞内的信号转导途径来调节基因表达。一种可能的机制是电场可以促进 Ca^{2+} 进入细胞，而钙离子是细胞内重要的信号分子之一，可以激活一系列的信号转导途径，最终影响基因表达。另一种可能的机制是电场通过影响 DNA 的构象来调节基因表达。此外，还有一些研究表明，电场可以影响细胞内的氧化还原平衡，从而调节基因表达。

4. 电场对细胞增殖与凋亡的影响

在适当的电场环境下，细胞的增殖速度会得到提高，促进组织的再生与修复，这是因为适当的电场作用可以激活细胞周期蛋白,促进细胞从 G1 期向 S 期转化;电场还影响细胞骨架的组装和分解,进而影响细胞的形态和运动,最终影响细胞的增殖。在高强度电场作用下,细胞膜通透性改变、Bcl-2、Caspase 等与细胞凋亡相关的基因表达或 Ca^{2+} 依赖的信号转导通路的激活,以及细胞内大量活性氧的产生,则会导致细胞凋亡。

10.4.2　电流对组织及生物体的效应

当电流通过生理组织时,一般会产生三种效应:热效应(组织的电阻性发热)、刺激效应(神经和肌肉等易兴奋组织的电兴奋)、化学效应(使离子、大分子等振动、运动、取向,包含电解、电泳和电渗效应)。电流对人体的作用与频率强度密切相关,一般根据电流频率可分为低频(低于 1 kHz)、中频(1~100 kHz)和高频(高于 100 kHz)。随频率增高,电流的刺激作用逐渐减弱,一般认为当频率>1 MHz(射频)时只有热效应。

当电流强度增加时,对于人类所产生的心理和生理效应的顺序如图 10-9 所示,该图总结了 60 Hz 电流通过体重 70 kg 的人的双手时,在 1~3 s 内产生各种效应的电流有效值近似范围。其中,感觉阈(threshold of perception)是一个人所能感觉到的最小电流,对于 60 Hz 交流电而言,其值一般约为 0.5 mA。脱开电流(let-go current)是指人体能随意脱离的最大电流,一般约为 9.5 mA。当电流继续增大时,会引起呼吸肌的不受控收缩,严重时会引起窒息,18~22 mA 的电流可导致呼吸停止。由于心脏对电流非常敏感,当电流流过心脏时,电流幅度只要大到足以兴奋心肌细胞,心肌电活动性的正常传播和同步性就会被破坏,从而引起心室纤颤(ventricular fibrillation),在数分钟之内就会引起死亡。

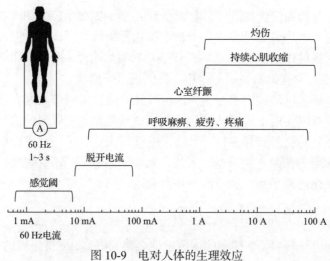

图 10-9　电对人体的生理效应

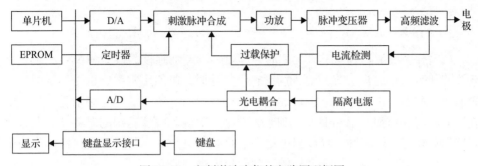

图 10-10　电刺激治疗仪的电路原理框图

由单片机、D/A 转换器、可编程定时器、刺激脉冲合成、功率放大器、脉冲变压器、刺激电流检测及数码显示、过载保护等部分组成

一个测流电阻，在这个电阻上可得到与刺激电流成正比的脉冲电压信号，此信号经光电耦合后送 A/D 转换器，由微机实时采集电流大小，再由微机根据刺激电流的大小实时调节 D/A 输出，从而调节刺激电流保持恒定(通过微机自动控制刺激电流的大小及恒定，而不是采用电流负反馈电路自动调节)，微机将电流大小送显示数码管实时显示。电流检测的另一个目的是过载保护，当刺激电流超过一个设定的安全值时，过载保护电路会停止刺激脉冲合成电路的输出，从而防止由于意外情况对患者造成的伤害。

10.5.2　组织消融技术

当高频电流(包括射频等)通过人体时，由于频率极高，振荡的脉冲时间极短，所以离子很难发生迁移，而这些离子将会随着高频电流的频率在富有黏滞性的体液中振动。振动的同时将与周围组织摩擦，产生大量的热，从而实现电能-动能-热能的转化。温度高时会造成组织汽化、爆裂，甚至炭化。由于深层组织散热较差，升温往往更加明显。

1. 高频电刀 (high-frequency electrotome)

高频电刀也称为高频手术器，是一种取代机械手术刀进行组织切割的电外科器械，由主机和电极(电刀笔、敷肌板)两部分组成，通过电极将高频电流送入人体，基于电磁场原理的集肤效应(即导体内部的电流大部分趋于导体表面的一种物理现象)，在电刀笔下的局部组织中形成高密度电流，从而使局部产生高热而达到切割和凝结两种电外科效果。高频电刀具有电切(纯切、混切)、电灼、电凝(单极电凝、双极电凝)等功能，可以根据不同的手术需要来设定输出功率。有的高频电刀会在电刀笔头处通以氩气，以获得特殊的凝血效果，这类仪器叫氩气高频电刀。使用高频电刀切口小，可以减少手术流血甚至做到不流血，目前已得到广泛应用。

2. 肿瘤热消融术

当癌肿区被加热到 41.5～43℃时，即可抑制癌细胞核糖核酸(RNA)和脱氧核糖核酸(DNA)的合成，导致癌细胞死亡。热疗时，虽然正常组织也受到不同程度的加热，但因正常组织血液循环加速，使得组织内热量消散，而癌细胞本身的低氧张力使其 pH 略低，而 pH 低的细胞对热敏感，因此肿瘤组织的温度升高且血液循环相对较差，使癌肿区局部温度更高。自 20 世纪 90 年代以来，热疗已成为手术、放疗、化疗及免疫治疗之外的癌症治疗的第五种方法。

热疗有多种透热方法，包括射频、微波、激光和超声等。如肿瘤射频消融术主要是通过影像设备的引导，将射频消融针经皮穿刺进肿瘤组织内，在皮肤表面贴上负极板，射频功率源发出的射频信号通过线缆传输至消融电极，从而在电极覆盖区域组织内形成高频电场，促使组织细胞的导电离子和极化分子高速运转振荡摩擦产生热能量，在消融针的前端会产生一个直径约 3～5 cm 的球形或椭球形热区，中心局部温度可达到 90℃以上，导致肿瘤细胞凝固性坏死。

微波消融系统与射频系统类似，其原理是组织内的极性分子在微波电磁场的作用下高速运动，互相摩擦产生热量。微波消融系统属于开放系统，无需体外电极板，其工作频率高(900～2450 MHz)且穿透力强、受碳化及血流灌注影响小，具有消融区温度高、消融时间短且消融范围大的特点。

3. 不可逆电穿孔消融术(irreversible electroporation，IRE)

不可逆电穿孔是唯一非热微创肿瘤消融技术，通过经皮穿刺进肿瘤内部的成对消融针来产生短脉冲的高压电场(图 10-11)，使肿瘤细胞膜上产生永久性电穿孔，引起细胞膜内外环境破坏，导致细胞凋亡坏死，同时还可以激活机体的肿瘤免疫反应。

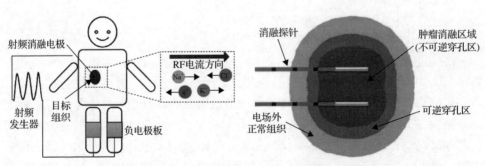

图 10-11　射频消融及不可逆电穿孔消融术示意图

传统的热消融技术不能用于近胃肠道、胆管、尿道和神经等重要组织的肿瘤，且大血管也因热沉降效应而影响疗效。不可逆电穿孔消融技术属于非热消融治疗技术，可以在很大程度上避免术中邻近组织结构不可逆损伤及"热沉效应"。

10.5.3　心脏起搏及除颤

1. 心脏起搏器(Pacemaker)

心脏有四个腔体，分别是用于接受静脉血液的左心房和右心房，以及将血液泵出的右心室和左心室。正常的心律起源于右心房中的窦房结，窦房结释放的电脉冲经由心脏的传导系统传递至心房，再传递到房室结，最后到达心室，从而使心脏各个部位有序有节律地收缩和舒张，完成心脏泵血功能。当窦房结无法正常产生脉冲，心脏出现异位起搏点或传导受阻(如房室传导阻滞)的时候，就会出现失常心律，甚至危及生命。心脏起搏器发明之前，人类对心脏停搏导致的猝死和晕厥束手无策，Ⅲ度房室传导阻滞的患者被确诊以后，1 年内死亡率可以达到 50%。

1929 年，Lidwill 和 Booth 共同发明的心脏复苏电刺激装置成功恢复了一名死产婴儿的心跳[6]。1952 年，哈佛大学医学院的保罗佐尔发现对心脏传导阻滞的患者胸部表面进行一次电刺激就能产生一次心跳，重复的刺激可以在没有固有心室跳动的情况下长时间保持有效的心律，并据此设计了一种体外起搏器。最初，心脏起搏器主要用于心脏停跳后的复苏，20 世纪 50 年代开始，随着制造工艺和植入手术水平的提升，起搏器变得更加耐用且安全，实现了生理性的心脏起搏。1958 年，埃尔姆奎斯特(Elmquist)发明了植入式起搏器，瑞典的斯德哥尔摩 Karoliaska 医院的胸外科医生 Ake Senning 为完全性房室传导阻滞患者(Arne Larson)植入了世界上首例埋藏式心脏起搏器。

人工心脏起搏器包含脉冲发生器和电极导线，向心脏目标点位释放脉冲电流，刺激心脏收缩，从而起到控制心律的作用(图 10-12)。

人工心脏起搏器最主要的适应证是症状性心动过缓(symptomatic bradycardia)，即心率过低而导致供血不足。症状性心动过缓的主要病因为病态窦房结综合征和房室传导阻滞，最有效的治疗方式是植入人工心脏起搏器，帮助心脏维持正常心率。人工心脏起搏器的脉冲发生器通常埋置在胸大肌皮下处，电极导线经由静脉植入并固定到心脏上，电极导线同时承担了感知和起搏的功能，一边接收心脏信号判断是否需要起搏，一边向心脏发放电脉冲，从而实现自适应的心律调节。心脏起搏器主要分为无导线起搏器、单腔起搏器、双腔起搏器和双心室起搏器，需要根据心律失常的类型选择合适的起搏模式。

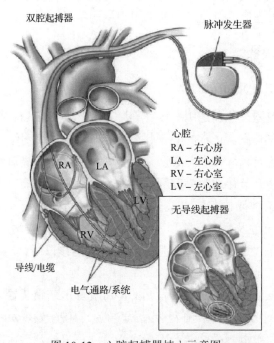

永久起搏器

双腔起搏器

脉冲发生器

心腔
RA – 右心房
LA – 左心房
RV – 右心室
LV – 左心室

无导线起搏器

导线/电缆

电气通路/系统

图 10-12　心脏起搏器植入示意图

来源：https://my.clevelandclinic.org/health/treatments/17360-permanent-pacemaker

另见书末彩图

2. 心脏除颤

心脏正常的节律性跳动称作窦性心律，在某些病理条件下，心脏会发生纤维性颤动，发生心室纤维性颤动(室颤)时尤其危险，此时心室无整体收缩能力，心脏射血和血液循环不能正常进行，如不及时抢救会很快导致死亡。一种有效的抢救方法就是利用心脏除颤器对心脏进行电击除颤(defibrillation)，通过将较强的脉冲电流输入心脏来消除心律失常，使之恢复窦性心律。心脏除颤与心脏起搏的区别是除颤时会将高能脉冲一次性瞬时作用于心脏，一般持续时间是 4～10 ms，能量高达 40～400 J。

心脏除颤器多数采用 RLC 阻尼放电的方法。对患者除颤时，一个电极放在胸前胸骨部位，另一个放在胸前心尖部位。装置中的高压发生器能将+15 V 的低电压转变为 3.5～6 kV 的直流高压，经过高压继电器 K 的常闭触头向高压电容器 C 充电。充电完成后，按下放电按钮使高压继电器 K 动作，使放电的一对触头闭合，电容 C 中积聚的电荷迅速通过电感线圈 L 和两个电极在人的心脏区域作短时间的放电，给心脏一个大电流刺激。这样，往往可以纠正室颤，使心脏恢复正常跳动。串联电感线圈 L 的作用是为了限制峰值电流不致过大(图 10-13)。

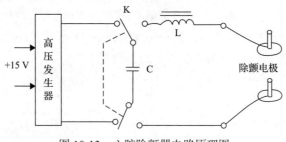

图 10-13　心脏除颤器电路原理图

10.6　神　经　调　节

随着人口老龄化进程加快和生活压力不断加剧，神经系统疾病的患者数量不断增加，给个人和社会都带来了巨大的健康和经济负担。在全球范围内，帕金森病患者约有 610 万[7]、特发性震颤患者约有 6000 万人[8]，癫痫患者约有 5000 万[9]，另约有 30%的人口受到慢性疼痛的影响[10]、30%的女性曾患有尿失禁[11]。中枢神经系统损伤还会进一步导致运动能力下降甚至瘫痪。

神经调控技术是一种治疗神经系统疾病的一种非药物和非成瘾性的治疗手段。神经调控技术是指使用侵入式或非侵入式的技术，主要利用声、光、电、磁、化学的方法，兴奋或抑制目标区域的神经元活动，从而达到对神经系统和大脑的解析、检测、治疗、干预、调节等效果。医学、工程学以及神经科学等多学科的交叉融合促进了神经调控技术的发展，调控靶点更加丰富，包括中枢、外周、大脑、脊髓、周围神经、神经丛、自主神经系统和肌肉功能等，适应证范围逐渐增大，刺激控制技术更加个性化、精准化、智能化。

10.6.1　侵入式神经调控技术

1. 脑深部电刺激

脑深部电刺激(deep brain stimulation，DBS)技术的发展经历了漫长的过程。该系统的结构和功能与心脏起搏器类似，包含了颅内电极、延长线和脉冲发生器，是小型化、可充电、植入式的设备。DBS 通过神经外科手术将特制的微型电极植入脑内，向大脑深部某些部位发放持续或间歇的刺激电流，以治疗脑回路功能失调相关的神经类疾病。近年来，闭环的 DBS 系统可以同时记录和刺激大脑神经活动，根据反馈信号实现自适应的闭环神经调控模式，但自适应的 DBS 系统在运动功能障碍中的应用仍处于早期阶段，疗效和不良反应尚未明确。

DBS 的作用机制尚未有明确的结论。目前主流认为 DBS 产生的刺激可以引起病理性的脑回路活动中断，这种刺激效应可能会进一步引起离子、蛋白质、细胞乃至脑网络层面上的变化，从而改善疾病症状(图 10-14)。这种假设机制可以解释 DBS 对运动障碍的急性影响，但仍然无法解释 DBS 后产生的长期、慢性的适应性变化，以及对抑郁症等精神疾病的改善效果。

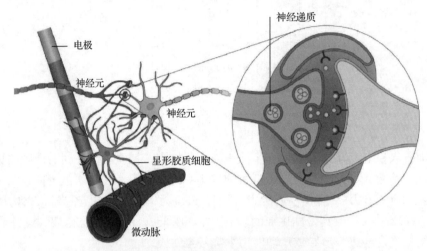

图 10-14　脑深部刺激的作用机制假设[12]

另见书末彩图

DBS 可以根据刺激位点的不同进一步细分为以下类别：丘脑底核(subthalamic nucleus-DBS，STN-DBS)、苍白球内侧部(globus pallidus internus-DBS，GPi-DBS)、脚桥核(pedunculopontine nucleus-DBS，PPN-DBS)、楔形核(cuneiform nucleus-DBS，CN-DBS)和黑质网状部(substantia nigra pars reticulata-DBS，SNr-DBS)。通过刺激不同的位点，可以实现不同的脑疾病治疗。DBS 通常用于治疗运动障碍，最常见的是帕金森病(刺激丘脑底核或苍白球内侧)，此外也有应用于治疗震颤和肌张力障碍的可能性[12]。DBS 也可以用于治疗疼痛综合征(比如神经性疼痛和丛集性头痛)、癫痫等神经疾病[13]。STN-DBS 可以持续改善帕金森患者的运动功能。对于言语、情感和认知障碍等其他脑回路疾病，例如抑郁症、阿尔茨海默症，DBS 也能起到一定的干预和改善作用[14]。随着人类对大脑的理解深入，DBS 的应用范围也不断扩大。

2. 迷走神经电刺激(vagus nerve stimulation)

迷走神经是一种混合自主神经，起源于延髓，从脑干双侧沿颈部和食道伸出，然后产生分支以支配内脏。迷走神经为内脏提供传入和传出神经支配网络，是高级中枢神经系统回路与脑干自主神经控制回路之间的接口，在维持生理稳态方面发挥着重要作用。刺激迷走神经可激活上行通路，从而改变脑干、中脑和皮质的神经回路。

美国神经学家 James Corning 于 19 世纪末发明了植入式的迷走神经电刺激技术(vagus nerve stimulation，VNS)，最初用于治疗癫痫[15]。1997 年，美国食品药品监督管理局(FDA)批准了一款植入式 VNS 用于治疗有药物抗性的难治性癫痫[16]。Livanova 公司推出的植入式 VNS 由一个小型电池供电，大约每 6 年需要取出更换电池，刺激器中引出一根细线电极缠绕在左颈迷走神经上(图 10-15)，用于难治性癫痫治疗。

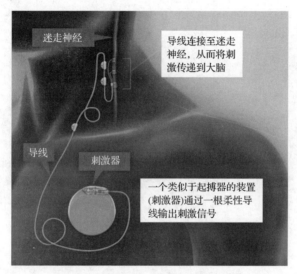

图 10-15　迷走神经电刺激示意图[17]

VNS 最主要的应用领域为癫痫治疗，此外，也用于治疗多种疾病，例如抑郁症、关节炎、心血管疾病和哮喘等[16,18]。据统计，截至 2015 年，全球已有超过 10 万个 VNS 装置被植入患者体内，在接受 2～3 年的治疗后，癫痫发作减少有效降低。此外，患有发育障碍和孤独症的儿童常出现药物难治性癫痫，使用 VNS 可能是一种安全有效的儿童癫痫治疗方案。迷走神经也支配心脏，可以调节心脏功能的反射通路，已有研究证明，迷走神经活动与心率变异性的高频成分之间存在联系[18]，因此 VNS 也可以用于治疗心血管疾病(比如心脏骤停、急性心肌梗死、中风)。此外，由于 VNS 具有一定的缓解炎症的效果，VNS 也有潜力应用于广泛炎症性疾病，例如缓解偏头痛、关节炎、创伤性脑损伤等[16]。

3. 脊髓电刺激

脊髓电刺激(spinal cord stimulation)指的是通过小型的植入式脉冲发生器和身体内植入的导线，刺激脊髓上的特定位置，从而改善疾病症状的一种治疗方式

(图 10-16)。1965 年 Melzack 和 Wall 提出疼痛调节的门控理论,是 SCS 用于疼痛抑制的重要理论基础[19]。SCS 的位点主要为胸椎、颈椎。传统的 SCS 通过硬膜外电极输送脉冲电流,以 30~60 Hz 的最佳频率激活背柱纤维[20]。近年来也出现了许多新型 SCS 刺激范式,用以减轻治疗期间的异常感觉或提高疗效[21]。

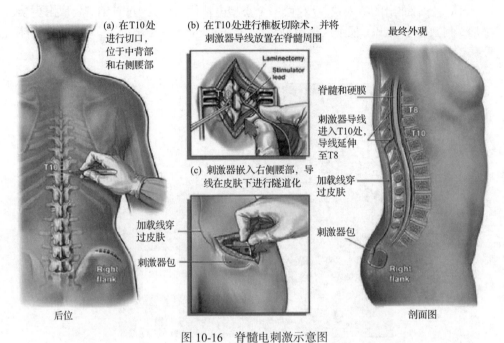

图 10-16 脊髓电刺激示意图

来源:https://neuroaxis.com.au/procedures/pain-procedures/spinal-cord-stimulators/

另见书末彩图

电刺激脊髓背柱会激活直径较大的纤维,这些纤维能够抑制疼痛信号的传导,从而缓解疼痛。研究证明,SCS 可促进实验动物脊髓中抑制性神经递质 GABA 的释放,进而诱导谷氨酸水平下降[21]。1968 年,Wepsic 和 Sweet 将脊髓电刺激应用于慢性疼痛抑制[22]。美国食品药品监督管理局(FDA)在 1989 年开始批准脊髓电刺激应用于治疗慢性疼痛。SCS 已成为治疗疼痛的一种重要方法[20,21]。

有别于传统的 SCS 使用超感觉阈值(supra-sensory)电流激活脊柱纤维并诱发感觉异常,爆发式(burst)SCS 则使用亚感觉阈值(sub-sensory)电流,可能不会激活脊髓背柱纤维,而是通过形成弱电场影响浅表背角并抑制感觉信号[20]。因此,通常认为使用爆发式的脊髓电刺激能实现无感的疼痛缓解,提高患者的使用意愿[20,21]。

研究提出 SCS 还具有调节运动功能的作用。研究发现,对脊髓背柱进行硬膜外电刺激可以缓解啮齿类动物的运动障碍、异常步态、姿势和运动迟缓的症状[23]。硬膜外脊髓电刺激可能成为治疗帕金森病的一种有效且侵入性较小的替代方法[24]。

SCS 也有望用于治疗脊髓损伤后的运动功能重建。Gregoire Courtine 在 2018 年提出一种基于时空控制理论的硬膜外脊髓电刺激技术，使 3 名完全脊髓损伤、失去行走能力的患者在一周内就能够自主控制行走[25]。

4. 骶神经电刺激 (sacral nerve stimulation)

骶神经电刺激 (sacral nerve stimulation, SNS) 是一种治疗排尿排便功能障碍的方式，包括尿失禁、大便失禁、慢性便秘等，帮助恢复膀胱和肠道功能。骶神经电刺激器类似于起搏器，通常需要微创手术将刺激器植入到臀部皮下，然后将电极导线经皮插入相应的骶骨孔，连接到控制膀胱和肠道的骶神经附近释放电刺激（图 10-17）。SNS 分为短期性和永久性植入，在保守治疗无效的情况下考虑使用。

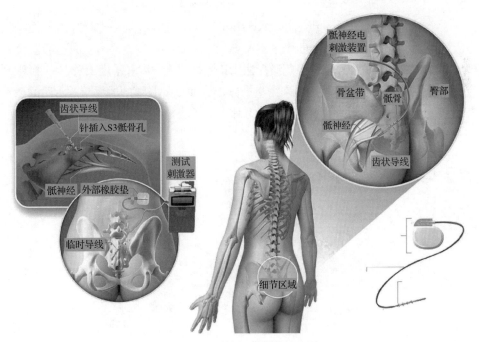

图 10-17　骶神经电刺激示意图
来源：https://pediatricsnationwide.org/2015/10/23/restoring-normal-habits/
另见书末彩图

骨盆区的肌肉，如盆底、尿道括约肌、膀胱和肛门括约肌，都由大脑通过从骶骨区延伸出来的神经控制。骨盆区域的肌肉感觉，如膀胱或直肠的充盈，也通过这些神经通路传递到大脑。对支配肛门、尿道、直肠、膀胱的骶神经进行电刺激，可以调节肌肉的神经反射。排尿需要膀胱收缩和尿道括约肌协同松弛，然而，膀胱的平滑肌和尿道外括约肌的横纹肌具有不同的收缩和松弛时间，常规电刺激无法在不激活括约肌的同时激活膀胱，因此，可以通过使用间歇性刺激来产生异相的膀胱和括约肌收缩[26]。

SNS 对各类排便排尿功能障碍皆有明显的疗效，大约已经进行了超过 8000 台植入手术，用以治疗保守治疗无效的尿失禁[27]。接受 SNS 刺激的尿失禁患者在 6 个月后，每日失禁发作次数、发作严重程度以及因失禁而每日更换的吸水垫或尿布均显著减少[28]。1998 年，16 名严重大便失禁的患者接受了永久性 SNS 治疗，术后大便失禁的发作次数下降[29]。2002 年，包括 1 名接受暂时 SNS 治疗和 3 名接受永久 SNS 治疗的特发性便秘患者的便秘症状皆有所改善，患者的自然排便次数增加，腹痛和腹胀的症状缓解[30,31]。

5. 舌下神经电刺激

舌下神经电刺激(hypoglossal nerve stimulation，HNS)是一种治疗阻塞性睡眠呼吸暂停(obstructive sleep apnea，OSA)的方法。2014 年，美国食品药品监督管理局(FDA)批准舌下神经脑神经刺激疗法用于治疗成人中度和重度 OSA[32]。睡眠呼吸暂停的发生伴随着上呼吸道肌肉力量的减弱，而上呼吸道的通畅与颏舌肌的激活密切相关，利用单侧刺激舌下神经实现上呼吸道扩张是一种可行的治疗方案[33]。

HNS 疗法涉及手术植入，需将脉冲发射器通过手术植入到胸部锁骨下方的皮下处，将电极插入舌下神经(通常控制颏舌肌)周围，刺激电极呈放射状与舌下神经的近端接触，在电极处释放微弱的电流刺激(图 10-18)[34]。在夜间使用时，通

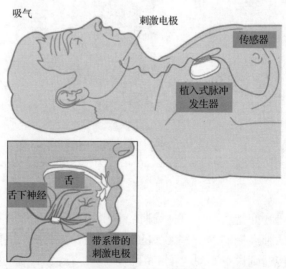

图 10-18　舌下神经电刺激示意图(Inspire 公司)[34]

过监测睡眠呼吸期间的呼吸情况，当呼吸暂停发生时，发放微弱的电流刺激刺激舌下神经诱导舌头前伸，从而打开气道，缓解呼吸暂停的问题。

HNS 的适应证为中至重度 OSA，并且患者不接受或不耐受气道正压疗法。中至重度 OSA 的标准通常为睡眠期间的呼吸暂停-低通气指数（apnea-hypopnea index，AHI）介于 15～65 次/h，并且其中不到 25%的事件为中枢性和混合性呼吸暂停[34]。2014 年，126 例气道正疗法无效或不耐受的中至重度 OSA 患者接受了 HNS 治疗，根据研究结果，在 HNS 治疗 12 个月后，患者的 AHI 下降约 60%[33]。

10.6.2　非侵入式神经调控技术

1. 经颅磁刺激

经颅磁刺激（transcranial magnetic stimulation，TMS）是一种利用磁场调控大脑神经元的无创神经调控方式，通过贴于头皮的磁场生成设备，在大脑皮层中诱发高强度的短时电磁电流，产生超阈值的神经元激活。经颅磁刺激的治疗方案最早由 Barker 等[35]在 1985 年提出，解决了此前直接用电流刺激大脑容易造成疼痛的问题。TMS 可以透过颅骨刺激大脑而不引起头皮表面的疼痛，常用于研究大脑生理学，但也逐渐展示了临床实用性，逐渐成为一种大脑治疗技术，2002 年，经颅磁刺激治疗的获益首先被加拿大健康协会承认，2008 年美国 FDA 首次批准了经颅磁刺激这一治疗方案。

经颅磁刺激在一个磁线圈中产生一个短暂的大电流脉冲，产生短暂的高轻度磁场，磁场透过颅骨作用于相应脑部功能区，产生神经元的感应电流，从而调节神经元的兴奋性（图 10-19）。神经元轴突是最有可能的刺激目标，而不是细胞体或

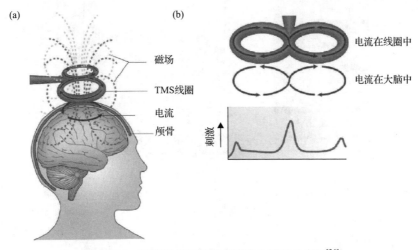

图 10-19　磁线圈产生神经元感应电流的示意图[36]

初始节段区域，因为轴突对 TMS 诱导的短暂电流的激活阈值最低。经颅磁刺激分为单脉冲 TMS 和重复 TMS。单脉冲 TMS 可以产生短暂的效应，而重复 TMS 使用的刺激序列能产生更持久的效应，可以改变受刺激部位的大脑皮层的兴奋性，也可以改变功能解剖连接沿线远端区域的兴奋性[36]。低频 rTMS 会抑制皮质神经元活动，而高频 rTMS 则会促进皮质兴奋性[37]。

除了治疗疼痛之外，研究发现 TMS 对癫痫也有治疗效果。癫痫可能与皮质过度兴奋有关，而长序列低频 rTMS 可以降低皮质兴奋性[36]。最近的研究发现，rTMS 对于帕金森病的冻结步态症状有改善作用[38]。TMS 也可以干扰大脑的感觉和认知功能，用于治疗抑郁、精神分裂症、成瘾、记忆功能障碍等[36]。

2. 经颅电刺激

经颅电刺激(transcranial electrical stimulation，tES)是一种非侵入式的神经调控方式，耐受性良好，副作用轻微，患者的依从度更高。经颅电刺激技术按照刺激电流的类型可以划分为三类：经颅直流电刺激、经颅交流电刺激和经颅随机噪声刺激。其中，经颅直流电刺激(transcranial direct current stimulation，tDCS)是最常用的经颅电刺激形式。

经颅电刺激使用一个电池驱动的刺激器，向放置在头皮上的一对电极(通常为插入盐水浸泡的海绵中的大型导电橡胶片)传递微弱电流，电流穿过头皮到达目标脑区的皮层，调节目标区域内神经元的膜极性(图 10-20)。这种改变不足以诱发神

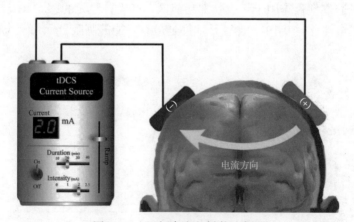

图 10-20　经颅直流电刺激示意图

来源：https://brainlatam.com/blog/novel-imaging-markers-of-current-flow-in-transcranial-direct-current-stimulation-tdcs-1533
另见书末彩图

经元的动作电位，但能改变受刺激的神经元的兴奋性，足以达到调节目标皮层的效果[39]。

　　经颅电刺激常用于缓解疼痛，但镇痛的神经机制尚未完全阐明。这种通过头皮表层电刺激的治疗手段，最早可以追溯到罗马帝国时代，当时的罗马皇帝的医生使用活电鳐(torpedo fish)放置于患者的头皮上来缓解头痛。11 世纪时活电鳐被用于治疗癫痫。直到 1998 年，真正意义上的现代经颅电刺激治疗框架诞生[40]。经颅电刺激可以用于增强运动功能，包括中风、帕金森病等患者的运动障碍治疗。在大脑认知功能方面，经颅电刺激还可应用于严重抑郁症、躁郁症、精神分裂症、焦虑症等和脑部有关的疾病。用阳极刺激可以提高皮层兴奋性，改善记忆能力、警觉性、情绪和运动能力，而用阴极刺激会降低皮层兴奋性，引起冷漠和平静的情绪、记忆消除[41]。

10.6.3　功能性电刺激

　　功能性电刺激(functional electrical stimulation, FES)是指将低频脉冲电流施加到支配瘫痪的肌肉的完整外周运动神经上，受刺激神经所支配的肌肉收缩，再配合运动训练来恢复或改善肌肉功能。绝大数 FES 系统都使用开环控制系统，通常需要用户输入指令，或者使用传感器检测特定的运动状态(例如足下垂、抓握)然后给予电刺激，但这些系统不会校正刺激参数。此外，闭环 FES 系统通过自动识别肌肉疲劳而确定合适的刺激参数。

　　FES 的一种假设模型如图 10-21 所示，FES 会释放一连串短脉冲电流，触发传入和传出神经通路中的动作电位，传出通路直接激活神经元支配的肌肉，但这种激活方式不同于上层运动神经元发出的随意运动指令，同时传入通路将动作电位传送到脊髓，在那里产生各种反射(例如交叉伸展反射和屈曲反射)，激活中间神经元，最终将信号传到皮质。FES 会同时激活运动系统和感觉系统，因此 FES 控制的设计应该充分考虑该复杂的神经系统整合模型，从而提高治疗效果。

　　FES 常用于脊髓损伤患者和中风患者的运动康复训练。如果肌肉没有定期锻炼，会发生废用性萎缩。然而，这种废用性萎缩通常是可逆的，受损肌肉通过训练可以恢复力量。使用 FES 可以使瘫痪的肌肉产生收缩，包括针对抓握、站立、划船、骑自行车、行走等运动模式的强化训练系统，让受损肌肉通过电刺激的辅助进行训练，能有效改善脊髓损伤患者的运动功能。通过刺激一块或多块肌肉协调收缩，可以驱动关节，进一步调节电刺激强度，可以控制关节角度。

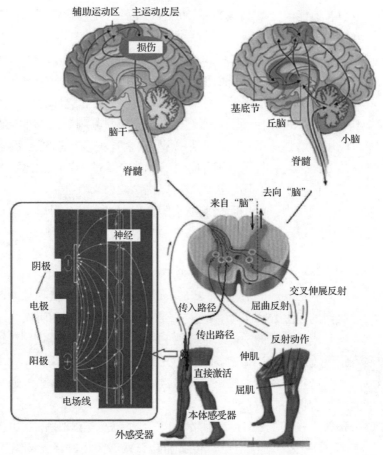

图 10-21　外周神经电刺激效应模型[42]

另见书末彩图

10.6.4　脑机接口概述

　　脑机接口(brain-machine interface)旨在建立人脑和机器之间的双向连接。脑机接口的概念最早可以追溯到 20 世纪 60 年代，在 20 世纪 90 年代，关于脑机接口的研究才真正发展起来。1999 年首次证明大脑皮层的神经元信号可以直接操控机器[43]。脑机接口是恢复残障患者(例如中风、脊髓损伤、脑瘫)运动能力的一种潜在疗法(图 10-22)。随着科技进步，脑机接口也可能全面提升人类的感觉和运动功能，控制假肢外骨骼，甚至恢复听觉、视觉、语言等功能。

　　侵入式脑电是最常用的获取大脑信息的方式，可以得到更高质量的大脑神经元信号，解码出更加精准的认知和运动意图，但需要开颅手术，会对大脑会产生

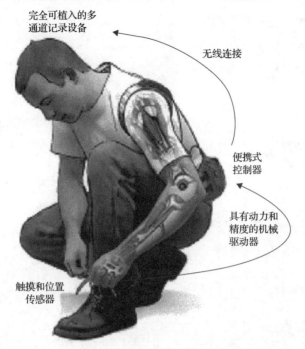

完全可植入的多
通道记录设备

无线连接

便携式
控制器

具有动力和
精度的机械
驱动器

触摸和位置
传感器

图 10-22　植入式脑机接口恢复肢体活动能力的示意图[43]

损伤。非侵入式脑电是一种非常有潜力的脑机接口方案，具有更好的便携性和易用性，但信号的分辨率不高，降噪和解码的难度更高。这两种方案都仍然存在很多问题，需要开展更多的研究来实现技术难题的革新突破。

电极是神经接口的重要组成部分。现在的电极技术仍然缺乏用于复杂条件下的可扩展性、耐用性和精度。研究人员正在探索通过设备和人体组织之间的机械、电子和生物交互作用来优化神经接口。材料科学的进步让柔性电极的生产成为了可能，从而可以精确地瞄准细小的神经束，使用起来更容易，也更安全。此外，微细加工技术正在加速多电极阵列（MEA）的发展，从而实现以单细胞分辨率记录、监测和刺激数百个神经元，这使它们非常适合研究复杂的神经网络。

2020 年 8 月，Neuralink（埃隆·马斯克创立的公司，专注于脑机接口研究）宣布将其开发的脑机接口芯片 The Link 植入到猪的体内，可以收集大脑神经元的活动数据。未来有望用于瘫痪和失明等疾病的治疗。另一家初创公司 Iota Bioscience 也开发了名为“神经尘”（neural dust）的毫米级无线生物电子设备，由超声波供电，可以植入到体内的几乎任何地方，用于收集精确数据或直接刺激神经。此外，借助最新的传感技术及机器学习领域的新方法，一次解密成百上千个神经元的神经活动已成为可能。但是，目前的技术水平还不能实现系统级神经电路，要完全理解 CNS 和 PNS 中复杂的路径还有很长的路要走。如果能集合下一代神经接口、先进的光学成像、计算神经科学和机器学习之大成，就有望加速系统级神经工程研究，并且有助于设计出更有效的生物电子设备。

10.7　本 章 总 结

生命的最小单位是细胞，存在电活动是细胞表现生命活性的基本特征之一。人体中的所有细胞都会产生电信号，它们创建的生物电路在发育、代谢、再生和生理功能中发挥着重要作用。

从简单的生物电的发现和测量开始，电子学与生命科学的结合已有超过 150 年的历史。近代电子技术已经广泛渗透到生物医学的各个领域：通过检测细胞或生物组织的电活动，可以深入了解细胞或生物组织的生理状态或病理状态；借助电子传感技术，还可以实现对生物体温度、压力、流量、成分等更多生物信息的提取和定量检测；借助外加的电磁信号，可以对人体生理活动进行干预和调节。生物电子技术的发展为人们研究各种生命现象，诊断和治疗疾病提供了有力的帮助。

新开发的生物电子设备具备治疗普通医疗手段无法解决的疾病的潜力，有望在包括神经病学、自身免疫性疾病、糖尿病、关节炎、高血压、疼痛治疗和癌症等众多领域提供具有瞬时响应性、精准性及可逆性的替代方案，标志着生物电子医学正进入发展的黄金时代。

参 考 文 献

[1] O'Rourke A P, Lazebnik M, Bertram J M, et al. Dielectric properties of human normal, malignant and cirrhotic liver tissue. Phys Med Biol, 2007, 52(15): 4707-4719.

[2] Cole K S, Cole R H. Dispersion and absorption in dielectrics I. J Chem Phys, 1941, 9: 341-351.

[3] Schwan H P. Alternating current spectroscopy of biological substances. Proc IRE, 1959, 47(11): 1841-1855.

[4] Lin L, Wang Y, Cai M, et al. Multimicrochannel microneedle microporation platform for enhanced intracellular drug delivery. Adv Funct Mater, 2022, 32, 2109187.

[5] Yang Z, Shi J, Xie J, et al. Large-scale generation of functional mRNA-encapsulating exosomes *via* cellular nanoporation. Nat Biomed Eng, 2020, 4(1): 69-83.

[6] Hyman A S. Resuscitation of the stopped heart by intracardial therapy: II. Experimental use of an artificial pacemaker. Arch Intern Med(Chic), 1932, 50(2): 283-305.

[7] Bloem B R, Okun M S, Klein C. Parkinson's disease. Lancet, 2021, 397(10291): 2284-2303.

[8] Welton T, Cardoso F, Carr J A, et al. Nat Rev Dis Primers, 2021, 7(1): 83.

[9] GBD 2016 Epilepsy Collaborators. Global, regional, and national burden of epilepsy, 1990—2016: A systematic analysis for the Global Burden of Disease Study 2016. Lancet Neurol, 2019, 18(5): 459-480.

[10] Cohen S P, Vase L, Hooten W M. Chronic pain: An update on burden, best practices, and new advances. Lancet, 2021, 397(10289): 2082-2097.

[11] Milsom I, Gyhagen M. The prevalence of urinary incontinence. Climacteric, 2019, 22(3): 217-222.

[12] Lozano A M, Lipsman N, Bergman H, et al. Deep brain stimulation: Current challenges and future directions. Nature reviews. Neurology, 2019, 15(3): 148-160.

[13] Krauss J K, Lipsman N, Aziz T, et al. Technology of deep brain stimulation: Current status and future directions. Nature reviews. Neurology, 2021, 17(2): 75-87.

[14] Johnson K A, Okun M S, Scangos K W, et al. Deep brain stimulation for refractory major depressive disorder: A comprehensive review. Mol Psychiatry, 2024, 29(4): 1075-1087.

[15] Yuan H, Silberstein S D. Vagus nerve and vagus nerve stimulation, a comprehensive review: Part II. Headache, 2016, 56(2): 259-266.

[16] Johnson R L, Wilson C G. A review of vagus nerve stimulation as a therapeutic intervention. J Inflamm Res, 2018, 11: 203-213.

[17] Kryshtopava M. Functional magnetic resonance imaging study of central neural system control of voice, with emphasis on phonation in women with muscle tension dysphonia. Ghent University, 2017.

[18] Capilupi M J, Kerath S M, Becker L B. Vagus nerve stimulation and the cardiovascular system. Cold Spring Harb Perspect Med, 2020, 10(2): a034173.

[19] Melzack R, Wall P D. Pain mechanisms: A new theory: A gate control system modulates sensory input from the skin before it evokes pain perception and response. Pain Forum, 1996, 5(1): 3-11.

[20] Huang Q, Duan W, Sivanesan E, et al. Spinal cord stimulation for pain treatment after spinal cord injury. Neurosci Bull, 2019, 35(3): 527-539.

[21] Chakravarthy K, Fishman M A, Zuidema X, et al. Mechanism of action in burst spinal cord stimulation: Review and recent advances. Pain Med, 2019, 20(Suppl 1): S13-S22.

[22] Sweet W H, Wepsic J G. Treatment of chronic pain by stimulation of fibers of primary afferent neuron. Trans Am Neurol Assoc, 1968, 93: 103-107.

[23] Fuentes R, Petersson P, Siesser W B, et al. Spinal cord stimulation restores locomotion in animal models of Parkinson's disease. Science, 2009, 323(5921): 1578-1582.

[24] Mazzone P, Viselli F, Ferraina S, et al. High cervical spinal cord stimulation: A one year follow-up study on motor and non-motor functions in Parkinson's disease. Brain Sci, 2019, 9(4): 78.

[25] Wagner F B, Mignardot J B, Le Goff-Mignardot C G, et al. Targeted neurotechnology restores walking in humans with spinal cord injury. Nature, 2018, 563(7729): 65-71.

[26] Creasey G H, Craggs M D. Functional electrical stimulation for bladder, bowel, and sexual function. Handb Clin Neurol, 2012, 109: 247-257.

[27] Brazzelli M, Murray A, Fraser C. Efficacy and safety of sacral nerve stimulation for urinary urge incontinence: A systematic review. J Urol, 2006, 175(3 Pt 1): 835-841.

[28] Schmidt R A, Jonas U, Oleson K A, et al. Sacral nerve stimulation for treatment of refractory urinary urge incontinence. Sacral Nerve Stimulation Study Group. J Urol, 1999, 162(2): 352-357.

[29] Rosen H R, Urbarz C, Holzer B, et al. Sacral nerve stimulation as a treatment for fecal incontinence. Gastroenterology, 2001, 121(3): 536-541.

[30] Thomas G P, Dudding T C, Rahbour G, et al. Sacral nerve stimulation for constipation. Br J Surg, 2013, 100(2): 174-181.

[31] Kenefick N J, Nicholls R J, Cohen R G, et al. Permanent sacral nerve stimulation for treatment of idiopathic constipation. Br J Surg, 2002, 89(7): 882-888.

[32] Woodson B T, Soose R J, Gillespie M B, et al. Trial investigators. Three-year outcomes of cranial nerve stimulation for obstructive sleep apnea: The STAR trial. Otolaryngol Head Neck Surg, 2016, 154(1): 181-188.

[33] Strollo P J J S, Soose R J, Maurer J T, et al. Upper-airway stimulation for obstructive sleep apnea. N Engl J Med, 2014, 370(2): 139-149.

[34] Baptista J P M, Plaza G. Chapter 33 - Surgery: A Focus on the Hypoglossal Nerve for Sleep Apnea. Academic Press, 2020.

[35] Barker A T, Jalinous R, Freeston I L. Non-invasive magnetic stimulation of human motor cortex. Lancet, 1985, 1(8437): 1106-1107.

[36] Ridding M C, Rothwell J C. Is there a future for therapeutic use of transcranial magnetic stimulation? Nat Rev Neurosci, 2007, 8(7): 559-567.

[37] Ganguly J, Murgai A, Sharma S, et al. Non-invasive transcranial electrical stimulation in movement disorders. Front Neurosci, 2020, 14: 522.

[38] Kim Y W, Shin I S, Moon H I, et al. Effects of non-invasive brain stimulation on freezing of gait in parkinsonism: A systematic review with meta-analysis. Parkinsonism Relat Disord, 2019, 64: 82-89.

[39] Herrera-Melendez A L, Bajbouj M, Aust S. Application of transcranial direct current stimulation in psychiatry. Neuropsychobiology, 2020, 79(6): 372-383.

[40] Sarmiento C I, San-Juan D, Prasath V B. Letter to the Editor: Brief history of transcranial direct current stimulation (tDCS): From electric fishes to microcontrollers. Psychol Med, 2016, 46(15): 3259-3261.

[41] Yavari F, Jamil A, Mosayebi Samani M, et al. Basic and functional effects of transcranial electrical stimulation (tES)—An introduction. Neurosci Biobehav Rev, 2018, 85: 81-92.

[42] Popović D B. Advances in functional electrical stimulation(FES). J Electromyogr Kinesiol, 2014, 24(6): 795-802.

[43] Lebedev M A, Nicolelis M A. Brain-machine interfaces: Past, present and future. Trends Neurosci, 2006, 29(9): 536-546.

第 11 章　生物医学光学

11.1　生物医学光学简介

自地球诞生起,光与生命体的相互作用无时无刻不在发生着。单细胞生物的感光、植物的光合作用以及动物包括人类的视觉感受,均涉及光的参与。人类的祖先最先是根据阳光"日出而作,日落而息",之后开始掌握了火光的使用,从而不断地拓展着人类的生活。列文虎克发明的复式显微镜把我们带入了微观时代。从那之后,微生物学快速发展的同时,显微镜也得到了长足的发展,极大地推进了生物学的发展。如今,各类显微镜已经成为生物实验室与医院等必不可少的使用工具。随着爱迪生发明电灯泡,人类进入了电器时代。荧光灯、激光与发光二极管(LED)灯的发明,不仅为日常生活提供了必不可少的光源,而且使科学家能够在生物医学研究中对光进行操控与应用。

人类很早就意识到光的医疗用途,可以追溯到古埃及罗马时代。古人们已经意识到太阳光具有治疗用途。在我国唐朝,孙思邈在其著作的《千金翼方》卷十一中提到"宜时见风日。若不见风日,则令肌肤脆软,便易中伤",明确指出了光对健康的作用。19 世纪,丹麦医生科学家尼尔斯·吕贝里·芬森致力于利用光对皮肤病等疾病的治疗应用,因此获得了 1903 年的诺贝尔生理学或医学奖,开启了现代医学光学的时代[1]。

生物医学光学主要涉及可见光在生物与医学中的应用,涉及的科学与技术范畴涵盖了光学成像、诊断、治疗与光学操控等用途,是一个高度交叉的新兴学科[2]。这一领域的发展首先得益于 19 世纪早期量子理论的快速发展,如爱因斯坦提出的量子理论统一了光的波粒二象性,为光学的快速发展提供了理论基础。20 世纪中期,激光、微电子与纳米技术的快速发展为生物医学光学的技术发展提供了条件。其中,1960 年西奥多·梅曼发明的红宝石激光器极大地加速了光的医疗应用。20 世纪后期,分子生学技术的进步和人类基因组计划的开展把光在生物医学的应用推进到了细胞甚至是分子层面。光学理论与技术的蓬勃发展在加速我们对生命科学理解的同时,为医学健康提供了全新的诊疗工具。

11.2　生物医学光学中的光源

生物医学光学主要涉及可见光(400~760 nm)的应用,根据应用场景的不同,部分情况下亦涉及紫外(100~400 nm)与近红外光(1000~1400 nm)的应用[2]。可见光是电磁波谱中人类可以看见的波段部分,与其他电磁波一样,具有波长、强度、相位与偏振等光的基本特征。牛顿最先利用三棱镜将可见光分成红橙黄绿青蓝紫,其中不同颜色代表着不同波段的光。不同波段的光子其能量也不一样,波长越短则能量越高。描述光的重要参数之一是光强度,是指沿着光照方向,单位面积上的光辐射功率,其单位通常为 W/cm^2 (瓦特每平方厘米)。相位主要描述光波在介质中传播时某一时刻的状态,反映了光的波动过程在空间和时间上变化的规律。光的偏振则是指光波在与其传播方向垂直的平面内沿着一个特定方向的振动。与自然光相比,激光在上述几个特征上均有其独特的优势(图 11-1)。激光主要是由受激辐射产生,其波长可以为单一波段(又称单色性),具有高度的方向性、高强度性以及高度的相干性(其光波的相位是一致的)。与之相反,自然光通常为多色,其方向性差,且强度通常较激光低,其光的相位与偏振方向是不一致的(相干性低)。

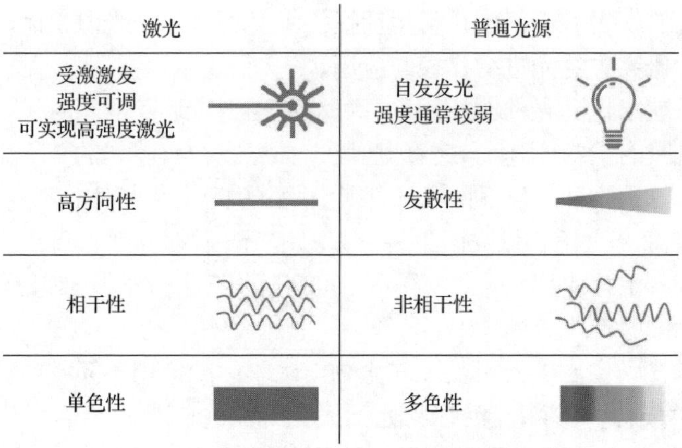

图 11-1　激光与普通光源的特点的比较

　　由于上述的诸多优点,大多数的生物医学应用中都使用激光作为光源,这不仅包括显微镜当中的激发光源、光学操控使用的光源、临床上激光手术与光疗使用的光源。近年来,基于 LED 光源的医学应用也逐渐增加,主要原因之一为 LED 技术的快速发展。与激光相比,LED 具有成本低廉、操作简便和可辐照面积大等优点,但本质上 LED 仍为非相干性光源。根据光束生成方式的不同,激光可以分为连续激光与脉冲激光,其中连续激光其发光在时间上是连续且较稳定的。而脉冲激光以脉冲状的方式发光,其发光具有一定的时间间隔和频率。连续激光的主要参数为波长与强度,而脉冲激光除上述参数外,其脉冲频率与持续时间亦是重要的激光参数。此外,如根据激光器的介质进行分类,可以分为固体激光与气体激光。梅曼发明的红宝石激光即属于典型的固体激光。

　　医学激光已经应用到病理科、眼科、口腔科、皮肤科、内科、外科与肿瘤科在内的达 200 多种疾病，已成为诊断与治疗不可或缺的重要医疗技术。经典的光源包括激光与 LED，均通过生物样本表面照射来提供光源，这种方式只能在浅层组织进行应用，比如皮肤表面。随着电子与制造技术的快速发展，光源可以衍生成光纤，甚至制作成可吞咽式，为消化道与体内组织的光学应用提供光源。典型的例子为内窥镜。此外，基于材料科学的应用，部分发光的纳米材料亦可以当作光源，可实现血管内的直接注射，进而作为体内可循环的光源。这种可注射型的光源目前正处于实验室研究阶段。

11.3　光与组织的相互作用

　　由于光本身波粒二象性的物理特征，当光与介质发生相互作用时，会发生光的吸收、反射、折射与散射[3]。同样，当光接触组织、细胞以及生物分子时亦会发生上述物理现象 (图 11-2)。因此，清楚地理解光与组织之间的相互作用，可以帮助我们更好地认识组织的物理特征。一方面，光可以作为信息载体，与生物组织相互作用后的光子可以反映出组织中的结构信息，因此可以用于细胞、组织和活体的光学成像。另一方面，光也可以作为能量载体，当组织或细胞吸收光子的能量后，可以转化成其他的能量形式，比如热等，该过程可以应用于疾病治疗与干预。此外，光可以作为操控工具，用于在生物医学中对特定的生命对象进行捕获、移动与活化等。

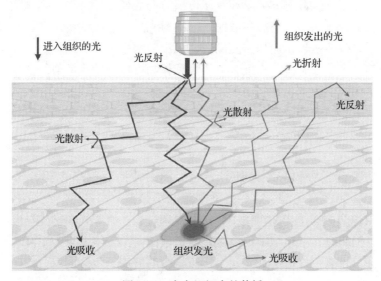

图 11-2　光在组织中的传播

另见书末彩图

11.3.1　组织的光吸收

生命体由含有碳、氢、氧、氮、磷和硫等元素的有机分子或大分子及无机盐等构成。在光子与分子相互作用时，分子可以吸收其能量。根据分子结构的差异，不同分子可以吸收特定波长光子的能量。比如，水分子对可见光的吸收较弱，对红外区的光具有较强的吸收，而皮肤中的黑色素分子在可见光区域吸收较强。不同细胞及其构成的组织因所含成分与结构的差异，具有不同的光吸收能力。例如，眼睛中的晶状体主要为透明结构，其光吸收较少，而皮肤与血管组织，其光吸收较强。此外，光的吸收强度与组织的厚度有密切关系。光在组织中传播越久，则光吸收越多。这一规律符合经典的朗伯-比尔定律。总体上，生物样本的光吸收与波长有着密切的关系。在可见光波段范围内，波长越长则组织的光吸收越少。正是这些组织的光吸收特征，决定了光在生物医学应用过程中的具体效应。因此，在进行组织成像或者疾病光疗时，理论上选择组织光吸收较少的波长更有利于光的穿透，比如在可见光区域，使用红光会比蓝光的成像深度更好。

11.3.2　组织的光散射

由于细胞和组织在微观和宏观结构上折光率的差异，光进入组织后会发生散射现象，主要原因是组织的结构是各向异性的，因而导致光子在组织中传播时其方向发生改变。总体来看，组织中的光散射与经典的光散射一致，可以分为弹性散射与非弹性散射。光在组织中传播时，弹性散射是指其入射光与折射光的频率与波长保持不变。该散射方式只涉及光传播方向的变化，可以根据其散射光方向分为前向散射、侧向散射与后向散射。当散射光与入射光的频率和波长发生变化时，则称为非弹性散射，比如拉曼散射。从细胞水平来看，细胞内包含不同的生物分子及其构成的细胞器，而细胞器作为颗粒物可以导致光散射的发生。生物实验室常用的流式细胞术正是利用细胞的光散射信号将单个细胞区分开来。从宏观来看，组织由不同的细胞以及结构组成，当光穿过折射率不同的各组分时会发生光的散射。对于组织的光学成像来说，这一特点极大地决定了成像的深度以及分辨率(清晰度)。

除上述提到光吸收与散射外，光在组织中传播时也存在反射与折射现象(图 11-2)。需要注意的是，这些光学现象并不是孤立存在的，组织中各种不同的光学现象综合构成了光在组织中传播的复杂过程。组织光学是生物医学光学衍生出来的专门研究光在组织中传播规律与机理的一个分支。只有更好地理解组织的光学特性，才能更好地实现光在生物医学中的应用，包括成像、诊断、治疗与操控。

11.3.3　光与组织的相互作用的类型

　　光在组织中传播时，光子会因不同的组织特性而发生不同的变化。同样的是，组织在与光发生相互作用时，亦能产生不同的物理与化学反应。究其原因，组织在吸收光子的能量后可以产生不同的效应(图 11-3)，包括光热效应、光蚀除、光致破裂、光致发光以及光化学效应等[3, 4]。

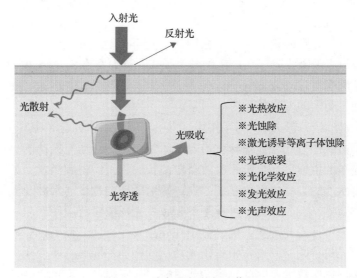

图 11-3　光与组织的相互作用

　　(1)光热效应：生物组织吸收光子的能量直接转换为热量，表现为组织温度的升高，即为光热效应。蛋白与细胞等需要在生理温度下维持其正常的功能。从微观来看，温度升高可导致蛋白变性等生化改变，严重时可以直接以热的形式杀死细胞。在组织水平上，光热效应可以导致组织的凝结、汽化、碳化与熔融。激光需要达到一定的光强度($10 \sim 10^5$ W/cm^2)才能在组织中引起光热效应。通过引入具有光热转换效应的分子或材料，可以促进组织中的光热效应，实现疾病干预的目的，称为光热治疗(photothermal therapy)，近年来被广为研究。组织的光热效应还可以导致组织的膨胀，产生热弹效应，进而激发生成超声波，因此可以用于光声成像[5]。光声成像以光的形式进入组织，所产生的超声信号反映了组织的结构与生理信息，经过超声探头检测后可以实现深层组织的成像。

　　(2)光蚀除：当入射光的光子能量大于组织中的分子键能时，激光可以直接"切断"共价键，称为光蚀除效应。利用高强度激光的光蚀除作用，可以实现组织的精准切割，且该过程并不引起相邻组织的热损伤。临床上激光手术的应用多涉及这一原理。由于光子的能量需要大于分子中共价键的强度，光蚀除所使用的激光主要位于紫外波段，且其强度需要达到 $10^7 \sim 10^9$ W/cm^2。例如，临床上屈光角膜手术使用的激光。与光热效应引起激光周围组织的坏死不同，光蚀除不依赖于热效应，其形成的伤口较为平齐和干净。

(3)等离子体诱导蚀除：当激光的能量进一步增强($10^{11} \sim 10^{13}$ W/cm^2)，对应光子产生的能量可以在组织中引起等离子体的形成，所产生的蚀除效应称为等离子体诱导蚀除。与光蚀除类似，应用等离子体诱导蚀除来切除组织时没有明显的热损伤。

(4)光致破裂：激光强度达到 $10^{10} \sim 10^{14}$ W/cm^2 时，可引起更强的等离子体形成，所导致的机械效应包括形成冲击波、空化气泡以及"喷溅"效应，可以直接破坏组织，称为光致破裂。临床上采用的激光碎石就涉及光致破裂这一原理。需要指出的是，组织吸收光子后产生的各类效应是同时存在的。例如，193 nm 的氟化氩准分子激光器(ArF excimer laser)主要引起光蚀除效应。但是，随着使用激光波长的增加，会伴随着光热效应的增强。

(5)光致发光：光与组织相互作用过程中，当组织中的分子吸收特定光子后，可以以无辐射跃迁方式将能量转化为分子间的平动、转动与振动能(热能)，该过程不涉及光子的生成。如果分子吸收特定波长的光子后得到激发，处于激发态的电子以辐射跃迁的方式再回到基态。这一辐射跃迁的过程通常涉及光子的发射，包括荧光和磷光。荧光作为一种典型的光致发光现象广泛应用于生物医学光学成像。磷光是另一种发光现象，磷光分子在光激发停止后，仍可以在一定时间内发光。磷光发光的持续时间通常根据磷光物质的种类不同而有所变化。但是生物体自身的磷光现象比较少，因此也容易被忽略，其应用也比荧光少很多。

(6)光化学效应：除组织的上述光物理效应外，生物分子和组织吸收的光能亦可以引发化学反应，涉及化学结构的改变，包括分子的异构、裂解、加成与氧化等。最典型的例子为：植物的光合作用、光照皮肤介导维生素 D 的生成和眼睛中视紫红质的感光过程。组织的光化学效应可以引起明显的生物学信号通路的改变，称之为光生物调节作用(Photobiomodulation)[6]。其中，光动力效应是指在分子氧存在的条件下，光敏剂经过光激发后，在回到基态的过程中，将能量传递给氧分子，形成单线态氧与活性氧物种(reactive oxygen species，ROS)的效应[7]，此处光敏剂通常指组织内存在或者人为引入的色素分子。光动力效应生成的 ROS 可以在细胞中引起一系列的生物化学效应。当细胞内源的光敏剂分子在光照条件下产生的 ROS 处于生理浓度范围内，可以启动相关信号通路，参与细胞的各项生命活动。例如，细胞色素 c 氧化酶在光照条件下，可以生成一氧化氮、ROS 与 ATP 等，这些小分子可以参与细胞的正常生理活动，包括引起血管的收缩、促进细胞的存活、迁移以及抗感染。在光学成像过程中，尤其是活细胞显微成像，光动力作用导致的细胞杀伤是产生细胞光毒性的主要原因之一[8]。此外，通过外源性光敏剂的使用，在光的诱导下，在组织局部可以产生大量的 ROS，由此产生细胞毒性，从而达到疾病治疗的目的。目前，光生物调节作用的机理仍然不是很清晰，但是大量的医疗实践证明，低能量的光辐照可以使患者获益，对应的光疗技术常被称为低剂量光疗(low-intensity laser therapy, LILT)[9]。需要指出的是，光生物调节作用严格依赖于波长。紫外波段的光通常容易导致 DNA 损伤。因此，光生物调节作用的应用主要涉及红光区域的光源。同时光生物调节作用亦取决于光照的强度。过低的光能量不够引起生物效应，而过高的能量则容易导致光热效应以及光毒性的产生。

11.4　生物组织的发光效应

生物组织的发光效应主要包括荧光与生物发光。荧光是一种光致发光现象，即某物质或分子在吸收光子的能量后，发生跃迁至激发态，在回到基态的过程中释放长波长的光子。整个过程吸收的光称为激发光，而发射出来的光称为发射光。当停止光激发后，发射光亦会消失。荧光分子均具有其特征的吸收(激发)光谱和发射光谱。生物组织中有很多成分具有荧光特性，包括蛋白质、核酸、血红素、维生素分子和还原型辅酶Ⅰ(NADH)等生物分子。依据其结构不同，这些分子具有其独特的光谱特征。例如，血红素在紫外光的照射下，会发出红色的荧光。蛋白分子由于含有芳香氨基酸色氨酸、酪氨酸和苯丙氨酸，分别在 280 nm、275 nm 和 257 nm 具有光吸收，因此在短波长的光激发下，蛋白质可在紫外区具有发射光。荧光蛋白由于其局部的三维结构，可以在特定波长的光激发下发出荧光。下村修、马丁·查尔菲与钱永健最早发现和阐明了绿色荧光蛋白(GFP)的发光机理，并展示了其强大的生物医学应用潜力，因此获得了 2008 年的诺贝尔化学奖。目前通过荧光蛋白的工程化改造，荧光蛋白的发光几乎可以涵盖整个可见光区域甚至是近红外波段，已成为生物医学研究不可或缺的工具蛋白。这种本身存在于细胞中的荧光分子称为内源性荧光分子，通常容易在可见光区域被激发而发光。这一过程容易造成荧光成像过程中的背景干扰，是成像过程中应极力避免的。

与内源性荧光分子不一样的是，在需要进行荧光分析或成像时，引入到细胞或体内的荧光分子通常称为外源性荧光分子。对于小分子化合物类荧光分子，其荧光特性依赖于化学结构，典型的例子包括荧光素(FITC)与吲哚菁绿(ICG)，两者均已应用于临床荧光成像。此外，近年来随着材料科学的快速发展，大量的荧光材料得以合成，包括量子点、上转换纳米颗粒、金属团簇等[10]。这些材料具有独特的光学性质，其荧光特征可以与传统的小分子荧光相媲美的同时，展示出更多的光学特性，大大拓展了生物医学光学的应用。正是由于光学理论与技术的突破，量子点的发现与合成，获得了 2023 诺贝尔化学奖。

除荧光外，生物组织还存在其他的发光效应。其中，生物发光通常依赖于组织中的萤光素酶，萤光素酶可以在 ATP 与氧气存在的条件下，在催化荧光素底物的同时发出光子。生物发光现象在大自然中较为常见，包括低等植物真菌、发光水母、萤火虫与深海鱼类等，均能表达萤光素酶。根据萤光素酶的种类与底物的不同，可以产生不同波长的生物发光。通过基因改造可以将萤光素酶基因转入细胞，从而用于检测细胞内特定基因的表达、在体内监测细胞的增殖与转移等。由于生物发光不依赖于激发光的使用，因此其穿透深度较荧光成像更好。但是，生物发光在多数情况下依赖于萤光素酶的表达和荧光素底物的使用，因此也具有局限性(表 11-1)。此外，组织中的辐射诱导发光和声致发光等光学现象，近年来也开始得到关注。与光致发光相比，这种基于辐射与超声激发的发光，其组织穿透能力更深，具有其独特的优点。

表 11-1　荧光与生物发光的比较

特征	荧光	生物发光
是否需要激发光	否	是
是否需要底物	否	是
穿透深度	波长依赖	同波段下，穿透深度更好
背景干扰	容易出现	背景干扰相对更少
是否可以单细胞分析	是	否
酶催化信号放大效应	否	是
检测仪器	酶标仪、显微镜、活体荧光成像	酶标仪、活体荧光成像

11.5　生物医学光学应用

11.5.1　光学成像

在现代生物医学的发展过程中，对生命体的生理与结构的认识大量依赖于光学成像的应用。早期的光学显微镜主要根据细胞或组织自身的光学结构特点来实现生物样本的观察与结构辨认。现代的细胞、组织和活体水平的光学成像则得益于光学显微镜技术与成像设备的快速发展，以及光学成像探针的使用。从微观来看，光学显微镜已经进入到超分辨显微时代，甚至可以实现对单个大分子进行成像(单分子成像)[11]。其中，受激发射损耗显微镜技术(stimulated emission depletion microscopy，STED)与光激活定位显微镜(photoactivated localization microscopy，PALM)于 2014 年获得诺贝尔化学奖。此外，随机光学重建显微镜(stochastic optical reconstruction microscopy，STORM)也是目前实验室中使用较为广泛的一种超分辨显微技术。从宏观来看，光学成像可以应用于小动物活体成像和临床上的光学相干层析成像(OCT)和光学指导的手术等[12]。其中,荧光指导的手术可以为外科医生实时反馈组织的病理信息,辅助实现精准的手术操作。

光学成像的应用同时依赖于成像探针的发展。通俗来讲,光学成像探针是一类光学成像试剂,可以对特定的生命过程进行示踪和定量等分析。根据成像类型,光学成像探针可以分为荧光探针、生物发光探针与光声探针等。根据光学成像探针的结构和组成,可以分为基因编码探针、小分子探针以及纳米材料探针等。这些光学成像探针的光学特性、结构和物理尺寸等差异,均决定着其最终的成像效果,包括成像的对比度与特异性等。

在光学成像过程中,最重要的过程为提高成像对比度,即在提高光学探针成像信号的同时,减少背景信号的干扰。如前述介绍,生物体细胞中同时存在着内源性的荧光分子,因此在荧光成像的过程中,光激发荧光探针的同时,也导致了内源性荧光的干扰。此外,受限于组织的光吸收与散射等因素,光学成像的深度一直备受限制。近年来,组织透明化技术的使用可以在直接增加组织的透光度、减少自发荧光的同时,避免光在组织中的吸收以及散射,从而大大提高了荧光成像的深度、信噪比以及分辨率。成像时,光激发荧光分子获得发射光信号的同时,可以通过光化学效应生成 ROS。生成的 ROS 一方面可以介导细胞光毒性,另一方面可以导致荧光分子结构的改变,使荧光强度逐渐降低,这一现象被称为光漂白。因此在荧光成像的时,ROS 的清除有助于减少光毒性和光漂白,可以提高活细胞荧光成像的安全性以及稳定性(图 11-4)。

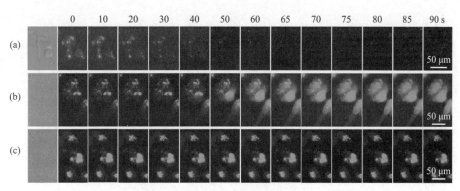

图 11-4　活细胞荧光成像过程中的光漂白与光毒性[13]

(a)溶酶体染料 LysoTracker 在光照下发生光漂白;(b)阿的平染料在光照条件下,产生光毒性导致了非特异性染色;
(c)采用铂纳米颗粒清除胞内 ROS,可减少光毒性的发生,获得稳定均一的荧光图像

随着生物医学的快速发展,未来的光学成像无疑需要具有更好的分辨率,以看得更为清楚(信噪比)、光穿透能力更强以及实现多重的光学成像。为解决上述问题,新型光学显微镜在不断被开发,包括多光子显微镜、光学片层显微镜、拉

曼光学显微镜等。同时，成像样本的处理技术在不断革新，包括组织膨胀显微镜、组织透明化技术等，因而可以从生物样本入手，提高光学显微成像的分辨率、清晰度和穿透深度等。在获取荧光图像的过程中，新的信号处理方法和算法的应用无疑可以帮助对特定光学信号的识别、定量以及分辨率的提高。此外，新的光学成像技术，包括近红外 II 区荧光成像、光声成像以及辐射诱导发光成像等模式，可以通过不同的途径来克服光学成像深度的限制[4, 14]。光学成像具有很强的可操作性和兼容性，将光学成像与其他成像模式相结合，可以形成多模态成像，以达到扬长补短的目的。例如，在细胞成水平上，荧光显微镜与透射电子显微镜(TEM)的结合，可在细胞超显微结构的基础上识别特定荧光信号的定位(图 11-5)。而在体内成像应用中，荧光与正电子发射断层扫描(PET)等临床成像探针的整合，可以在全身成像的基础上，实时获得荧光成像信息，在疾病诊断中具有重要的应用潜力。

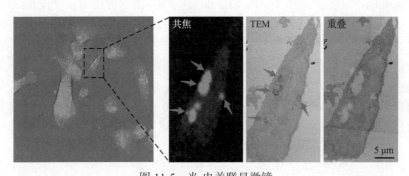

图 11-5　光-电关联显微镜
乳腺癌细胞 MDA-MB-231 中荧光信号可以与 TEM 下的溶酶体超显微结构具有良好的重叠[13]
另见书末彩图

11.5.2　光学治疗

　　光学治疗主要利用组织的光吸收、引入的光疗制剂及其引起的生物学效应来对特定的疾病进行干预，达到治疗的目的。光学治疗可以简单分为激光手术、光生物调节、光动力以及光热治疗的应用。总体来看，光学治疗具有非侵入性、损伤小、毒副作用低和时空可控的优点，在临床上已经应用于眼部疾病、感染、肿瘤等疾病的治疗。

1. 激光手术

　　激光手术主要利用光与组织相互作用时引起的机械切割效应。用高强度激光照射病灶组织后，通过激光所引起的光蚀除、等离子体诱导蚀除、光致破裂和光击穿等效应，实现组织的切割或破坏。与传统的手术相比，激光手术不需要直接接触病变组织，其切口锋利，具有创伤小、出血少、精确度高和副作用少等优点[3]。典型的激光手术包括眼科使用的屈光角膜手术(用于治疗近视)、泌尿外科的激光碎石术(用于治疗结石)以及口腔科的龋病治疗等。此外，激光手术在妇科、皮肤科以及整形美容中均有应用。激光手术中常使用脉冲激光，其强度可达 $10^7 \sim 10^{14}$ W/cm^2，且脉冲持续时间保持较短。通过使用微秒到皮秒的激光脉冲可以最大限度地减少热量扩散到周围组织中，避免光热效应引起的非特异性损伤。

2. 光生物调节

光生物调节的医疗应用主要涉及低能量激光的使用，即低剂量光疗。与激光手术相比，低剂量光疗的光强通常低于 1 W/cm^2，因此除激光外，其他光源如 LED 等亦大量使用[9]。低剂量光疗可以追溯至人类最早使用的日光浴。随着光生物医学的发展，科学家们发现组织在吸收特定波长的光子之后，其内部的分子可以发生化学、电化学和热反应，从而激活相关信号通路，引起细胞代谢和基因表达等变化。大量的实践表明，光生物调节作用可以用于促进伤口的愈合、缓解疼痛以及减少炎症的发生。

在哺乳动物细胞中的光生物调节作用被普遍认为可以通过影响细胞中的呼吸链而起效。线粒体中的细胞色素 c 氧化酶在吸收红光和近红外波段光子的能量后，可以导致钙离子的释放、活性氧的产生以及 ATP 和一氧化氮等代谢分子的增加[15]。这一系列的变化可以进一步引起相关信号通路的改变，包括转录因子的激活。例如，ATP 的生成与细胞存活、迁移与增殖相关，这可以解释光生物调节作用可用于促进伤口愈合。缓解炎症的过程则受益于光照时引起的 ROS 信号通路的改变。与激光手术一样，光化学调节作用的应用通常不涉及外源性光学试剂的使用。目前，光生物调节的治疗应用领域也在逐步扩展。有研究表明，红光与近红外光的经颅光刺激可以促进神经元的代谢，在改善大脑功能和治疗老年痴呆与帕金森病等脑部疾病中具有很大的应用潜力。

3. 光动力治疗

光动力治疗依赖于光照条件下光敏剂生成大量的 ROS，进而杀死细胞，达到治疗特定疾病的目的。目前光动力治疗主要应用于抗肿瘤、抗菌与抗病毒。在肿瘤治疗中，与常见的手术治疗、化疗和放疗相比，光动力治疗具有侵入性小、副作用低且可以重复进行等优势，已应用于皮肤癌、头颈癌和口腔癌等肿瘤的治疗[7]。光动力治疗过程需要光敏剂、分子氧和光敏剂对应波长的光源。虽然存在于组织中的部分内源性荧光团，可以通过光动力的机制生成 ROS，但是该过程产生的 ROS 远不能满足细胞杀伤所需。因此，光动力治疗需要引入外源性光敏剂来促进 ROS 的累积，进而高效地实现病变细胞的清除。常见的光敏剂包括 5-氨基乙酰丙酸(5-ALA)、卟啉类光敏剂和亚甲基蓝等。在光动力治疗过程中，除了要考虑光敏剂自身的暗毒性外，亦需要考虑光毒性的发生。注射光敏剂的患者需避免强光直射，以免损伤正常组织，即光毒性。实现疾病靶向的光敏剂富集是光动力治疗成功的关键，这一过程与体内靶向性荧光成像的要求相一致。在肿瘤光动力治疗过程中，患者在注射光敏剂后需等待一段时间，待光敏剂在正常组织中被清除和在肿瘤部位实现富集后，再给予光照，从而在局部高效地杀伤肿瘤(图 11-6)。目前，大量的研究正尝试实现疾病靶向的光敏剂递送，包括将光敏剂与肿瘤细胞靶向的配体如抗体进行偶联，或者将光敏剂装载于药物递送载体。典型的例子为，装载于脂质体中的维替泊芬(verteporfin)，该药物已经应用于老年性黄斑变性(age-related macular degeneration, AMD)的光动力治疗。需要指出的是，肿瘤光动力治疗除了可以直接杀死病变细胞外，该过程介导的细胞死亡方式通常包括了免疫原性细胞死亡[16]，可以激发机体的免疫反应，从而促进对肿瘤细胞的免疫杀伤，这是近年来光动力治疗研究的热点之一。

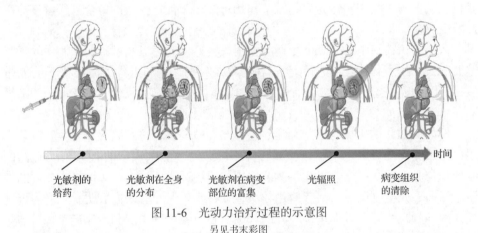

图 11-6　光动力治疗过程的示意图
另见书末彩图

4. 光热治疗

光热治疗主要通过光热转化剂将吸收的光能转变为热能，进而直接杀死细胞[17]。虽然组织自身可以吸收光并通过光热效应使组织升温，但是这种光热效应在组织水平上缺少特异性，其光热转化效率也较低且不可控。通过人工合成光热转化剂，在特定的组织中富集后，结合光照的使用，可以在组织局部高效地升温，达到疾病治疗的目的。目前，光热治疗主要应用于抗肿瘤和抗菌等领域，相关的光热转化剂主要包括在近红外光波段具有强吸收的染料或合成材料。典型的例子包括 ICG、贵金属纳米颗粒和碳纳米材料等。小分子的光热转化剂具有成分确定和生物相容性良好的优点，但也面临光热转化效率有限和光漂白的不足。纳米材料作为光热转换剂可以具有更为高效的光热转化性能和化学稳定性，但是其体内应用的安全性需进行系统评价。总体上，与激光手术当中使用的激光强度相比，光热治疗所需的光强度更低。光热升温引起的细胞死亡亦可以引起后续的细胞生物学效应，如针对肿瘤细胞的免疫效应。已有临床研究报道了基于金纳米颗粒的肿瘤光热治疗应用[18]。

11.5.3　光学操控

光和组织在相互作用时，除了引起相关的生物学效应外，光也可以作为一种操纵工具来对特定的分子、细胞甚至是组织来进行操控。根据光的波粒二象性，光子作为一种粒子，在具有能量的同时也具有动量。光子在与微颗粒（如细胞）相互作用时，不论光子被吸收、反射还是折射，其能量和动量能均可以传递至其接触的微颗粒，从而引起相应的化学或物理变化，这其中包括了高强度激光导致的微颗粒物理位移的变化。实际上生物医学中的光学操控不仅可以直接控制微颗粒的运动，亦可以活化或中止特定蛋白的活性、影响相关信号通路和个体生物学行为。将光作为操控工具已经大量应用于生物医学研究，主要包括光镊（optical tweezers）、光遗传学（optogenetics）与光药理学（photopharmacology）。这些应用在单分子操控、生物物理学、神经生物学和药理学中具有重要的前景。

1. 光镊

光与特定的物体相互作用时，光子动量的变化反映着其受力的变化。与之对应的是，物体亦承受着光子的反作用力。光镊就是基于聚焦激光与颗粒接触时的动量传递带来的力学效应，对微颗粒的物理运动进行操控[19]。光镊技术由美国科学家 Arthur Ashkin 于 1986 年发明，这项技术获得了 2018 年诺贝尔物理学奖。与传统的操控技术相比，光镊技术可以对单个微颗粒进行精确的操控，且具有非接触和损伤小的优势，可以操控的颗粒大小在几十纳米至几十微米之间，刚好可以对生命体包括细胞、细胞器、病毒颗粒甚至单个 DNA 链进行操作，在生命科学中已得到大量的研究。通过光镊的使用，可以在单细胞和单分子水平上对生命颗粒进行捕获、移动甚至是定量控制与测量微观的力学变化。光镊在蛋白与核酸相互作用、分子马达、细胞器等亚细胞结构的操控、病毒或细胞分离中具有独特的优势。但是，鉴于组织与细胞固有的光吸收特性，高强度的光照可能导致光热和光化学效应等光毒性。因此，通常使用长波长（700～1300 nm）的激光作为光源，用于生物医学研究中的光镊应用，以减少对细胞的损伤。

2. 光遗传学

光子的能量被特定蛋白如光敏蛋白吸收后，可以导致蛋白构象的改变。把光信号转变为生物化学信号的这一过程构成了生物感光的基础。受此启发，光遗传学主要通过遗传学手段，将改造的感光蛋白表达于特定的神经细胞中，利用光的辐照作为开关，激活或抑制感光蛋白的活性，达到操控细胞的生理活动的目的[20]。2005 年斯坦福大学的 Karl Deisseroth 将来自藻类的通道视紫红质 ChR2 光敏蛋白表达于海马神经元细胞膜，在蓝光照射 50 ms 以内可以引起胞外阳离子的内流，实现了该细胞动作电位的控制，从而开启了光遗传学的研究[21]。实际上，光遗传学结合了遗传学操作与光学的应用，具有非侵入性、时空可控性和实时可逆的优点。光遗传学可以精准调控特定神经元的活性，为神经生物学的研究提供了便利的工具。

目前，神经生物学家们已经可以在线虫、果蝇和小鼠等模式生物中，通过光遗传学手段研究生物的嗅觉、睡眠、新陈代谢、记忆和甚至是社会学行为，加速了对大脑功能的理解和认识。光遗传学技术还可以用于揭示神经系统疾病包括癫痫、帕金森病和阿尔茨海默病等的发病机制，从而为这类疾病的药物开发提供依据。除了在神经细胞中进行光遗传学操作外，实际上类似的光学操控概念可以应用其他类型细胞的生命活动的调控。免疫细胞中的光遗传学操作，可以实现特定免疫细胞的活化或抑制，从而有望实现光控的免疫治疗。同样，利用光遗传技术修复或改善患者的感光能力，可以在失明等眼部病变的治疗中发挥着重要的作用。随着光遗传学技术的快速发展，其应用已经在非人类灵长类动物中得到验证。但是该技术涉及遗传学操作，感光蛋白的细胞转基因过程具有安全性风险和不确定性，光遗传学技术最终的临床应用仍有待系统的评估。

3. 光药理学

光药理学通过将光响应性的"开关"引入药物分子结构当中，在光辐照的作用下，改变药物分子的结构，从而调控其药理活性[22]。与光遗传学类似，光药理学可以在疾病部位特异地激活药物分子的药理性质，具有非侵入性和时空可控性，同时，可以降低药物的系统毒性。传统的药物治疗过程中，药物分子与靶标的结合是实现其药理作用关键。实际上药物分子除了在疾病部位累积以外，亦分布于正常组织，加之存在药物的脱靶效应等现象，导致药物毒副作用的出现。理想的光响应性药物在未接触光的条件下并不具有药理活性。光药理学技术通过在疾病部位施加特定波长的光辐照，使药物分子结构或构象发生改变而活化，进而与靶标结合并发挥药效。该过程有望帮助降低药物的毒副作用，同时疾病部位的特异性光活化可以促进其治疗效应。光响应性药物的活化，主要包括以下两种策略(图 11-7)。其中一种是，药物分子在吸收特定的光子能量后，其结构发生重排或断裂，从而获得与靶标结合的能力，这种活化方式通常不具有可逆性。另外一种是，光照条件下药物分子发生构象的改变，暴露出具有药理活性的部分，进而结合药物靶标蛋白，发挥治疗效应。与前一种相比，这种构象变化可以恢复，因此该光活化过程通常具有可逆性。需要指出的是，光响应性药物的活化过程与光辐照的能量之间具有相关性，可以通过调整光活化的条件来对活化药物的剂量进行操控，理论上有助于实现疾病的按需治疗。与上述光活化策略相反，光响应性药物分子在发挥作用的过程中，也可以通过光刺激的方式中止药物的活性，这对于中止或减少药物的毒副作用亦具有重要的研究意义。从光控药物活性这一角度来看，光动力治疗过程中的光敏剂的光控杀伤也可以归于光药理学的范畴。值得一提的是，在药物的递送过程中，光响应性的药物释放也可以实现药物治疗的增效，是近年来光控药物的研究热点之一。此外，光控药物的应用仍受光穿透能力有限的制约，发展近红外光响应性的药物将有助于克服这一弱点。总体来看，与其他光学应用相比较，光药理学的发展历史较短，但具有较大的应用潜力。

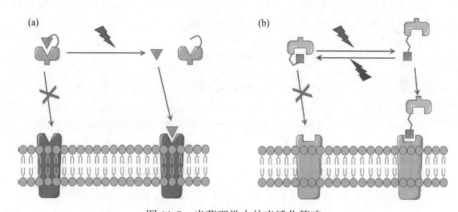

图 11-7　光药理学中的光活化策略

(a)光诱导药物分子的断裂并实现药物分子的活化；(b)光诱导药物分子变构，暴露其活性部分

11.6　本　章　总　结

生物医学光学得益于我们对光物理的认知、对组织光学特性的理解和科学技术的发展。把光学技术应用于生物医学当中，无疑加速了我们对生命的理解，并有助于提高人类的卫生健康水平。生物组织除了固有的组织结构、生物化学和生理特征以外，也具有其独特的光学特性。光与组织相互作用的过程中，一方面光子的传播发生改变，另一方面组织(包括细胞与生物分子)吸收光子能量后，能引起化学与生物学的改变。正是这一系列复杂的光生物学过程，构成了生物医学光学应用的基础。通过对组织发出的光子进行检测与分析，可实现荧光、生物发光与光声等光学成像。如今光学成像的使用已涵盖了生物医学基础研究、临床诊断甚至是日常生活。利用组织吸收光子能量产生的物理与化学效应，构成了激光手术、光生物调节、光动力与光热治疗的基础。光学治疗的快速发展在丰富了疾病

干预策略的同时，为提高疾病的诊疗效率提供了非侵入性和时空可控的手段。利用生物颗粒获得光子的能量或动量，可以实现生物医学中的光学操控，加速了生物物理学、神经生物学与光药理学的发展。其中光镊的使用，使得单分子和单细胞的生物学研究成为可能。

需指出的是，生物医学光学是一门高度交叉的学科，其涵盖的范围远远不止于本章讨论的内容。随着光学理论与技术的迭代更新，对组织光学特性的理解也将不断深入，大量的研究正着力于突破生物医学光学固有的限制和发展新的生物医学光学技术。新兴的光源、检测元件、成像设备和光信号处理算法等光学技术的发展，无疑可以为突破光学成像深度的限制、提高光学成像分辨率、减少光学成像的干扰和光毒性提供有力的工具，最终使得光学成像更为快速、便捷、清晰以及更安全。而新的光学特性的发现与光学治疗方法的开发，将提高光学治疗的穿透深度、优化其治疗效率和拓展疾病治疗范围。

<h1 style="text-align:center">参 考 文 献</h1>

[1] Grzybowski A, Sak J, Pawlikowski J. A brief report on the history of phototherapy. Clin Dermatol, 2016, 34(5): 532-537.

[2] Vo-Dinh T. Biomedical Photonics Handbook: Biomedical Diagnostics. CRC Press, 2014.

[3] Bhat A M. Lasers in prosthodontics—An overview part 1: Fundamentals of dental lasers. J Indian Prosthodont Soc, 2010, 10(1): 13-26.

[4] Yun S H, Kwok S J J. Light in diagnosis, therapy and surgery. Nat Biomed Eng, 2017, 1: 0008.

[5] Xu M, Wang L V. Photoacoustic imaging in biomedicine. Review of Scientific Instruments, 2006, 77(4).

[6] Dompe C, Moncrieff L, Matys J, et al. Photobiomodulation-underlying mechanism and clinical applications. J Clin Med, 2020, 9(6): 1724.

[7] Agostinis P, Berg K, Cengel K A, et al. Photodynamic therapy of cancer: An update. CA Cancer J Clin, 2011, 61(4): 250-281.

[8] Tosheva K L, Yuan Y, Matos Pereira P, et al. Between life and death: Strategies to reduce phototoxicity in super-resolution microscopy. J Phys D Appl Phys, 2020, 53(16): 163001.

[9] Heiskanen V, Hamblin M R. Photobiomodulation: Lasers vs. light emitting diodes? Photochem Photobiol Sci, 2018, 17(8): 1003-1017.

[10] Li W, Kaminski Schierle G S, Lei B, et al. Fluorescent nanoparticles for super-resolution imaging. Chem Rev, 2022, 122(15): 12495-12543.

[11] Schermelleh L, Ferrand A, Huser T, et al. Super-resolution microscopy demystified. Nat Cell Biol, 2019, 21(1): 72-84.

[12] Heeman W, Vonk J, Ntziachristos V, et al. A guideline for clinicians performing clinical studies with fluorescence imaging. J Nucl Med, 2022, 63(5): 640-645.

[13] Zhang W, Du B, Gao M, et al. A hybrid nanogel to preserve lysosome integrity for fluorescence imaging. ACS Nano, 2021, 15(10): 16442-16451.

[14] Wang F, Zhong Y, Bruns O, et al. In vivo NIR-II fluorescence imaging for biology and medicine. Nature Photonics,

2024: 1-13.

[15] Hamblin M R. Mechanisms and mitochondrial redox signaling in photobiomodulation. Photochem Photobiol, 2018, 94(2): 199-212.

[16] Li X, Lovell J F, Yoon J, et al. Clinical development and potential of photothermal and photodynamic therapies for cancer. Nat Rev Clin Oncol, 2020, 17(11): 657-674.

[17] Liu Y, Bhattarai P, Dai Z, et al. Photothermal therapy and photoacoustic imaging *via* nanotheranostics in fighting cancer. Chem Soc Rev, 2019, 48(7): 2053-2108.

[18] Rastinehad A R, Anastos H, Wajswol E, et al. Gold nanoshell-localized photothermal ablation of prostate tumors in a clinical pilot device study. Proc Natl Acad Sci USA, 2019, 116(37): 18590-18596.

[19] Killian J L, Ye F, Wang M D. Optical tweezers: A force to be reckoned with. Cell, 2018, 175(6): 1445-1448.

[20] Emiliani V, Entcheva E, Hedrich R, et al. Optogenetics for light control of biological systems. Nat Rev Methods Primers, 2022, 2: 55.

[21] Boyden E S, Zhang F, Bamberg E, et al. Millisecond-timescale, genetically targeted optical control of neural activity. Nat Neurosci, 2005, 8(9): 1263-1268.

[22] Fuchter M J. On the promise of photopharmacology using photoswitches: A medicinal chemist's perspective. J Med Chem, 2020, 63(20): 11436-11447.

第 12 章 力学生物学

12.1 概　　述

在生物有机体内，细胞和组织除了感受生物化学信号外，还可以感受机械力并对力学信号做出响应。理论上，所有的细胞时刻处于不同的力学信号环境当中，这些力学信号可以是来自于个体所承受的地球引力和运动时产生的力、血液流经血管时产生的流体剪切力，也可以是来自于细胞自身、细胞外基质或者相邻细胞的力学信号，包括细胞膜表面张力、细胞外基质硬度、细胞外的静液压和细胞间机械应力等（表 12-1）。力学生物学（mechanobiology）正是研究组织与细胞感知和响应外部力学信号，并将这些机械力信号转变为生物化学信号的生物学过程。其中机械力信号的感知或接收过程称为力学感应。细胞将这些机械力信号转变生物化学信号，进一步引起信号通路和相关生理活动的改变，称为机械力信号转导（mechanotransduction）。机械力信号转导大量参与了个体发育、器官发生、机体生理活动和疾病的发生发展等过程，已成为近年来研究的热点之一。

表 12-1　力学生物学主要涉及的机械力信号

力学类型	常见英文描述	典型例子	单位
拉力	tension，traction	外界或相邻细胞施加在细胞上的拉力，可以拉伸细胞	牛顿（N）
压缩力	compression	施加在细胞或组织上的挤压力或细胞穿过窄的孔隙时受到的压缩力	牛顿（N）
剪切力	shear	血液或其他体液流经细胞和组织时产生的流体剪切力	牛顿（N）
压强	press, pressure	细胞处于体液环境中感受到的液体压力，包括渗透压和流体静压力等	毫米汞柱（mmHg）
表面张力	surface tension, membrane tension	细胞膜表面张力，如细胞大小改变时，膜表面张力的变化	牛顿每米（N/m）
硬度	stiffness, rigidity, hardness	细胞外基质和细胞自身的软硬度或细胞培养时基底的软硬度	帕斯卡（Pa）
弹性模量	elasticity	细胞外基质和细胞自身的黏弹性或细胞培养时基底的黏弹性	帕斯卡（Pa）

生命体中的力学微环境也遵循着经典的力学规律。其中，作用力与反作用力

在力学生物学中有着充分的体现。细胞除了感受外部施加的力学信号之外，也可以向其接触的细胞外基质或相邻细胞施加机械力。比如肌肉细胞收缩的同时，可以通过细胞间连接和细胞外基质向相邻细胞施加作用力。Harris 等发现，当心脏成纤维细胞培养在超薄的软硅胶薄膜上时，细胞的收缩导致施加在硅胶薄膜上的力呈现为"皱纹"的形式，其褶皱的程度代表着细胞产生的机械力大小(图 12-1)[1]。这种细胞自身收缩的力学行为对细胞的生命活动具有重要的生物学意义，比如介导肿瘤细胞的迁移和侵袭。事实上即使是非肌肉类细胞也可以产生收缩力。这不仅体现在细胞的迁移运动，同时包括了细胞分裂时染色体的分离，以及干细胞的分化和自我更新等。因此，力学生物学不仅研究细胞怎样感受机械力和对外部的力学信号进行响应，同时也关注细胞自身对外界施加的机械力信号的影响。

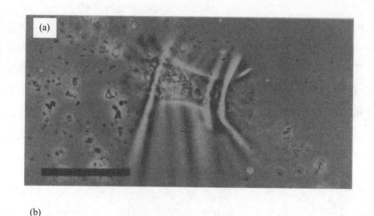

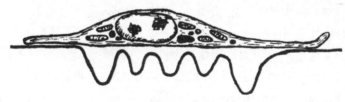

图 12-1　单个成纤维细胞的收缩，导致施加在硅胶薄膜上的力呈现为"皱纹"[1]

(a)光学显微镜图片；(b)细胞引起硅胶薄膜褶皱的示意图

早在一百多年前，科学家们就意识到了机械力可以影响器官发育与组织重塑等生命活动。1892 年，德国外科医生 Julius Wolff 观察到，骨小梁沿着日常运动中肌肉产生的对骨组织的应力方向进行排列，进而提出骨组织在承受机械应力的同时，可以适应外界的机械力环境，即为著名的 Wolff 定律[2]。与此同时科学家们也注意到，在胚胎发育过程中机械力可以介导组织分化和器官的形成。但由于当时在细胞和组织水平的机械力分析与检测技术有限，这些假说均停留在了理论阶段，未能在实验上进行验证。

伴随着分子生物学的兴起，现代生物医药技术的快速进步，以及新的生物力学分析与检测手段的出现，力学生物学在近年来得到了蓬勃发展。针对细胞或者单个蛋白的力学测量与操控的实现，使得对力学生物学与机械力信号转导的理解深入到了细胞与分子生物学水平。研究发现，细胞的整个生命活动包括细胞生长、增殖、分化与死亡等，均受到力学信号的调控。力学生物学不仅与个体的发育和生理活动息息相关，同时也参与了肿瘤、心血管疾病与炎症等病理过程。比如机械应力可以促进细胞增殖相关信号通路的激活，诱导 TGF-β 和 IGF-1 等生长因子的合成[3]。血液流体剪切力的异常可以引起血管内皮细胞中单核细胞趋化蛋白-1 (MCP-1)的表达变化，进而引起炎症反应，促进动脉粥样硬化的形成[4]。这些异常机械力信号通路的揭示，毫无疑问将有助于挖掘更多的药物作用靶点用于疾病的治疗。

力学生物治疗(mechanotherapy)主要是基于力学生物学的原理，对疾病进行治疗或帮助患者康复。从力学生物学角度来看，传统的物理治疗可以通过恢复或重建正常的力学信号来实现治疗的目的，在康复治疗、整形矫正以及再生医学等应用中发挥着重要的作用。随着力学生物学机制研究的深入，近年来基于干预机械力信号通路的力学生物治疗也已经出现。这种治疗策略的应用将有助于实现更为科学和高效的疾病治疗。

12.2　力学生物学中的力学测量

力学的测量通常依赖于物体的形变或运动。但是，在细胞或单分子水平进行力学测量具有很大的挑战性。20 世纪 80 年代，Harris 等通过表征单个成纤维细胞所引起的基质褶皱来对细胞产生的力进行描述，开启了细胞力学的定量测量[1]。与上述测量类似，目前的生物力学测量主要通过将机械力信号转变为其他可测量的变量，包括形变和荧光信号等。具体包括牵引力显微镜(traction force microscopy)、原子力显微镜(atomic force microscopy)、光镊(optical tweezers)技术、微柱阵列型结构基底(micropillars)、基于荧光的分子探针(fluorescence-based molecular probe)、基于植入物的力学测量(inserts-based force measurements)等。

1. 牵引力显微镜

将细胞培养在含有荧光微球的透明基质上，细胞的生理活动如迁移等过程产生的力可以导致基质发生位移或形变。通过定量基质中荧光微球的位移变化，即可反应细胞的牵引力大小[5]。细胞培养的基质分为薄的单层基质膜或者三维水凝胶，可以实现细胞在二维和三维空间的机械力分析。作为最早用来定量单个细胞力学特性的显微镜技术，牵引力显微镜是目前最为常见的细胞力学测量方法，主要应用于评价细胞的收缩、迁移和分裂等生命活动中的机械力信息。该方法在细胞发育、癌症和心血管等疾病的机理研究和药物筛选过程中发挥着重要的作用。

2. 原子力显微镜

原子力显微镜主要依赖于一种对于微弱作用力敏感的悬臂，悬臂一端固定，另一端为针尖探针。当针尖靠近样品表面时，可以通过原子间的相互作用力如范德华力与静电力等引起悬臂的形变或偏移。原子力显微镜除了可以获得样品的表面形貌信息之外，还可以获得样品的力学信息分布情况，在力学生物学中得到了广泛的应用。原子力显微镜在提供原子级分辨率的同时，可以在常压甚至是液体环境中进行测量。因此，不仅可以实现生物大分子包括 DNA 与蛋白的力学测量，也可以对细胞器、细胞与组织的力学信号进行表征，已成为常用的力学生物学测量手段之一[6]。目前，原子力显微镜的应用包括对细胞(基质)硬度、黏弹性以及细胞受体与配体间相互作用的测量，为研究病毒与细菌感染、肿瘤、干细胞和神经等生物学问题提供了强有力的工具。

3. 光镊

1986 年 Ashkin 等发明了光镊技术，并将其应用在亚细胞器与细胞的力学操控，该技术于 2018 年获得诺贝尔物理学奖[7]。与宏观的镊子操控物体类似，光镊利用强聚焦激光束所产生的力来操控微小颗粒物，整个过程可以实现非接触式的操控，具有非侵入性的特点。光镊应用涉及的颗粒物尺寸通常在 $0.1 \sim 1$ μm 左右，刚好可以实现对生物大分子、细胞器和细胞等生命有机体的力学测量。与其他生物力学测量方法不同的是，光镊能对单个颗粒物进行力学操控，从而可以引入生物力学的变量，对于单分子生物学研究具有重要的意义。光镊技术可以与大多数的光学显微镜平台进行结合，从而实现对单个蛋白折叠过程、细胞膜的机械强度、细胞质的黏弹性等力学信号进行测量[8]，在胚胎发育、肿瘤发生发展以及神经发育研究等领域具有广阔的应用前景。

4. 微柱阵列型结构基底

主要由具有弹性的微米级柱状阵列基底构成。当细胞在基底上生长时，其产生的机械力如牵引力可以引起微柱的形变。通过定量这些微柱的形变，可以实现对单个细胞牵引力的表征[9]。微柱阵列型结构基底测量的细胞机械力主要与微柱材料的弹性系数、尺寸和分布等相关。该方法通常可用于测量细胞或细胞群在基底上的黏附、伸展与迁移时中产生的力，在伤口修复模型、肿瘤生物学和干细胞生物学研究中应用广泛。

5. 基于荧光的分子探针

该类生物力学表征主要依赖于分子探针和荧光能量共振转移(Förster resonance energy transfer，FRET)的应用。在 FRET 中，当两个荧光分子距离足够近且其中一个荧光分子(供体)的发射光谱与另一个荧光分子(受体)的激发光谱重叠时，供体荧光分子经激发后发射的光子可以直接激发受体荧光分子[10]。FRET 的荧光能量转移效率与供体-受体荧光分子间距离的 6 次方成反比关系。因此，构建生物力学测量的分子探针时，分子探针由具有力学响应能力的连接分子(多肽或 DNA 等)与探针两端的荧光基团(荧光蛋白或荧光小分子等)构成。细胞或组织产生的机械力通过引起连接分子的形变，也即是改变分子探针中两个荧光基团的距离，进而影响 FRET 效率，可间接反映出机械力的大小。基于荧光标记的分子探针可以实现单分子水平的生物力学表征，包括膜蛋白、细胞外基质与细胞膜表面张力等的力学测量。该方法的局限性是主要依赖于荧光基团间的物理距离变化，并不能提供机械力的作用方向等信息，而且操作相对复杂。

6. 基于植入物的力学测量

该方法将植入物(如微颗粒等)嵌入组织中，通过直接测量植入物发生的形变来对有机体中的机械力进行定量。与牵引力显微镜不同的是，这种依赖于可发生力学形变的植入物的测量方法可以实现体内水平的力学测量。比如，由聚丙烯酰胺水凝胶组成的微颗粒在植入肿瘤多细胞球体后，可以实现对流体剪切力和多细胞球体内压力的定量[11]。

12.3　机械力信号转导

经典的细胞信号转导中，配体与细胞膜受体或者信号分子与胞内受体之间的结合可以启动细胞信号通路，进而对细胞接收的生化信号进行响应，如改变细胞的基因表达等。这一过程主要依赖于信号分子的直接识别，经细胞处理后以级联响应的方式将信号传递并做出响应，从而实现生化信号从胞外向胞内的传递。比如，胰岛素与其膜受体的结合可以激活 PI3K/AKT 等信号通路，引起细胞中葡萄糖摄入的增加等生化响应。

与此不同的是，在机械力信号转导过程中，细胞需要感知机械力信号并将其转变为生化信号进行传递，最终细胞做出相应的响应。由于这些机械力信号转导的作用，内皮细胞可以沿着所处环境中的流体方向进行排列，而肌肉与骨骼发育可以根据运动过程中的力学信号进行调整。在机械力信号转导过程中，细胞中的机械力信号转换元件(mechanotransducer)主要负责感应和接收机械力信号并将其转变为生化信号。目前已发现的机械力信号转换元件主要为蛋白。机械力响应蛋白在响应细胞机械力时可以因细胞局部环境而异，包括蛋白结构变化、解聚和形成团簇等。这些机械力响应蛋白的变化，可通过启动新的蛋白相互作用、改变细胞物质运输和引起蛋白修饰变化等过程，并进一步起始相关的信号通路。

　　与生化信号类似，机械力信号也可以在细胞内进行传递。细胞骨架系统包括细胞膜、细胞质与核骨架等。细胞骨架除了维持细胞的形态和介导细胞的运动等功能外，同时也负责机械力信号在细胞内的传递。已有文献报道，机械力可以沿细胞骨架蛋白以 30 μm/s 的速度传播，这是通常细胞内生化信号分子被动扩散速度的 12.5 倍[12]。当力学信号由胞外向胞内传递时，可以在细胞不同部位活化机械力响应蛋白，介导相应的机械力信号转导。随着对机体、组织和细胞的力学测量工具的增加和完善，越来越多的机械力响应蛋白及其介导的信号通路被发现。根据机械力的作用和细胞中机械力响应蛋白的位置不同，可以分为机械力作用在细胞膜、细胞质和细胞核的机械力信号转导(图 12-2)。

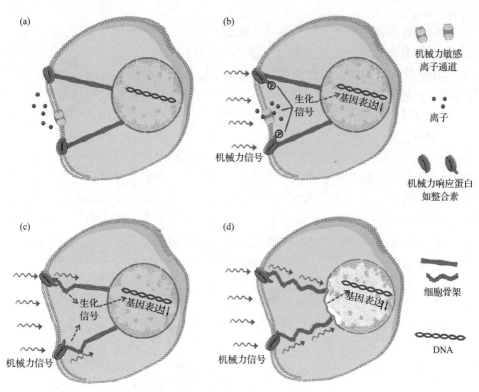

图 12-2　机械力信号转导的基本作用模式

(a)未受到机械力刺激的细胞；(b)机械力信号在细胞膜上激活相应的机械力响应蛋白，引起信号通路的活化；
(c)机械力信号传递至细胞质，在细胞质引起信号通路的活化；(d)机械力信号传递至细胞核，
引起细胞核的形变，进而启动信号通路
另见书末彩图

在生物体内,细胞膜通常处于与细胞外基质或者其他细胞相互作用的环境中,是最先感应外界机械力的细胞组分。细胞膜上的机械力信号转导方式广泛参与了有机体的各项生命活动,包括神经细胞对触觉与听觉的感知、干细胞分化和胚胎发育等过程。

在机械力依赖的信号转导过程中,施加在细胞膜或细胞外周的机械力可以引起细胞膜上机械力响应蛋白的结构变化,将机械力信号转变为生化信号。产生的生化信号可以在胞内进行传递并引起信号通路变化[图 12-2(b)],如引起细胞核中转录因子的激活或抑制,调控相关基因的表达。其中,代表性的信号转导过程之一为机械力敏感离子通道介导的信号通路,典型例子为机械门控 Piezo1 离子通道,其结构为三叶螺旋桨状。当机械力施加在细胞膜上时,导致 Piezo1 蛋白的构象变化,引起蛋白内孔道打开,从而使 Na^+、K^+ 和 Ca^{2+} 等离子可以通过[13]。这一过程实现了将机械力信号转变为电化学信号,通过内流的离子引起相关信号通路或基因表达的改变。

另外一种典型的机械力信号转导为细胞黏附相关的激酶信号通路,如整合素介导的机械力信号转导。整合素为细胞黏着斑中的关键蛋白,通过接头蛋白如踝蛋白(talin)等与细胞骨架蛋白相连,构成了细胞外基质与细胞之间的力学感应与传递体系。这种细胞外基质—整合素—接头蛋白—细胞骨架蛋白的细胞力学传递体系,不仅可以将胞外的力学信号传递至胞内,同时可以将胞内产生的机械力传递至细胞外。通过 FRET 探针等单分子力学表征技术发现,活细胞中的单个整合素通常处于 $1\sim100$ pN 的力学环境中[14]。在机械力信号转导过程中,机械力可以影响整合素的蛋白构象、整合素与其配体的结合动力学以及整合素在细胞膜的扩散行为。整合素蛋白的弯曲构型与其配体的结合强度较低,当细胞外施加的力使整合素的结构发生改变(伸直)时,可以提高整合素与配体的结合力,促使黏着斑激酶(focal adhesion kinase, FAK)磷酸化,进一步激活下游信号通路,导致细胞黏附和运动行为的变化。此外,机械力可以促使细胞膜上的整合素形成团簇,介导其它信号通路的活化。

细胞外的机械力作用在细胞膜上的同时,其力学信号可以通过细胞骨架向细胞内部进行传递,通过活化胞质中的机械力响应蛋白,起始相关信号通路[图 12-2(c)]。例如,处于细胞膜内方的踝蛋白,除了连接整合素与细胞骨架蛋白外,自身也可以响应机械力信号。当存在细胞拉伸力时,机械力由整合素传递至踝蛋白,引起踝蛋白的结构发生变化。变构后的踝蛋白暴露出疏水结构域,进而与 vinculin 蛋白结合,导致后者自我抑制状态的解除。而活化的 vinculin 可以进一步结合肌动蛋白,增加细胞骨架的强度,促进细胞的黏附作用。此外,细胞内还存在另外一类重要的机械力响应蛋白如 YAP,其受机械力激活后,可以在胞质与胞核间进行穿梭,起始相关的信号通路。YAP 蛋白自身参与 Hippo 信号通路,是该信号通路的重要效应蛋白。当 Hippo 信号通路抑制时，胞质中的 YAP 发生去磷酸化并进入细胞核，通过与 TEAD 等转录因子结合起始相关基因表达，参与了细胞增殖与器官大小等重要生理过程的调控。当细胞处于没有或者微弱的机械力刺激条件下，如软的细胞外基质中时，YAP 主要位于细胞质当中。而当细胞外基质较硬时，产生的机械力信号通过肌动蛋白骨架传递至胞内引起 YAP 的去磷酸化，并迁移进入细胞核，激活相关基因的表达[15]。该类在胞质当中启动的机械力信号转导方式广泛参与了细胞的黏附运动、迁移与分化等过程，在器官发生、肿瘤与干细胞中具有重要的生物学意义。

　　细胞核作为细胞最重要的细胞器之一，控制着细胞中绝大多数基因的时空表达，是参与机械力信号转导中的重要组成部分。上述由细胞膜和胞质中机械力响应蛋白启动的机械力信号通路中，机械力信号在转变为生化信号后，仍需要生化信号迁移进入细胞核，调控相关的基因表达。近年来的研究发现，机械力信号由外向内经细胞骨架传递至细胞核后，可以直接影响细胞核内的机械力响应蛋白，启动相关基因的表达［图 12-2(d)］。细胞核中的核膜、核孔复合物、核纤层、核骨架蛋白以及染色质等关键结构均可以参与到机械力信号转导当中。在机械力由胞外传递至胞核的过程中，细胞质骨架与核骨架连接(linker of the nucleoskeleton and cytoskeleton, LINC)复合体起着关键的作用。LINC 复合体整体横跨核膜，主要包含 SUN 与 KASH 结构域蛋白，连接着细胞骨架蛋白与细胞核纤层蛋白，负责机械力信号在细胞质骨架与核骨架间的传递[16]。与作用在细胞膜上类似，机械力信号经细胞质骨架传递至核膜时，位于核膜上的离子通道蛋白也可以感应机械力信号并发生构象变化，介导钙离子等进入细胞核，增强 CREB 等转录因子的表达，进而调控相关基因的转录。同时，核膜的形变也可以引起核孔复合物的孔径变大，促进 YAP 蛋白进入细胞核，与 TEAD 等转录因子结合，进而起始相关基因的表达[17]。当机械力信号作用在核膜内侧的核纤层蛋白时，引起的核纤层蛋白的部分解聚可以暴露新的蛋白结合位点。引起的核纤层蛋白磷酸化则可以介导相关激酶信号通路的进行[16]。另外，机械力信号经细胞骨架传递至细胞核时，也可以直接影响染色质的结构并调控相关基因的转录。当存在细胞核的拉伸力时，染色质结构可以打开，暴露出 DNA 结合区域或者组蛋白修饰位点，进而促进转录因子与 DNA 的结合，起始相关基因的表达[18]。由于细胞核是细胞生命与遗传的主要基础，这种作用在细胞核的机械力信号转导也广泛参与了细胞的各项生命活动，包括细胞运动、生长和分化等过程。

　　鉴于生命有机体中细胞所处的复杂环境，机械力信号转导并不只是单独存在，也不是以某一种方式单独进行。通常细胞可以同时接收生化信号与机械力信号，并做出响应。细胞中的机械力响应蛋白在感知和传递力学信号的同时，同样可以对生化信号分子进行响应。机械力作用在细胞上时，可以同时引起上述不同的机械力信号转导通路(图 12-2)。以经典的整合素信号通路为例，整合素与其配体结合的同时，可以感受来自于细胞外基质的机械力信号，引起下游信号通路的启动[19]。在力学信号传递过程中，整合素与踝蛋白、细胞骨架蛋白、LINC 复合体和核骨架一起将机械力信号从胞外传递至胞内，这也可以启动胞质以及核内的机械力信号转导。

整体来说，与经典的生化信号引起的信号转导相似，机械力信号转导也是具有级联效应的。同时机械力信号也具有信号转导网络，与生化信号一起协同作用，构成了生命有机体复杂的信号转导体系。

12.4　发育以及生理活动中的力学生物学

与基因调控和生化信号转导一样，机械力信号转导广泛参与了个体的发育、器官发生和正常生理过程。

胚胎发育可以简略地看成是细胞生长与分化，也就是细胞数目和种类逐渐增加的过程。在个体由受精卵发育成胚胎的过程中，除了需要基因的遗传因素以及发育环境中生化信号的调控以外，也离不开多种多样的机械力信号的参与，例如，细胞生长时细胞自身骨架的延展产生的细胞张力，细胞增殖时与相邻细胞之间的挤压力，细胞与细胞外基质之间的相互作用力。这些力学信号可以引起不同的机械力信号通路，参与调控细胞的最终命运，包括细胞生长、迁移、分裂、分化和死亡等。在受精卵形成过程中，由 ATP 驱动的马达蛋白产生的力可以介导精子鞭毛的运动，完成精子与卵细胞的结合。在早期胚胎的发育过程中，细胞骨架产生的机械力可以影响有丝分裂纺锤体的胞内定位，在对称与非对称的细胞分裂过程中发挥着重要的作用。其中非对称细胞分裂意味着新的细胞群体的形成，有助于实现发育过程中的细胞多样化。随着胚胎发育形成囊胚，在其继续发育过程中，如果一端(动物极)细胞生长较快，另一端(植物极)细胞生长较慢，导致生长较快的一端细胞向下包裹生长较慢的细胞，从而形成内外两个胚层，即所谓的外包(epiboly)。在外包过程中细胞自身的黏附力和胚层细胞间的张力保证了细胞的黏着、延伸和扩展，从而形成不同的胚层。

伴随着细胞外基质的形成，更多的机械力信号包括细胞外基质的硬度等参与到胚胎发育当中。比如，细胞外基质提供的机械力微环境可以在胚胎发育过程中活化 YAP，通过 Hippo 信号通路调控细胞的分化[20]。在细胞生长导致细胞数目增加的同时，分化导致细胞种类的多样化。细胞在机械力信号调控下，展现出不同的细胞形态结构，形成高度有序的三维器官组织。在这一过程中，胚胎中局部微环境的力学信号包括细胞自身产生的机械力，可以由细胞外基质以及细胞-细胞连接传递至相邻的细胞，在时间和空间的维度上与生化信号一起协同调控整个胚胎的发育过程。例如在神经管的闭合过程中，细胞需要迁移、重排和分化，这些都是在局部机械力信号调控的参与下，实现含脑脊液(cerebrospinal fluid，CSF)的管腔的闭合，并最终发育形成中枢神经系统[21]。在肺部的发育过程中，胎儿在子宫内的呼吸样运动可以导致羊水流动，产生机械力，进而参与调控肺组织细胞的生长与分化，最终发育成具有呼吸功能的肺[22]。与此类似，造血系统、骨骼系统以及血管、心脏、肢体等器官发生过程等均大量涉及了力学生物学的参与[23]。但需要指出的是，机械力信号在发育与正常生理过程中的调控，需要同时与生化信号以及遗传基因等因素协同作用，才能实现高度有序的个体发育与正常生理活动的维持。

12.5　力学生物学与疾病及其治疗应用

正常的力学信号与机械力微环境对个体发育以及维持生命体的正常生理活动具有重要的意义，而异常的机械力刺激或局部机械力微环境的紊乱，则可以引起机械力信号转导的异常，介导疾病的发生发展。理论上利用相关的药物或者疾病治疗手段可以对异常的力学生物学行为进行干预，实现疾病治疗或缓解的目的。

通过干预机械力信号通路下游的关键靶点可以缓解相关疾病的进程，而通过医疗器械或手术的帮助纠正异常的机械力信号，也可以有效治疗相关疾病。由于机械力信号转导中涉及的机械力响应蛋白广泛存在于不同的细胞和组织，通常这些蛋白除了处理机械力信号之外，还可以对生化信号进行响应，因此大多数的疾病均会涉及力学生物学的参与。目前已发现机械力信号广泛参与了心血管类、肿瘤、骨骼以及皮肤与伤口愈合等疾病进程，以下将以几类常见的疾病及其涉及的力学生物学问题为例进行阐述。

1. 心血管系统疾病与治疗

心血管疾病形成过程中的机械力信号及其参与的相关信号通路是目前最受关注的力学生物学问题之一，这主要是因为心血管疾病已成为威胁人类健康的头号杀手之一。此外，体内的心血管细胞与组织无时无刻不感受着来自血液流动的机械力刺激信号，包括流体剪切力、血压作用力以及轴向的拉伸力等等。这些心血管相关的机械力信号均具有明显的力学生物学效应。

血管在正常状态和病理条件下均会发生血管重建，主要涉及血管的微结构、局部环境以及功能随着生理条件或病理进程的改变而进行调整，用以对新的生理条件进行适应。血管重建过程中，一方面，血管细胞如内皮细胞、平滑肌细胞和成纤维细胞等通过感应异常的机械力信号并做出响应，包括细胞增殖、死亡与分化等，同时，在炎性因子等生化信号的参与下，免疫细胞浸润至血管组织引起相应病理改变;另一方面,细胞外基质在相应机械力信号和生化信号的作用下,在血管组织中合成或者降解[24]。这种细胞及其细胞外基质的重建可以导致血管的硬化、扩张或是狭窄,由此参与了高血压、动脉粥样硬化和脑卒中等心血管疾病的发生发展。

血管内皮细胞作为血管的营养物质交换和保护屏障,同时可以调控血压和组织灌注,是血管组织感受机械力信号并做出响应的主要细胞类型之一。血管内皮细胞可以通过整合素、离子通道蛋白和钙粘蛋白等机械力响应蛋白,对外界的机械力信号进行响应。比如,血管内皮细胞受不同的血液流体剪切力的刺激,可以做出不同的生理响应。在血液流体剪切力过高或过低时,经血管内皮细胞感应流体剪切力的变化,可以引起血管舒张剂一氧化氮或血管收缩剂血管内皮素-1(endothelin-1,ET-1)的释放。这些信号分子可以促使血管平滑肌的收缩或舒张,控制血压或外周血的组织灌注,最终实现血管组织对机械力变化的响应。同样,细胞外基质的降解与合成可以引起细胞外基质硬度的变化,也可以参与到血管组织的机械力信号转导当中。血管重建是一个复杂而有序的生理过程,目前研究已明确表明机械力信号的参与是必要的,其与生化信号一起影响着心血管疾病的发生与发展。

因此,阻断血管内异常的力学信号及其介导的机械力信号通路,可以用于心血管类疾病的治疗。比如,通过手术和物理干预的方法,将血液流体力学正常化,可以恢复血管内正常的机械力信号,有助于缓解心血管类疾病的症状[25]。

2. 恶性肿瘤与治疗

肿瘤是一类细胞异常增殖且高度异质性的疾病,越来越多的研究表明,除了受遗传因素和生化信号的影响,肿瘤的发生发展也受不同机械力信号的调控。与正常细胞相比,肿瘤细胞的特点包括:具有更快的增殖速度和更少的细胞凋亡,可诱导新生血管的生成,可诱导免疫抑制微环境的形成以及具有更强的转移和侵袭能力等。在这一系列的异常生物学特征的调控过程中,均涉及力学生物学的参与。

肿瘤微环境中细胞的快速增殖以及细胞外基质的异常导致了肿瘤组织通常具有更高的硬度以及间质液压(图 12-3)。例如肿瘤部位的缺氧环境和 TGF-β 等信号分子的存在,促进了细胞外基质的异常累积,提高了肿瘤组织的硬度。以乳腺癌为例,正常的乳房组织其弹性模量在 500~1000 kPa,而多数的乳腺癌肿瘤的弹性模量通常大于 1000 kPa[26]。这些异常的机械力信号,可以激活肿瘤细胞中的机械力响应蛋白,进而转变成胞内的生化信号,促进肿瘤的发生发展。研究表明,硬的细胞外基质可通过整合素和 YAP 等介导的机械力信号通路促进细胞骨架的组装、细胞增殖和转移等。

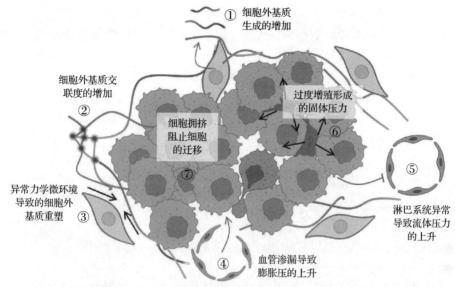

图 12-3　肿瘤微环境中主要的力学异常信号示意图
另见书末彩图

　　肿瘤内部的异常间质液压可以导致肿瘤细胞的机械拉伸，同样也可以激活 YAP 蛋白相关的信号通路，促进肿瘤细胞的生长与增殖[20]。除了肿瘤局部的机械力信号外，当肿瘤细胞从原位肿瘤组织脱落进入循环血液时，血液流体的剪切力可以激活肿瘤细胞的促存活信号通路，进而帮助肿瘤细胞到达远端器官，形成新的转移灶[27]。

　　由于肿瘤组织的复杂与异质性环境，肿瘤内同时也包含了大量的肿瘤基质细胞，如肿瘤相关成纤维细胞、免疫细胞和血管细胞等。除直接作用在肿瘤细胞以外，机械力信号也可以影响肿瘤基质细胞，进而间接地促进肿瘤的生长。研究表明，肿瘤内的间质液压也可以通过活化整合素介导的机械力信号通路，调控肿瘤相关巨噬细胞的表型，帮助维持肿瘤的免疫抑制微环境，促进肿瘤的生长生存[28]。考虑到肿瘤发生发展过程中涉及大量的机械力信号的参与，在肿瘤治疗过程中也可以通过干预肿瘤的机械力信号通路来提高肿瘤治疗效率。其中，阻断肿瘤细胞感应细胞外基质硬度的机械力信号通路，可以作为一种新的抗肿瘤策略。比如，多肽或抗体药物可以抑制整合素等蛋白的机械力响应，进而阻断肿瘤组织中的异常机械力信号通路，抑制肿瘤的生长。在药物治疗的过程中，肿瘤的高间质液压不利于药物进入肿瘤内部，限制了药物的治疗效率。通过引入金属蛋白酶和透明质酸酶作为药物，诱导细胞外基质中胶原和透明质酸的降解，可以降低肿瘤细胞外基质的硬度和交联度。该过程可以下调肿瘤内部的间质液压，促进药物在肿瘤深部的扩散，进而提高抗肿瘤药物的治疗效果[26]。

3. 细胞治疗

细胞治疗主要涉及将来自于自体或异体的治疗性细胞回输或移植进入患者体内，达到疾病治疗的目的。常用的细胞治疗方法包括免疫细胞用于肿瘤治疗和干细胞用于组织修复等。在细胞治疗过程通常需要将目的细胞进行分离，在体外进行扩增、分化或功能改造，形成足够数量的治疗性细胞。当细胞回输至患者体内后，回输的细胞需要在体内存活或分化成具有生物功能的细胞，并最终在疾病部位发挥治疗效应。研究表明，这一系列的过程中均涉及力学生物学的应用。

常见的细胞培养方式主要为细胞生长在二维的器皿底部，而在体内原位组织中的细胞通常处于三维的生长环境中，同时受相邻细胞或细胞外基质的机械力信号的影响。在细胞培养过程中引入流体剪切力、流体静压力、拉伸力等机械力信号，可以模拟体内细胞所处的力学微环境，促进细胞的生长与分化。典型的例子为生物反应器，在其应用过程中通过引入机械力信号可以实现细胞的动态和智能化培养。

目前临床上治疗用细胞的药品生产质量管理规范生产过程中，细胞的扩大培养大量涉及生物反应器的应用，可以在短时间内快速获得足够数量的细胞，用于回输给患者。将细胞培养在三维的水凝胶生物材料当中也有助于模拟体内情况下细胞外基质给予细胞的机械力刺激，进而调控细胞的分化。例如，当间充质干细胞培养在较硬的三维水凝胶中时，在整合素蛋白介导的机械力信号通路的作用下，干细胞将倾向于向骨系细胞的分化[29]。

此外，在细胞治疗过程中，多数情况下细胞需要进行功能改造，例如对细胞进行基因修饰用于构建嵌合抗原受体(chimeric antigen receptor，CAR)T细胞，用于肿瘤的免疫治疗。有研究表明，微弱的挤压力可以使细胞膜发生形变，增加细胞膜的通透性，促进外源基因进入细胞[30]。在该过程中只涉及生物力学的应用，而不需要传统基因转染载体的使用，提供了一种新的在体外修饰细胞的方法，在免疫治疗过程中细胞的改造方面有着良好的应用潜力。

当治疗性细胞经不同注射途径回输给患者后，细胞需要在体内存活并迁移到达疾病部位，这一系列过程也会涉及机械力信号的参与。血液中的流体剪切力可以诱导间充质干细胞的分化，而迁移过程中的细胞的变形也可以引起干细胞的机械力信号通路的改变。这些因素都可以参与决定治疗性细胞在体内的分布和治疗效率[31]。随着干细胞移植以及肿瘤免疫治疗的兴起，细胞治疗技术将应用于更多种类的疾病治疗。充分理解治疗性细胞自身的力学生物学特征，毫无疑问将有助于在体外对该细胞进行培养、扩增和改造，以最大限度模拟细胞在体内的生存环境的同时，达到降低细胞治疗成本和提高治疗效率的目的。

12.6　本章总结

　　力学生物学是在生物力学的基础上产生的新兴学科，主要涉及生物学、物理学和工程学等交叉学科的应用。机体内丰富多样的机械力信号转导参与了细胞的生长、增殖、分化和死亡等过程，调控着个体的发育和正常生理学过程。从个体水平来看，生命体在日常活动中无时无刻不在感受和适应着机械力信号。在组织细胞水平上，细胞处于一个复杂而有序的力学微环境当中，与相邻细胞以及细胞外基质之间进行着机械力信号的"交流和通信"。从分子水平上来看，机械力引起的组织或细胞的物理形变可以在细胞内传递，最终导致机械力响应蛋白的结构变化，完成将机械力信号转换为胞内生化信号，继续进行传递或引起相关的信号通路的改变。机械力信号转导的异常，将引起疾病的发生或加剧疾病的进程。通过药物干预疾病过程中的机械力信号转导或矫正异常的机械力信号，将有助于治疗心血管和肿瘤等力学生物学相关的疾病。

　　总之，与遗传因素和生化信号通路一样，机械力信号通路同样具有重要的生物学意义，它们一起相互协调并且高度有序地参与了有机体的生命活动，维持着机体的生理平衡。随着新兴交叉学科的发展，越来越多的表征技术和手段可以用来对机体和细胞中的机械力信号进行描述和定量，更多的力学生物学的相关分子机理将被揭示。同时，新的研究手段可以在细胞和分子水平实现对机械力的操控，从而使得研究力学生物学更为方便。基于这些力学生物学的发现，在未来新的力学生物治疗方法将会越来越多。

参 考 文 献

[1] Harris A K, Wild P, Stopak D. Silicone rubber substrata: A new wrinkle in the study of cell locomotion. Science, 1980, 208(4440): 177-179.

[2] Wall M, Butler D, El Haj A, et al. Key developments that impacted the field of mechanobiology and mechanotransduction. J Orthop Res, 2018, 36(2): 605-619.

[3] Raab-Cullen D M, Thiede M A, Petersen D N, et al. Mechanical loading stimulates rapid changes in periosteal gene expression. Calcif Tissue Int, 1994, 55(6): 473-478.

[4] Shyy Y J, Hsieh H J, Usami S, et al. Fluid shear stress induces a biphasic response of human monocyte chemotactic protein 1 gene expression in vascular endothelium. Proc Natl Acad Sci USA, 1994, 91(11): 4678-4682.

[5] Polacheck W J, Chen C S. Measuring cell-generated forces: A guide to the available tools. Nat Methods, 2016, 13(5): 415-423.

[6] Krieg M, Flaschner G, Alsteens D, et al. Atomic force microscopy-based mechanobiology. Nat Rev Phys, 2019, 1(1): 41-57.

[7] Killian J L, Ye F, Wang M D. Optical tweezers: A force to be reckoned with. Cell, 2018, 175(6): 1445-1448.

[8] Bustamante C, Alexander L, Maciuba K, et al. Single-molecule studies of protein folding with optical tweezers. Annu Rev Biochem, 2020, 89: 443-470.

[9] Matellan C, Del Río Hernández A E. Where no hand has gone before: Probing mechanobiology at the cellular level. ACS Biomater Sci Eng, 2019, 5(8): 3703-3719.

[10] Liu L, He F, Yu Y, et al. Application of FRET biosensors in mechanobiology and mechanopharmacological screening. Front Bioeng Biotechnol, 2020, 8: 595497.

[11] Dolega M E, Delarue M, Ingremeau F, et al. Cell-like pressure sensors reveal increase of mechanical stress towards the core of multicellular spheroids under compression. Nat Commun, 2017, 8: 14056.

[12] Wang N, Tytell J D, Ingber D E. Mechanotransduction at a distance: Mechanically coupling the extracellular matrix with the nucleus. Nat Rev Mol Cell Biol, 2009, 10(1): 75-82.

[13] Lin Y C, Guo Y R, Miyagi A, et al. Force-induced conformational changes in PIEZO1. Nature, 2019, 573(7773): 230-234.

[14] Kechagia J Z, Ivaska J, Roca-Cusachs P. Integrins as biomechanical sensors of the microenvironment. Nat Rev Mol Cell Biol, 2019, 20(8): 457-473.

[15] Dupont S, Morsut L, Aragona M, et al. Role of YAP/TAZ in mechanotransduction. Nature, 2011, 474(7350): 179-183.

[16] Maurer M, Lammerding J. The driving force: Nuclear mechanotransduction in cellular function, fate, and disease. Annu Rev Biomed Eng, 2019, 21: 443-468.

[17] Elosegui-Artola A, Andreu I, Beedle A E M, et al. Force triggers YAP nuclear entry by regulating transport across nuclear pores. Cell, 2017, 171(6): 1397-1410.

[18] Nemec S, Kilian K A. Materials control of the epigenetics underlying cell plasticity. Nat Rev Mater, 2021, 6(1): 69-83.

[19] Humphrey J D, Dufresne E R, Schwartz M A. Mechanotransduction and extracellular matrix homeostasis. Nat Rev Mol Cell Biol, 2014, 15(12): 802-812.

[20] Panciera T, Azzolin L, Cordenonsi M, et al. Mechanobiology of YAP and TAZ in physiology and disease. Nat Rev Mol Cell Biol, 2017, 18(12): 758-770.

[21] Abuwarda H, Pathak M M. Mechanobiology of neural development. Curr Opin Cell Biol, 2020, 66: 104-111.

[22] Inanlou M R, Baguma-Nibasheka M, Kablar B. The role of fetal breathing-like movements in lung organogenesis. Histol Histopathol, 2005, 20(4): 1261-1266.

[23] Gleghorn J P, Killian M L. Mechanobiology throughout development. Mechanobiology in Health and Disease. Elsevier, 2018: 77-98.

[24] Caulk A W, Tellides G, Humphrey J D. Vascular mechanobiology, immunobiology, and arterial growth and remodeling. Mechanobiology in Health and Disease. Elsevier, 2018: 215-248.

[25] Atkins S K, McNally A, Sucosky P. Mechanobiology in cardiovascular disease management: Potential strategies and current needs. Front Bioeng Biotechnol, 2016, 4: 79.

[26] Mohammadi H, Sahai E. Mechanisms and impact of altered tumour mechanics. Nat Cell Biol, 2018, 20(7): 766-774.

[27] Chaudhuri P K, Low B C, Lim C T. Mechanobiology of tumor growth. Chem Rev, 2018, 118(14): 6499-6515.

[28] Zhang X, Kim T H, Thauland T J, et al. Unraveling the mechanobiology of immune cells. Curr Opin Biotechnol, 2020, 66: 236-245.

[29] Zonderland J, Moroni L. Steering cell behavior through mechanobiology in 3D: A regenerative medicine perspective. Biomaterials, 2021, 268: 120572.

[30] Sharei A, Zoldan J, Adamo A, et al. A vector-free microfluidic platform for intracellular delivery. Proc Natl Acad Sci USA, 2013, 110(6): 2082-2087.

[31] Shin J W, Mooney D J. Improving stem cell therapeutics with mechanobiology. Cell Stem Cell, 2016, 18(1): 16-19.

第 13 章　生物医学成像

13.1　概　　述

生物医学成像给医学和生物学带来了革命性的改变，使人们能够看到体内，在微观尺度上实现了生物结构与功能的可视化。在过去的半个多世纪里，医学成像领域经历了惊人的发展。随着功能强大、体积小巧的计算机的出现，成像不再是国防和空间科学界的特权，全新扩展的成像系统已经进入医疗领域。成像系统的范围涵盖了从使用 X 射线进行断层成像到虚拟现实成像的众多成像技术。利用 X 射线的成像系统能够有效提供解剖结构信息，而利用放射性同位素的其他成像系统则提供了功能信息。成像的视野范围覆盖了从通过核医学扫描获得的全身图像到使用磁共振(MR)显微镜获得的细胞成分图像。医学成像设备包括了从传感器到数据后处理等诸多方面。从医学成像系统及图像处理分析方法所获得的信息可用于临床诊断和监测治疗效果，也可用于研究正常与病变的结构和生理。

迄今，生物医学成像方法(imaging modality，也称为生物医学模态)已经种类多样，每种模态可满足不同的科研或临床需求，但也存在各自的局限性，比如某种成像方法可能质量较低，或者成像速度慢，又或者价格昂贵等。表 13-1 总结了不同生物成像模态的一些关键特征，这些特征与空间和时间分辨率、空间成像类型和测量类型有关。

表 13-1　不同生物成像方法的特点

分辨率、成像类型和检测类型	X 射线	结构磁共振	功能磁共振	超声	单光子发射计算机断层扫描	正电子发射断层扫描	内窥镜	显微镜	共聚焦显微镜	磁共振波谱
毫米	×	×	×	×	×	×	×			
微米								×	×	
毫秒			×	×			×	×		
投影		×								
表面										
三维		×	×	×		×			×	×
结构	×	×								
血流量			×	×		×				
分子					×	×		×	×	×

13.2　X 射线和计算机断层扫描

X 射线是波长大约 0.1 nm 的电磁波。由于 X 射线在穿透物体过程中能够从原子中撞击出电子，因此 X 射线是电离辐射的一种形式。失去电子的原子转变为离子或者带电颗粒。1895 年伦琴向维尔茨堡物理与医学学会提交了一篇关于 X 射线的论文，报道说这种射线能穿透物体形成空间图像。由于发现了 X 射线，伦琴在 1901 年获得了第一届诺贝尔物理学奖。尽管 X 射线是一种非常基础的新现象，但是在医学领域具有重要的实践意义。

X 射线具有的两大特点对生物医学成像很有帮助。第一，人体对于特定波长（以及相应能量）的 X 射线来说是半透明的，X 射线的能量刚刚好可以成像，这是因为高能量的电磁辐射在穿透物体时不会被吸收，而低能量电磁辐射会全部被吸收，而 X 射线的能量刚好合适。X 射线穿透部位的组织越多、组织密度越大，则被吸收越多。第二，与可见光类似，X 射线刚刚好可以使胶片曝光。在发明数码 X 射线相机之前，人们就已经获得了 X 射线图像。在薄膜的显影过程中，薄膜中吸收了能量的卤化银颗粒转变成金属银，呈现为黑色颗粒。在胶片（或其他检测器）上创建的图像是三维物体的密度在二维平面图像上的投影。在实际应用中，为了放大 X 射线的成像效果，往往在探测器前面使用荧光屏。

在生物医学应用中，当人体组织暴露到 X 射线中时，X 射线辐射会在组织中快速产生离子或其他带电颗粒，对细胞造成损伤。因此，X 射线的暴露时间应尽可能缩短，只要获得满足具有临床意义的结果即可。此外，X 射线的暴露应被限制到特定部位，使潜在的损伤最小化。

13.2.1　传统的 X 射线成像

一束 X 射线直接穿过物体会使胶片曝光。X 射线图像是一种"负"图像：物体密度低的地方胶片是暗的，密度高的地方是亮的。暗光区域一般出现在密度较低的部位（如腿部的肌肉组织），会有更多的射线穿透它曝光胶片。较亮或者较白的区域发生在人体的重元素密集区（如骨头），因为只有很少的 X 射线能穿透而使胶片曝光。X 射线穿透物体后，强度会被削弱，这使得 X 射线图像更像是一个影子。

传统的 X 射线成像过程是将物体的三维结构折叠成二维图像。二维图像上的每个位置代表 X 射线穿透不同厚度的物体、不同密度的组织后在一个平面上形成的图像。这种将三维物体的影子投射到一个平面上得到的图像叫做投影。X 射线图像能够显示骨头的骨折以及损坏、牙齿上的空洞、肺部的流体以及乳腺的癌变等。当组织密度不同时，X 射线能够显示出反差，例如，软组织与空气、骨头和软组织或者水和软组织之间的反差。X射线成像的一个最普遍例子是胸部X射线，它被用来检查肺部是否感染(急性肺炎)、胸腔骨头骨折以及某些类型的心脏疾病。

但是，不同软组织的结构在密度上没有明显不同，例如，消化系统的组成结构对X射线的吸收差别不大，因而不会产生显著的反差。这个问题可通过使用造影剂来解决，造影剂可以增强身体各部位间的密度差异，例如，含有钡元素的溶液可以使消化道内壁密度增加，或者说被X射线照射后更加明亮；也可以引入空气使消化道内壁变暗。通过使用这些方法，小肠壁的微小异常，像小肠憩室和息肉，都可以被显示出来。

X射线可以通过连续成像来观察人体内的动态变化。在早期的设备中，这些动态的X射线图像可以通过荧光屏获得，而非胶片。现在已采取多种先进技术在计算机屏幕上对动态图像进行监控，所采集的数字化数据可以存储和回放。

13.2.2　计算机断层扫描

半个世纪前，英国工程师豪斯菲尔德(Godfrey Newbold Hounsfield)在百代唱片公司(EMI)工作期间突发奇想，能否在不打开盒子的情况下，查看盒子里面有什么。后来，豪斯菲尔德遇到一位医生抱怨说，普通X光片虽然能够显示骨骼的细节，但大脑在X光片上看起来像是一团雾。这使他想到使用高能射线来揭示"盒子"中看不见的东西，即：让医生的视线穿过坚硬的颅骨，看到大脑中的细节。这项技术就是X射线计算机断层扫描(computerized tomography，CT)。

CT技术的核心思想是将待观察的组织或器官分成连续的切片，然后，向每一层组织发射X射线。接下来，不断改变发射角度，并且测量X射线穿过组织后的强度变化。X射线穿透身体时会被组织吸收或者削弱。X射线减弱的程度叫做放射密度。每种组织(肌肉、脂肪和骨头)都有特征的放射密度，骨头能够强烈削弱并且吸收射入的X射线，而水的削弱能力很弱。美国物理学家科马克提出了人体不同组织对X射线吸收率的计算公式，为CT的应用奠定了理论基础。豪斯菲尔德发明了一种有效的算法，通过使用那个时代最快的新式计算机，可以计算出每层脑组织的扫描结果，然后基于逐层扫描结果构建出大脑图像。这种三维图像以二维截面的形式呈现出来，用于解释身体各组织间的关系。相较于投射和密度阴影，CT成像能够提供身体内部的详细影像。1979年，豪斯菲尔德与塔夫茨大学的科马克共同获得了诺贝尔生理学或医学奖。

在CT扫描过程中，患者需要平躺到检查床上，随着检查床移动穿过扫描装置中的开放式环形设备。X射线发射器和检测器会沿着患者进行环绕并且在穿过身体的某个时刻产生一个截面图。随着检查床的移动，患者的每个侧面都会被成像。最后利用重建数学技术将收集到的所有侧面数据形成三维图像。

虽然CT成像在软组织中比较受限，但非常适合对头部、肺部、腹腔、骨盆以及四肢的成像。后来又发展出了螺旋 CT 扫描仪。在螺旋 CT 扫描中，X 射线沿着螺旋路线传送，可以快速地形成分辨率很好的三维图像。这种成像速度允许对移动或运动的结构形成动态图像，例如用于心脏的动态成像。显微 CT 成像也已经成功地应用于微小结构的成像，对于动物医学研究十分有用，例如用于啮齿动物。

13.3　磁共振成像

13.3.1　核磁共振现象

磁共振（magnetic resonance，MR）可以提供精细的三维图像，特别是对那些不易通过其他方式成像的软组织有独特的优势。对于关节、脑和腹部组织，磁共振成像（magnetic resonance imaging，MRI）可以提供分辨率低于 1 mm 的结构图像。利用磁共振现象的 MRI 出现在 20 世纪 70 年代早期，十年之后进入了临床应用。因为 MRI 在医学成像中的重要性，伊利诺斯大学的 Paul Lauterbur 和诺丁汉大学的 Peter Mansfield 获得了诺贝尔医学和生理学奖。

目前 MRI 影像学检查时间一般在 1～10 分钟之间，但是一些新的成像技术已经能在 50 ms 内得到成像结果。MRI 研究往往需要在分辨率、成像时间、信噪比等因素之间进行权衡来获得临床应用的最佳图像。同时，MRI 成像时间的缩减还依赖于提供梯度磁场和信号接收端的硬件设备的创新和改进。

MR 利用的是原子核中磁偶极子在高磁场中的性质。具有奇数数量质子或中子的材料具有微弱但可检测的核磁矩（自旋磁动量）。MRI 成像一般基于氢原子（^{1}H）的核磁矩，其他原子例如碳（^{13}C）、磷（^{31}P）、钠（^{23}Na）、氟（^{19}F）也有重要的研究意义。氢核的磁矩分布和排列是杂乱无章的，但是若将其置于一个强磁场中，核磁矩将按照磁场中磁力线的方向重新排列。典型的医用外磁场强度范围在 0.2～1.5 T 之间，而在一些光谱或者功能成像的研究中经常会使用更大的场强。

13.3.2　MRI 仪器的基本原理

MRI 扫描端由 3 种类型的磁场组成：主磁场/静态磁场、梯度磁场（由梯度线圈产生）和射频磁场（由射频线圈产生）。在实际应用中，使用线圈或磁体来生成均匀磁场以增强静态磁场的空间一致性是非常必要的。大部分的 MRI 硬件都与生成和控制这些不同形式的磁场相关。静态磁场、梯度磁场和射频磁场的线圈以及其电力供应都是在模拟信号模块实现的。数字信号模块集中于提供控制信息（信号的时变特性）并传输到多功能计算机中、处理由接收端反馈回来的时域 MRI 信号数据以及生成和储存图像等。计算机也可以提供某些控制功能，例如允许操作者控制检测台的空间位置(图 13-1)。

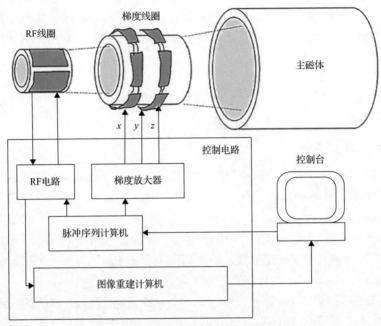

图 13-1　磁共振成像系统基本组成部分[1]

　　磁场可以由电流产生，也可以用磁性材料产生。但是无论哪种产生方式，磁场强度都会随着与磁体距离的增加而衰减，无法构建一个分布在磁体外部的高度均一的磁场。因此，为了生成一个高度均一的磁场，几乎需要在患者周边放满磁体。磁体类型主要包括四种：永磁体、电磁体、电阻式磁体、超导体磁体。

　　静态磁场/主磁场的磁体用于生成一个高强度、高一致性、覆盖整个成像区域的静态磁场。为了达到成像的目的，这个磁场必须在空间上具有高度一致性、在时间上具有高度连续性。常用的磁场强度单位主要有两个：高斯(G)和特斯拉(T)。高斯的使用历史很长并且在早期的科学文献中使用较多；特斯拉是一种更为现代的单位，是一个远大于高斯的单位，1 T 相当于 10000 G。地球磁场的量级大约为 0.05 mT(500 G)。现代 MRI 扫描圆环中的静态磁场强度大约在 0.5~1.5 T 范围内。在特定的时候，一些设备的磁场范围甚至可以达到 0.02~8 T。信噪比(SNR)是 NMR 信号电压与固有噪声电压的比值，分别是信号接收系统从患者体内和固有电学部件获得的信号。SNR 是一个关键的参数，它决定了扫描端性能好坏。最大允许的信噪比随着磁场强度增加而线性增大。改善信噪比的一种有效方式是制造能够产生更强磁场的磁体。

　　场空间的均一性只能通过在特定空间位置摆放线圈来实现。众所周知，导线组成的单一回路可以在线圈圆周的轴线方向形成一个磁场，也可以表示成一个球面谐波场的总和。这个总和公式的首项在空间上是连续的，它代表完全独立于空间位置的主磁场，更高阶的项则代表包含诸多非均一性磁场在内的子磁场，这是影响磁场均一性的主要原因。Helmholtz pair 双线圈磁场系统能够在原单线电流线圈产生的磁场中心获得更加均一的磁场。这样的设计使两个同径同轴线圈能够分开半径大小的距离。这一设计扩大了均一磁场的范围，但是这对于 MRI 扫描仪所需的磁场来说还是太小了。额外增加线圈可以对磁场进行扩展，现在这一方法主要应用于通过增大均一磁场的体积来获得适合 MRI 扫描的磁场大小。

在实际应用中，工业制造误差和外来磁场源往往会对成像区域磁场的均一性造成干扰。这一磁场缺陷可以通过使用内衬磁场来减轻，方法是通过主动可变的内衬部件，使用额外的线圈(常导磁体、超导磁体或是其他类型磁体)来产生一个与谐波场中特定项相当的磁场。安装完磁体，根据映射记录的磁场大小来调整内衬线圈中的电流。另一种可用方案是使用被动的内衬部件，利用一些沿主磁体洞的内墙放置小型永磁体来抵消干扰场。假如有包含磁性材料的大型物体(如电力供应设备)被放置于超导磁体附近，则必须要调整和重置内衬电流参数和内置磁体位置来应对磁场的非均一性变化。

13.3.3　MRI 的发展趋势

目前有大量研究致力于增强 MRI 成像效果和降低成像成本，包括减少 MRI 扫描仪的费用、提高图像质量、减少扫描时间、提高临床有效应用等方面。例如高场强扫描仪的发展、MRI 主导疗法的出现、用于特定解剖学和临床应用的壁龛扫描仪的出现等。扫描仪已经出现了用于胸腔成像的低场强设计以及用于整形外科中膝部、肘部、腕部的设计。MRI 早期最值得肯定的应用是在心脏病研究领域，扫描仪已经可以进行心肌运动、心脉灌注、冠状动脉和心脏压力测试相关的研究。这些扫描设备要求在较短的磁体作用时间内实现与患者的密切监视和交互，对梯度磁场转换速率的要求很高。

传统的自旋扭转成像往往需要数分钟，快速自旋回波技术(FSE)可以将时间减少到 20 s 左右，梯度回波技术可以减少到数秒，回波平面技术(EPI)可以将成像时间缩短到 $40\sim60$ ms，但是需要更强的梯度分布和更宽的接收带宽，具有先进梯度硬件的扫描仪，拥有更高的数据获取速率。

在 20 世纪 80~90 年代，MRI 扫描常用的最大场强是 1.5 T。为了达到更高的信噪比，高场强的扫描仪一直是研究热点。脑功能 MRI(fMRI)技术的发展促进了对高场强扫描仪设备的需求。这项技术利用了高场强下氧合血红蛋白和脱氧血红蛋白在磁化作用方面的差异。随着 fMRI 临床需求的增加，具有 3~4 T 甚至 8 T 的场强的 MRI 已获得应用。

MRI 的早期应用主要是提供诊断相关的信息。之后，MRI 系统在手术实时导航方面的作用受到了广泛关注。由于 MRI 在软组织成像分辨率方面具有突出优势，并且能够在亚毫米的精确度内提供准确的位置信息，因此可以用于活体组织检查和立体定位的外科手术导航。完成 MRI 手术导航需要同时对患者进行手术操作和 MRI 扫描成像。这些需求促进了 MRI 系统的发展，包括使用改进的超导磁体系统来保证医生对患者实施手术时全程都在扫描范围内，还需要引进磁场兼容的手术设备、麻醉工作台以及患者监控设备等组件。

13.4　超 声 成 像

13.4.1　超声图像的产生原理

超声成像是基于高频率声波在组织中的传播而形成图像。超声成像的速度很快，可以得到某些快速运动的组织的结构和动态作用的图像，例如跳动的心脏；并且，能够以事件发生的相同速度将其动态过程可视化，即实时成像。同时，超声成像是安全的，它几乎可以被应用到所有物体，包括孕妇以及重症患者。超声还可以利用高能量聚集的光束进行治疗，例如击碎肾结石。进行超声成像的仪器也很轻便，能够快速地带到患者旁边，使用起来非常灵活。超声成像尤其适合用于急诊，因为它可以对内出血以及局部损伤进行成像。超声成像系统价格也相对较低。它的局限是难以穿透骨头和空气，例如对肺部的成像受限。

超声成像技术在不断发展，最初只用于结构成像，目前已经可以进行功能性图像。当组织被挤压时，可以通过计算结构的改变来检测其弹性。在超声成像中可以使用微小气泡来增加反差，气泡中的气体可以增强反射并且可以充当造影剂，在图像中形成较亮的区域。还可以通过化学标记气泡来靶向特定的重要区域。另外，使用换能器或换能器阵列的附加旋转可以实现三维超声成像。

产生超声脉冲的材料是压电晶体。压电晶体能响应电信号或者驱动电压发生振动，也可以反过来，即压电晶体受到振动而产生电压。对超声成像来说，晶体通过一个凹槽聚焦将声波集中到一个方向上。此外，这些材料可以被调制到一个共振频率或者自然振动频率，其范围是 2～13 MHz。人听觉范围限制在 20 Hz～20 kHz，听不到兆赫频率的声波，因此这个频率范围内的声波是安全的。

超声成像通过检测反射在组织界面的回声来检测结构，例如胎儿的头部和心脏壁。在每个界面，只有部分波被反射，其他的继续穿过身体。这些回声或者反射波返回到换能器(transducer)，换能器通过压电晶体检测这些回声，每个回声在晶体上产生的电压都会被记录下来。一连串回声返回到传感器就会转变成一系列的电压。

换能器上记录的电压幅度预示着回声的强度。每个回声的空间位置根据其飞行时间(time-of-flight)决定，t 等于产生脉冲到接收到回声的时间。在超声中，组织中的声速 c 被设为恒定值 1540 m/s，大约与声音在水中的速度相同。脉冲以 c 的速度运行，距离设为 $2d$，代表从传感器到结构的 2 倍距离。时间与距离的关系为：

$$c = \frac{2d}{t} \quad \text{或} \quad d = \frac{ct}{2}$$

随着换能器指向同一个方向，脉冲撞击到物体上的位置可以通过上面的方程来决定。为了形成图像，会使用往返运动式旋转电机使换能器指向不同的方向，获得的图像线被结合到一个 V 形图里，这个 V 形图是由每个回声的图像线形成的。这个过程发生得很快，图像就可以被持续地形成并实时地进行，所以当探针或者物体移动时可以形成动态的图片。目前超声领域的最新成果是高清直播(HDlive)技术。HDlive 使用软件来计算，可调光源产生的光在表面结构上的传播；虚拟光源产生照明，相应的阴影由光被反射的结构产生(图 13-2)。

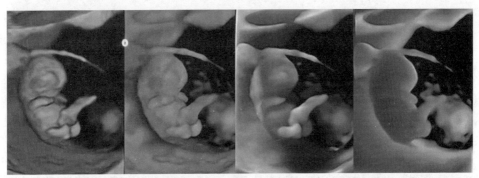

图 13-2　人体超声图像[2]

HDlive 技术应用于闭经 8 周的超声图像显示胎儿。将光线置于胚胎后方，可获得半透明效果
另见书末彩图

13.4.2　多普勒超声成像

计算组织器官的运动速率(例如脉搏和心率)具有重要临床价值。在超声成像中，可以通过多普勒效应计算速率。多普勒效应常常伴随着声波而产生，例如对于行人来说，在汽车前面听到的鸣笛频率会比在汽车后面高。

为了进行多普勒超声成像，探针需要产生一个固定波长的信号，但是回声波长会随着产生回声物体的移动而改变。以血液流动为例，回声来源于血液中运动的血细胞。如果血细胞向着换能器方向移动，波长会变短，频率会增加；如果远离换能器，则频率会降低。移动越快，频率的变化越大。如果移动的方向与超声脉动方向一致，频率改变将会大于沿着相同角度方向的移动，频率的改变可以通过计算速率来测量。

波长与波的传播速率相关：

$$\lambda = \frac{c}{f}, \quad 并且 \ f = \frac{1}{T}$$

式中，c 代表声波的速率；λ 是波长；T 是时间。能检测到的频移往往很小，这可以通过固定传感器的位置进行最优化，因为当移动方向和换能器轴方向平行时效果最佳。移动物质的波长可以表示为：

$$\lambda_1 = \lambda_0 + (v\cos\theta)T_0$$

式中，θ 是移动方向和超声脉冲间的角度；v 是物体的速率；T_0 是时间。由于反射超声的物体相对超声探针发生移动，因此反向传播到超声探针的波的频率为：

$$f_2 = \frac{c - v\cos\theta}{\lambda_1} = f_0 \left(1 - \frac{2v\cos\theta}{c}\right), \quad 假定 \ v \ll c$$

然而，多普勒超声检查可能会在无意中过滤掉可能源自缓慢流动但是由噪声和组织振动产生的特定范围的多普勒频移，容易导致慢速血流信号丢失。此外，由于高增益设置会引起多普勒成像中出现色彩过饱和现象，这可能会导致一些重要细节的掩盖[图 13-3(a)]；相比之下，一种非多普勒技术，灰阶血流成像技术（B-flow imagine，BFI）可以在灰度超声检查中提供实时血流成像，能够比传统多普勒超声更清晰地展示血管壁，准确评估腔道通畅性，并详细检查动脉粥样硬化斑块[图 13-3(b)]，可以改善临床上对颈动脉的检查。

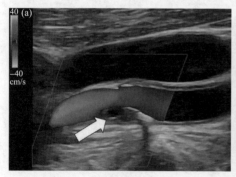 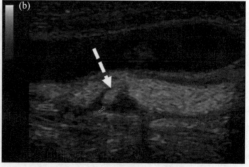

图 13-3　一名 67 岁女性的颈内动脉斑块伴斑块溃疡[3]

(a)彩色多普勒超声长轴切面显示颈内动脉(ICA)管腔通畅，伴软斑块形成，管腔无明显狭窄。斑块内 CDUS 未见血流提示溃疡形成；(b)B-flow 成像显示颈动脉斑块内的血流与溃疡相符(虚线箭头)

另见书末彩图

13.5　核　医　学

核医学是第一种用于机体功能检测的成像方式，自 1950 年以来逐步发展成一门疾病诊断和治疗的医学专业。核医学基于对放射性分子的检测来成像，这些放射性分子具有不稳定和自发性衰减的特性，会释放辐射能量，例如 γ 射线。为了获得核医学图像，患者需要吞服、吸入或注射放射性化合物，其放射性会形成电离辐射。按照一般的使用方法和剂量，这样的放射性不足以对机体产生损伤。使用核医学成像的过程中要注意调整放射性复合物剂量，从而尽可能地减少患者受到的辐射量。

13.5.1　核医学成像的方法

核医学成像中用到的放射性混合物（示踪剂）一般都能够反映机体的典型功能，例如血流变化和新陈代谢等，方法是将参与生理过程的某种分子进行同位素标记，比如将 ^{131}I（碘-131）应用于甲状腺对碘富集的生理机制的检测。成像过程就是测量靶器官的放射性分布。机体中表现出高放射性的区域表示该区域存在上述分子。核医学成像方法主要有平面成像、单光子发射计算机断层扫描（SPECT）和正电子发射体层成像（PET）。平面成像和 SPECT 是将特定分子与发出 γ 射线的元素（如锝-99m 等）化学连接，然后进行成像。锝-99m 的半衰期较短，放射性每隔 6 小时衰减一半，并且不会在体内长时间停留。

PET 使用衰变非常快的放射性核素成像，这些核素释放出正电子，例如，可以释放正电子且半衰期为 2 分钟的元素氧-15。由于衰变速度非常快，化合物必须在临近其使用位置时生成。这类放射性化合物一般使用回旋加速器进行加速。典型的正电子发射器一般使用原子数较少同时又是人体组织中常见元素的核素，例如碳-11、氮-13、氟-18。核素发射出的正电子（β$^+$）在与电子（e$^-$）相遇和湮灭前会经过很短的距离，并产生两个能量为 511 keV 且以相反方向传播的 γ 射线，如果传播途中没有发生散射，两者会同时到达检测器，但如果在传播途中与物质发生反应，就会发生能量损失和方向改变。检测器只接收同时抵达的信号，而不接收散射信号。因此，通过检测这些光子的变化就可以确定湮灭发生的位置。

13.5.2　核医学成像的临床应用

核医学中的示踪剂一般用于反映机体功能，例如血液循环或某一特定靶向器官。第一例利用放射性碘（I-131）元素成像的临床应用是检测甲状腺癌症的发生，此方法也可以评估甲状腺抑制/亢进状态。患者吞服含有 I-131 的碘化钠溶液，I-131

经过消化系统的吸收和血液循环系统的运输之后在甲状腺内富集。

随着放射性示踪剂的发展，核医学的临床应用愈加广泛。在心脏和脑组织的成像中，核医学成像方法能够指出心肌梗死或中风造成的组织损伤的具体位置。在骨科领域的骨生长、骨折、肿瘤和感染等检测中，可以将特定示踪剂应用到骨组织扫描中(图 13-4)。此法也可用于泌尿系统、肺和肝的相关成像。

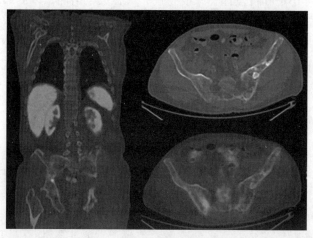

图 13-4　冠状动脉融合、轴向 CT 和轴向融合的 18F-PSMA PET/CT 的图像[4]
该图所示骨盆的骨组织中前列腺特异性膜抗原(PSMA)呈现广泛性增加，与骨佩吉特病的特征相符
另见书末彩图

核医学成像中观察到的异常，例如图像中过于明亮的部分可能指示了相应功能的活化，较为暗淡的部分则可能表征了功能的低下。例如，血流中示踪剂的成像在肿瘤或骨折的位置会表现出活性升高的特性，而血流中示踪剂表征的相应功能活性低下可以指明组织损伤和血管堵塞(感染或中风等)的位置。

在心脏成像中，流向心肌壁的血流是可以被检测的。成像之前要先测量血流量与血压的相关变化，成像过程可以使用 ECG(心脏门控)来实现与患者心率的同步，"心脏门控"可用于获取放射性监测模块(比如心室壁和心脏功能)的影像，如果缺少门控功能，心脏的运动会使成像很模糊。

核医学扫描中大约有 4～5 种示踪剂可用于肝脏和脾脏检查，能够显示以上脏器的大小、形状、位置和异常。这些扫描检查可以检测肝部脓肿和损伤造成的异常，比如肝炎、肝硬化或其他肝部异常，也可以检测脾脏肿大，例如脾脏的感染。肾脏和膀胱的成像可以显示泌尿系统的动态功能和异常。

在脑组织中，通过设计合适的放射示踪剂，SPECT 和 PET 可测量血流、新陈代谢和神经递质的结合过程。这些技术对诊断脑部感染、中风和肿瘤非常有效，并且在抑郁症和精神分裂症等精神学异常的诊断中发挥着重要作用。

13.5.3　伽马相机的操作

平面成像和 SPECT 成像都基于伽马照相机成像。伽马射线相机是一种专门用于测量 γ 射线并生成放射图像的专业设备，由以下部件组成：①闪烁探测器，用于检测伽马射线的出现；②光电倍增管，将光能转化为电能；③瞄准仪，用于过滤伽马射线。单个位置的单个照相机产生平面图像，该平面图像是在照相机面对方向上的放射性投影。与 CT 用到的数学方法类似，可以利用投影或者多摄像机体系重建横断面的图像(图 13-5)。

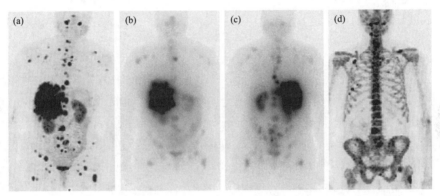

图 13-5　伽马相机获取的图像：56 岁女性多发性肝和淋巴结转移[5]

(a)显示所有内脏转移，以及额外的成骨细胞和溶骨性骨转移；传统的闪烁显像前视图(b)和
后视图(c)未能显示大多数骨转移；成骨细胞骨损伤由(d)证实

通过对示踪剂进行化学修饰，可以使放射示踪剂在某一特定部位富集，这样有利于检测从体内发射出的伽马射线。射线从机体内部向外发出时，一部分射线在到达成像相机前会被机体分散或吸收。γ 射线通过准直器进入成像相机，准直器是一种典型的射线通道，能使射出的 γ 射线直线传输通过。在一个平行孔洞阵列组成的准直器中，铅条沿垂直于相机头部的方向平行排列。这些结构确保只有从照相机正下方传来的光子才能被相机检测到，其他方向的光子几乎都会被铅条吸收。只有通过针孔的 γ 射线才能形成一张倒立的图像(可能放大)。放大系数可以通过控制成像物体与针孔之间的距离来调节。针孔式的准直器用于对小型结构进行放大成像，比如甲状腺等。

经过准直器之后，γ 射线的光子撞击在特殊的晶体上，这类晶体材料每接触到一个伽马射线的光子就能发出可见光。光电倍增管探测到可见光后将其转化成电信号。相机内的电子元件记录信号的数量和位置信息并将信息传输到计算机中构建图像。这样生成的图像不仅能够显示放射量的空间分布，还能显示其随时间改变的函数。

　　为了确保图像是由适当能量的伽马射线生成的，只有一定能量范围内(称为能量窗)的光子才会被计数，能量窗是基于放射性示踪剂自身的能量特性确定的。拓宽能量窗的范围将增强信号强度，但是也包含更多低能态、发散态的光子(其发出位置和器官不明)信息。由于部分伽马射线光子会被组织吸收，因此较厚的组织获取的光子信号会减弱并且发散光子的比例会增大。成像距离过远也会造成信号的衰减。

　　上述放射性单元服从泊松概率分布，测量的标准误差等于平均放射强度的平方根。假设放射单元的数量或放射强度为 A，标准误差就等于 A 的平方根。信噪比可以通过如下公式定义：

$$\frac{S}{N} = \frac{A}{\sqrt{A}} = \sqrt{A}$$

式中，S 为信号强度；N 为噪声水平。当放射强度较低时，信号强度相比于噪声强度并不明显，结果将是一张斑点(噪声)散布的图像。当放射强度很高时，信噪比(S/N)将会提高，图像的质量也会提高，说明放射强度越大，图像质量越好。然而，出于安全性考虑，待测物体所受的放射量越低越好。因此，核医学成像需要在图像质量和患者的可用剂量方面进行权衡。

　　除了通过检测正电子来识别身体两侧同时发出的伽马射线的位置，PET 相机的工作方式与伽马相机大致相同。此外，之前提到的准直器均为物理准直器，而在 PET 上使用的是电学准直器。由正负电子湮灭产生的两个光子将同时抵达探测器。成像相机记录光子同时到达的事件，这些事件必须发生在两个探测器的连线上才能被记录，因此事件具有局部性。电学准直器比物理准直器更加敏感，由此生成的 PET 图像，能有效进行脑部功能成像。

13.6　医学影像在阿尔茨海默病中的应用

13.6.1　阿尔茨海默病及临床诊断现状

　　阿尔茨海默病(Alzheimer's disease，AD)是一种渐进型神经退行性疾病，常伴随着大脑结构和功能的改变，包括β-淀粉样沉积、葡萄糖代谢下降及灰质萎缩等，已成为当今威胁老年人健康的重要病症之一[6,7]。1906 年，德国精神病学家和病理学家阿洛伊斯·阿尔茨海默(Alois Alzheimer)首次对该疾病进行了描述，后来就以其名字命名[8]。AD 主要有两种类型：早发型 AD 的发病年龄早于 65 岁，比较少见，AD 中大约 5%的人为早发型；迟发型(散发型)AD 比较常见，发病年龄一般晚于 65 岁。对 AD 的病因尚了解甚少，大约 70%的风险被认为是遗传导致的，其他风险因素包括脑部外伤、抑郁、高血压等。AD 的两个重要的发病标志是淀粉样斑块和神经纤维缠结，Aβ 是主要的斑块成分，tau 蛋白是主要的神经纤维缠结的成分[9]。迄今，AD 还只能通过尸体解剖得到确切的诊断结果，所以目前只能对"可能的 AD"进行诊断，诊断方式包括神经心理学测验、血液学检查、神经影像学检查、脑脊液检测、基因检测等[10]。

轻度认知障碍(mild cognitive impairment，MCI)是正常老年人与 AD 之间的转换阶段，在这一阶段大脑中已经出现了结构和功能的变化，其中部分 MCI 患者会在一段时间后转化为 AD，且转化比例较高，约为每年 10%～25%，另外一部分则转化进程缓慢，症状较轻，这两种 MCI 的大脑在结构和功能上存在差异。越来越多的研究者试图通过对 MCI 进行研究来找到早期鉴别及预防 AD 的方法。在这一阶段，相对于非转化型 MCI，AD 转化型 MCI 在外侧颞叶、前额叶和顶叶联合皮质区等区域 Aβ 淀粉样沉积的水平较高[11]；在顶颞叶联合皮质区、后扣带回、楔前叶和内侧颞叶等脑区葡萄糖代谢水平较低[11,12]；在海马、内侧颞叶和顶颞叶联合皮质区有灰质萎缩现象，这为两种 MCI 的有效分类提供了理论依据[12-14]。这些指标都可以通过神经影像数据来检测，所以许多研究者基于神经影像数据来实现 MCI 的分类，从而预测 MCI 是否会转化成 AD，以便提前采取治疗[14,15]。随着神经影像技术的发展，可以基于图像特征对 AD 类型进行分类，有助于 AD 的临床诊断和治疗。

最早的"可能的 AD"诊断标准是由美国国立神经病语言障碍卒中研究所和阿尔茨海默病及相关疾病协会(NINCDS-ADRDA)规定的，该标准发表于 1984 年，后来被称为 NINCDS-ADRDA 标准[16]。随着 AD 临床表现以及生物学知识的大量增加，NINCDS-ADRDA 标准渐显不足。为此美国国家衰老研究所(NIA)和阿尔茨海默病学会(AA)修订了 AD 的诊断标准，并于 2011 年公开发表。新标准与旧标准的最大区别是，旧标准主要将 AD 视为痴呆，而新标准将其视为一个包括 MCI 在内的连续的疾病过程，将 AD 分为三个阶段，即痴呆阶段(dementia phase)、痴呆前有症状阶段(symptomatic，pre-dementia phase)、无症状临床前 AD 阶段(asymptomatic，preclinical phase)。

13.6.2　神经影像学在阿尔茨海默病临床诊断中的应用

神经影像技术的发展为研究人类大脑奠定了技术基础，目前在脑科学研究中被广泛应用的有 PET 和 MRI 等，可分别用于测定大脑功能或结构上的不同指标。结构 MRI 可以提供宏观的组织萎缩信息，用于鉴定 AD 患者和年龄匹配的对照个体之间的内侧颞叶的萎缩差异，灵敏性和特异性都高于 85%，并且有新的证据证明内侧颞叶萎缩测量可以用于鉴别最终能发展为 AD 的 MCI 患者[17]。但是，面临的挑战是主要病理特征存在大量重叠，例如，90%的路易小体型痴呆患者与 AD 的病理特征相似，几乎所有严重的脑血管疾病患者都有明显的 Aβ 病理特征，特别是 80 岁以上的患者。相反地，40%的 AD 患者有严重的脑血管疾病。AD 最常见的诊断标准是双侧颞叶顶叶区和后扣带皮层葡萄糖代谢降低，比较常用的 PET 有 ^{11}C-Pittsburgh 化合物 PIB-PET、^{18}F-florbetapir-PET(florbetapir-PET)和 ^{18}F-fluorodeoxyglucose-PET(FDG-PET)。PIB 是 Aβ 配体，用于测定 Aβ 沉积水平，florbetapir-PET 是以 ^{18}F-florbetapir-PET 为标记物，也用来测定大脑内的 Aβ 水平，FDG-PET 是以 ^{18}F-fluorodeoxyglucose 为标记物，用来测量大脑内葡萄糖代谢情况，反映大脑的功能活动，这些成像方式对早期 AD 的识别具有较高的灵敏性和特异性[18,19]。因此，联合分析多模态数据，有助于提高对 AD 的识别和诊断。

　　神经影像学研究生成了大量数据，为自动分析图像技术的应用创造了条件。以往 MRI 和 PET 的研究多是基于手动描绘感兴趣区域(ROI)进行的，简单地考虑单个结构。由于 AD 的复杂性和异质性，单一的 ROI 分析无法揭示疾病的特性。神经影像学研究基于对该疾病与脑结构或功能的系统变化的假设，使用来自整个大脑的信息并结合不同的生物标志物来观察疾病模式。为了使用大量数据分析这种复杂的疾病模式，需要多变量分析和机器学习技术。

　　用于神经影像数据的分类方法主要有逻辑回归(logistic regression，LR)、支持向量机(support vector machine，SVM)、随机森林(random forest，RF)以及偏最小二乘法(partial least squares，PLS)等。其中，LR 是一种广义线性回归分析模型，该方法利用 Sigmoid 函数实现 0/1 分类。SVM 是一种基于结构风险最小理论的机器学习方法，通过使用非线性映射算法，将线性不可分的样本从低维空间映射到高维空间，然后对样本进行分类。RF 是一种利用多棵决策树对样本进行训练并预测的分类器。这些分类器的优点是能在临床症状表现之前检测 AD，并且已经被用于预测从 MCI 到 AD 的转换。应用多变量或机器学习技术分析不同形式的信息以寻找特征性生物标志物对于测试新药治疗效果也是很有帮助的。

　　随着机器学习和人工智能研究的发展，人们开始将不同的机器学习算法运用到疾病的识别和诊断方面。MRI 是分析大脑结构最常用的模态，大脑 MRI 的定量分析已经被广泛用于 AD、癫痫、精神分裂症、多发性硬化、癌症以及传染性和退行性疾病等大脑疾病的表征，组织萎缩是诊断和评估这些疾病最常使用的生物标志物之一。

　　量化组织萎缩需要对相应的大脑组织进行分割和测量。分割是对二维空间的像素(三维空间是体素)做标签，是定量分析中十分关键的一步。由于手动分割需要逐层勾勒结构，不仅耗费时间而且会由于人为误差导致结果不精确，所以自动分割尤为重要。在 MRI 中准确自动分割大脑结构，如白质(WM)、灰质(GM)和脑脊液(CSF)，对于定量评估脑组织和颅内体积是非常重要的。基于图谱的方法和模式识别方法是用于脑组织分割的经典方法，基于图谱的方法是将图谱与目标图像之间的强度信息进行匹配，模式识别方法是基于一组局部强度特征对组织进行分类。最近，卷积神经网络(convolutional neural networks，CNNs)也被用于大脑组织分割(图 13-6)，它无需对空间和强度特征进行明确定义，并能提供比传统方法更好的性能[20]。

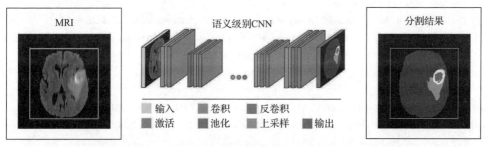

图 13-6 用于脑肿瘤分割任务的 CNN 架构示意图[20]

　　深度学习是多层的神经网络(通常多于五层)，能从原始输入数据中提取特征层。一些已知的深度学习算法包括堆叠自编码器(stacked auto-encoder)、深度玻尔兹曼机(deep Boltzmann machines)、深度神经网络(deep neural networks)以及卷积神经网络(convolutional neural networks，CNNs)。CNNs 是图像分割和分类中最常使用的方法。一个典型的 CNN 架构包含卷积层、池化层、激活层和分类层(全连接)。卷积层的主要目的是提取输入图像的不同特征图。池化层将定义邻域的最大值或均值传给下一层来对前面的卷积层进行降采样。Rectified Linear Unit(ReLU)以及它的变形(如 Leaky ReLU)是最常用的激活函数，ReLU 将负输入值剪切为 0，将正输入值作为输出，这是一种非线性的数据转换。为了对输入数据进行预测，需要将最终 CNN 层的输出分数连接到损失函数(如将分数归一化到标签的交叉熵损失函数)。最后，通过正则化约束来最小化损失函数，每次迭代时用反向传播算法(如随机梯度下降法-SGD)来更新网络权重，直到收敛。

　　总之，随着人口老龄化的到来，AD 已经成为一个重要的公共健康问题，是当今研究的重点。从 1906 年首次命名 AD 至今已经过了一百年，但是人类尚未完全清楚 AD 的发病机制，也没有找到十分有效的治疗方法，目前 AD 的研究重点是在症状开始之前诊断病情。AD 的研究需要不同研究领域的人员共同努力，不仅要继续研究 AD 发病机制，开发更多特异性的生物标志物用于诊断和治疗，还要结合深度学习方法，继续改进 MRI 分割算法，提高脑部解剖结构分割精度，还可以结合多模态数据，包括病生理指标、生化指标、不同模态影像数据等，改进神经网络结构。对不同分期的 AD 进行分类，提高早期 AD 的诊断效果，有助于提前干预和治疗，改善 AD 患者的生活质量。

参 考 文 献

[1] Gruber B, Froeling M, Leiner T, et al. RF coils: A practical guide for nonphysicists. J Magn Reson Imaging, 2018, 48(3): 590-604.

[2] Grigore M, Mareş A. The role of HD live technology in improving the quality of obstetrical images. Medical Ultrasonography, 2013, 15(3): 209-214.

[3] Gettle L M, Revzin M V. Innovations in vascular ultrasound. Radiol Clin North Am, 2020, 58(4): 653-669.

[4] Pianou N K, Stavrou P Z, Vlontzou E, et al. More advantages in detecting bone and soft tissue metastases from prostate cancer using 18F-PSMA PET/CT. Hell J Nucl Med, 2019, 22(1): 6-9.

[5] Holland J P, Williamson M J, Lewis J S. Unconventional nuclides for radiopharmaceuticals. Mol Imaging, 2010, 9(1): 1-20.

[6] Ballard C, Gauthier S, Corbett A, et al. Alzheimer's disease. Lancet, 2011, 377(9770): 1019-1031.

[7] GBD 2015 Disease and Injury Incidence and Prevalence Collaborators. Global, regional, and national incidence, prevalence, and years lived with disability for 310 diseases and injuries, 1990—2015: A systematic analysis for the Global Burden of Disease Study 2015. Lancet, 2016, 388(10053): 1545-1602.

[8] Berchtold N C, Cotman C W. Evolution in the conceptualization of dementia and Alzheimer's disease: Greco-Roman period to the 1960s. Neurobiol Aging, 1998, 19(3): 173-189.

[9] Goedert M, Spillantini M G. A century of alzheimers disease. Science, 2006, 314(5800): 777-781.

[10] Dubois B, Feldman H H, Jacova C. Revising the definition of Alzheimer's disease: A new lexicon. Lancet Neurol, 2010, 9(11): 1118-1127.

[11] Morbelli S, Ferrara M, Fiz F. Mapping brain morphological and functional conversion patterns in predementia late-onset bvFTD. Eur J Nucl Med Mol Imaging, 2016, 43(7): 1337-1347.

[12] Misra C, Fan Y, Davatzikos C. Baseline and longitudinal patterns of brain atrophy in MCI patients, and their use in prediction of short-term conversion to AD: Results from ADNI. Neuroimage, 2009, 44(4):1415-1422.

[13] Chételat G, Landeau B, Eustache F, et al. Using voxel-based morphometry to map the structural changes associated with rapid conversion in MCI: A longitudinal MRI study. Neuroimage, 2005, 27(4): 934-946.

[14] Cui Y, Liu B, Luo S, et al. Alzheimer's disease neuroimaging initiative. Identification of conversion from mild cognitive impairment to Alzheimer's disease using multivariate predictors. PLoS One, 2011, 6(7): e21896.

[15] Zhan Y, Chen K, Wu X, et al. Alzheimer's disease neuroimaging initiative. Identification of conversion from normal elderly cognition to alzheimer's disease using multimodal support vector machine. J Alzheimers Dis, 2015, 47(4): 1057-1067.

[16] McKhann G, Drachman D, Folstein M, et al. Clinical diagnosis of Alzheimer's disease: Report of the NINCDS-ADRDA Work Group under the auspices of Department of Health and Human Services Task Force on Alzheimer's Disease. Neurology, 1984, 34(7): 939-944.

[17] Scheltens P, De Strooper B, Kivipelto M, et al. Alzheimer's disease. Lancet, 2021, 397(10284): 1577-1590.

[18] Camus V, Payoux P, Barré L, et al. Using PET with 18F-AV-45 (florbetapir) to quantify brain amyloid load in a clinical environment. Eur J Nucl Med Mol Imaging, 2012, 39(4): 621-631.

[19] Heiss W D, Pawlik G, Herholz K, et al. Determination of regional glucose metabolism in the brain by FDG and PET. Cerebral Blood Flow and Metabolism Measurement. Springer Berlin Heidelberg, 1985.

[20] Akkus Z, Galimzianova A, Hoogi A, et al. Deep learning for brain MRI segmentation: State of the art and future directions. J Digit Imaging, 2017, 30(4) :449-459.

第 14 章　分子影像学基础与应用

14.1　分子影像学概念和发展简史

14.1.1　基本概念

分子影像学(molecular imaging)是在活体状态下,在细胞和分子水平上应用影像学方法对生物过程进行定性和定量研究的科学,是传统影像学与生物化学和分子生物学、物理学、药学等多学科交叉形成的新兴学科。

与传统影像学相比,分子影像学的目标是检测体内关键生物过程中细胞和分子的改变,特别是疾病初期的细胞和分子改变,而不是这些改变所引起的解剖结构的变化或最终病理结果,因此,分子影像技术有助于疾病的早期和精准诊断。另外,利用分子影像技术可对疾病发生、发展过程中关键分子进行量化,实现实时追踪和成像;并可同时监测某一过程中的多个生物分子,对其进行时间和空间定位,提供其在体内的动态变化信息。

14.1.2　发展简史

在活体水平针对特异性生物靶点的成像起源于核医学领域,一开始是针对细胞表面特异性的抗原,制备放射性核素标记抗体,通过抗体与抗原的结合而实现核素成像。例如,癌胚抗原(carcinoembryonic antigen, CEA)是一种重要的肿瘤相关抗原,在胃癌、胰腺癌、肠癌、肺癌、肝癌等肿瘤细胞上高表达,与肿瘤生长和转移密切相关。1973 年,Primus 等用放射性核素 ^{125}I 和 ^{131}I 标记 CEA 特异性 IgG 抗体,确定了该抗体在体外可与高表达 CEA 的结肠癌细胞 GW-39 特异性结合。在此基础上,通过心脏注射将抗体直接注射到荷瘤仓鼠体内后,用 γ 计数仪检测到抗体结合到了仓鼠体内的肿瘤细胞上,并在肿瘤组织内富集[1]。此后,利用这个策略实现了对多种肿瘤抗原的活体成像。

超顺磁性纳米颗粒的发展将分子成像从放射性核素成像拓展到磁共振成像。去唾液酸糖蛋白受体是肝细胞特异性受体,也称为肝细胞半乳糖/N-乙酰基葡萄糖胺受体,其配体有去唾液酸糖蛋白、半乳糖、半乳糖胺、N-乙酰半乳糖胺等糖分子。1990 年,Reimer 等制备了半乳糖包裹的超顺磁性氧化铁纳米颗粒,其中的半乳糖可特异性识别肝细胞上的去唾液酸糖蛋白受体,而氧化铁纳米颗粒特有的超顺磁性可改变周围组织的核磁弛豫时间,从而产生核磁共振信号,实现了肝细胞的特异性成像(图 14-1)[2]。

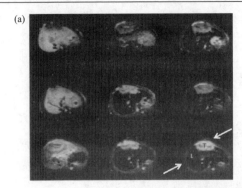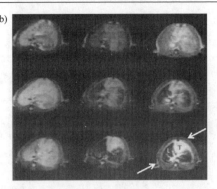

图 14-1　乳腺癌细胞(R3230AC)肝转移灶的核磁共振分子成像[2]

影像中的 L 为肝脏组织，T 为肿瘤。(a)半乳糖修饰的超小氧化铁纳米颗粒(AG-USPIO)注射前、5 μmol/kg 和
10 μmol/kg 剂量注射后的核磁共振图像。第一排：SE 250/20 序列，六个信号平均；第二排；SE 500/30 序列，
四个信号平均；第三排：SE 1500/40 序列，两个信号平均。(b)未修饰的氧化铁纳米颗粒(AMI-25)注射前、
5 μmol/kg 和 10 μmol/kg 的磁共振成像图像。A 与 B 两图相比较，注射 AG-USPIO 可以显著降低肝组织的
成像信号，增加肝脏和肿瘤的对比度

随着基因表达技术的发展，体内基因表达技术逐渐发展并完善。利用报告基因实现目标基因成像的方法逐渐成熟。1995 年，Contag 等利用报告基因与目标基因融合技术，通过报告基因的表达产物成像实现了目标基因的在体成像。萤光素酶报告基因是发展最为成熟的报告基因，该基因表达萤光素酶，催化萤光素(luciferin)转变为氧化萤光素，发出生物荧光。研究者将萤光素酶基因转染到三种伤寒沙门氏菌中并感染小鼠，通过光学成像观察三种细菌在小鼠体内的定位和感染的全过程[3]。此后，有更多的报告基因被开发和利用。例如，胸苷激酶(thymidine kinase, tk)基因编码脱氧胸苷激酶，该激酶在病毒、细菌和真核细胞中都存在，但催化底物不同。*HSV-tk* 是单纯疱疹病毒的 tk 基因，编码表达的 *HSV-tk* 可将多种核苷结构类似物磷酸化。真核细胞内的 tk 只能催化胸腺嘧啶核苷酸磷酸化。利用载体系统可将 *HSV-tk* 整合到宿主基因组中。当放射性核素标记的核苷类似物进入细胞后，可被 *HSV-tk* 磷酸化为 5′-磷酸核苷，并停留在细胞中，使放射性核素聚集在细胞内，聚集程度反映了 *HSK-tk* 基因表达程度和酶的活性。正常动物细胞内 tk 不能催化这种放射性标记底物，因而没有放射性累积。1995 年，Tjuvajev 等首次报道了以放射性核素 ^{14}C 标记 5-碘-2′-氟脱氧尿苷为探针，利用单光子发射计算机断层显像(single photon emission computed tomography, SPECT)监测了含 *HSV1-tk* 基因的 RG2 胶质瘤细胞在大鼠体内的生长情况[4]。

从上述的产生和发展过程可以看到，分子影像学的核心是应用分子成像探针和一种或多种成像技术，如放射性核素成像、磁共振成像、光学成像、超声成像，甚至多模式的融合成像技术，在分子水平上对生命系统内部某些特定的生理或者病理过程进行二维或三维的活体成像，靶向目标可以是分子、基因、蛋白质或细胞。

14.1.3　实现分子影像的基本要素

分子影像技术的核心思想是利用分子成像探针与成像靶标特异性结合，通过高精度的成像技术来获得靶标的图像信息，实现这些靶标的体内成像。因此，分子影像的基本要素包括成像靶标、分子成像探针和成像方法。

1. 分子成像靶标

选择合适的成像靶标十分重要。通常会选择生物学过程的重要标志物作为靶标，比如与疾病发生、发展密切相关的标志物，也可以是能反映治疗效果和预后的标志物。理想的靶标应该具有较高的表达量和特异性。靶标的类型可以是特异的细胞或细胞内的分子如 DNA、mRNA、蛋白质、糖、脂质或离子等。这些标志物在疾病发生和发展过程中会发生变化，包括数量、浓度和结构的改变，甚至某些分子在细胞上的位置也会发生变化，或者与其他分子的结合也会发生改变。迄今，已经报道的靶标包括细胞表面的标志物分子、血管相关标志物分子、内源性或外源性蛋白酶、基因表达和荧光报告蛋白、代谢途径的关键分子等。

2. 分子成像探针

当靶标确定后，就可以根据这些靶标来设计合成相应的分子成像探针。通过优化探针的结构和体内动力学性质，得到靶标的体内分布或含量信息。分子成像探针由靶向元件和成像元件构成，前者可以是与靶标特异性结合的抗体或抗体片段、蛋白质、多肽、多糖、核酸和小分子化合物等，后者为各种造影剂和对比剂。分子成像探针的具体论述详见 14.2 节。

3. 成像设备和技术

从成像原理来看，现有生物医学成像技术可以分为光学成像、磁共振成像、超声成像和核素成像（PET/SPECT）、CT 成像等，不同的成像方法对应不同的成像设备和信号元件；同时，不同的成像方法具有不同的成像特点，如表 14-1 所示。

表 14-1　五种成像模式的特点

模式	分辨率	穿透深度	灵敏度	价格
光学成像	$1\sim50\ \mu m$	$\mu m\sim mm$	高	低
PET/SPECT	$1\sim2\ mm$	没有限制	高（$10^{-12}\sim10^{-11}$）	高****
计算机断层扫描（CT）	$50\sim200\ \mu m$	没有限制	低（$10^{-1}\sim10^{-4}$）	低*
磁共振成像（MRI）	$20\sim100\ \mu m$	没有限制	低（$10^{-3}\sim10^{-5}$）	高**
超声（US）	$50\sim500\ \mu m$	$mm\sim cm$	中等	低

注：＊表示价格，星号越多，价格越贵

总结起来，实现分子成像必须满足以下 4 个基本条件：①高度特异性和亲和力的分子成像探针；②探针必须能克服生物传递屏障有效地进入靶器官和靶细胞内；③适度(化学或生物的)扩增的方法；④具备敏感快速且高清晰度的成像设备与技术。

需要强调的是，首先，分子影像学的出现和发展得益于医学影像学与生命科学的快速发展。分子影像学的发展离不开医学成像技术的进步。随着医学成像系统分辨率的不断提高，现代成像技术具备了显微分辨能力，使成像范围从宏观深入到微观，为分子影像学的发展提供了重要的基础。与此同时，生命科学的快速发展揭示了越来越多的疾病相关靶标，为设计和合成分子探针提供丰富的信息与资源。其次，分子影像学不是单一技术的变革，而是多种技术的整合，包括生物化学和分子生物学、纳米技术、成像技术、数据计算和图像处理技术。在选择靶标时需要利用生物医学知识来明确成像靶标的性质及临床应用价值；在构建分子成像探针时要应用化学和生物技术来确定哪些结构可以与靶标结合，哪些结构可以释放成像信号；当评价分子探针应用的安全性时，需要运用药学和毒理学方法对探针的体内作用机理及毒副作用进行研究。要实现探针的体内成像，依赖于信号放大技术和灵敏的成像技术；而合理的图像结果分析则需要多学科专业人员的合作。

14.2　分子成像探针

分子成像探针是指能够与某一特定生物分子或细胞特异性结合或反应，并可供体内成像示踪的化合物或复合物。分子成像探针能够反映靶分子或活细胞的数量和(或)功能变化，实现对特定分子和细胞的可视化表征与定量检测。

分子成像探针应具备以下两个特征：①体内对成像靶标具有高亲和力和特异性；②具有成像信号，影像学设备可在活体内实现对其进行示踪和成像。分子成像探针在一些文献中也简称为探针、示踪物、对比剂、显像剂、成像探针和分子信标等。需要注意，分子成像探针与分子生物学中的"探针"不同，后者通常是指用于检测互补核酸序列的标记 DNA 或 RNA。

14.2.1　分子成像探针的结构与组成

分子成像探针的结构和组成十分多样，具有不同的特点。有的分子成像探针只是一个小分子，既具有影像设备可识别的信号，也可以与特定细胞或分子相结合或反应；有的分子成像探针则由能够与靶点结合的靶向元件和可以产生图像信号的信号元件组成，两种元件之间可以通过共价键将信号元件和靶向元件直接连接在一起，也可以通过酶的底物将信号元件隐藏起来，当遇到特定的酶时，底物被酶剪切，成像信号元件被激活，产生成像信号。例如，在分子成像探针 EgadMe 中，含钆分子被 β-半乳糖分子封闭，阻止钆与水分子反应而产生核磁信号。当 β-半乳糖酶将 β-半乳糖酶解后，含钆分子被释放出来，从而产生核磁成像信号。又如，有的分子成像探针在报告元件周围修饰靶向元件，有的利用递送载体同时负载报告元件和靶向元件。将靶向元件和信号元件连接在一起的部分称为连接元件，具有连接、减少靶向元件和信号元件之间的相互反应和影响，以及改善探针的体内药代动力学等作用。图 14-2 列举了若干类型的分子成像探针结构示意图。

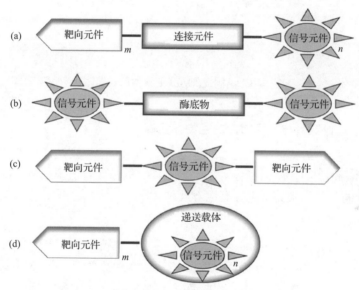

图 14-2 四种常见的分子成像探针的结构示意图

在设计分子成像探针时，应结合常用成像设备及其技术特点，选择不同的成像信号元件。不同性质的信号元件对应不同成像方式(图 14-3)。例如，生物发光和荧光分子可用于光学成像，放射性核素可用于 PET 和 SPECT 成像，顺磁性分子或纳米颗粒用于 MRI 成像，微泡用于超声成像。根据成像信号元件的性质，可以将分子成像探针分为光学分子成像探针、X 射线分子成像探针、放射性核素分子成像探针、磁共振分子成像探针和超声分子成像探针。

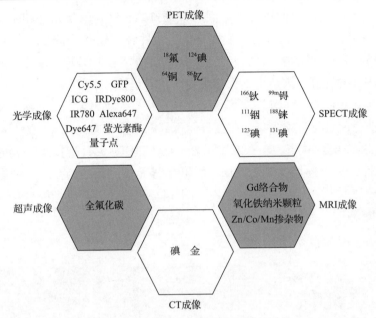

图 14-3　不同成像方式的常用信号元件

14.2.2　分子成像探针与靶标结合的生物学基础

分子成像探针与靶标结合的基础是分子识别。分子识别是指分子与分子之间选择性地相互结合和作用的过程，是生物过程中的一种普遍现象。目前设计的分子成像探针的分子识别类型主要有以下几种：

1)受体与配体的识别

受体(receptor)是存在于细胞膜、细胞浆或细胞核上的大分子化合物，如蛋白质、核酸、脂质等，能与其特异性配体结合并产生效应，配体可以是药物、递质、激素、内源性活性物质等。比如，将配体作为分子成像探针中的靶向元件，就可以通过配体与受体的结合，实现对受体的成像，检测或监测其性质与数量的变化。

2)抗原-抗体特异性识别

抗体是可与相应抗原发生特异性结合反应的免疫球蛋白。很多疾病相关的重要蛋白标志物都有相应的抗原表位，可以与其特异性抗体结合。因此，将报告元件与抗体连接制备成分子成像探针，可以实现对抗原分子的成像，以监测其分布和表达情况。

3)酶与底物的识别

酶(enzyme)是由活细胞产生的、对其底物具有高度特异性和高度催化效能的蛋白质或 RNA。当人体某些器官和组织受损或发生病变后，酶的表达通常会发生改变，其中某些酶可释放入血、尿或体液内。有些酶已被开发成为疾病诊断的指标。根据酶和底物之间的相互作用，可以将特异性底物与成像信号报告元件相连接。当底物被酶降解或剪切后，报告元件的性质发生变化，利用成像设备检测这些信号的变化，即可对体内特定酶的表达情况进行分析。

4) 蛋白分子间的相互识别

蛋白质分子的相互作用是实现其功能的必要途径。两个分子经过结构或化学性质的匹配，互相识别和相互作用，完成分子结合。将能够与蛋白靶标特异结合的蛋白、多肽、核酸或小分子作为靶向元件，并选择适当的成像信号报告元件与这些靶向元件连接，可以实现对特异性蛋白靶标表达情况的可视化检测。

5) 核苷酸链的识别

核酸(RNA 和 DNA)是重要的生命物质基础，在许多疾病中发生突变或异常表达。将能够识别目标核苷酸序列的核酸分子与成像信号报告元件相结合，可制备特异性核酸成像探针，用于体内成像。

6) 代谢产物相关的分子识别

不同分型和分期的疾病具有不同的代谢标志物。目前，针对糖代谢、氨基酸代谢、胆碱代谢、脂肪酸和醋酸代谢都有相应的分子成像探针。

14.2.3 分子成像探针的构建流程及主要方法

构建分子成像探针之前，首先要确定成像的生理或病理过程，鉴别、筛选和确定与病理生理过程的发生、发展、诊断和治疗相关的合适靶标。根据靶标的位置、性质和成像设备条件决定使用的靶向识别元件和成像元件。利用合理的连接方式将成像元件与靶向元件整合，完成分子成像探针的初步构建。后续再根据细胞和动物体内成像结果对探针进行优化。进入临床试验阶段后，在人体上确认成像效果。分子成像探针构建的基本流程如图 14-4 所示。

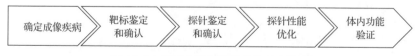

图 14-4 分子成像探针构建的基本流程

分子成像探针构建的主要方法如下：

1) 将天然生物分子或类似物(小分子、多肽或者蛋白质)转变为分子成像探针

目前已发现了许多天然生物分子，包括神经递质、氨基酸、多肽、核苷酸等，

都在生理或病理过程中发挥关键作用。以这些分子为基础可直接构建分子成像探针。例如,左旋多巴(L-DOPA)是一种神经递质,也是去甲肾上腺素和肾上腺素的前体。利用正电子核素标记 L-DOPA,可以对其体内分布和代谢成像,评估神经突触功能。类似的分子成像探针还包括放射性核素标记的生长激素抑制素、奥曲肽、促黑细胞激素(α-MSH)、蛙皮素类似物和神经降压素等。

2)把药物或候选药物转变为分子成像探针

^{18}F-FDG(^{18}F-fluoro-deoxy-D-glucose)就是一种由候选药物转化来的分子成像探针。FDG 是一种葡萄糖类似物,早期作为候选药物,用于抑制肿瘤糖酵解和生长。但是在研发过程中发现 FDG 同时抑制神经细胞糖酵解,导致严重的神经毒性,从而限制了进一步的临床研究和应用。1977 年,Sokoloff 等合成了 ^{18}F-FDG,用于体内肿瘤细胞 PET 成像。但需要注意的是,有些药物对分子结构改变很敏感,增加一个成像元件可能会改变其性能。

3)将已有的分子成像探针修饰和改造成为新的探针

通过不同的标记分子或方法对现有分子成像探针进行优化,使其转变为新型分子成像探针。例如,放射性元素 $^{123/131}$I 和 ^{99m}Tc 标记的苯甲酰胺类似物是黑色素瘤 SPECT 成像探针。将放射性碘更换为放射性氟,可以将制备出新型 PET 成像探针。类似地,α-MSH 类似物 SPECT 探针通过更换放射性核素,例如 ^{18}F 和 ^{64}Cu,可以转变为 PET 探针。精氨酸-甘氨酸-天冬氨酸(RGD)多肽 PET 成像探针通过与近红外染料 Cy5.5 耦合,可以转变为光学成像探针。

4)利用高通量显示技术筛选靶标结合分子和构建新型分子成像探针

目前应用比较广泛的是随机组合多肽库噬菌体展示技术,将多肽的编码基因插入到噬菌体外壳蛋白基因的适当位置,使外源多肽与外壳蛋白融合表达并展示到噬菌体表面。将靶标分子与噬菌体结合,通过分离、扩增和鉴定,筛选出特异性识别靶标的多肽序列。利用成像信号元件标记这些多肽,经优化后可以得到新型分子成像探针。此外,也可以利用化合物分子库筛选靶向分子,经过进一步的鉴定和优化,得到成像探针。

14.2.4　分子成像探针的体内成像基础

分子成像探针可以实现靶标的直接或间接成像。

直接成像是指分子成像探针与靶标直接反应,所成图像直接反映了靶标的位置和浓度。分子成像探针与靶标的直接反应可以是主动靶向结合,也可以是被动靶向结合,后者又称为自然靶向,是指分子成像探针在生物体内天然具有特异性的分布。以下是利用分子影像探针被动靶向性的例子。

　　甲状腺是体内唯一且大量摄取碘的器官，因此含碘的分子成像探针具有甲状腺自然靶向性。又如，羧基花青染料吲哚菁绿(ICG)是一种带负电的绿色染料，能与血浆蛋白紧密结合，稳定留存在血管中。当随肝血流进入肝血窦后，ICG 可以被正常肝脏组织迅速摄取，然后从肝细胞以游离形式分泌到胆汁排泄，恶性肿瘤组织则由于代谢能力差而造成 ICG 长时间蓄积，因此，ICG 对肿瘤组织中具有被动靶向性。临床上通常以 ICG 注射后 15 分钟的体内滞留率来反映肝脏排泄功能和储备功能。ICG 同时具有近红外荧光成像功能(激发光为 750～810 nm，发射光为 850 nm)，因此，可作为分子成像探针，通过显示其在肿瘤组织中的蓄积而清晰勾勒出肿瘤组织的占位，指导对肿瘤的手术切除。2009 年 Ishizawa 报道了应用 ICG 荧光显像导航肝癌切除手术(图 14-5)[5]。2012 年 Mitsui 成功将该技术应用于肾癌的手术中[6]。

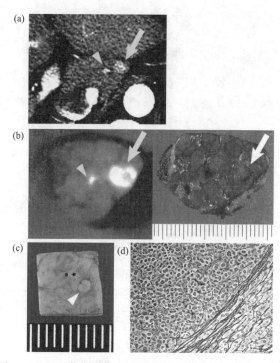

图 14-5　ICG 荧光成像实现微小肝细胞癌组织在体显像[5]

(a)手术前 CT 成像，显示有两个肿瘤灶(箭头所示)；(b)在切除的组织中，左侧 ICG 荧光成像显示出两个肿瘤灶，而右侧大体观察图中只能看到其中一个较大的肿瘤灶；(c)肿瘤组织切开后，在组织深部可以看到第二个肿瘤灶，直径约为 2 mm；(d)网状纤维银染色病理结果显示小肿瘤灶为中分化肝细胞癌

另见书末彩图

　　此外，分子探针也可以被动靶向到某些细胞中。例如，单核巨噬细胞易于吞噬外来物，分子成像探针可利用这一特点而大量聚集到单核巨噬细胞中，从而实

现体内巨噬细胞成像。例如，超小氧化铁纳米颗粒(ultra small particles of iron oxide，USPIO)易被巨噬细胞吞噬，因此，与巨噬细胞浸润和聚集有关的疾病和反应，如变态反应性脑脊髓炎[7]、脑中风[8](图 14-6)、器官移植排异反应[9]、软组织感染[10]、动脉粥样硬化[11]等，可应用 USPIO 使病变组织的 MRI 图像对比度增加，且图像信号与巨噬细胞数量和细胞内铁含量成正比。

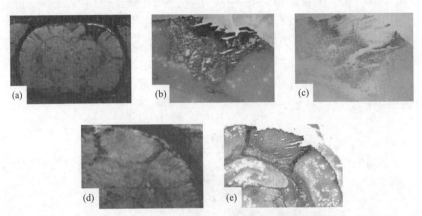

图 14-6　大鼠脑冠状面 MRI 成像及病理染色分析[8]

(a)光化学法致大鼠脑中风 6 天，给予 USPIOs 静脉注射 24 h 后 MRI 图像，可观察到明显的大脑外侧图像变暗；(b)损伤部位铁染色，颜色越深，铁含量越多，铁主要聚集在损伤部位；(c)损伤部位巨噬细胞免疫组化染色，颜色越深，巨噬细胞越多，损伤部位含有大量的巨噬细胞；(d)损伤部位深部 T2*加权 MRI 图像与铁染色图像(e)，在这一层，巨噬细胞主要分布在损伤部位周围，MRI 图像也在损伤周围明显变暗，与铁染色结果匹配良好

　　肿瘤细胞生长迅速，肿瘤血管内皮细胞之间存在缺陷，排列不紧密，导致血管渗透性增加；与此同时，肿瘤细胞会分泌促血管通透的分子，造成肿瘤组织周围血管比正常血管的通透性高；此外，肿瘤组织内淋巴系统不完整，导致淋巴引流不足，血流速度低。上述组织病理特征使尺寸在 200 nm 以下的较大分子或纳米颗粒更容易渗透和进入肿瘤组织，从而被动聚集在肿瘤部位，具有高渗透长滞留效应(enhanced permeability and retention effect，EPR 效应)。当纳米颗粒用作分子成像探针的载体时，这一特性可用来促进纳米颗粒进入肿瘤组织，有助于肿瘤的被动靶向成像。

　　主动靶向成像是通过探针与靶标的特异性相互作用使其在特定位置的聚集并成像。能够与靶点紧密结合的抗体、多肽或小分子都可作为分子成像探针的靶向元件。例如，肽 RGD 序列可与血管内皮细胞表面的 $\alpha_V\beta_3$ 整合素特异性结合，将其与放射性核素 ^{64}Cu 结合，合成的 ^{64}Cu-RGD 就成为血管内皮细胞靶向的分子成像探针，其中多 ^{64}Cu 可以释放正电子，产生 PET 成像信号，实现体内血管内皮细胞的 PET 成像。

利用报告基因成像是一种常见的主动靶向成像方式。报告基因是一组编码易被检测到的蛋白质或酶的基因，与靶基因融合后，细胞会在表达靶基因的同时表达报告基因，因此细胞会同时表达特定的蛋白或酶。常见报告基因产物有荧光蛋白、酶、特异的受体或载体等，其中荧光蛋白可以直接进行光学成像。例如，将近红外荧光分子 Cy5 的一端通过 β-内酰胺酶的底物头孢菌素与荧光猝灭基团 QSY21 连接。由于 Cy5 与 QSY21 距离很近，Cy5 的荧光被猝灭，整个分子不发出荧光。当细胞高表达 β-内酰胺酶时，酶使头孢菌素降解，导致 Cy5 与 QSY21 分开，Cy5 发出荧光信号，由此实现了 β-内酰胺酶稳定转染的神经胶质瘤细胞的体内成像。

14.2.5　分子成像探针应具备的性能

（1）分子成像探针的靶向元件与靶标之间要具有特异性结合和高亲和力，在不表达靶标的细胞和组织上不结合或很少结合，这是实现探针在靶组织中累积的重要先决条件。同时，在细胞和组织中的聚集应与靶标含量成比例。

（2）分子成像探针要具有高灵敏度，应使用尽量低的剂量来得到高质量的图像，以减少对生物过程和体系的干扰。另外，在疾病早期阶段，靶标分子表达量较低，探针能够灵敏地识别和结合到这些靶标上，对于疾病的早期诊断十分重要。

（3）分子成像探针应具有稳定性。人体内有难以计数的蛋白酶和盐，这些物质有可能识别和降解探针。因此，探针在体内应保持稳定，在一段时间内不被降解或失去功能。

（4）分子成像探针应具有低免疫原性和低毒性的特点，且无药理作用。探针是对病变组织和细胞上的分子状态进行报告，因此不应改变分子和疾病的状态，不应引起免疫响应和毒性等副作用，也不应具有药理作用。

（5）生物体内有多种阻止外来物质进入的生物屏障。分子成像探针必须能够跨越相关防御屏障，以保证足够数量的探针与靶标结合，并在靶标位置停留足够的时间用于成像。第一个屏障是循环系统。分子成像探针在循环系统中必须保持稳定，逃避肝脏和脾脏网状内皮系统的吞噬。第二道屏障是组织屏障，探针必须可以从循环血液中累积到靶组织内，而在正常组织中低摄取和被快速清除。第三道屏障是细胞膜，当靶标位于细胞内时，探针必须能够穿透细胞膜，与胞内靶标相互作用，并且能维持一段时间不被排出，以实现成像。

（6）除上述性能以外，分子成像探针还应能够大规模制备且成本相对经济，对于大规模人群的应用十分必要。

14.3　增强成像信号

虽然分子成像探针的靶标分子是生理和病理过程中的关键细胞或分子，但是体内整体含量较低，一般来讲仅为纳摩尔水平，因而在靶标位置的浓度也十分有限。在这种情况下，通过化学或生物的方法提高体内成像信号的强度十分重要。信号增强策略主要有两种，一是提高体内靶标的含量和探针的成像信号强度，使成像信号增强；另一种是降低背景噪声，提高信噪比。

14.3.1　成像信号放大技术

1. 利用生物放大技术来增加信号强度

常用的是生物素/链霉亲和素放大系统。生物素(biotin，B)的分子量为 244，其化学结构中有两个环状结构，其中 I 环为咪唑酮环，可以与亲和素结合；II 环为四氢噻吩环，C2 上有一戊酸侧链，其末端羧基可与抗体或其他生物大分子中的氨基结合。通常每个抗体分子可以与 10～20 个生物素分子连接。亲和素(avidin，Av) 又称为抗生物素蛋白，是由 4 个相同亚基组成的碱性糖蛋白，可与生物素特异性结合，一个亲和素能结合 4 个生物素，这一特点非常适合构建多层次信号放大系统。生物素-亲和素是目前已知的强度最高的非共价结合作用，亲和常数(K)为 10^{-15} mol/L，比抗原-抗体间的亲和力约强 1 万倍。此外，亲和素和生物素的结合专一性强，在多种环境中稳定。链霉亲和素(streptavidin，SA)是由链霉菌分泌的一种蛋白质，是最常用的亲和素。

生物素-亲和素信号放大通常采用"三步法"来实现。以含钆磁共振成像探针为例，第一步将生物素化抗体注入荷瘤动物体内。生物素化抗体与特异性肿瘤抗原结合实现其在肿瘤部位的聚集。第二步静脉注射足量链霉亲和素，与肿瘤部位的生物素化抗体结合，同时也会与游离的生物素化抗体结合，促使游离的抗体快速从体内清除，完成第一级放大。第三步注射生物素化钆，与肿瘤部位的链霉亲和素结合，一个链酶亲和素能结合 4 个生物素结合，产生第二级放大效应。

2. 增加靶标浓度

对靶细胞进行改造，使细胞高表达特异性靶标，促进探针在细胞内的聚集。比如将特定的报告基因转染到靶细胞内，这些基因可编码特异的蛋白受体、载体或酶。成像探针与基因编码的分子特异性结合，聚集到细胞内，从而实现成像信号的增强。例如，血液中的铁会与转铁蛋白(Tf)结合，经过转铁蛋白受体(TfR)的转运进入细胞。如果利用 TfR 基因转染肿瘤细胞，可使细胞高表达 TfR，促进其对超顺磁性的氧化铁纳米颗粒的摄取，使胞内超顺磁性颗粒数量增加，实现 MRI 成像信号增强(图 14-7)[12]。

绿色荧光蛋白(green fluorescent protein，GFP)基因是追踪细胞和基因表达常用的内源性报告系统之一。绿色荧光蛋白是一个由约 238 个氨基酸组成的蛋白分

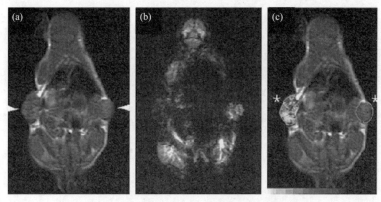

图 14-7　TfR 基因转染肿瘤细胞的磁共振成像[12]

(a)将转染 TfR 的肿瘤细胞(ETR+)接种在小鼠身体左侧，未转染的肿瘤细胞(ETR–)接种在小鼠身体右侧，
两侧肿瘤组织在 T1 加权核磁成像上没有明显差异；(b)在 T2 加权图像上可以观察到左右两侧肿瘤组织信
号出现显著的差异，由于 ETR+肿瘤摄取更多的超顺磁性氧化铁纳米颗粒，肿瘤组织横向弛豫(T2)时间
缩短，导致 T2 加权图像变暗，增加了成像对比度；(c)两侧肿瘤组织的 T2 时间缩短程度与
T1 加权像合成图，ETR+肿瘤的 T2 时间明显缩短

另见书末彩图

子，能被从蓝光到紫外线波段的光激发，发出绿色荧光，荧光蛋白能根据启动子
特异性地表达，并稳定遗传给后代。用常规的基因操纵手段可实现荧光蛋白对其
他目标蛋白的标记，达到观察、跟踪目标蛋白的时间和空间变化的目的。例如，
将 GFP 基因融合到肌动蛋白的启动子上，细胞在表达肌动蛋白的同时表达绿色荧
光蛋白，使小鼠体内几乎所有的细胞都有绿色荧光，小鼠整体发出绿色荧光。

　　萤光素酶报告基因是以萤光素(luciferin)为底物，检测萤火虫萤光素酶(firefly
luciferase)活性的一种报告系统。萤光素酶可以催化萤光素氧化，形成氧化萤光素
而发出生物荧光(bioluminescence)。常用的萤光素酶是真核萤火虫萤光素酶和海
肾(renilla)萤光素酶。与荧光成像相比，生物发光成像不需要激发光，不表达萤光
素酶的细胞没有荧光，具有背景低的特点。因此，生物发光成像被广泛应用于基
因表达、信号通路、细胞及活体动物模型中的药物反应等诸多方面的研究。

　　组织蛋白酶 D 报告系统也可用于活细胞成像。利用人组织蛋白酶基因转染大
鼠胚胎成纤维细胞(3Y1)，使细胞内组织蛋白酶 D 高表达，而未转的细胞则本
底很低。例如，将近红外荧光分子 Cy5.5 与组织蛋白酶 D 的多肽底物的 N 端相
结合，在多肽 C 端连接 FITC 荧光分子，构建具有荧光共振能量转移(fluorescence
resonance energy transfer，FRET)性质的分子探针。当探针进入转染了组织蛋白酶
D 的细胞时，在酶作用下，多肽被酶降解，使 Cy5.5 从多肽上解离下来，荧光强
度明显增加，使图像对比度显著提高。此外，生物发光可与酶报告系统相结合，
进一步降低信号的背景噪声，提高灵敏度。例如，将 D-萤光素与 β-内酰胺酶报告
系统相结合，后者促使萤光素发出荧光，对肿瘤细胞生长及酶活性进行实时监测。

3. 通过构建特殊结构的成像信号元件来提高成像信号强度和降低背景信号强度

利用聚集诱导发光(aggregation-induced emission，AIE)现象可以提高光学成像信号强度。与传统的荧光分子在高浓度时会出现"浓度猝灭"效应相反，AIE分子本身不发光，但能够在聚集状态下高效发射荧光。因此，当这些分子进入细胞发生聚集后，会产生强烈的荧光[13]，从而实现光学信号的增强(图 14-8)。

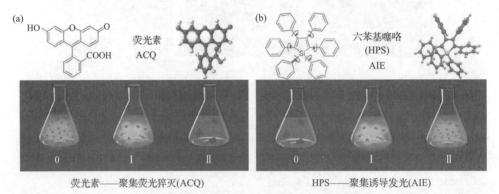

图 14-8　聚集荧光猝灭和聚集荧光增强示意图

(a)荧光素(fluorescein)在不同比例的水/丙酮混合液中的荧光示意图；(b)六苯基噻咯(hexaphenylsilole，HPS)在不同比例的四氢呋喃(THF)/水混合液中的荧光示意图。其中 0、Ⅰ、Ⅱ分别对应溶液中荧光素和 HPS 不同程度聚集。0 为无聚集，Ⅱ代表聚集，Ⅰ介于Ⅱ和 0 之间的状态。绿色越深表示荧光强度越强

另见书末彩图

14.3.2　降低非特异性成像信号

在理想的情况下，分子成像探针仅在靶标区域被激活并产生强烈的成像信号，非特异性背景成像信号很低，将有利于获得高信噪比。例如，在疾病发展过程中发挥关键作用的某些蛋白酶，如组织蛋白酶 B、组织蛋白酶 L、基质金属蛋白酶(matrix metalloproteinase，MMPs)、β-半乳糖苷酶和 γ-谷氨酰转移酶等，仅在疾病部位高表达并可引起特定的底物降解。利用这个特点可以构建酶响应性成像探针，使该探针在非靶组织和细胞中不产生成像信号，当到达靶组织和靶细胞后，探针中底物在病理环境中的酶的作用下发生酶解，成像信号分子被释放出来，从而实现成像。图 14-9 为酶响应性光学探针的结构示意图。

以下举一研究实例帮助进一步理解。

将 NIR 荧光染料 Cy5.5 和猝灭剂 NIRQ820 分别连接在多肽的两端，构建光学分子成像探针，其中多肽是基质金属蛋白酶 7(MMP7)的底物。由于物理距离很近，分子成像探针中的 Cy5.5 发出的荧光被 NIRQ820 猝灭，探针的整体荧光

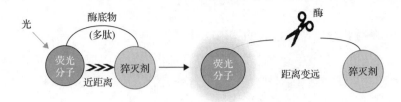

图 14-9　酶响应性光学探针结构示意图

信号很弱。肿瘤细胞内通常高表达 MMP7，当多肽被 MMP7 识别并酶切后，Cy5.5
与 NIRQ820 的物理距离变大，Cy5.5 的荧光恢复，肿瘤组织的荧光信号显著增强，
达到之前荧光信号的 7 倍[14]。该设计策略也可以用于其他蛋白酶的特异性成像。
例如，将 Cy5.5 标记的基质金属蛋白酶 2（MMP2）特异性多肽连接到金纳米颗粒
上（Cy5.5-substrate/AuNP），Cy5.5 荧光会被金纳米颗粒猝灭。当探针中的多肽被
肿瘤组织中的 MMP-2 降解后，Cy5.5 分子从金纳米颗粒上解离下来，发出荧光信
号，从而实现高表达 MMP-2 的肿瘤细胞的体内成像[15]（图 14-10）。

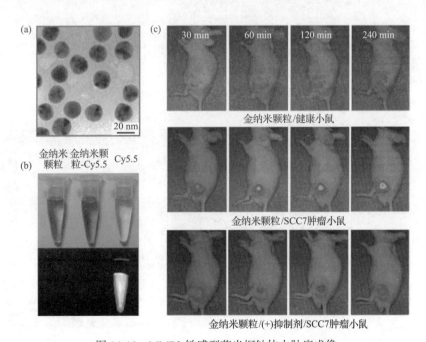

图 14-10　MMP2 敏感型荧光探针体内肿瘤成像

（a）金纳米颗粒的透射电镜图；（b）金纳米颗粒、金纳米颗粒-Cy5.5 的多肽探针和 Cy5.5 的多肽溶液在白光和近红
外光照射下的图像，可以看到只有 Cy5.5 多肽的溶液有荧光信号；（c）金纳米颗粒-Cy5.5 的多肽探针注射不同时间
后，动物体内成像图像。第一排为健康小鼠成像；中间一排为鳞状上皮细胞移植瘤小鼠成像；第三排是将 MMP2
抑制剂和探针共同注射后，移植瘤内的荧光信号明显变弱。此图为文献[15]中实验结果的组合

另见书末彩图

14.3.3　外场促进分子成像探针的体内成像

利用光、热、磁场、电场、超声波等物理作用也可以促进分子成像探针聚集到病变部位，从而增强其信号强度，降低背景组织信号强度。例如，超声可使血脑屏障短暂打开，促进分子成像探针透过血脑屏障进入脑内实现成像。通过施加外部磁场，可促进磁性纳米颗粒在特定器官和组织内的积累，增强磁共振成像的信号。此外，上述物理靶向策略可以与生物靶向相结合，促进成像探针在靶器官的聚集。例如，在磁性纳米颗粒表面修饰 RGD 肽，后者可以与血管内皮细胞表面的整合素 $\alpha_V\beta_3$ 特异性结合。在施加外磁场的情况下，磁性纳米颗粒会富集到肿瘤部位并渗透到肿瘤组织的深部，从而实现肿瘤组织中的 MRI 血管成像(图 14-11)[16]。

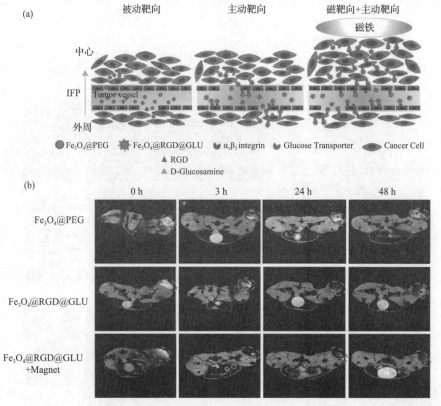

图 14-11　外磁场促进 RGD 修饰的氧化铁纳米颗粒对肿瘤血管的 MRI 成像[16]

(a)不同条件下肿瘤血管成像示意图。Fe$_3$O$_4$@PEG 为聚乙二醇(polyethylene glycol, PEG)修饰的氧化铁纳米颗粒，通过被动靶向(passive targeting)进入肿瘤血管并成像。Fe$_3$O$_4$@RGD@GLU 为表面修饰 RGD 和葡萄糖(GLU)的氧化铁纳米颗粒，通过主动靶向(active targeting)与内皮细胞结合并成像；Magnet 为外磁场；(b)三种条件下小鼠乳腺癌肿瘤的 MRI 图像，红色断点线圈出的为肿瘤组织。在外磁场作用下，更多的氧化铁纳米颗粒与血管内皮细胞特异性结合，使肿瘤变暗，与正常组织的对比度增加

另见书末彩图

14.4　分子成像在手术导航中的应用进展

14.4.1　背景

手术切除是临床治疗恶性肿瘤的重要手段，治疗结果很大程度上依赖于肿瘤组织的彻底切除，以及避免和减少对健康组织的损伤。因此，在手术过程中精确地区分肿瘤(包括原发瘤和转移瘤)与健康组织十分关键。长时间以来，肿瘤切除需依赖医生的视觉及经验来区分肿瘤与健康组织的边界，容易导致肿瘤组织残留或过度切除健康组织。多种肿瘤切除根治术，包括根治性前列腺癌切除术、胰十二指肠切除术、乳腺癌和胶质瘤切除手术中都会有一定比例的肿瘤残留，有的高达 70%，导致后期肿瘤复发。

传统的 MRI、X 射线或超声成像主要用于术前评估，不适用于术中成像。由于光学成像具有操作简便、灵敏、安全等特点，术中荧光成像导航受到广泛关注，若干荧光导航成像相关硬件和荧光分子成像探针已被开发并用于术中引导肿瘤切除，以及前哨淋巴结、血管和神经的定位等。

14.4.2　近红外荧光分子的应用

吲哚菁绿(ICG)、美蓝、5-氨基乙酰丙酸(5-ALA)、荧光素钠(FITC)、S0456、BM804 和 IRDye800CW 是已获批开展临床试验或进入临床应用的荧光成像分子。荧光素钠、5-ALA 和美蓝的激发与发射波长位于 400～700 nm 区间，穿透深度有限，适用于组织表面成像，而 ICG、S0456、BM804 和 IRDye800CW 为近红外荧光分子，激发光和发射光波长更长，适合深层组织成像。ICG 由日本柯达实验室于 1955 年首次合成，激发波长为 750～810 nm，发射波长为 830 nm。S0456 的激发光波长为 788 nm，发射波长为 800 nm。IRDye800CW 的激发光波长为 774 nm，发射光波长为 794 nm。以上荧光分子均属于近红外 I 区荧光分子(NIR I，700～900 nm)。相比于近红外 I 荧光分子，近红外 II 荧光分子(NIR II，1000～1700 nm)的发射光波长更长，能显著减少生物组织对光的吸收和散射，减少自发荧光的干扰，组织穿透渗透更深，具有更好的信噪比和空间分辨率。

ICG 荧光导航在中国应用较为广泛，中华医学会先后发表了多项专家共识，推动和规范 ICG 荧光导航在根治性肝切除术中的程序化和标准化。此外，ICG、美蓝和 5-ALA 被美国 FDA 批准用于手术荧光成像，其成像依赖于病变组织与正常组织的灌注和血管通透性不同，从而使荧光累积在病变区域，实现结构和功能成像。

14.4.3　靶向型分子成像探针术中导航的应用研究

荧光分子成像存在肿瘤组织中富集效率较低、信号均一度较差和荧光强度较低等问题。针对不同靶标的荧光分子成像探针可以通过与肿瘤细胞上的靶标分子结合,"点亮"肿瘤组织,而在健康组织中可被快速清除,使背景荧光降低。目前进入临床试验或应用阶段的靶向分子成像探针如表 14-2 所示。

表 14-2　靶向分子成像探针在术中导航中的应用研究进展

探针名称	靶标	肿瘤	状态	使用场景
EC17	叶酸受体	卵巢癌、肺癌、乳腺癌、肾细胞癌、	I 期	开腹手术、腹腔镜、电视胸腔镜手术(VATS)
OTL38	叶酸受体	卵巢癌、肾癌、肺腺癌、脑膜瘤、子宫内膜癌、	III 期(卵巢癌)、II 期(肺腺癌、肾癌)	电视胸腔镜手术、机器人、开腹手术
Bevacizumab-IRDye800CW	VEGF	结肠癌转移灶、乳腺癌、子宫内膜癌、胰腺癌、胆管癌	I 期	开腹手术
Cetuximab-IRDye800CW	EGFR	头颈癌、胶质母细胞瘤	I 期	开腹手术
Panitumumab-IRDye800CW	EGFR	头颈癌、口腔癌、胰腺癌、肺癌、恶性胶质母细胞瘤、肺癌	I / II 期	开腹手术、腹腔镜
SGM-101	CEA	胰腺癌、结肠癌	I 期胰腺癌 III 期结肠癌	开腹、腹腔镜

2011 年,用叶酸偶联 FITC 构建的 EC-17 被应用于卵巢癌肿瘤减灭术中导航被首次报道,该探针可以明确区分高表达 α-叶酸受体的肿瘤组织与正常组织[17]。此后,在肺癌[18]、乳腺癌、卵巢癌[19]和肾癌中[20]也验证了该探针的作用。但是 FTIC 的荧光穿透距离有限,与此同时,机体组织特别是胶原丰富的组织具有较强的自发荧光,导致肿瘤成像信号较弱。

OTL-38 分子成像探针由叶酸和近红外荧光分子 S0456 组成,荧光探测的深度达 1~2 cm,可用于卵巢癌、肺癌、肾癌、子宫内膜癌及脑膜瘤等肿瘤术中导航。一项研究结果显示,使用 OTL-38 还可显示肉眼未见的恶性肿瘤组织,有效率为 29%。另有研究结果表明,OTL-38 检测肺腺癌的灵敏度高达 100%,检测鳞癌的灵敏度为 70%,对肺结节的荧光成像精确度优于 ^{18}F-FDG-PET。但是,由于正常细胞也表达 β-叶酸受体,导致 OTL-38 的假阳性率较高(34%)[21]。

IRDye800CW 是一种商品化近红外荧光分子,易于与抗体偶联,可用于构建靶向分子成像探针,例如,人源化的抗血管内皮细胞生长因子单克隆抗体贝伐珠单抗(Bevacizumab)修饰的 IRDye800CW(Bevacizumab-IRDye800CW)可应用于多种过表达血管内皮生长因子的肿瘤成像。有研究将 Bevacizumab-IRDye800CW 应用于结肠癌腹膜转移患者切除手术中，可以对恶性肿瘤组织实现成像，而在良性病变中荧光强度很低。尽管在乳腺癌手术中导航中 Bevacizumab-IRDye800CW 的在体成像效果不佳，但在组织切片中能够有效区分肿瘤与正常组织，可以用于术中快速诊断[22]。Bevacizumab-IRDye800CW 在子宫内膜癌、胰腺癌与胆管癌术中导航的应用处于临床试验阶段。

　　西妥昔单抗（cetuximab）能够与表皮生长因子受体（epidermal growth factor receptor，EGFR）结合。在头颈癌手术中，cetuximab 修饰的 IRDye800CW（Cetuximab-IRDye800CW）可有效区分肿瘤组织和正常组织，信号比为 5.2。与经典的病理检测相比，Cetuximab-IRDye800CW 离体检测转移性淋巴结的灵敏度高达 97%，特异性为 93%（图 14-12）[23]。有研究评估了 Cetuximab-IRDye800CW 在胰腺癌术中的作用，其检测灵敏度可以达到 96%，特异性为 67%，平均信噪比为 2.3，其中淋巴转移瘤的信噪比比为 6.3。乳腺癌离体检测灵敏度为 100%，特异性为 78%[24]。除西

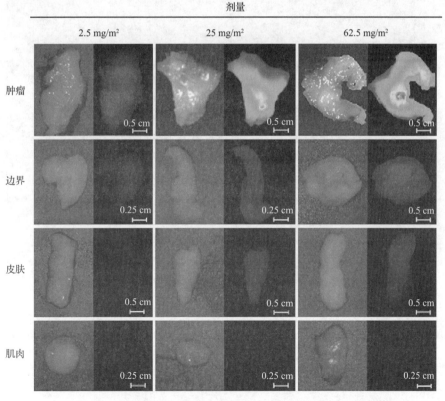

图 14-12　IRDye800 标记的西妥昔单抗注射后的肿瘤荧光成像[23]
肿瘤组织中的荧光强度随着注射剂量正比增强，而在其他组织中荧光较弱
另见书末彩图

妥昔单抗外,全人源化的 EGFR 抗体帕尼单抗(panitumumab)也可以与 IRDye800CW 偶联, 用于术中导航, 在头颈癌中肿瘤检测灵敏度可达 91%, 在离体组织中检测 < 2 mm 肿瘤的灵敏度达到 100%[25]。

　　CEA 是结肠癌、肺腺癌、乳腺癌和卵巢癌相关的特异性标志物, 是肿瘤治疗和诊断的重要靶标。用荧光分子与 CEA 抗体偶联, 所构建的分子成像探针可以被肿瘤细胞快速和选择性地摄取并聚集到肿瘤部位, 实现原位结直肠癌肿瘤的体内成像和肿瘤生长监控。尽管完整的抗体具有很高的肿瘤摄取和保留能力, 但通常在血液循环中滞留时间较长, 导致血液和正常组织内背景信号较高。利用基因工程方法制备的抗体 Fab 片段则能够获得优化的体内药代动力学特性。将荧光染料与抗 CEA 单克隆抗体的片段结合, 在注射大约 8 小时后, 肿瘤组织的荧光信号最强, 可实现体内和体外的近红外荧光成像(图 14-13)[26]。

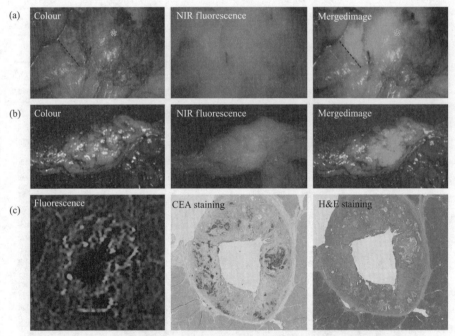

图 14-13　荧光标记 CEA 抗体成像探针胰腺癌术中成像示例[26]

(a)SGM-101(荧光分子)连接 CEA 单抗用于术中胰腺癌成像。黑色线为计划切除线;从荧光成像上看,黑色线外也有荧光,提示有肿瘤细胞,术中根据荧光图像将切除线移至蓝色线切除。(b)切除肿瘤肉眼观察及荧光成像图。(c)原位胰腺癌组织病理图,分别是荧光成像、CEA 免疫组化染色及 HE 染色图, *肿瘤灶

另见书末彩图

14.4.4　多模式分子成像探针成像

　　光学成像的主要问题是穿透深度有限, 通过多模式分子成像探针来实现组合

成像,是解决光学成像穿透深度难题的途径之一。例如,核素成像基本不受组织的影响,与荧光成像相结合可为肿瘤组织成像提供更多的信息,多模式分子成像可以整合光学成像的直观性和 PET 成像的敏感性。有研究将锝-99m 微胶体与 ICG 偶联,所制备的组合式分子成像探针在头颈癌、皮肤癌、前列腺癌等肿瘤模型中显示出精确的肿瘤定位和引流淋巴结成像功能,但是缺少特异性。肾透明细胞癌(ccRCC)细胞高表达碳酸酐酶Ⅸ糖蛋白(CAIX),具有调节肿瘤细胞内外酸碱度的功能,与肿瘤增殖、侵袭和转移密切相关。吉妥昔单抗(Girentuximab)是可特异性结合 CAIX 的单克隆抗体,利用 [111]In 和 IRDye800CW 共标记吉伦妥昔单抗(^{111}In-DOTA-girentuximab-IRDye800CW),可以在手术中清晰地观察到肾透明细胞癌(ccRCC)组织的荧光,信噪比为 2.5(图 14-14)[27]。

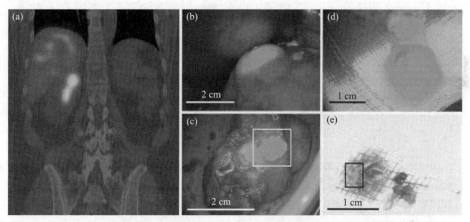

图 14-14   [111]In 和 IRDye800CW 共标记的吉妥昔单抗的双模式成像图[27]

(a)术前 CAIX 阳性的肾透明细胞癌 SPECT/CT 成像,肿瘤在单侧肾脏内部。(b)术中近红外成像图,肿瘤荧光强度明显高于正常组织。(c)手术切除组织荧光成像图,病理确定肿瘤全部切除。(d)完全剥离的肿瘤灶荧光成像图,肿瘤组织荧光强度高。(e)其他切除组织荧光成像图,大部分为纤维组织,检测到有 2 mm 肿瘤灶(黑色框圈出)

另见书末彩图

14.5 本章总结

综上所述,分子影像学是连接分子生物学和临床医学的重要桥梁,可以为临床医学、药物、基础医学和生物学研究中提供重要的技术工具。分子影像学既需要生命科学从分子水平提出亟待解决的问题和发现新分子,也需要物理、化学、生物化学、信息学等多学科合作,发展更为先进的成像设备和图像分析方法。

参 考 文 献

[1] Primus F J, Wang R H, Goldenberg D M, et al. Localization of human GW-39 tumors in hamsters by radiolabeled heterospecific antibody to carcinoembryonic antigen. Cancer Res, 1973, 33(11): 2977-2982.

[2] Reimer P, Weissleder R, Lee A S, et al. Receptor imaging: Application to MR imaging of liver cancer. Radiology, 1990, 177(3): 729-734.

[3] Contag C H, Contag P R, Mullins J I, et al. Photonic detection of bacterial pathogens in living hosts. Mol Microbiol, 1995, 18(4): 593-603.

[4] Tjuvajev J G, Stockhammer G, Desai R, et al. Imaging the expression of transfected genes *in vivo*. Cancer Res, 1995, 55(24): 6126-6132.

[5] Ishizawa T, Fukushima N, Shibahara J, et al. Real-time identification of liver cancers by using indocyanine green fluorescent imaging. Cancer, 2009, v115(11): 2491-2504.

[6] Mitsui Y, Shiina H, Arichi N, et al. Indocyanine green (ICG)-based fluorescence navigation system for discrimination of kidney cancer from normal parenchyma: Application during partial nephrectomy. Int Urol Nephrol, 2012, 44(3): 753-759.

[7] Floris S, Blezer E L, Schreibelt G, et al. Blood-brain barrier permeability and monocyte infiltration in experimental allergic encephalomyelitis: A quantitative MRI study. Brain, 2004, 127(Pt 3): 616-627.

[8] Modo M, Hoehn M, Bulte J W. Cellular MR imaging. Mol Imaging, 2005, 4(3): 143-164.

[9] Ho C, Hitchens T K. A non-invasive approach to detecting organ rejection by MRI: Monitoring the accumulation of immune cells at the transplanted organ. Curr Pharm Biotechnol, 2004, 5(6): 551-666. doi: 10.2174/1389201043376535.

[10] Lutz A M, Weishaupt D, Persohn E, et al. Imaging of macrophages in soft-tissue infection in rats: Relationship between ultrasmall superparamagnetic iron oxide dose and MR signal characteristics. Radiology, 2005, 234(3): 765-775.

[11] Ruehm S G, Corot C, Vogt P, et al. Magnetic resonance imaging of atherosclerotic plaque with ultrasmall superparamagnetic particles of iron oxide in hyperlipidemic rabbits. Circulation, 2001, 103(3): 415-422.

[12] Weissleder R, Moore A, Mahmood U, et al. *In vivo* magnetic resonance imaging of transgene expression. Nat Med, 2000, 6(3): 351-355.

[13] Mei J, Hong Y, Lam J W, et al. Aggregation-induced emission: The whole is more brilliant than the parts. Adv Mater, 2014, 26(31): 5429-5479.

[14] Pham W, Choi Y, Weissleder R, et al. Developing a peptide-based near-infrared molecular probe for protease sensing. Bioconjug Chem, 2004, 15(6): 1403-1407.

[15] Lee S, Cha E J, Park K, et al. A near-infrared-fluorescence-quenched gold-nanoparticle imaging probe for *in vivo* drug screening and protease activity determination. Angew Chem Int Ed Engl, 2008, 47(15): 2804-2807.

[16] Chen L, Wu Y, Wu H, et al. Magnetic targeting combined with active targeting of dual-ligand iron oxide nanoprobes to promote the penetration depth in tumors for effective magnetic resonance imaging and hyperthermia. Acta Biomater, 2019, 96: 491-504.

[17] van Dam G M, Themelis G, Crane L M, et al. Intraoperative tumor-specific fluorescence imaging in ovarian cancer by folate receptor-alpha targeting: First in-human results. Nat Med, 2011, 17: 1315-1319.

[18] Kennedy G T, Okusanya O T, Keating J J, et al. Intraoperative molecular diagnostic imaging can identify renal cell

carcinoma. J Urol, 2016, 195: 748-755.

[19] Tummers Q R, Hoogstins C E, Gaarenstroom K N, et al. Intraoperative imaging of folate receptor alpha positive ovarian and breast cancer using the tumor specific agent EC17. Oncotarget, 2016, 7: 32144-32155.

[20] Guzzo T J, Jiang J, Keating J, et al. Intraoperative molecular diagnostic imaging can identify renal cell carcinoma. J Urol, 2016, 195: 748-755.

[21] Hoogstins C E, Tummers Q R, Gaarenstroom K N, et al. A novel tumor-specific agent for intraoperative near-infrared fluorescence imaging: A translational study in healthy volunteers and patients with ovarian cancer. Clin Cancer Res, 2016, 22: 2929-2938.

[22] Harlaar N J, Koller M, de Jongh S J, et al. Molecular fluorescence-guided surgery of peritoneal carcinomatosis of colorectal origin: A single-centre feasibility study. Lancet Gastroenterol Hepatol, 2016, 1: 283-290.

[23] Harlaar N J, Koller M, de Jongh S J, et al. Safety and tumor specificity of cetuximab-IRDye800 for surgical navigation in head and neck cancer. Clin Cancer Res, 2015, 21: 3658-3666.

[24] Tummers W S, Miller S E, Teraphongphom N T, et al. Intraoperative pancreatic cancer detection using tumor-specific multimodality molecular imaging. Ann Surg Oncol, 2018, 25: 1880-1888.

[25] van Keulen S, van den Berg N S, Nishio N, et al. Rapid, non-invasive fluorescence margin assessment: Optical specimen mapping in oral squamous cell carcinoma. Oral Oncol, 2019, 88: 58-65.

[26] Hernot S, van Manen L, Debie P, et al. Latest developments in molecular tracers for fluorescence image-guided cancer surgery. Lancet Oncol, 2019, 20(7): e354-e367.

[27] Hekman M C, Rijpkema M, Muselaers C H, et al. Tumor-targeted dual-modality imaging to improve intraoperative visualization of clear cell renal cell carcinoma: A first in man study. Theranostics, 2018, 8(8): 2161-2170.

第15章 生物信息学

15.1 生物信息学的概念及发展简史

生物信息学是分子生物学与信息学交汇形成的一个快速发展的领域。根据美国国立卫生研究院(National Institutes of Health, NIH)的定义,生物信息学是研究、开发或应用计算机工具和方法来拓展生物学、医学、行为学和健康领域数据应用的学科,这些应用包括了数据的获取、存储、管理、组织、分析和可视化[1]。简而言之,生物信息学是利用数学、统计以及信息学方法,以计算机为工具,来理解生物医学领域的数据,解决生物医学问题的学科,具有学科高度交叉的特点。

在实际应用中,人们更习惯于认为生物信息学研究的对象侧重于生物科学数据,而它的姊妹学科临床信息学(clinical informatics)侧重于卫生医疗保健相关的数据的管理与应用。实际上,两者之间具有超乎寻常的密切联系。首先,两者在方法学上有很多的相同之处,对其中一个领域的理解必然会促进对另一领域的理解。其次,随着基因组学技术和数据分析方法的成熟,如何将这些数据与临床医学数据有效整合应用,解决具体的医疗实践问题,成为这两个领域共同的目标。近十余年来,组学技术的发展与广泛应用催生了以个体化医疗为目的的精准医学的发展,转化生物信息学(translational bioinformatics, TBI)作为两者的交叉,特指通过发展生物信息学的工具和方法,促进生物医学数据和基因组等高通量数据应用于临床医疗活动,使其更具有主动性(proactive)、早期预警(prodictive)、早期预防(preventive)和患者参与(participatory)四个特征[2]。

生物信息学的孕育和诞生是 20 世纪生命科学和计算机科学迅速进步、共同推动的结果。20 世纪 50 年代开始,随着 Fred Sanger 蛋白质测序方法的应用,蛋白质序列数据增加,这使得手工进行序列比对变得越来越不现实。Margaret Dayhoff 意识到生物序列数据积累对于未来生物学发展的重要性,于 1965 年建立了第一个蛋白质序列数据库 "Atlas of Protein Sequence and Structure",该数据库以书籍形式出版。随后,她又花费近十年时间建立了可以衡量蛋白质进化过程中氨基酸变化的矩阵模型 PAM(Percent Accepted Mutation),该模型为序列比较提供了计算评价的基础,广泛应用于序列相似性比对工具中。随着生物序列的增加,利用序列比对的方法进行快速、实时数据库搜索的需求不断增加,以 BLAST(Basic Local Alignment Search Tool)为代表的 "启发式" 生物序列数据库搜索工具得到广泛应用。直到目前,BLAST 仍然是最重要的生物信息工具。

20 世纪 70 年代开始，基因克隆技术和基因测序技术发展并走向成熟。微型计算机的出现使自动化核酸序列分析工具获得广泛应用，于 1979 年建立的核酸序列数据库 GenBank 也提供数字化的 CD-ROM 版本。1987 年，国际上三个重要的核酸序列数据库 GenBank、欧洲分子生物学实验室（European Molecular Biology Laboratory，EMBL）核酸序列数据库和日本 DNA 数据库（DNA Data Bank of Japan，DDBJ）组成了国际核酸序列数据联盟（International Nucleotide Sequence Database Collaboration，INSDC）。该数据联盟不仅在国际范围内实现了核酸序列的数据同步，而且进行了生物序列数据命名规则、格式、最小信息标准等的制定，促进了序列数据交换和共享[3]。INSDC 还建立了生物序列数据公开共享的规范和数据建设国际合作方式，这种方式在其他生物医学数据领域，例如蛋白质结构、蛋白组学等得到了继承和发展，对于促进生物信息科学数据的规范化和自由共享具有重要的意义。随着 20 世纪 90 年代以来互联网技术的蓬勃发展，生物信息数据库的数据服务也走向网络化，数据库间开始相互链接，逐步形成了基于网络的生物医学研究知识支撑体系。

21 世纪以来，以新一代测序（new generation sequencing）为代表的高通量技术广泛应用，积累了大量数据。从 2008 年开始，生物序列数据的增长速度已经超越了 Moore 定律，2015 年 Genbank 中存储的全基因组测序数据（whole genome shotgun）的核酸序列条目数已经超越了传统方法获取的序列数；2018 年国际生命科学研究群体产生的数据量已经达到 EB（Exabyte，10^{18}）级[4]。实现这些大数据有效存储和管理，保障持续、稳定和便捷的数据获取和使用，需要完善的数据标准和高效的软硬件构架，以及开发与实施流程化的高性能分析工具。

数据的积累也促进了整体研究（holistic research）模式在生物医学领域的发展。在整合不同层次不同尺度数据基础上，利用数学模型可以形成对细胞、组织、器官乃至生物个体整体功能和动态行为的认知。在这个研究过程中，通过高通量技术产生的组学数据是系统研究的基石。精准医学的崛起，提出了将病患个体组学数据与临床电子病历数据进行实时无缝对接的需求，依据基因组等组学数据获得的分析结果被纳入到临床决策过程中，因此，数据成为整合基础与临床的"黏合剂"。

可以预见，生物信息学在未来的一段时间内仍将保持高速增长，这主要是因为以基因组学为代表的高通量技术产生了大量数据，导致对信息存储、获取和分析需求的持续增加。同时，生物信息学也将更加深刻地融入到生命科学的各个领域，成为构建生物科学知识体系的重要手段之一。历史已经证明，基础科学的发展到其转化为临床医疗中的应用，大约有十年的延迟。我们正在见证近二十年来基础研究中累积的各种新兴类型的数据，这也快速改变着医疗卫生工作中应用的技术与数据形式。

15.2　数据驱动的现代生物学

生命科学是数据密集(data intensive)的科学领域，在其研究过程所使用的先进实验手段产生了类型各异的海量数据，这些技术包括核酸测序、微阵列芯片(micorarray)、药物的自动化高通量筛选(high-throughput screening robots)、X 射线晶体成像、核磁共振光谱和蛋白质组学质谱等。与此同时，所产生的数据给基础研究者带来了新的问题：如何合理保存、分析和传播这些数据？

在过去的二十年中，公开数据库中保存的多种类型数据一直在惊人地增长。目前，在核酸序列数据库 GenBank 中保存有超过 2.49 亿条的序列，数据体量超过 25 707 亿碱基。美国国家生物技术信息中心(National Center for Biotechnology Information，NCBI)维护的文献资源库 PubMed®包含超过 3700 万文献引用，蛋白质结构数据库(Protein Data Bank，PDB)存储了超过 20 万个实验获得的生物大分子三维结构，Gene Expression Omnibus(GEO 数据库)包含超过 400 万基因表达的样本数据，这些数据对生命科学至关重要。本章将介绍序列数据、生物大分子结构数据、基因表达和系统生物学数据，并阐述计算分析方法对生物医学的重要性。

15.2.1　序列数据

序列数据是生物信息学中最经典的数据类型。生物序列包括 DNA 序列、RNA 序列和蛋白序列。DNA、RNA 和蛋白质这些分子均可以表示为一组由基本单元构成的序列，DNA 和 RNA 的基本单元是碱基，蛋白质的基本单元是氨基酸残基。用具有特定含义的字符来表示这些基本单元，生物序列在计算机系统中可以表示为由这些字符构成的有序字符串，然后进行进一步的分析处理，挖掘其中的生物学含义。

近二十年来，生物序列数据迅速增加的关键是基因测序技术的进步。传统的测序方法 Sanger 测序可以产生 300～1000 个核苷酸的序列读长，属于非高通量的方法。2003 年，第一例人类的全基因组测序工作——人类基因组计划(Human Genome Project)就是应用 Sanger 测序方法在自动化测序仪上完成，前后历时十五年。为了增加测序通量并降低测序成本，21 世纪初以来，涌现出多种大规模 DNA 并行测序的方法，包括 454 焦磷酸测序、SOLiD 和 Solexa(如今的 Illumina)测序。其特点是测序长度远远短于 Sanger 测序，但是能利用复杂的序列拼接算法，获得生物体全基因组的数据[5]。这些测序方法也被称为下一代测序(next-generation sequencing，NGS)。目前，一个人的全基因组测序只需几天时间，价格已经接近具有标志性意义的 1000 美元，该技术已经开始在临床诊断上得到应用。与此同时，以单分子检测与长读长测序为特征的三代测序方法，在基因组结构变异、短串联重复/微卫星、单体型分析、真假基因区分、甲基化检测等相关的检测中具有独到的优势。测序技术也和其他生物研究方法相结合，不断拓展其应用，例如，与空间转录组(spatial transcriptome)方法相结合，可以同时获得细胞的空间位置信息和细胞层级的基因表达数据，推进了对组织原位细胞真实基因表达的研究，为研究组织中的细胞功能、微环境互作、发育过程谱系追踪、疾病病理学等提供了重要的研究手段。此外，宏基因组技术可以通过 DNA 测序研究微生物生态系统，包括研究人类肠道菌群与人类疾病表型的关联。

　　生物序列比对(sequence alignment)是最经典的生物信息学问题，可以通过不同类别、不同层次的序列比对，识别序列之间相同或相似的区域，从而判别生物序列之间的关系，用于解决不同的生物学问题。例如，通过 DNA 和蛋白质序列的比对，可以在基因或蛋白水平来审视物种之间差别，寻找同源序列之间的共有特征，也称为序列模式(sequence pattern)。通过不同个体或物种之间基因组序列的比对，可以追溯基因在邻近物种之间的变化特征、识别同一物种不同个体之间的突变位点、与疾病关联的变异特征等。针对不同的生物学问题，生物信息学家相继开发了多种序列比对的算法和工具。

15.2.2　结构数据

　　生物学中的结构信息涉及不同尺度的生物实体，从单一分子、分子复合物、细胞器、细胞、组织器官、生物体以至于种群。生物信息学中所涉及的结构数据多指蛋白质、RNA、DNA、各类配体以及它们所构成的复合物。到目前为止，获得这些大分子空间结构数据的通用实验方法依次为：X 射线晶体衍射(X-ray crystallography)、核磁共振波谱法(NMR-spectroscopy)和电子显微镜(electron microscopy)。通过这些方法获得的原始数据记录了生物大分子结构中原子的笛卡儿坐标。蛋白质结构数据库(Protein Data Bank，PDB)是记录这些数据的最重要的数据库。目前，PDB 数据库中记录了从实验获取的超过 60000 种不同蛋白质的结构，数量超过了 20 万。

　　随着深度学习方法在蛋白质三级结构预测方面的成功，蛋白质三维结构的预测数据已经成为结构数据的重要组成部分。在预测算法方面，最具代表性的是谷歌公司开发的 AlphaFold2[6]，在 2020 年举行的第十四届国际蛋白质结构预测关键评估竞赛(Critical Assessment of Protein Structure Prediction，CASP14)中，AlphaFold2 取得了令人印象深刻的高准确率，不仅远超当时参赛的其他方法，而且对部分蛋白质结构预测的准确率可以与实验室获得的结构相媲美，使科学群体迅速接纳了其所预测的蛋白质结构数据，欧洲生物信息中心与谷歌合作，建设了 AlphaFold 蛋白质结构数据库(AlphaFold DB, https://alphafold.ebi.ac.uk/)[7]，PDB 数据库也专门开辟了新的模块，提供计算结构模型(Computed Structure Models，

CSM)数据，包括了来自于 AlphaFold2 和 RoseTTAFold[8]预测的结构。目前，AlphaFold DB 中有超过 2 亿条记录，包括预测结构以及相应的模型质量评价的数据。

新一代预测方法得到的大规模的高精度蛋白质三级结构模型数据正在改变结构生物学研究的生态。AlphaFold2 预测的蛋白质结构可以帮助实验室进行结构测定。例如，预测的结构可以用作求解 X 射线晶体结构时分子替换的模板，这意味着几乎不需要传统的硒代蛋氨酸来解析大分子的晶体结构相位；这些预测的结构也可能有助于促进低分辨率冷冻电镜数据的解释。尽管 AlphaFold2 开发出来的时间还很短，但人们已经见证了其许多成功的应用。此外，如此大体量的结构数据也会帮助构建综合蛋白质功能、结构特点和进化关系的分类系统。需要指出的是，AlphaFold2 的预测不是万能的，仍有具体的科学问题有待解决，包括蛋白质动力学、蛋白质无序区域的结构、突变体的结构、蛋白质-配体复合物的结构、翻译后修饰的蛋白质结构等。

15.2.3　基因表达数据

基因表达是一个受时间、遗传和环境等因素调节的生物学过程。基因表达谱是在某一时刻，某种组织(或细胞)中成千上万基因的 mRNA 转录本水平的快照。目前，高通量的基因表达数据主要来源于两种有力的实验手段——基因芯片(Microarray)和基于下一代测序的转录组测序(RNA-seq)。两种方法都需要从目标组织中提取 RNA 样本，然后比较不同状态(例如，不同发育阶段、不同组织或不同干预措施等)下基因表达差异状况。

对于基因芯片来说，RNA 样本首先被转换成互补 DNA(cDNA)等稳定形式，然后实验组和对照组分别被红色和绿色荧光分子标记，最后这些被标记的分子竞争性地与芯片上的数千(甚至数百万)个预先设计的 DNA 探针进行杂交。通过共聚焦扫描显微镜和荧光发射器激发 cDNA 上的染料分子，由此定量各位点的红色和绿色荧光，用各位点红色与绿色荧光的比例评估实验组和对照组相应基因产物的表达比例，以评价一个基因在实验组中是否被下调或者上调。

RNA-seq 的实验流程中，RNA 首先被转换为 cDNA，然后制备测序文库，最后通过二代测序技术来获取数百万个短的核酸序列。原始测序获得的结果需要进行复杂的数据分析，首先利用生物信息学分析软件将测序读段(read)回贴到参考基因组上，再进行转录组的组装并计算转录本的丰度。与基因芯片相比较，RNA-seq 具有以下优势：①它几乎测量了所有的 RNA 转录本，而不限于基因芯片中预先选定的若干转录基因；②它测定的表达水平有一个更广泛的动态范围，具有更高的灵敏度和准确度；③可以发现未见报道的转录本和可变剪接转录本，并对选择性剪接转录本进行定量。

无论基因芯片数据还是 RNA-seq 数据，数据分析都面临着巨大挑战。两种实验方法都是对成千上万的基因表达水平进行测定，但是通常只会涉及较少的样本，且一般不进行技术性重复。如何能确定真正具有生物学意义的基因表达差异，仍然是具有挑战性的工作。此外，不同的数据分析工具和分析流程对于同一测序数据分析结果具有较大的波动；如何进一步对基因表达数据进行功能注释，将实验发现转化为对生物学机制的理解仍然需要更先进的生物信息工具的开发。

高通量的基因表达研究的成本较高，为了促进数据的重利用，科学界积极促进数据的公开与共享。目前主要的数据库包括 NCBI 建设的 GEO（Gene Expression Omnibus）和 SRA（Sequence Read Archive），以及欧洲生物信息中心（European Bioinformatics Institute, EBI）维护的 ArrayExpress 等。

15.2.4 表观遗传学数据

表观遗传学是指在基因组序列不变的情况下，可以决定基因是否表达并可以稳定遗传的其他调控机制。这些调控机制包括组蛋白的修饰、DNA 的修饰和 RNA 干扰等，它们在不改变基因组 DNA 的情况下，通过多种途径影响基因转录和翻译的过程。这些表观遗传效应呈现连续、动态和组织特异性等特点，与多种重大疾病或者致病风险相关。

近些年，一些针对表观遗传学特定机制的高通量研究方法得到广泛应用，研究人员可以利用多种下一代测序技术和基因芯片方法，在群体水平进行全基因组表观遗传谱的研究，产生了大量复杂的高维数据。这些数据一方面包含与疾病和治疗关联的信息，另一方面也是遗传和环境因素共同作用的结果。如何解释这些数据和将其可视化，对于表观遗传学研究仍是一个巨大挑战[9]。

15.2.5 系统生物学数据

生命科学研究中的高通量技术可提供从基因组、转录组、蛋白质组到表观遗传组、药物基因组、宏基因组和代谢组的宏大的数据谱。系统生物学就是利用这些数据，在设定对象系统的尺度和边界基础上，通过整合不同生物、化学、数学、物理和计算机领域的信息和知识，研究系统整体的特性，而不是系统内部独立组分特性的简单加和，从而提供对生物学知识的整体的认知。系统生物学的早期研究聚焦于建模和仿真，但是由于缺乏足够的实验数据，建立可靠模型的难度很大。随着不同水平的研究数据的积累，更多的系统研究方法，例如信息论、统计推断、概率模型、图论和网络分析等方法开始应用于生物信息的多组学数据[10]。

系统生物学的研究将有助于建立一个综合的、网络化的人类系统模型（human system），其中包括多组学数据在内的多来源、多水平和多尺度的人类健康数据资源(图 15-1)。通过这样的系统网络模型阐明生物网络中的相互作用，将有助于对基因型-表型关系的理解，从而为生物标志物(biomarker)和药物的发现提供更多的信息，也有助于预测与某些特定扰动相关的系统行为，帮助理解系统在哪里出了问题，应如何干预，从而使系统恢复正常。

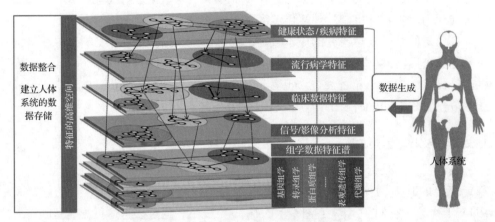

图 15-1　　人体系统的整合网络[10]

将人体的多来源、多水平和多尺度的数据整合，以网络形式呈现，这样的网络可以进一步深入分析，
构成一个综合的、反映人体系统特征的超级网络

15.3　关键生物信息学算法概述

　　生物信息学在发展过程中产生了许多适用于不同场景的算法。随着多种高通量研究方法的广泛应用，生物信息学数据的分析方法越来越多。在此仅总结生物信息学中一些通用的算法，例如序列比对、基因表达分析和经典的聚类和分类预测方法。

15.3.1　生物序列比对分析

　　生物序列比对(sequence alignment)分析方法是最经典的生物信息学分析方法，它的应用非常广泛，用于许多具体生物学问题的解答。通过序列比对可以呈现出序列之间的最大相同程度，并显示每个残基位点之间变化(图 15-2)。根据序列分析结果，可以判断两条序列在生物学上是否具有同源性(homology)，并进一步判断它们在结构和功能上的关联；判断一组生物序列之间是否具有共同的结构域(domains)或者模体(motif)；判断是否存在选择性剪切。在基因组数据的分析和注释的过程中，生物序列比对也是非常重要手段。

```
#=======================================
#
# Aligned_sequences: 2
# 1: NP_000508.1
# 2: NP_067080.1
# Matrix: EBLOSUM62
# Gap_penalty: 10.0
# Extend_penalty: 0.5
#
# Length: 134
# Identity:      34/134 (25.4%)
# Similarity:    54/134 (40.3%)
# Gaps:          13/134 ( 9.7%)
# Score: 80.5
#
#
#=======================================


NP_000508.1      11 VKAAWGKVGAHAGEYGAEALERMFLSFPTTKTYF----------PHFDLSH       51
                    .::.:|..|.....|:|.....|:|...|....           |..||
NP_067080.1       9 IRQSWRAVSRSPLEHGTVLFARLFALEPDLLPLFQYNCRQFSSPEDCLS-       57

NP_000508.1      52 GSAQVKGHGKKVADALTNAVAHVDDMPNALSALSDL-HAHK-LRVDPVNF       99
                    |.:.:||..:.|.:|:|.:...|:..:.|
NP_067080.1       58 -SPEFLDHIRKVMLVIDAAVTNVEDLSSLEEYLASLGRKHRAVGVKLSSF      106

NP_000508.1     100 KLLSHCLLVTLAAHLPAEFTPAVHASLDKFLASV                  133
                    ..:..||..|.:.....||||.:..:..:
NP_067080.1     107 STVGESLLYMLEKCLGPAFTPATRAAWSQLYGAV                  140
```

图 15-2　利用 Smith-Waterman 算法比较人的 hemoglobin subunit alpha（NP_000508）和
neuroglobin（NP_067080）

Smith-Waterman 算法是局部比对方法，产生的比对结果覆盖了两条序列相同程度高的区域。序列比对工具为 EBI
网站 EMBOSS 软件包的成对序列比对工具 Water（https://www.ebi.ac.uk/Tools/psa/emboss_water/）

　　许多统计推断和机器学习的方法都应用于序列比对中。在 20 世纪中期，科学家解析到的生物序列的数目还非常有限，需要一个有效的方法能找到两个或多个序列之间的最佳比对结果。随着序列数据库中序列条目数的增加，如何从数据库中快速、灵敏并且准确地找到同源的生物序列成为一个很大问题。基因组测序数据的增加推动了基因组序列的拼接和组装方法的发展。生物信息学中需求的变更使不同的序列比对方法发展起来。

1. 成对序列比对（pairwise sequences alignment）与动态规划算法

　　成对序列比对是比较两个生物序列，找到体现它们之间最大相同性的序列排列。这个过程涉及两个核心问题，一是如何量化评价比对中每一个位点出现的各种现象——匹配（match）、错配（mismatch）和插入删除（indels）（图 15-2）；另一个问题是通过何种方法能找到这个体现最大相同性的排列。建立一个评分系统来评价序列之间的变化规律并不是一件容易的事情，特别是对于氨基酸残基组成丰富的蛋白质序列。Margaret Dayhoff 提供了一个可用于衡量蛋白质中进化变化发生的模型 PAM（Point Accepted Mutation）矩阵系列[11]。Dayhoff 等观察了 71 个蛋白质家族中关系紧密成员之间的 1572 种变化，他们首先构建了体现这些序列进化规律的系统发生树，然后在系统发生树的指导下计算了能够被进化所接受的氨基酸变化频率，在此基础上建立"可接受点突变"的概率矩阵，并经过一定的数字转化后构建了对数优势比(log-odds)矩阵。另外一个广泛应用的评分矩阵系列是出现较晚的 BLOSUM(Block substitution matrix, BLOSUM)矩阵系统；图 15-3 显示的是在多种序列分析软件种常用的 BLOSUM62 矩阵。目前，这两组矩阵在各种序列分析方法中应用广泛。

	Ala	Arg	Asn	Asp	Cys	Gln	Glu	Gly	His	Ile	Leu	Lys	Met	Phe	Pro	Ser	Thr	Trp	Tyr	Val
Ala	4																			
Arg	−1	5																		
Asn	−2	0	6																	
Asp	−2	−2	1	6																
Cys	0	−3	−3	−3	9															
Gln	−1	1	0	0	−3	5														
Glu	−1	0	0	2	−4	2	5													
Gly	0	−2	0	−1	−3	−2	−2	6												
His	−2	0	1	−1	−3	0	0	−2	8											
Ile	−1	−3	−3	−3	−1	−3	−3	−4	−3	4										
Leu	−1	−2	−3	−4	−1	−2	−3	−4	−3	2	4									
Lys	−1	2	0	−1	−3	1	1	−2	−1	−3	−2	5								
Met	−1	−1	−2	−3	−1	0	−2	−3	−2	1	2	−1	5							
Phe	−2	−3	−3	−3	−2	−3	−3	−3	−1	0	0	−3	0	6						
Pro	−1	−2	−2	−1	−3	−1	−1	−2	−2	−3	−3	−1	−2	−4	7					
Ser	1	−1	1	0	−1	0	0	0	−1	−2	−2	0	−1	−2	−1	4				
Thr	0	−1	0	−1	−1	−1	−1	−2	−2	−1	−1	−1	−1	−2	−1	1	5			
Trp	−3	−3	−4	−4	−2	−2	−3	−2	−2	−3	−2	−3	−1	1	−4	−3	−2	11		
Tyr	−2	−2	−2	−3	−2	−1	−2	−3	2	−1	−1	−2	−1	3	−3	−2	−2	2	7	
Val	0	−3	−3	−3	−1	−2	−2	−3	−3	3	1	−2	1	−1	−2	−2	0	−3	−1	4

图 15-3　BLOSUM62 矩阵

BLOSUM 矩阵是生物序列搜索工具，例如 BLAST 中最常用的蛋白质评分矩阵

　　Needleman-Wunsch 的方法是最早也是最重要的序列比对方法之一。它在比对的过程中允许空位的引入，也能保证产生的蛋白质或核酸序列的比对结果为最优。它使用了一种被称为"动态规划算法"(dynamic programming algorithm)的方法，首先建立一个比对矩阵列表，进行序列中逐个残基的比对(利用评分矩阵和空位罚分系统)；然后通过回溯法确定贯穿两条序列全长的最佳比对结果。因此，Needleman-Wunsch 的方法也被称为全局比对方法(global pairwise alignment)。

　　另一个重要成对序列比对方法是 Smith-Waterman 的方法，它的基本计算过程与 Needleman-Wunsch 类似，通过对 Needleman-Wunsch 方法进行修改，能够找到两条序列中相似程度高的区域并形成多个短的比对结果，所以此方法也被称为局部比对方法(local pairwise alignment)。Smith-Waterman 方法对于识别蛋白质序列中保守的结构域或序列模体有很大的帮助。以上述两种方法为代表的成对序列比对方法是后续不断发展的多序列比对(Multiple Sequences Alignment)的基础，也是诸多生物信息分析流程(例如蛋白质结构预测)的重要组成步骤。

2. 生物序列数据库检索与局部比对检索基本工具 BLAST

随着生物序列数据库中累积的序列数目不断增加，利用数据库的搜索来揭示一个蛋白质或基因在相同或者不同的物种中有哪些相关的序列，成为了解该蛋白（或基因）的最基本的方法。这个搜索过程的实质就是查询序列与数据库中的每一条序列，进行成对比较，并返回最相关的结果。尽管基于动态规划算法的局部比对方法可以确保找到最优的双序列比对结果，但是随着数据库的增大，双序列比对计算的时间复杂度迅速增加，不适合应用于数据库的搜索。

以 BLAST（Basic Local Alignment Search Tool）为代表的"启发式"算法广泛应用于多类生物数据库的序列检索中。简而言之，在 BLAST 中，首先将查询序列分解成很多短的片段，然后在数据库中寻找与这些短片段相似程度高而且没有空位的匹配片段。然后以这些短匹配片段作为"种子"，进行比对的延伸。最终将符合阈值的结果作为最终的数据库搜索结果。通过"种子"的寻找，BLAST 避免了在数据库检索时对查询序列与数据库中所有序列进行逐一残基的比较，大大缩减了搜库时间。从后续的应用效果来看，BLAST 兼顾了计算速度和灵敏度，成为到目前为止用户最多的生物信息学工具。

为了满足日益增长的生物学问题的多样性，以 BLAST 为基础的新的序列相似性搜索工具不断涌现。例如 PSI-BLAST（Position-Specific Iterated BLAST）和 Delta-BLAST（Domain Enhanced Lookup Time Accelerated BLAST）在比对的过程中可以使用不断优化的位置特异性矩阵（position-specific scoring matrix），有助于发现序列相似程度低但有生物学上关联的蛋白质序列。在核酸序列方面，为了支持长的基因组序列的检索，BLAT（BLAST-Like Alignment Tool）、MegaBLAST 等工具相继开发出来。此外，隐马尔可夫模型（Hidden Markov Model, HMM）也广泛应用于序列比对和数据库检索中。

3. 二代测序数据分析中的序列比对

二代测序流程大体可以分为实验室阶段和生物信息分析阶段。图 15-4 展示了二代测序的分析流程。在实验室中相继完成了样本制备、文库准备、扩增和测序流程后，得到了电子化的测序结果。不同的测序平台对测序原始数据的读段（reads）长度差别很大，从 35 到 10000 左右碱基的序列，在对其进行质量评价并滤除低质量的读段后，就要解决测序数据分析中一个核心的计算问题——确定这些短的序列在其来源基因组的位置。

将读段映射到参考基因组的过程是一个序列比对的过程，确定读段最有可能的基因组的位置，从而形成一个以参考基因组为坐标的个体基因组的共有序列。在这个比对过程中，需要考虑匹配和错配的情况，也需要考虑计算速度和占用计

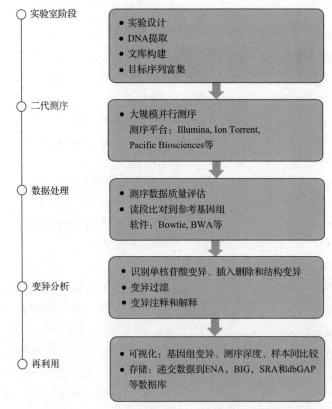

图 15-4　下一代测序实验流程：从实验设计到数据分析

算资源问题。针对这类特定比对的工具和软件包不断涌现，目前主要有两类基本的方法应用于读段的参考基因组映射中，一种方法是基于哈希表(Hash table)的比对，另一种方法是基于 Burrows-Wheeler 转换的比对[12]。比对完成后，可以依据读段所在的参考基因组的位置，进行进一步生物学问题的分析，例如突变的识别等。

15.3.2　基因表达数据的聚类

　　基因表达研究一次可以测定不同实验条件下的大量基因表达信息。研究者关注的不仅是具体某个基因(转录本)表达丰度的改变，也关心这些基因在不同条件下、不同样本中的基因表达模式的改变，从而进一步挖掘基因表达数据中所蕴含的生物学意义。聚类分析是一种将表达模式相似的基因聚合成组的探索性研究方法[13]，属于非监督机器学习方法的一种。

　　在聚类分析中，首先要明确基因表达数据点之间距离的计算。在数学上有很多计算距离的方法，例如欧氏距离(Euclidean distance)、曼哈顿距离(Manhattan distance)等度量(指可定量测量或计算的指标)，也可以使用数据点之间的相似性指标 Pearson 相关系数或者夹角余弦等指标表示。聚类算法很多，在基因表达数据分析中，应用比较多的是 K 均值聚类(K-means clustering)和层次聚类(Hierarchical clustering)方法。

K 均值聚类的目的是根据基因表达模式(在不同条件下基因表达丰度形成的向量)将待分析的基因划分到 k 个基因簇中，并使得类内的聚类平方和最小。K 均值聚类是一种迭代的方法。首先，它随机选择 k 个数据点(在不同条件下基因表达量形成的向量)来代表 k 个基因簇的中心("质心")，把剩余的基因表达数据点根据最短距离原则分配到各个基因簇中，重新计算各个基因簇的中心；然后进行下一步迭代，重新计算每个数据点到中心距离的平方和，对数据点进行重新划分，以保证每个基因簇内部数据点到中心距离的平方和最小。重复迭代，直到基因簇的中心不再发生变化，这时每个簇内部都包含了具有相似表达谱的基因。K 均值聚类收敛速度快，但是簇的结构不稳定，容易受到离群值的影响。而且，初始 k 值的选择也会影响结果的可靠性。另外，应该注意的是，K 均值聚类在计算的过程中，并没有形成一个层级结构，因此不会生成树状图的输出。

层次聚类采取的类的划分策略是将每个基因表达数据点作为一个初始簇，然后成对计算数据点之间的距离；然后将距离最小的两个数据点合并成为一个新簇，重新计算新簇与所有原始簇之间的距离。不断重复这个步骤，直到所有的数据点都包含在同一个簇中。在这个过程中，通过不断构建新簇，就形成了反映数据点之间关系的层次系统树图。

聚类是一种探索性的数据分析方法，用于发现高维数据点之间的关联关系，但是不能进行推理性的分析。在实际应用中，用户多将聚类与适当的可视化方法相结合，例如系统树图、热图(heatmap)和散点图等方式，以帮助理解高维数据的特征。

15.3.3　分类和预测

分类和预测也是生物信息学领域经常遇到的问题，从蛋白质三级结构的预测、利用基因表达数据实现癌症亚型的分类、生物标志物的识别到患者预后的预测等等，多种有监督机器学习的方法被应用于这个领域。(本节仅对这类方法做简要介绍，读者可阅读领域内专业参考资料了解更多细节。)

K 最邻近法(k-nearest-neighbor, KNN)是一种非常简单且容易理解的分类方法，其基本思想是在某个特征空间中，如果一个样本的 k 个最相似(即特征空间中最邻近)的样本中的大多数属于某一个类别，则该样本也属于这个类别。然而，KNN 不适用于组学数据这类高维数据。在数据维度很高的情况下，KNN 的计算量会非常大，而且 KNN 的分类对于特征空间局部的数据结构很敏感，容易导致预测结果不稳定。

统计学习的方法也广泛应用于分类器的构建。这类方法中，采用了函数逼近(function approximation)和估计。首先要找到反映输入和输出之间真实关系的一个近似函数 $f(x)$；然后，利用一个估计这个近似函数准确性的量度，例如残差平方和(residual sum of squares)，来优化这个模型对训练集数据的拟合程度。支持向量机(support vector machine)、贝叶斯模型(Bayesian modeling)和 Logistic 回归都是利用统计学习的方法来构建分类器。

还有一类基于规则的分类器。这种类型的分类器可被看作是一系列规则的组合，每个规则都是基于某一特征将实例数据进行类的划分。不同的分类算法采用了不同方法进行规则的建立，也采用了不同的方法来提升分类器的性能。决策树(decision tree)和随机森林(random forests)就是这类分类器的代表。

深度学习(deep learning)是机器学习的一个分支，它隶属于人工智能这一广泛领域。与传统统计学相比，人工智能的独特之处不仅在于它可以处理海量数据，还在于它对数据的底层特征(如线性关系和正态分布)作出了更少的假设。这意味着它在面对复杂数据时更加灵活。传统的机器学习算法可以从数据中学习并做出预测，而不需要为每个特定的应用程序或算法进行详细的编程。深度学习通过多层神经网络从大量数据中进行"学习"。与传统机器学习不同，深度学习能够自动识别和学习数据中的复杂特征，而不需要研究者提前定义这些特征。举例来说，经典的机器学习算法可以根据研究者提供的测量特征(例如萼片和花瓣的长度和宽度)训练出能区分花朵类型的模型；但深度学习在接触不同花卉类别的图像时会自行推断出相关的特征。因此，深度学习可消除一部分与机器学习相关的数据预处理过程。但深度学习应用的神经网络，层数多，模型结构复杂，通常包含数百万甚至数十亿个参数；开发难度较大，需要大量的实验和调试。模型的训练和优化更依赖于大型数据集和算力。深度学习为图像识别、自然语言处理等多种复杂人工智能任务实现了前所未有的准确性，在蛋白质结构预测方面也取得了跨时代的成功。但另一方面，深度学习的"端到端"的训练模式，使得这类模型的可解释性进一步降低。

采用哪种分类预测方法取决于数据的性质和遇到的问题，可能需要根据具体的生物医学问题来决定，例如是优先考虑分类器的敏感性还是特异性，以及预测或分类应用的场景，是否接受低解释度模型等问题。此外，数值型数据或者分类数据、数据噪声状况、缺失值、特征的复杂性、关联性以及特征的非线性相互作用等都会影响分类方法的选择。目前很多自由获取的软件包，例如 R/Bioconductor 和 Weka[14]都支持多种分类方法的应用。

15.3.4　维数灾难

在后基因组时代，数据缺乏的情况已经很少见。相反，许多研究人员认为他们拥有比预想还多的数据。然而，在生物医学领域，数据的丰富更多体现在数据的维度，而不是样本的数量。这种错位可能会对实验设计和统计分析造成挑战。第一类错误——不恰当地拒绝无效假设并认为结果有统计意义，容易在分析高维数据时被放大。这是所谓的"维数诅咒"(curse of dimensionality)的一个特点。假如进行如下分析：利用每个样本 20000 个基因的表达数据来预测某种结局；在样本数量方面，有 30 个随机抽样的样本，从进行单次假设检验来说这个样本量是合理的；通过分析可以识别出一些与该结局相关的基因，这其中可能有一定比例的基因是由于偶然因素与结果相关。但应该注意的是，在基因表达数据分析中，这样的分析并不是只进行了一次假设检验，而是同时进行了 20000 次假设检验！识别的基因中，由于偶然因素造成的与结果相关的基因数目可能大大超过了真实相关的基因。因此，必须对多重假设检验进行校正。

Bonferroni 校正是一种常用且直观的多重假设检验校正方法。该方法将通常的统计显著性阈值(通常为 0.05)除以假设检验的次数，作为多重假设检验的统计显著性标准。所以，对于前面例子中的 20000 个基因的分析，关联基因的统计学显著性标准，将会调整至 2.5×10^{-6}。通常情况下，对基因表达数据这类的高维数据来说，分析结果很难满足如此严格的统计学显著性标准，所以就需要有更多的样本来增加统计效能(statistical power)。

另一种方法是使用错误发现率(false discovery rate，FDR)，也被称为 Q 值，用以代替传统的统计指标 p 值。这种方法计算了在错误地拒绝了无效假设的情况下的假阳性率的期望值[15]。此统计指标与报告的阳性结果中假阳性的比例近似。再重新考虑上面的包含 20000 个基因的基因表达数据，我们想知道基因 X 是否在实验组和对照组中的表达存在差异。设定一个 p 值的阈值，例如 0.05，这意味着每 20 次假设就有 1 次错误地拒绝了无效假设，产生了一个假阳性的结果。通过统计检验返回了 2000 个阳性预测结果，例如 2000 个基因在实验组和对照组中的表达是具有显著性差异的，以 1/20 的假阳性率为标准，则有 20000×(1/20)=1000 或者近半数的结果是假阳性的。如果 FDR 的阈值设定为 0.05，意味着预测阳性的结果中有 5% 是错误预测的，也就是 2000 个预测阳性结果中仅有 100 个是假阳性。FDR 校正没有 Bonferroni 校正严格，在目前组学研究中比传统的 p 值和 Bonferroni校正的应用更广泛。

分析高维数据集的另一种方法是降维，例如特征选择或特征提取。特征选择意味着只抽取一部分特征构建一个子集，进行后续分析。在前述的基因表达数据中，我们可以选取表达水平变化最大的部分基因，或者选取某些被认为与结局关联度最高的基因，用于后续的分类预测研究。特征提取则是创建一个新的、更少特征的子集，该子集能够捕捉到原来数据集的本质特征。主成分分析(PCA)就是这样一种方法，它能够把高维数据降维到二维或三维，并进行可视化。PCA 的基本思想是把数量很多的特征转化为数量很少且彼此不相关的特征(主成分)。

15.4　生物信息学数据管理与数据库

对科学研究产出的数据进行高质量管理，进而推进数据的再利用，促进数据-信息-知识的转化，是生物信息学研究和实践中重要的任务。通过几十年的发展，伴随着生物科学技术进步，生物信息数据库已经覆盖了生命科学的广泛领域，在这个过程中发展起来的数据审编(curation)规范、生物医学数据标准和数据共享规范，其影响力甚至已经超越生命科学领域。

15.4.1　FAIR 准则与数据标准

2016 年，科学数据管理领域提出为了更好地利用数据，科学数据的建设和管理应该以 FAIR 为目标，即：科学数据应该是可查询(Findable)、可获取(Accessible)、可互操作(Interoperable)和可重利用(Reusable)的。FAIR 准则的实质是通过数据建设和数据管理，不仅保证数据是可以被人所理解的，还应该保证计算机可以自动理解和操作这些数据[16]。

FAIR 准则的实施既需要科学群体共同努力建立相应的文化基础，也需要建立该准则能够实施的技术支持环境。这首先应当有一个相对完备的数据标准体系。生物信息学内容层面的数据标准主要涉及三类，包括数据的格式标准、最小信息标准和数据语义层面的术语标准三个层次。

格式标准是不同机构之间共享数据或软件程序之间交换数据的统一格式，既包括文件的格式，也包括数据模型。例如在基因组测序领域，记录原始测序的 FASTQ 格式的文件和记录基因序列突变信息的 VCF 格式文件，均是被学界和产业界广为接受的数据标准格式，成为数据交换的基础。

最小信息标准通常也称为数据内容标准或报告指南，指要理解一个数据对象及其背景所必需的说明信息。现在生物医学研究中，以组学数据为代表的实验数据均是由复杂的研究系统产生，整个流程包括实验设计、样本准备、实验实施、样本检测和数据分析等诸多环节。通过翔实的元数据充分记录这些信息，是此类实验数据能否被广泛认可、使用、整合以及再利用的关键要素。对于数据的再利用者来说，尽可能丰富的元数据有助于对数据的正确理解，然而过于冗长的元数据不仅会对实验人员造成较大负担，也会对数据的存储造成困难。因此需要有针对性地制定特定领域的关于元数据的最小信息标准，使其能够被各利益相关方接受并付诸实施。许多专业领域开始从事最小信息标准的制定——即理解或者重利用复杂体系产生的数据所需的最小元数据项。微阵列实验最小信息标准（minimum information about a microarray experiment，MIAME）是最早出现的元数据标准，并获得较广泛的应用。目前，很多实验方法都建立了自己的最小信息标准[17]。

术语标准规范了客观物件或者概念的名称、定义并提供明确的标识，从而为实现机器间"语义"交流建立基础。术语标准的存在形式有多种，从可控词表、术语表、分类词表、叙词表到本体，其形式化程度逐渐增强，功能逐步丰富，复杂度也大幅度提升。本体（ontology）是当代计算机科学与信息科学催生的一种新的知识组织方式，其核心作用在于用人和计算机都可以理解的术语（terms）及关系（relations）描述某一领域内的实体（entities）以及实体之间的相互关系，从而提供一个对此领域事物本质的统一认识。通过本体中的标准化术语，不同数据集合的元数据可以被注释并进行术语的统一，进而消除异质性，实现数据的整合。本体作为生物医学数据标准化的一种重要手段，在大数据整合与复用的过程中发挥着日益重要的作用[18]。

上述三类标准互相组合、互相支撑，构成了一个领域内数据互兼容和互操作的内容标准系统。以 2002 年创立的人类蛋白质组组织（Human Proteome Organisation）的分支机构蛋白质组学标准计划（Proteomics Standards Initiative，PSI）为例，它通过科学群体合作方式建立了成体系的蛋白质组学数据标准。在最小信息标准层面，PSI 建立了蛋白质组学实验最小信息标准（minimum information about a proteomics experiment，MIAPE）。该信息标准又包含若干模块，针对蛋白质组学研究的不同实验方法或者步骤规定了进行数据描述时必须包含的信息，主要包括用于样品分离色谱分析的 MIAPE-CC、质谱分析的 MIAPE-MS、后续信息学分析的 MIAPE-MSI 和定量蛋白质组学分析（quantitative components）的 MIAPE-Quant 标准。在语义标准层面，PSI 相继建立了针对质谱分析流程中所涉及的仪器、软件、参数等方面术语标准的 PSI-MI CV 和描述分子相互作用相关术语的控制术语集 PSI-MI CV。在文件格式层次，PSI 利用可扩展标记语言（extensible markup language，XML）建立了描述质谱仪产生的原始谱图数据的 mzML 以及其他类型实验数据的文件格式。目前，无论是 PRIDE 和 iPROX 等蛋白质组学数据公开平台，还是多种商用或者自由使用的数据分析工具，均支持上述数据标准，为蛋白质组学数据的再利用提供了有力支持。

15.4.2　生物信息数据库

通过生物信息数据库的建设实现生物医学数据的规范化收集、持久保存、合理审编、结构化组织，并提供适当的工具进行高效数据检索和获取、数据库可视化和整合分析，不仅是生物信息学研究的重要内容，也是核心产出之一。核酸研究杂志(NAR)数据库专刊收录的生物信息学数据库已达上千个，这些数据库互引互链，形成了反映目前生物医学研究最新成果的知识网络；同时，这些数据库也支持诸多软件和自动化工作流的数据获取和分析，提供了基础性支撑资源。用户可以通过http://www.oxfordjournals.org/nar/database/c网页获取NAR杂志收录的这些生物信息数据库的分类列表。

生物信息数据库的类型多种多样，存储的数据类型各异，数据来源不同，覆盖学科范围和物种也各具特色，可以分为序列数据库、结构数据库、基因组数据库、基因表达谱数据库等。每一类数据库还可以进一步细分，例如，根据其数据来源分类，是通过实验室产生的数据，还是通过生物计算推算得到的数据，所反映的客观世界真实性有很大差别。此外，围绕特定的物种或者生物学问题，还有很多专业的数据库，这些数据库往往横跨多种数据类型，并提供更为丰富和复杂的数据注释，为特定的领域提供全面的数据服务。例如，FlyBase和WormBase就是针对模式生物果蝇(*Drosophila*)和秀丽隐杆线虫(*C. elegans*)的数据库，整合了多种类型数据，包括基因、基因组、突变、表达、表型以及基于本体的数据注释等信息的数据库，为对该物种感兴趣的研究人员提供综合的数据和知识服务。

生物信息学数据库还可以依据数据审编(curation)的程度，分为一级数据库(primary database)和二级数据库(secondary database)。一级数据库也称为档案数据库(archive database)，由科研人员提交的实验结果构成，仅包含较少的数据基本说明。数据一旦提交和获得登录号(accession number)，提交和后续修改记录将永久保存，构成了科学记录的一部分。例如，PDB数据库和GenBank数据库就是此类数据库，数据由科研人员直接提交，数据库审编者仅进行简单的注释和格式审查。一级数据库中，往往会包含较多的数据冗余并可能存在一些错误。二级数据库，也被称为审编数据库(curated database)或知识库(knowledgebase)。这类数据库在一级数据库基础上进行了大量深入的数据审编工作，包括术语标准化、利用文献进行数据注释、建立数据库内部和跨数据库的关联整合、利用数据分析和挖掘的工具进行知识抽提等。数据审编的过程是一个数据价值提升的过程，这类数据库往往成为生物领域科学家的重要参考资源。UniProt KnowledgeBase是一个典型的二级数据库[19]，该数据库包含了超过六千万条蛋白质序列，其中的50余万条序列经过了基于文献的数据审编，在进行严格的数据审核和预测分析基础上进行数据注释，内容包括蛋白质序列特征、突变信息、翻译后修饰以及与表型和疾病的关系等诸多方面，构成了UniProt KnowledgeBase中核心的部分。其余的蛋白序列经过了基于规则的自动化注释，这些规则的建立也来源于专家审编的知识库。

在国际上，大规模的生物信息数据中心是本领域数据、信息和知识资源的权威性集聚枢纽，往往具有生物信息资源服务（service）与生物信息学研究（research）的双重功能。美国国家生物信息中心（National Center for Biotechnology Information，NCBI，https://www.ncbi.nlm.nih.gov/）隶属于美国国家医学图书馆（National Library of Medicine，NLM），是国际上最知名的生物信息资源中心。PubMed、GenBank、BLAST、dbSNP 和 GEO（Gene Expression Omnibus Database）等一系列影响深远的数据库和工具均由 NCBI 维护。读者可以利用 NCBI 数据库介绍页面（https://www.ncbi.nlm.nih.gov/guide/all/）了解其全部资源、工具和服务。另外一个重要的生物信息是欧洲分子生物学实验室（European Molecular Biology Laboratory，EMBL）下设的欧洲生物信息中心（European Bioinformatics Institute，EBI，https://www.ebi.ac.uk/），Ensembl、UniProt、Pfam 和 PRIDE 等数据库都是该中心的特色资源，用户可以在 https://www.ebi.ac.uk/services/all 页面获得其全部工具和数据库的介绍信息。

15.5　转化生物信息学

转化医学的关键是打破基础医学、药物研究、临床医学之间的屏障，加强研究与应用之间的结合，在两者之间建立起一个双向转化的桥梁，一方面从实验台到病床旁（from bench to bedside），把基础科学的研究成果快速转化到临床应用领域（包括医疗、预防、护理等），为疾病的诊断和治疗提供更先进的理念、手段、工具和方法，提高临床疾病的预防和诊治水平；另一方面，临床研究者在转化成果的应用中及时反馈并进一步转入相应的基础领域，以进行深入研究（from bedside to bench），使缺陷和不足得以及时修正，从而促进基础研究的发展。在这个过程当中，生物信息学、影像信息学、临床信息学和公共健康信息学的信息资源贯穿于转化医学的各个阶段，扮演着整合不同阶段研究的重要"黏合剂"的角色。

转化生物信息学在推动实验室研究向临床应用转化的过程中面临着两个层面的挑战。一是在科学层面，传统基础医学研究多是建立在"还原论"的基础上，研究往往从单一基因、单一靶点或者孤立的条件出发，用线性关系表示病因、表型与疾病之间的关联，这类模型无法体现人类疾病的复杂性，是导致实验室研究成果向临床应用转化效率低下的一个重要原因。目前，基础研究中的高通量方法、临床中各类实时人体健康指标的监测与收集以及电子病历系统的普及，使得建立反映患者遗传-环境等诸多健康影响因素的"全数据"成为可能。转化生物信息学需要建立与之相应的数据分析和知识挖掘的方法，综合地探索疾病影响因素的相互关系，并在此基础上建立有效的、个体化的诊断和治疗方案。二是在技术层面，如何将不同领域的数据实现有效整合；通过提升数据管理手段和实施高性能计算，将组学分析和系统生物学计算应用于临床信息支持；建立符合临床需要的实时监测、反馈和决策系统，是转化医学应用过程中需要解决的技术性问题。

1. 药物研发与临床应用

转化生物信息学可以深入到药物研发与应用的诸多环节，提升药物研发的效率。在药物研发阶段，系统生物学的研究策略，包括高通量的实验方法结合转化生物信息学分析，有助于阐明细胞内分子间相互作用机制，帮助寻找更有效的药物靶点；整合多组学数据、表型信息以及药物化合物相互作用数据，进行药效和毒性的预测；分析不同物种间的分子变异，探讨动物模型与人类之间的差异，指导进一步的人体研究。

在临床研究阶段，可以利用药物基因组信息和生物标志物进行治疗方案的优化。药物基因组学研究个体的基因型如何影响患者对药物的反应性，属于精准医学的一部分。在整合基因组、来自于电子病历数据的表型组和药理学数据基础上，进行个体的药效和安全性的评价。通过药物基因组的信息，可以有目标地筛选特定基因型的目标人群，进行药物治疗，从而保证最小的药物副作用。同时，还可以利用生物标志物(具体见下一小节)，作为药物在体内生理和药理学效果的监测手段。

获得上市批准的药物仍需要进行药物的安全性和药物不良反应(adverse drug reactions, ADRs)监测。此类监测所需的数据，可以从电子病历系统、医保报销系统以及疾病监测系统中获取并构建药物警戒系统。这些数据还有助于发现已上市药物的新治疗指征。例如，敏乐啶(minoxidil)是一种已经上市的抗高血压药物，监测发现其具有导致毛发增多的副作用，这被认为可能具有其他治疗作用，并用于秃发的控制。利用转化生物信息学方法，可以促进药物的重利用，主要思路是分析不同疾病中药物分子干扰基因表达的相似性，再依据药物分子可能影响的蛋白质相互作用、蛋白质-药物分子相互作用和信号通路，来寻找该上市药物可能的新的靶点，探索新的治疗应用。

2. 发现新的生物标志物

生物标志物(biomarker)是一种可客观检测和评价的、可作为正常生物学过程、病理过程或治疗干预药理学反应的指示因子[20]。发现新的生物标志物是转化医学研究中的一项重要任务，有助于在精准医疗中对个体诊断和治疗进行更准确的定性和定量评价。

由于疾病过程的动态变化特点以及病理过程和治疗的复杂性，发现并证实有效的生物标志物是非常具有挑战性的工作。目前，系统生物学的方法，即结合转化生物信息分析和各种"组学"的策略已被应用到生物标志物发现过程中。例如，使用数据建模的方法，可以从基因多态性、病因多样性到环境影响的不同层次探究影响疾病的复杂因素，综合分析疾病亚型。系统生物学的生物标志物更关注分子、细胞、组织、人群、微环境和宏观环境的相互作用，具备动态特性，有助于区分从正常到疾病的不同发展阶段，建立患者的精准分型。此外，有监督机器学习方法也广泛应用于生物标志物的识别。

3. 转化生物信息学数据标准化、整合与再利用

在转化生物信息学研究和应用中，一个重要的前提是将不同来源、不同类型数据整合在同一个逻辑一致的数据模型中，以帮助阐明复杂疾病的特征，并进一步应用。这个过程中的一个重点是将临床数据与以基因组数据为代表的各类实验室数据整合，这将使得在广泛临床数据的前提下，理解人类基因组，建立完整和准确的基因型-表型关系成为可能，另一方面，也将促进转化医学研究中所发现的知识能够快速应用到临床决策中，指导人体的疾病预防、诊断和治疗。

整合临床数据和实验室数据会面临巨大的挑战，因为这两个方面数据存在多样性和异质性。长期以来形成的领域壁垒、数据标准的不到位和不一致，以及数据管理模式的差别都是未来建立转化医学数据整合需要跨越的障碍。

利用标准化的术语标准进行转化医学相关数据记录是实现数据整合的重要一步。SNOMED-CT（Systematized Nomenclature of Medicine Clinical Terms）是全球电子病历系统中使用最广泛的本体术语集。SNOMED-CT 提供一套系统的框架来组织临床术语，提供相应编码、同义词和定义，使用描述逻辑（description logics）表示术语及其复杂的关系。OBO Foundry（可直译为开放性生物与生物医学本体铸造工厂）是致力建设统一标准的生物医学本体的组织，旨在开发一系列具有可互操作性、逻辑性、科学性和准确性的本体。目前广泛使用的人类表型本体（Human Phenotype Ontology，HPO）、基因本体（Gene Ontology，GO）、生物医学调查本体（Ontology for Biomedical Investigations，OBI）等均由 OBO Foundry 开发和维护。SNOMED-CT 也提供与人类罕见病本体 ORDO 和 HPO 之间的映射，帮助跨本体的术语整合。我们可以利用自然语言处理等方法，利用本体术语进行电子病历的标注、实验数据的语义标准化与元数据标准化，实现基于本体的标准化来消除语义异质性，实现数据的整合、注释与分析。此外，基于本体所构建的知识网络也有助于精准医学研究中建立患者的精准分型。

电子病历数据（EHR）驱动的人群基因组研究是转化医学研究中的一项重要策略。例如全基因组关联研究（genome wide associtaion studies，GWAS），用于在全基因组水平上探索常见疾病（common disease）中单核苷酸多态性（SNP）与某一表型的关联。在常见疾病中，疾病的发生与多个基因改变相关，单一核苷酸改变对于表型的影响非常弱。GWAS 研究为了获得足够的统计效能，需要有成千甚至上万的研究对象。利用电子病历系统进行受试者的招募和表型信息的抽提，可以大

大降低研究成本。为了促进 EHR 数据与基因组数据的整合研究，美国建立了
eMERGE(Electronic Medical Records and Genomics Network)网络，将受试者的生
物样本与电子病历数据关联。eMERGE 不仅支持了 GWAS 的研究，还在对该网络
中电子病历数据中的表型信息进行 ICD-9 CM 和 ICD-10 标注基础上，开展了全表
型组关联研究(phenome-wide association studies, PheWAS)。该网络还支持自然语
言处理(natural language process)工具开发，以帮助电子病历系统中大量文本信息
的再利用[21]。英国的 UK BioBank 计划是一项前瞻的队列研究。该计划已经收集
英国 50 万人健康相关数据。受试者在国民医疗服务体系(United Kingdom National
Health Service)中的电子健康档案作为随访数据整合在该数据库中。同时，每名
受试者均提供全基因组范围的基因型数据。UK BioBank 现在已经成为支持转化
医学研究的重要资源，基于 UK BioBank 的 GWAS、PheWAS 等多种研究相继展
开。Albert Tenesa 等系统研究了该数据库中超过四十五万欧洲后裔的 778 种表
型，利用 GWAS 的方法找到了近 90 万个有统计学意义($p<10^{-8}$)的基因型与表型
的关系对[22]。

15.6　本 章 总 结

经过几十年的发展，生物信息学已经成为现代生物医学研究的重要组成部分。
生物信息学提供的方法，使得科学家能够以更加系统的视角去观察生物体内不同
组分之间在不同水平的相互关系和动态变化过程。这种整体的观念，对于催生更
加精准的人类疾病的诊断和治疗是至关重要的。同时，生物信息学也提供了当代
生命科学研究开展所必需的信息技术支持，从大数据管理到数据分析工作流的整
合，从知识挖掘到决策系统的建设。可以预见，生物信息学在未来将进一步与临
床信息学以及生物医学工程其他子领域融合，建立实时高效的健康数据采集、分
析和反馈系统，服务于人类健康水平的提升。

参 考 文 献

[1] Bioinformatics Definition Committee. " NIH WORKING DEFINITION OF BIOINFORMATICS AND
COMPUTATIONAL BIOLOGY." http://www.binf.gmu.edu/jafri/math6390-bioinformatics/workingdef.pdf.

[2] Butte A J. Translational bioinformatics: Coming of age. J Am Med Inform Assoc, 2008, 15(6): 709-714.

[3] Cochrane G, Karsch-Mizrachi I, Takagi T. International Nucleotide Sequence Database Collaboration. The
International Nucleotide Sequence Database Collaboration. Nucleic Acids Res, 2016, 44(D1): D48-50.

[4] Gauthier J, Vincent A T, Charette S J, et al. A brief history of bioinformatics. Brief Bioinform, 2019, 20(6):
1981-1996.

[5] Goodwin S, McPherson J D, McCombie W R. Coming of age: Ten years of next-generation sequencing technologies.
Nat Rev Genet, 2016, 17(6): 333-351.

[6] Jumper J, Evans R, Pritzel A, et al. Highly accurate protein structure prediction with AlphaFold. Nature, 2021, 596(7873): 583-589.

[7] Varadi M, Bertoni D, Magana P, et al. AlphaFold Protein Structure Database in 2024: Providing structure coverage for over 214 million protein sequences. Nucleic Acids Res, 2024, 52(D1): D368-D375.

[8] Baek M, DiMaio F, Anishchenko I, et al. Accurate prediction of protein structures and interactions using a three-track neural network. Science, 2021, 373(6557): 871-876.

[9] Cazaly E, Saad J, Wang W, et al. Making sense of the epigenome using data integration approaches. Front Pharmacol, 2019, 10: 126.

[10] Oulas A, Minadakis G, Zachariou M, et al. Systems bioinformatics: Increasing precision of computational diagnostics and therapeutics through network-based approaches. Brief Bioinform, 2019, 20(3): 806-824.

[11] Dayhoff M. "A model of evolutionary change in proteins." Atlas of Protein Sequence & Structure, 1978, 5: 345-352.

[12] Flicek P, Birney E. Sense from sequence reads: Methods for alignment and assembly. Nat Methods, 2009, 6(11 Suppl): S6-S12.

[13] Koch C M, Chiu S F, Akbarpour M, et al. A Beginner's guide to analysis of RNA sequencing data. Am J Respir Cell Mol Biol, 2018, 59(2): 145-157.

[14] WEKA: The workbench for machine learning. https://www.cs.waikato.ac.nz/~ml/weka/index.html.

[15] Rouam S. False Discovery Rate(FDR). in Encyclopedia of Systems Biology.

[16] Wilkinson M D, Dumontier M, Aalbersberg I J, et al. The FAIR Guiding principles for scientific data management and stewardship. Sci Data, 2016, 3: 160018.

[17] Taylor C F, Field D, Sansone S A, et al. Promoting coherent minimum reporting guidelines for biological and biomedical investigations: The MIBBI project. Nat Biotechnol, 2008, 26(8): 889-896.

[18] 余红, 杨啸林, 邵晨, 等. 本体: 生物医学大数据与精准医学研究的基础. 生物信息学, 2018, 16(1): 7-14.

[19] UniProt Consortium T. UniProt: The universal protein knowledgebase. Nucleic Acids Res, 2018, 46(5): 2699.

[20] Yan Q. Toward the integration of personalized and systems medicine: Challenges, opportunities and approaches. Per Med, 2011, 8(1): 1-4.

[21] Kirby J C, Speltz P, Rasmussen L V, et al. PheKB: A catalog and workflow for creating electronic phenotype algorithms for transportability. J Am Med Inform Assoc, 2016, 23(6): 1046-1052.

[22] Canela-Xandri O, Rawlik K, Tenesa A. An atlas of genetic associations in UK Biobank. Nat Genet, 2018, 50(11): 1593-1599.

第16章　医学大数据与智慧医疗

16.1　概　　述

医学大数据指医疗领域内不同来源的海量电子化数据，包括但不限于电子病例、生命体征、检查结果、影像、药物、基因组数据、可穿戴设备记录等。医学大数据具有体量大、移动性高、异质性强等特点，使其在数据管理、存储、处理等方面与传统医学数据形成显著区别。在大数据、人工智能、数字孪生技术快速发展的背景下，一种新型的医疗模式——智慧医疗——应运而生，其核心思想是：以数据为核心，智能技术为驱动，将临床数据和医疗卫生资源高效整合，帮助医疗机构和患者提高诊疗和健康管理效果，提高医疗服务的质量和效率。

医学大数据的起源可以追溯到 20 世纪中叶。1952 年，IBM 公开正式对外发布能规模化处理数据的商用科学计算机产品 IBM701，引发了医学领域的信息化革命。

医学大数据和智慧医疗发展可大致分为四个阶段[1]：

(1)早期探索阶段：这一阶段主要是研究医学信息学的理论和实验技术。如 Robert S. Ledley 等一批最先使用计算机的医学专家，开发了基于医学符号逻辑的计算方法和自动化医学决策等先驱性工作。另一项有里程碑意义的工作是由 Wilfrid J. Dixon 等开发的 BMDP 软件(生物医学程序)，率先用计算机语言实现了生物统计的多种分析功能。美国国立卫生研究院(NIH)于 1960 年正式成立了计算机医学应用委员会，并给予了 4000 万美金的支持，有力推动了医学计算机和信息学的初期发展。

(2)初步信息化阶段：这一阶段逐步出现了拥有独立的信息化系统的医院或医疗系统，如瑞典的丹德里和卡罗林斯卡医院、英国的伦敦国王医院和德国的汉诺威医疗系统。我国也有部分医院进行了信息化的尝试，包括南京军区总医院运用国产 DJS-130 小型计算机进行药品管理，北京积水潭医院在王安 VS-80 小型计算机进行药品库房管理。与此同时，应用内置计算机的医疗设备开始出现，基于微处理技术的新诊断方法和治疗程序被引入，其中就包括了计算机断层扫描(computer tomography)技术，该成果于 1979 年获得诺贝尔生理学或医学奖。

(3)医疗数字化阶段：这一阶段受益于计算机技术的快速发展，使得各级医疗保健系统的信息系统得到了普及，医学数字化产品的市场影响力也在迅速扩大，全球范围内出现了大量专注于医疗信息系统的生产商。同时，拥有良好性能和内存容量的个人电脑也开始推广，这扩大了医疗保健系统的信息化覆盖面，如将病床旁的个人电脑终端直接对接到医疗中心的信息系统上，加强医护人员和患者间的数字化连接。分层级的医疗信息系统也开始出现，如能够将私人诊所、基层保健系统和大型医疗中心集成的国家性数字化医疗平台。

（4）智慧医疗阶段：随着智能手机和移动互联网的蓬勃发展，云技术和互联网技术的加入使医疗覆盖面得到了升级和演进。在这一阶段，医疗数字化技术不仅要解决院内医疗服务和管理活动，还要延伸关联院外的机构和个人，为其提供远程服务。例如，越来越多的医院推出了远程手机 APP 挂号、APP 查看报告等便利就医服务。此外，通过人工智能、5G 通信等先进技术，实现智能诊断、治疗、管理；通过对医疗资源的智能调度和优化，提高医疗服务的质量和效率，是医学大数据的升华和智慧医疗阶段涌现的新驱动力（图 16-1）。

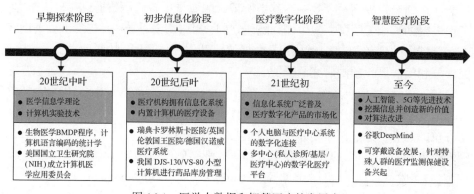

图 16-1　医学大数据和智慧医疗的发展史

当前，医学大数据和智慧医疗正处于快速发展的阶段。一方面，随着医疗技术的不断发展，医疗数据的数量和复杂性在不断增加，这为医学大数据的应用提供了基础。另一方面，随着医疗市场的竞争加剧，医疗机构需要更加高效、精准地提供医疗服务，这为智慧医疗的发展提供了动力。由此可见，数据的获取方式、合理的分析运用、算法的优化改进，成为智慧医疗发展的三个关键环节。包括中国在内的各级政府意识到数据对于提升医疗服务质量和效率的重要性，通过政策引导、资金支持等方式，积极推动医学大数据和智慧医疗的发展，促进相关产业的发展。

总之，医疗大数据和智慧医疗是生物医学领域的重要发展方向。本章概要讲解医学大数据的理论基础及常用技术，在此基础上，以多个典型的医学大数据和智慧医疗应用为例，介绍其对临床实践的价值。

16.2　医学数据管理

16.2.1　医学信息化系统

医学大数据的数量与复杂度均超出了传统系统的管理能力，需要建立更加完善和先进的医学信息化系统进行医学大数据管理。医学信息化系统是指应用信息技术手段对医疗过程进行管理和信息化的系统。它可以帮助医疗机构提高管理效率和服务质量，同时也可以为医生和患者提供更方便、快捷的医疗服务。

医学信息化系统有以下几个重要组成部分：

(1)电子病历系统(electronic medical record system，EMRs)：电子病历系统是医学信息化系统的核心，它可以将患者的病历记录、实验室报告、影像资料等医疗信息进行数字化记录，方便医生和患者随时随地查看和使用。电子病历系统不仅能够在临床中提高医疗效率，其中所记录的海量患者病历数据也在科研中提供了很大帮助。如美国国立卫生研究院建立的 eMERGE 系统[2]，实现了全美近 50 个医疗机构的患者"临床+基因组"数据的信息化统一管理，从而助力了后续多基因评分和疾病风险预测研究的开展。

(2)医疗管理信息系统(hospital information management system，HIMS)：医疗管理信息系统主要应用于医疗机构的管理，能够为医疗机构各部门管理人员提供全方位的患者信息、医生信息、物资信息、财务信息等。它可以提高医疗机构的管理效率和服务质量，减少医疗事故和医疗纠纷的发生率。

(3)实验室管理系统(laboratory information management system，LIS)：实验室管理系统主要用于医院检验科实验室的信息化管理，能够将实验仪器与计算机组成网络，实现标本采集、实验分析、报告生成等过程智能化、规范化管理，提高了检验科和实验室的工作效率和结果准确性。

(4)影像管理系统(picture archiving and communication system，PACS)：医学影像数据的规模大，占用容量高，需要有专门的系统进行管理，PACS 就是管理医学影响数据的系统。影像管理系统主要应用于医疗影像的信息化管理，包括影像的存储、传输、诊断和报告生成等。它可以提高医疗影像的准确性和使用效率，为医生提供更准确的诊断依据。

(5)远程医疗系统(telemedicine system)：远程医疗系统是利用通信及信息技术实现远程医疗服务的系统，它可以帮助医生和患者突破地域空间的限制，实现线上问诊、电子药方、专家远程会诊/复诊和健康咨询等综合性医疗服务。在COVID-19 新型冠状病毒疫情中，远程医疗成为了居民就医的重要形式，截至2020 年底，我国已有超过 60%的二级以上医疗机构开展了远程医疗服务。

除上述外，仍有许多重要的信息化系统，如临床信息系统、放射科信息管理系统（RIS）等。总之，医学信息化系统是医学大数据和智慧医疗产生的基础，它可以帮助医疗机构提高管理效率和服务质量，为医生和患者提供更方便、快捷的医疗服务。

16.2.2　医学数据的标准化

随着医学信息化系统的普及，医学数据常常会进行跨部门、跨地区的交互，使得传统手工操作时代"非标准化"的矛盾突显出来。为保证医学数据在各环节均具有较强的易读性，需要对医学数据进行有效的标准化处理（图 16-2）。

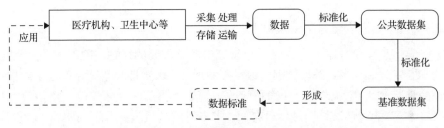

图 16-2　医学大数据标准化的运行模式

具体而言，医学数据的标准化主要在两个层面：在采集/处理/存储等过程的标准化，以及数据分析过程中不同尺度间的标准化。其中采集/处理/存储过程的标准化，旨在让同一类的数据从采集的方式和质量等各方面保持一致，具体方式因医疗场景而异；而分析层面的标准化，则旨在消除因数据单位等方面因素而带来的差异，实现不同类数据间的有效比较。

常见的分析标准化方式包括 min-max 标准化和 Z-score 标准化，主要的思想是将医学数据按一定规则缩放，使之落入特定区间，以去除数据单位的限制，将原始数据转化为无量纲的纯数值，便于不同单位或量级的指标进行比较和加权。

min-max 标准化也称为离差标准化，是数据的归一化处理，即将原始数据 X 映射到[0,1]的区间内。这个过程中，需要计算样本数据的最小值 X_{min} 和最大值 X_{max}，然后将每个原始数据值减去最小值并除以极差，即：

$$X' = \frac{X - X_{min}}{X_{max} - X_{min}} \tag{16-1}$$

从而得到规范化且范围为[0,1]的新数据 X'。这种标准化方法简单有效，但如果有新数据加入时，若新数据大于最大值 X_{max} 或小于最小值 X_{min}，就需要重新定义最大值或最小值，并重新计算极差。

当数据某个指标的最大值或最小值未知，或者有超出取值范围的数值时，离差标准化就不再适用，此时便可以使用 Z-score 标准化，也叫标准差标准化。首先需要计算该指标的均值 $\bar{x}$ 和标准差 SD，然后用数据集中每一个数据的该指标 x 减去均值 $\bar{x}$，再除以标准差 SD 得到新数据 X'，即：

$$X' = \frac{x - \bar{x}}{SD} \tag{16-2}$$

经过 Z-score 标准化后，数据集将符合标准正态分布，即均值为 0，标准差为 1。

除上述两种方法外，还有 log 函数转换、arctan 函数转换和模糊量化法等其他数据标准化方法。对于复杂的数据集，也可能需要采用多种标准化方法进行比较和优化。

16.2.3 医学信息安全与隐私保护

医学信息安全和隐私保护是医疗领域中非常重要的议题。随着医学信息化系统的不断建设和完善，医疗数据的数量不断增加、敏感性和数字化程度不断增强，也相应地带来了更多的安全和隐私问题。例如，目前医学领域的大语言模型(如 MedGPT 等)的对话数据会被后台存储，带来泄露的风险。因此，陆续出现了多种应用于信息安全和隐私保护的技术，如数据匿名保护技术、身份认证技术、数据溯源技术、"数字面罩"技术等。

在大数据和人工智能技术发展的环境下，往往会出现多个机构之间进行数据的合作，以汇聚更多的样本和特征信息进行机器学习模型的训练，而在数据的联合过程中，很难保护好各方的数据隐私。在上述背景下，出现了一类新兴的技术：联邦学习(Federate learning)[3]。联邦学习既能满足多方数据的联合，也能很好地保证数据的隐私性。目前常用的联邦学习主要有横向联邦学习和纵向联邦学习。

横向联邦学习基于一种中心化联邦架构，每个参与方都需要与中央服务器合作完成联合训练，训练的数据源特征相同，但数据分布不同(图 16-3)。

纵向联邦学习则是基于一种去中心化联邦架构，数据源的特征不同，但数据分布相同。每个参与方对原始模型训练后，都需要将本地模型参数加密传输给其余参与联合训练的数据持有方。由于没有中央服务器的加入，各参与方之间需要直接交互，因此也会需要更多的加密解密操作：假设一次联合训练有 n 个参与方，则每个参与方至少需要传输 $2(n-1)$ 次加密模型参数(图 16-4)。

无论是横向联邦学习还是纵向联邦学习，其核心都是在数据处理的过程中将参与模型计算的隐私数据集保存在本地，不进行上传操作。为了保证患者的隐私数据不泄露，除数据处理环节外，还可以在数据的传输和储存中采用其他方法。比如，传输数据时，有混淆电路、秘密共享、同态加密、不经意传输等安全计算框架可供使用；储存数据时，可以采用密码学方法、信息隐藏方法和数据处理方

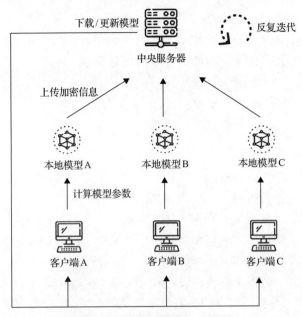

图 16-3　横向联邦学习流程图

包括六个主要步骤：①每个参与方从中央聚合器下载最新模型，然后在本地计算模型参数（又称"梯度"）；②每个参与方将经过加密的梯度信息发送到聚合器；③聚合器进行聚合操作，更新模型；④聚合器把综合更新后的模型分发到各个参与方；⑤各参与方更新自己的模型；⑥反复迭代上述过程若干次，直到模型精确度达到某一预先设定好的数值

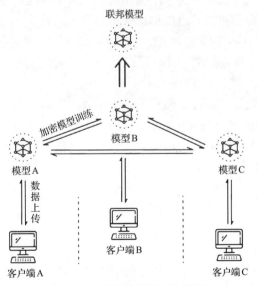

图 16-4　纵向联邦学习流程图

包括三个主要步骤：①每个参与方利用自己的数据训练本地模型；②每个参与方将各自本地模型的参数向所有其他参与方加密传输；③每个参与方根据其他参与方的模型参数，对各自的本地模型进行更新

法等数据安全保护方法。患者的隐私数据在每个环节均存在泄露的可能性，我们更加需要完善隐私保护体系和数据安全制度，确保数据的传输、存储和处理每个环节都符合相关标准和规定，保障医疗数据信息安全。

16.3　医学大数据分析的常用技术

16.3.1　建模仿真

建模是基于两个系统存在结构和功能相似性的基础上产生的，建模的根本思想是将复杂的系统进行拆分，从而以模块的形式将复杂问题简化，将两个或多个存在相似性的系统建立联系。利用人体系统和工程系统的相似性，建立模型来模拟生命过程或医学疾病，这一建模仿真的思想成为了医学研究的重要理论基础，也是医学大数据分析的本质。

人体是一个复杂的动态系统，除了系统内部存在相互作用(如器官间协同、组织微环境)，系统与外界环境也存在着复杂的能量交换和信息交流，其内在机制仍有许多暂未厘清的环节。因此，很难存在与某一生命活动完全精确匹配的模型。现有研究主要依靠"模型假设"的方式使建模尽可能接近真实情况。一般情况下，在对模型从理论上做出推理后，将与实际实验结果进行比较，以判断模型的准确性。换言之，类似"黑箱"思维：将每一个元件放入一个"黑箱"，并对这个整体施加干预，使得最终的输出和实际结果相同。在医学研究领域，动物模型和计算机辅助模拟实验，都是典型的建模仿真应用案例。同时，建模仿真还包括：物理近似模型(假肢、动物标本等)、物理模拟模型(血压计)、图解模型和数学模型等。

转录调控网络的建模是数学仿真模拟的一个代表性案例。基因的转录，作为最基本的生命过程，由转录因子、调控元件、基因三者相互作用共同参与。其中，转录因子通过与调控元件结合，调控下游靶基因的表达水平，由此产生了"转录因子-靶基因"的转录调控网络。然而，目前最主流的转录组测序仅能测得基因转录后的结局，即每个基因的表达量信息。如何通过结局建立模型，倒推过程中的"转录因子和靶基因"的对应关系，即转录调控网络？这是一个典型的建模仿真任务。

图神经网络作为一种数学模型，以"图"为基本单位，包含"节点"和"边"。图神经网络将已知的数据集比作一张"图"，数据间的关系比作"节点-边"对应关系。因此，将"不同节点"与转录因子和基因分别对应，"边"用于表示各元素间的关系，一张"图"即对应一次测定的基因转录结局。建模后的图神经网络，一方面能够在原有的数据"图"中，预测出数据中未测得的"节点"与"边"；另一方面，能够将新的转录组测序数据转化为"图"，预测图中的节点与边，推测新数据的转录调控网络(图 16-5)。

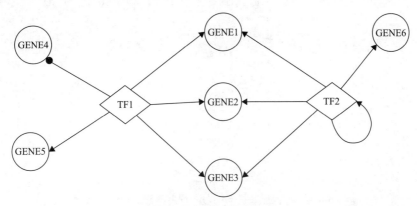

图 16-5　转录调控网络图

本图描述了基因(GENE1 至 GENE6)和转录因子(TF1、TF2)的相互作用关系。其中基因和转录因子都以节点的形式在网络图中表达，并且每条边也表达了各节点(基因、转录因子)之间的相互作用关系

　　贯穿于建模与仿真的是反复进行参数调整和模型迭代，其内核是统计学与概率论。统计学关注如何从数据中提取有用的信息，并对不确定性进行建模和评估，以及如何通过数据来推断事物的本质、预测未来的趋势和规律。概率论是数学的一个分支，主要研究随机事件的发生概率和随机变量的分布。它关注随机事件的不确定性和可能性，以及如何通过概率来描述和预测随机事件的发生。

　　总的来说，建模仿真的思想是医学大数据和智慧医疗的根基，而绝大多数的医学大数据分析方法，均是在统计学和概率论的基础上逐渐衍生而来，其中就包括了目前最常用的机器学习/人工智能算法。

16.3.2　机器学习/人工智能算法

　　机器学习/人工智能是概率统计与计算机结合的产物，也是目前医学大数据最常用的建模分析方法。通俗而言，如果一个计算机程序，在执行特定任务时，能够利用现有经验不断完善执行任务的能力，即被认为是"有学习能力"的程序。机器学习通常包括训练和验证两个主要过程。训练指的是算法基于现有数据样本的观测和统计分析，总结出执行任务所需要的"经验"，而验证指的是得到训练后的算法，在面对未知的数据样本时，根据总结出的经验进行基于概率论的预测。

　　根据数据训练方式的不同，机器学习可大致分为有监督学习和无监督学习等类型。有监督学习可以被理解为"举一反三"的过程：算法先从已标注正确答案的数据集中训练，总结出推理正确答案的"经验"，当面对新数据集时，能够通过"经验"推理正确答案。无监督学习和有监督学习最大的区别在于，用于训练算法的数据是没有正确答案标注的，算法只能自行发现数据集中的规律和模式，将数据集分成若干类，最简单的无监督学习包括了降维和聚类(图 16-6)。

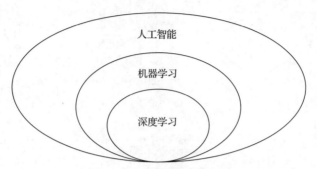

图 16-6　人工智能、机器学习、深度学习的概念关系图

　　机器学习有很多种不同的算法类型，最经典的包括决策树、随机森林、朴素贝叶斯、支持向量机、神经网络等。其中决策树和随机森林都是以树结构为根基，节点代表对象、分叉路径代表可能的属性值，随机森林是多棵决策树的集合，进一步引入了特征变量筛选和投票等过程，提高了算法的性能。朴素贝叶斯的根基是基于概率论的贝叶斯定义，而支持向量机是以分离平面、空间距离和核技巧为基础的算法。除此以外，机器学习还包括很多其他的算法类型，本章节主要将介绍神经网络和深度学习的发展历史和基本特性，对于算法细节不做具体讨论。

　　深度学习经历了近半个世纪潮起潮落的跌宕发展。深度学习起源于 1943 年提出的抽象神经元，成为了网络最基本的单位。经历了 15 年的发展后，1958 年提出了第一个由两层神经元组成的神经网络——感知器，并因能识别简单图像而引发了社会的轰动，发起了近 10 年的人工智能热潮。然而在 1969 年，研究者运用详细的数学推导论证了感知器在单层网络中的性能局限，以及扩展至多层的困难，这使得人们对神经网络持悲观态度，进入了人工智能的第一个寒冬。1986 年，Geoffrey Hinton 等提出了反向传播算法[4]，第一次解决了两层神经网络所需要面对的大计算量问题，使得神经网络除了输入和输出外，还能够多引入隐藏层，实现复杂函数的拟合，掀起了又一次人工智能的热潮。直到 90 年代中期，支持向量机算法诞生，相比神经网络，前者展现出高效率和简洁性等优点，将人工智能再一次打入冰河。2006 年，Geoffrey Hinton 等提出了里程碑式的"深度置信网络"[5]，通过"预训练"(pre-training)，让神经网络快捷地找到一个接近最优解的值，之后再使用"微调"(fine-tuning)技术来对整个网络进行优化训练。这两个技术的运用大幅度减少了训练多层神经网络的时间，并第一次为多层的神经网络赋予了一个新名词——"深度学习"。深度学习很快在语音、图像等领域展露出远超其他算法的水准，掀起了新一轮的人工智能革命(图 16-7)。

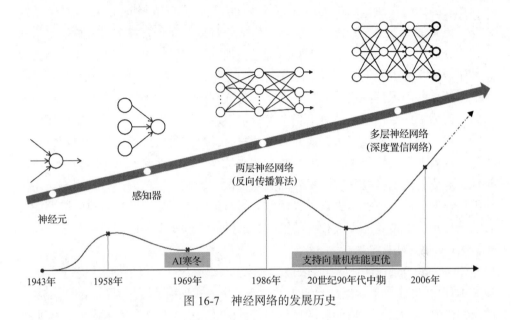

图 16-7　神经网络的发展历史

　　可以看到，神经网络的发展呈现螺旋式上升，并非一帆风顺，这也给现在过分热衷深度学习与人工智能的人们敲响警钟，这也许只是又一次的"时势造英雄"，正如 Hinton 在 2006 年论文中所指出的，其实从 20 世纪 80 年代起，反向传播和深度自编码器就已足够有效了，只要算力足够强、数据足够大和初始权重足够接近一个好的解决方案，而这三个条件在现阶段刚好得到了满足。

16.3.3　自然语言处理与大语言模型

　　文本数据挖掘是数据分析起步较早的领域之一，其发展见证了从传统的机器学习算法到大模型时代的全过程演变。早期机器学习算法只能处理一维的文字文本，尽管早期深度学习将语音识别作为焦点，但仍停留在低维的语言分析层面。2017 年 Transformer 的提出，改变了这一现状[6]。Transformer 保留了深度学习模型中编码器和解码器的结构，但加入了注意力机制，在 Transformer 中，注意力机制用来捕获全局信息。注意力机制可以理解为将一段完整的文本信息拆分成单个字符，并对每个字符赋予不同的权重以表示重要程度，就像模拟了大脑对某一个集中注意时忽略其他点的情况。Transformer 能明显优于递归神经网络，因为它将序列中的任意两个位置之间的距离缩小为一个常量，不需要通过隐层节点序列往后传，也不需要通过增加网络深度来捕获远距离特征；同时，Transformer 具有更好的并行性，更符合人对外界的感知方式。因此，Transformer 的提出大幅度提高了并行计算和模型训练的效率，推动自然语言处理进入了大模型时代。

如今的大语言模型以 Transformer 为基础，具备了自监督训练、大规模的数据训练、更强的上下文感知能力、多模态生成等特点。大语言模型以文章、书籍和其他互联网内容中的数十亿词汇为基础进行训练。通常情况下，大语言模型去摸索训练数据文本中的上下文单词之间复杂的关联，学习语言中单词是如何使用的，并能应用这些学习到的模式来完成自然语言处理任务。在训练时，大语言模型能够学习大规模的数据量，并有上亿个参数可以进行调整以适应不同的应用环境。值得一提的是，在使用者进行实际参数调整时，只需要根据使用场景应用特定的少量数据就能调整大语言模型的参数，使它具有更好的性能，这是因为在参数调整前，大语言模型已经学习了足够的文本数据。也就是说，大语言模型不需要像传统的机器学习方法那样进行人为操作的复杂预训练，使用者只需要向模型提供合适的提示，模型就能生成相应的输出，这样的特点使得大语言模型在各种领域得到了广泛的应用。

ChatGPT(OpenAI)是具有代表性的大语言模型系统，可以根据多模态的输入生成文本(以往只接受文本)。ChatGPT 的后台是生成式预训练转换器(如 GPT-3.5/4)。ChatGPT 在包括医学在内的各领域认知任务中展现出接近人类水平或与人类水平相当的表现。比方说 ChatGPT 在美国医学执照考试中取得了及格水平的成绩，也在回答患者常见问题时展现出足够的专业度和情绪支持能力，被认为未来在医学知识检索、临床决策支持、分诊、初级保健问题等有巨大的潜力。

尽管大语言模型已经表现出了较好的语言处理优势，能够为人们提供辅助性的帮助，但是仍面临着较多挑战，要将大语言模型实现真正实用的目标，还需要突破现阶段的困难：

(1)大量歧义现象：包括词法歧义、结构歧义、语义歧义、语音歧义、多音字和韵律歧义等。

(2)大量未知语言现象：包括新词、地名、术语、新含义、新用法和新句型。最典型的案例就是网络用语的流行。

(3)始终面临的数据不充分性：有限的语言集合永远无法涵盖开放的语言现象。

(4)语言知识表达复杂性：语义知识的模糊性和错综复杂的关联性难以用常规方法有效地描述，为语义计算带来了极大的困难。

随着 GPT 的改进和更多自然语言处理技术的出现，这些问题都有望得到有效改善和解决。总之，自然语言处理和大语言模型是密切相关的领域，它们为人类与计算机之间的语言交流提供了有效的解决方案，我们可以预见大语言模型将在更多的应用场景中发挥重要作用。

16.4　智慧医疗的典型应用示例

16.4.1　智能预测模型示例——青少年近视进展预测

临床预测模型是指利用数学公式估计特定个体当前患有某病或将来发生某结局的概率。临床预测模型的核心价值就是用相对容易获取的指标(如成本较低的检查结果,当下可获取的指标读数)去预测相对困难或复杂的事件概率(如综合所有指标的病情评估分级,疾病在后续一段时间的进展变化),或用"既往已有的事实"预测"仍未发生但可能发生的事件",从而为临床从业人员和患者提供指导。

一项临床预测模型研究,可分为模型设计、模型构建、模型验证优化、模型应用等经典步骤。本节将以 2018 年发表的一项近视进展预测研究[7]作为示例,进行分步讲解。

1. 模型的设计

近视是青少年时期最常见的视力障碍,近年来,中国学龄儿童近视率呈爆炸式上升,影响着学习成绩和日常生活。如何在青少年还未发展为近视,或发展的早期,就提前预测出未来患近视的风险以及近视进展的程度,是重要的公共卫生问题。既往研究已表明,影响近视风险包括生活方式、遗传、个体差异等多种因素,目前临床上主要将屈光度作为测量和诊断近视的常规手段。该研究纳入了年龄、屈光度,以及屈光度的年进展率作为指标,构建预测模型,预测未来十年间的屈光度变化,从而提供近视的量化风险预测。

该模型的设计主要有两点考虑:

(1)年龄、屈光度、由屈光度计算得出的年进展率,是临床上易获取的常用信息。由这些指标构建的预测模型,能够最大程度地应用到各种临床场景中,简单实用,适用性强。因此,本研究在模型设计时,遵循用"易获取,相对简单的指标",去预测"难获取,难测量的结局"的思路。

(2)近视进展的个体差异,尽管背后的原因多样,却都能反映为特定年龄屈光度的进展率差异,因此,可以理解为,上述指标虽然少而精简,但却是个体近视风险因素的集中凝练,具有很强的代表性。当然,究竟纳入何种变量,是研究者们不断试错和调整的最终呈现。

2. 模型的构建

研究包含 8 个验光中心和 2 个独立近视队列的数据,只纳入初次检查时年龄在 6～20 岁之间，且每隔 1 年接受至少 3 次检查的人群。其中，将验光中心的信息拆分成了训练集和内部验证集，而将队列的数据设置为外部验证集。多种机器学习算法作为可能的框架进行测试，包括随机森林、广义估计方程、混合效应模型等。评价的指标包括真实值和预测值的差异(如均方根误差、平均绝对误差)和总体近视风险预测性能(ROC 曲线、AUC 值)等。

可以看出，模型的构建环节需要考虑以下三方面：

(1)原始数据的整理和筛选是构建模型的第一步。比方说，本研究需要计算屈光年进展率，对初次检查年龄和检查数据的连贯性有要求，因此只有部分筛选后的数据可以用于模型的构建。与此同时，如果能用于建模的数据太少，则应重新考虑模型的设计。

(2)为了对构建后的模型进行有效验证，避免过拟合问题，需要在训练集和验证集上设置梯度。本研究首先将样本量较充足的验光中心数据拆分成训练集和内部验证集，这样能保证有充足的样本提供给模型探索规律。而验光中心和独立近视队列在人群上存在显著差异(验光中心为就诊人群，队列是流行病学调查人群)，因此将队列设置为独立的外部验证集，有助于测试模型是否在验光中心数据中存在过拟合效应，以及不同人群间的扩展性如何。

(3)需要设置关键的模型评价指标，如本模型预测的屈光度是一个连续变量，需要考虑真实值和预测值的具体差异；同时，对于(是/否)发生近视这一关键的分类变量，则运用 ROC 曲线等方式进行评估。最后根据上述指标和表现，筛选出最适合本研究的机器学习框架。

3. 模型验证优化

本研究首先比较随机森林算法、广义估计方程、混合效应模型的效果，发现随机森林算法具有明显的性能优势，后续分析均基于随机森林算法进行。在内部验证中，预测模型在 8 年内效能均保持在 AUC 0.85 以上，且预测值与真实值的绝对平均误差在±0.75 屈光度以内，被认为是临床可接受的准确度(低于测量误差)。在外部验证中，预测模型在两个独立队列中均达到了临床可接受水平。变量重要性分析提示，纳入的指标均对于最终的预测结局有重要的贡献度。

可以看出，模型的验证和优化有以下三点考虑：

(1)需要将评估指标和临床实际情况结合，从而对模型进行客观评价。如针对预测值与真实值，设置绝对平均误差±0.75 屈光度，是根据临床先验知识得到的。而AUC 效能 0.85，则是综合考量预测任务自身复杂性，以及同类型算法表现得到的。

(2)需要注意模型在内外部验证数据集的性能是否有明显的下降，从而判断过拟合的程度。如果出现性能下降的情况，则需要考虑进一步调整训练数据集，训练量是否不足？训练数据集是否缺乏足够的代表性？

（3）判定模型纳入的变量是否有冗余，即是否有不提供实际贡献的"摸鱼"变量，这需要根据变量的重要性进行分析判断。在后续的优化中，可以将"摸鱼"变量剔除，简化模型。

4. 模型的应用

该研究将建立好的模型转化为云平台，供广大医疗机构和近视相关群体使用。使用者只需要将年龄、验光屈光度和年进展率信息输入模型，就能得到 10 年内屈光度进展预测和近视风险的评估，从而指导临床决策。此外，临床从业者也可以通过解读该模型对不同患者的预测，更好地理解近视进展的规律，给出更优的建议。由此可以看出，一个有价值的临床预测模型，不光能够提供临床决策的指导，还能加深人们对于疾病规律的理解，从根本上增强人类对抗疾病的能力。

除预测模型外，改变模型的输入和整体设计，则可以进一步应用到其他的临床场景，包括智能化的筛查和诊断（如大规模的胸部 X 线筛查，CT 影像组学自动化诊断）以及临床个性化诊疗与决策支持等各个医疗环节，从而实现智慧医疗的全链条一体化布局。

16.4.2　自然语言处理示例——医学智能对话机器人

自然语言处理主要研究如何让计算机能够理解、处理、生成人类语言的能力，从而实现与人类进行自然对话的能力。大语言模型的快速发展，使得计算机在语义理解、知识处理、迁移学习等方面得到了突飞猛进的发展，具有极其重要的医学应用前景。

自然语言处理研究与前述的预测型智慧医疗算法有所区别，目前主要集中在基础模型框架、微调与指令优化、评价基准和幻觉处理等方面，接下来本节将以 2023 年发表的一项医学智能对话机器人研究[8]作为示例进行讲解。

1. 基础模型框架

语言是临床医生、研究人员、患者之间沟通互动的关键，也是医疗活动最根本的要素之一。大语言模型虽然展现出一定程度的对话和语义理解能力，但其学习的数据主要来源于互联网，使得现有语言模型（如 GPT3.5/4 等）和现实世界的临床实践存在巨大的鸿沟。比方说，模型无法理解人类提问的真实目的，或编造出错误的医疗信息（幻觉）等。该研究首先整理了涵盖医学专业问题、专业研究、顾客咨询记录、医学问题搜索数据集的全面医疗文本数据库 MultiMedQA，并建立了含 5400 亿参数的大语言基础模型框架 PaLM。值得注意的是，PaLM 是一个大语言模型的"基座框架"，即运用目前可获取的大量多源文本数据集，训练通用型的对话机器人。在"基座模型"的基础上，可以进一步输入领域内的专业知识数据集,从而训练出能够适应专业医学场景的对话机器人。此外,建立全面的医疗文本数据集,有助于标准化评估大语言模型回答医学问题的真实性、在推理中使用专业知识、有用性、准确性、健康公平性和潜在危害。

总的来说,"基座大语言模型",如 GPT 等,学习的是人类通用语言的表达生成规律。而垂直领域,如"医疗大模型",则需要在基座模型的基础上,进一步增强学习医学领域的专业知识,成为"专业语言模型"。

2. 微调与指令优化

在基座大语言模型的框架下,模型可以进一步学习医学专业数据集。尽管专业数据集较最原始的数据集体量小,适当的微调和指令优化技术,能够在保留基本语言能力的基础上,高效学习小样本数据集中的专业医学知识。该研究中就以微调和指令优化的形式,输入现有的医学问答数据集,在 PaLM 基座上训练得到了 Med-PaLM 模型。其中,指令提示 prompt tuning 是语言模型特有的一种技术,包括结构化指令、思维链、少样本/零样本、一致性评估等多种不同的策略。本研究通过对比调优前后的性能表现,展现出在医学专业任务中,模型指令调优后性能的大幅度提高现象,强调了微调和指令优化在医学大语言模型构建中的关键作用。

总的来说,"基座模型"学习专业知识的技术方式有很多种,包括微调和指令调优等,在不同的细分医疗应用场景(如沟通对话、医学考试、诊断决策等),应选择合适的技术方案。

3. 评价基准

大语言模型输出的是对话和文本信息,因此模型性能的评估也与其他机器学习和人工智能模型有明显的区别,单纯判断回答是否正确,不足以满足大语言模型性能评价的需求。该研究提出了一种多维度的评价框架,设定了医学知识一致性、潜在的危害可能性/程度、可读性、答案的完整性、偏差的可能性、相关性和有用性等多个指标。由于上述指标涉及大量的专家医学知识以及人的主观判断,研究还进一步设置了临床专家与非专业人士混合的评估小组。评估小组的成员均要接受标准化的训练要求,整个评估的过程对于每个成员都是一致的。

总的来说,由于大语言模型生成的是一段文字,相较于传统机器学习模型生成的分类或数值而言,其评价更复杂,涉及主观和客观等多个混杂因素,如何制订出更为合理的评价基准,评价医学场景中的对话模型性能,将是未来需要攻克的重要科学议题。

4. 幻觉与偏见

"幻觉"是大语言模型独特的一种现象,指模型在对话中给出一些事实错误、推理错误，难以实时更新信息、没有时间概念的回答。该研究的结果显示，Med-PaLM 模型在 1.4%的病例显示内容不正确，8.7%的答案被判断为包含不恰当或不正确的内容，15.3%的答案被判断为遗漏了重要信息，这会给临床应用带来明显的阻碍。此外，研究还发现语言模型可能存在"偏见"，即对于某些种族或人群，有过度偏向或忽视，这些"偏见"可能源于训练数据的选择、算法的设计、模型本身结构的局限，会对模型的应用前景带来明显的负面影响。该研究提出了一种解决思路，即在模型给出回应时，同时传递回应的不确定性估计。研究设计了一种简单的框架，输出模型的不确定性编码分数，当分数过低时不给予回复，这种方法显著降低了"幻觉"出现的概率。然而，这只是解决"幻觉/偏见"的一种初步的尝试，更多的研究需要投入到这一方面来。

自然语言处理和大语言模型为智慧医疗提供了全新的机遇。然而，医学是一个特别复杂且特殊的领域，对于目前的智能对话模型而言，有必要在安全、公平和偏见方面进行进一步评估，这是临床应用前必须克服的挑战。

16.5　本　章　总　结

医学大数据和智慧医疗的时代意义非常重大，它们不仅可以提高医疗服务的效率和质量，还可以带来许多方面的益处：

（1）提高医疗服务质量和效率：通过利用医学大数据和智慧医疗技术，医生可以更准确地诊断疾病、制定治疗方案和监测治疗效果，从而提高医疗服务的质量和效率；

（2）优化医疗资源配置：医学大数据和智慧医疗可以帮助医疗机构更好地了解患者的需求，从而更好地配置医疗资源，提高医疗服务的利用效率。

（3）降低医疗成本：通过利用医学大数据和智慧医疗技术，医疗机构可以更准确地预测患者的需求，从而更好地制定预算和计划，降低医疗成本。

（4）改善公共卫生：医学大数据和智慧医疗可以帮助公共卫生部门更好地监测和预测疫情和疾病，从而更好地制定公共卫生政策和措施，提高公众健康水平。

（5）促进科学研究：医学大数据和智慧医疗可以提供更全面、更深入的数据分析，从而为医学研究和药物研发提供更好的支持。

（6）促进个性化医疗：通过利用医学大数据和智慧医疗技术，医疗机构可以更好地了解每个患者的基因、环境和生活习惯等信息，从而更好地制定个性化的治疗方案和健康管理计划。

总之，医学大数据和智慧医疗的时代意义非常深远，它们将为医学领域带来革命性的变化，并为人类健康带来更好的保障。

参 考 文 献

[1] Masic I. Five periods in development of medical informatics. Acta Inform Med, 2014, 22(1): 44-48.

[2] Gottesman O, et al. The Electronic Medical Records and Genomics (eMERGE) Network: Past, present, and future. Genet Med, 2013, 15(10): 761-71.

[3] Aouedi O, Sacco A, Piamrat K, et al. Handling privacy-sensitive medical data with federated learning: Challenges and future directions. IEEE J Biomed Health Inform, 2023, 27(2): 790-803.

[4] Rumelhart D, Hinton G, Williams R. Learning representations by back-propagating errors. Nature, 1986, 323: 533-536.

[5] Hinton G E, Osindero S, Teh Y W. A fast learning algorithm for deep belief nets. Neural Computation, 2006, 18(7): 1527-1554.

[6] Vaswani A, et al. Attention Is All You Need. arXiv. 2017 Jun.

[7] Lin H, Long E, Ding X, et al. Prediction of myopia development among Chinese school-aged children using refraction data from electronic medical records: A retrospective, multicentre machine learning study. PLoS Med, 2018, 15(11): e1002674.

[8] Singhal K, Azizi S, Tu T, et al. Large languages models encode clinical knowledge. Nature, 2023, 620(7972): 172-180.

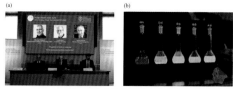

图2-6 彩色量子点

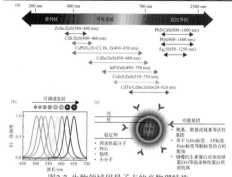

图2-7 生物领域用量子点的光物理特性

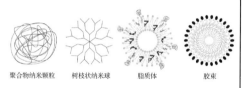

聚合物纳米颗粒　　树枝状纳米球　　脂质体　　胶束

图2-10 常见有机纳米颗粒的结构示意图

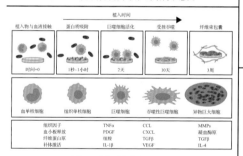

图4-7 异物反应的发生过程

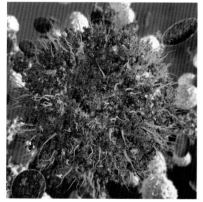

图4-11 纳米材料表面的蛋白冠

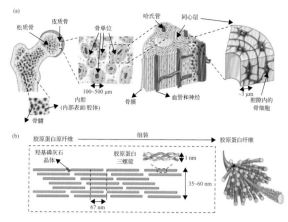

图3-3 骨组织的多层级微观结构示意图

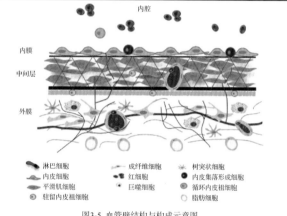

图3-5 血管壁结构与构成示意图

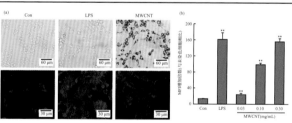

图4-13 巨噬细胞大量吞噬多壁碳纳米管而被活化

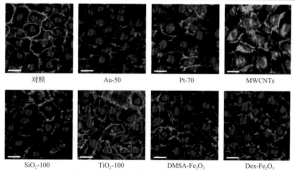

图4-14 纳米颗粒破坏内皮细胞间紧密连接

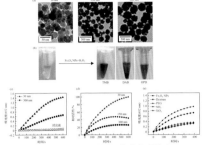

图4-15 Fe₃O₄ NPs的类过氧化物酶效应

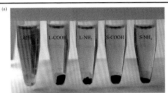

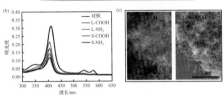

图4-19 碳纳米管表面吸附大量的血红蛋白

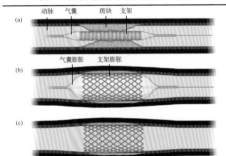

图5-1 血管内支架应用过程示意图

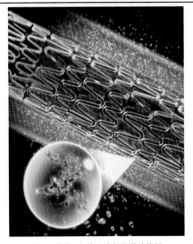

图5-2 带药记忆合金支架及其功能图

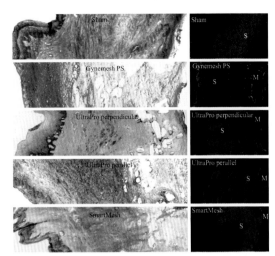

图4-17 阴道内植入硬度过大的网片会导致阴道组织退化

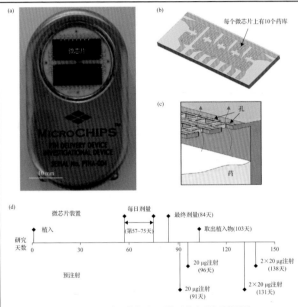

图5-3 基于微芯片的药物递送系统及临床研究总体设计

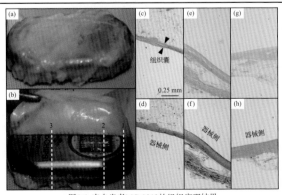

图5-4 来自患者MC-0012的组织病理结果

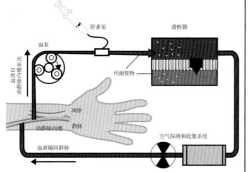

图6-2 血液透析装置和过程示意图

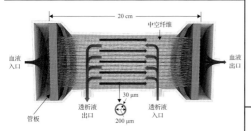

图6-3 中空纤维型透析器的内部结构示意图

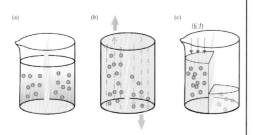

图6-4 透析原理示意图，中间虚线代表透析膜——半透膜

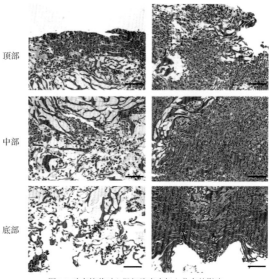

图7-6 动态培养对心肌细胞在支架上分布的影响

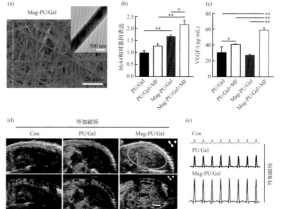

图7-14 磁场+超顺磁性纳米纤维膜促小鼠骨骼肌再生

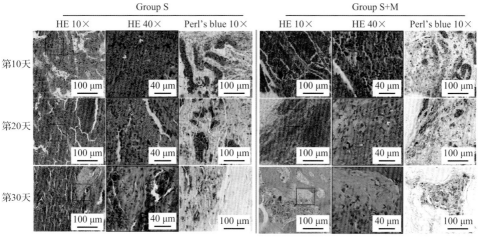

图7-12 支架移植后10天、20天和30天的组织病理染色

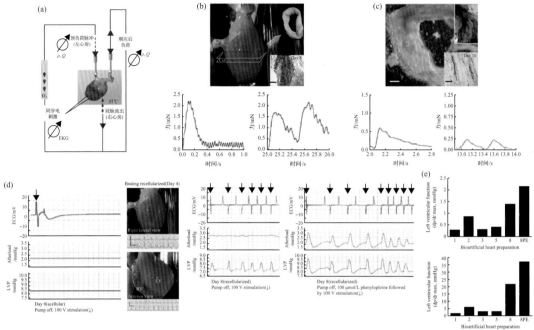

图7-20 以大鼠心脏脱细胞组织作为支架，体外培养组织工程全心脏

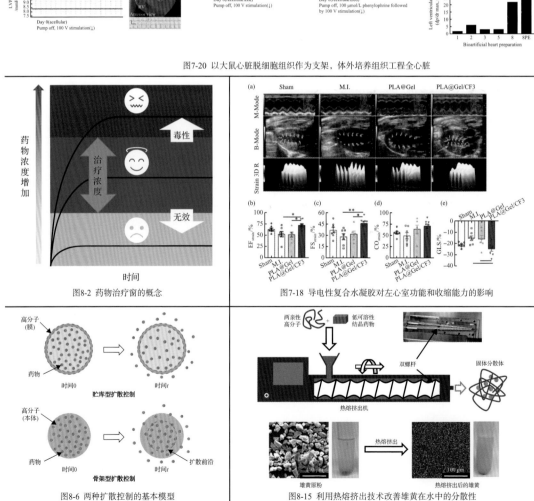

图8-2 药物治疗窗的概念

图7-18 导电性复合水凝胶对左心室功能和收缩能力的影响

图8-6 两种扩散控制的基本模型

图8-15 利用热熔挤出技术改善雄黄在水中的分散性

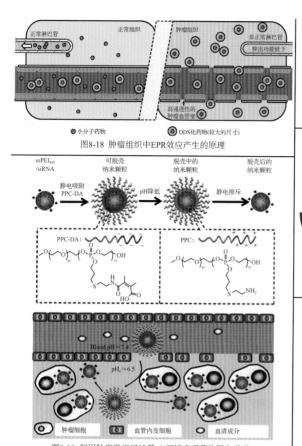

正常淋巴管　　正常组织　　肿瘤组织

非正常淋巴管
排出功能低下

高通透性的
肿瘤血管壁

● 小分子药物　　　◉ DDS化药物(较大的尺寸)

图8-18 肿瘤组织中EPR效应产生的原理

ssPEI₈₀₀/siRNA　可脱壳纳米颗粒　脱壳中的纳米颗粒　脱壳后的纳米颗粒

静电吸附
PPC-DA　　pH降低　　静电排斥

PPC-DA:

PPC:

Blood pH ≈ 7.4

pH_e ≈ 6.5

肿瘤细胞　　血管内皮细胞　　血清成分

图8-19 利用肿瘤微组织的低pH环境实现药物靶向递送

图9-4 基于金纳米颗粒的电化学性质检测DNA序列

待测DNA　　与待测DNA互补核苷酸序列　　金纳米颗粒　　金离子

在酸性条件下
氧化溶解金属

hv　　　　hv 980 nm

上转换发光纳米颗粒　　金纳米颗粒　　生物素　　亲和素

图9-5 利用上转换发光纳米颗粒和金纳米颗粒发生FRET检测亲和素示意图

(a) "尾对尾"

(b) "头对头"

上转换发光纳米颗粒　　金纳米颗粒　　捕获DNA　　待测DNA

图9-6 上转换发光材料和金纳米颗粒发生FRET的两种方式

(a) (b)(m)(c)(d)(e)(f)(g)(h)(i)(j)(k)(l)(n)(o)(p)(q)(r)(s)(t)(u)

图9-2 不同尺寸金纳米球和金纳米棒的溶液及其聚集体性质

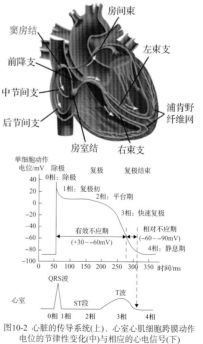

房间束
窦房结
左束支
前降支
浦肯野纤维网
中节间支
后节间支
房室结　　右束支

单细胞动作
电位/mV　除极　复极　复极结束

0相:除极
1相:复极初
2相:平台期
3相:快速复极
4相:静息期

有效不应期
(+30～−60mV)

相对不应期
(−60～−90mV)

QRS波

心室

ST段　　T波

0相 1相　2相　3相　4相

图10-2 心脏的传导系统(上)、心室心肌细胞跨膜作电位的节律性变化(中)与相应的心电信号(下)

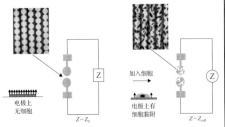

图10-8 细胞电阻测量技术原理图

电极上无细胞

加入细胞

电极上有细胞黏附

$Z = Z_0$

$Z = Z_{cell}$

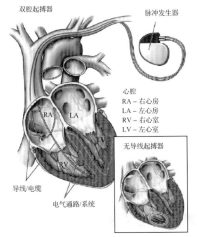

永久起搏器

双腔起搏器

脉冲发生器

心腔
RA – 右心房
LA – 左心房
RV – 右心室
LV – 左心室

无导线起搏器

导线/电缆

电气通路/系统

图10-12 心脏起搏器植入示意图

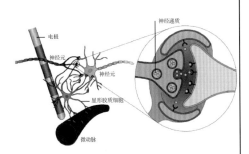

神经递质

电极

神经元

神经元

星形胶质细胞

微动脉

图10-14 脑深部刺激的作用机制假设

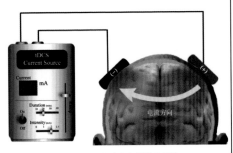

tDCS
Current Source

Current

mA

Duration (sec)
Intensity

On
Off

电流方向

图10-20 经颅直流电刺激示意图

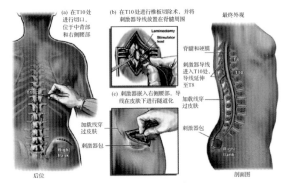

(a) 在T10处进行切口，位于中背部和右侧腰部

(b) 在T10处进行椎板切除术，并将刺激器导线放置在脊髓周围

Laminectomy lead

最终外观

脊髓和硬膜

刺激器导线进入T10处，导线延伸至T8

加载线穿过皮肤

(c) 刺激器嵌入右侧腰部，导线在皮肤下进行隧道化

刺激器包

加载线穿过皮肤

刺激器包

后位

Right flank

Right flank

剖面图

图10-16 脊髓电刺激示意图

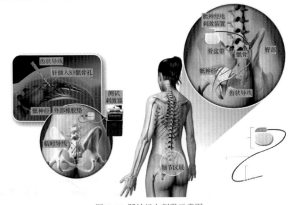

骶神经电刺激装置

脊盆带

髂骨

臀部

骶神经

牙状导线

牙状导线

针插入S3骶骨孔

测试刺激器

骶神经 外部橡胶垫

临时导线

调节区域

图10-17 骶神经电刺激示意图

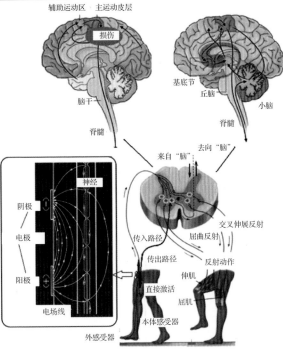

辅助运动区 主运动皮层

损伤

基底节

丘脑

小脑

脑干

脊髓

脊髓

来自"脑"

去向"脑"

神经

阴极

电极

阳极

电场线

传入路径

传出路径

直接激活

屈肌

交叉伸展反射

屈曲反射

反射动作

伸肌

本体感受器

外感受器

图10-21 外周神经电刺激效应模型

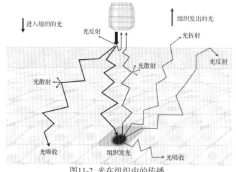

图11-2 光在组织中的传播

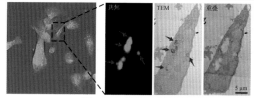

图11-5 光-电关联显微镜

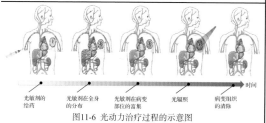

图11-6 光动力治疗过程的示意图

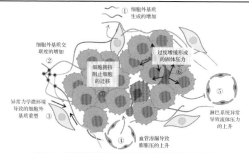

图12-2 机械力信号转导的基本作用模式

图12-3 肿瘤微环境中主要的力学异常信号示意图

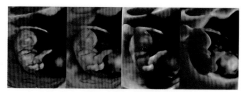

图13-2 人体超声图像

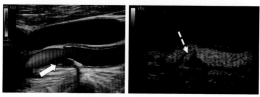

图13-3 一名67岁女性的颈内动脉斑块伴斑块溃疡

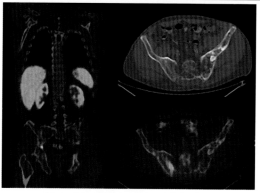

图13-4 冠状动脉融合、轴向CT和轴向融合的
18F-PSMA PET/CT的图像

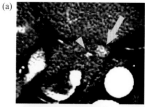

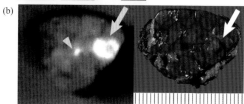

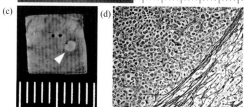

图14-5 ICG荧光成像实现微小肝细胞癌组织在体显像

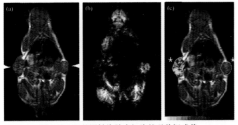

图14-7 TfR基因转染肿瘤细胞的磁共振成像

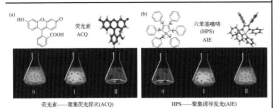

图14-8 聚集荧光猝灭和聚集荧光增强示意图

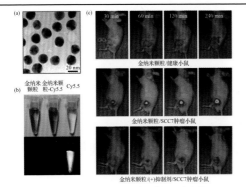

图14-10 MMP2敏感型荧光探针体内肿瘤成像

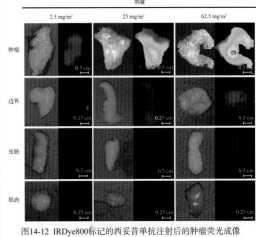

图14-12 IRDye800标记的西妥昔单抗注射后的肿瘤荧光成像

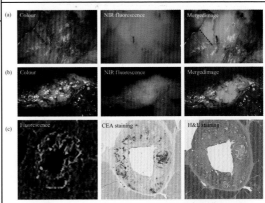

图14-13 荧光标记CEA抗体成像探针胰腺癌术中成像示例

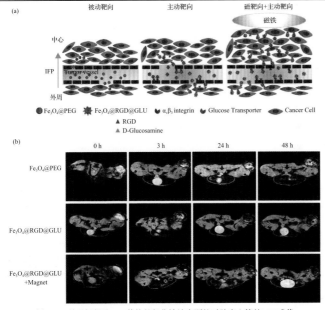

图14-11 外磁场促进RGD修饰的氧化铁纳米颗粒对肿瘤血管的MRI成像

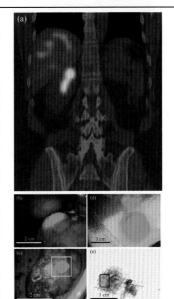

图14-14 111In和IRDye800CW共标记的
吉妥昔单抗的双模式成像图